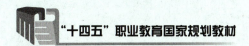

"十四五"职业教育国家规划教材

高等职业教育药学类与食品药品类专业第四轮教材

药物化学 第4版

（供药学、药品质量与安全、药物制剂技术、药品生产技术、化学制药技术等专业用）

主　编　刘文娟　兰作平

副主编　邹云川　林大专　余　霞

编　者　（以姓氏笔画为序）

王松伟（北京卫生职业学院）　　　　石　磊（重庆医药高等专科学校）

兰作平（重庆医药高等专科学校）　　宁素云（山西药科职业学院）

刘文娟（山西药科职业学院）　　　　李传厚（山东医学高等专科学校）

余　霞（山东药品食品职业学院）　　邹云川（楚雄医药高等专科学校）

张大鹏（哈尔滨医科大学大庆校区）　林大专（长春医学高等专科学校）

宗　杨（济南护理职业学院）　　　　钟碧萍（福建生物工程职业技术学院）

徐斯盛（长沙卫生职业学院）

中国健康传媒集团·北京

中国医药科技出版社

内容提要

本教材是"高等职业教育药学类与食品药品类专业第四轮教材"之一，根据《药物化学》教学大纲的基本要求和课程特点编写而成，全书有上、下两篇。上篇为药物化学基础知识，内容包括：绪论，药物的变质反应和代谢反应，药物的化学结构与药物作用的关系，解热镇痛药、非甾体抗炎药和抗痛风药，中枢神经系统药物，外周神经系统药物，心血管系统药物，消化系统药物，呼吸系统药物，合成抗菌药和抗病毒药，抗生素，抗肿瘤药，内分泌系统药物，维生素，新药的研究与开发；下篇为药物化学实训，包括 12 个实训项目，内容涉及药物的理化性质实训、药物的化学稳定性实训、药物的制备等。本教材具有现代高职教育的特点，注重学生职业技能的培养；教材内容与药学职称考试和执业药师资格考试要求紧密联系，注重学生的可持续发展。本教材为书网融合教材，即纸质教材配套 PPT 课件、题库、多媒体素材（微课、视频、动画）等数字资源，使教学资源更加多样化、立体化。

本教材供药学、药品质量与安全、药物制剂技术、药品生产技术、化学制药技术等专业教学使用。

图书在版编目（CIP）数据

药物化学/刘文娟，兰作平主编．—4 版．—北京：中国医药科技出版社，2021.8（2025.9 重印）.

高等职业教育药学类与食品药品类专业第四轮教材

ISBN 978 – 7 – 5214 – 2537 – 6

Ⅰ.①药… Ⅱ.①刘… ②兰… Ⅲ.①药物化学 – 高等职业教育 – 教材 Ⅳ.①R914

中国版本图书馆 CIP 数据核字（2021）第 143907 号

美术编辑 陈君杞

版式设计 友全图文

出版 **中国健康传媒集团** | 中国医药科技出版社

地址 北京市海淀区文慧园北路甲 22 号

邮编 100082

电话 发行：010 – 62227427 邮购：010 – 62236938

网址 www.cmstp.com

规格 889 × 1194mm $^1/_{16}$

印张 22 $^1/_4$

字数 628 千字

初版 2008 年 7 月第 1 版

版次 2021 年 8 月第 4 版

印次 2025 年 9 月第 8 次印刷

印刷 北京侨友印刷有限公司

经销 全国各地新华书店

书号 ISBN 978 – 7 – 5214 – 2537 – 6

定价 59.00 元

获取新书信息、投稿、为图书纠错，请扫码联系我们。

出版说明

"全国高职高专院校药学类与食品药品类专业'十三五'规划教材"于2017年初由中国医药科技出版社出版，是针对全国高等职业教育药学类、食品药品类专业教学需求和人才培养目标要求而编写的第三轮教材，自出版以来得到了广大教师和学生的好评。为了贯彻党的十九大精神，落实国务院《国家职业教育改革实施方案》，将"落实立德树人根本任务，发展素质教育"的战略部署要求贯穿教材编写全过程，中国医药科技出版社在院校调研的基础上，广泛征求各有关院校及专家的意见，于2020年9月正式启动第四轮教材的修订编写工作。

党的二十大报告指出，要办好人民满意的教育，全面贯彻党的教育方针，落实立德树人根本任务，培养德智体美劳全面发展的社会主义建设者和接班人。教材是教学的载体，高质量教材在传播知识和技能的同时，对于践行社会主义核心价值观，深化爱国主义、集体主义、社会主义教育，着力培养担当民族复兴大任的时代新人发挥巨大作用。在教育部、国家药品监督管理局的领导和指导下，在本套教材建设指导委员会专家的指导和顶层设计下，依据教育部《职业教育专业目录（2021年）》要求，中国医药科技出版社组织全国高职高专院校及相关单位和企业具有丰富教学与实践经验的专家、教师进行了精心编撰。

本套教材共计66种，全部配套"医药大学堂"在线学习平台，主要供高职高专院校药学类、药品与医疗器械类、食品类及相关专业（即药学、中药学、中药制药、中药材生产与加工、制药设备应用技术、药品生产技术、化学制药、药品质量与安全、药品经营与管理、生物制药专业等）师生教学使用，也可供医药卫生行业从业人员继续教育和培训使用。

本套教材定位清晰，特点鲜明，主要体现在如下几个方面。

1. 落实立德树人，体现课程思政

教材内容将价值塑造、知识传授和能力培养三者融为一体，在教材专业内容中渗透我国药学事业人才必备的职业素养要求，潜移默化，让学生能够在学习知识同时养成优秀的职业素养。进一步优化"实例分析/岗位情景模拟"内容，同时保持"学习引导""知识链接""目标检测"或"思考题"模块的先进性，体现课程思政。

2. 坚持职教精神，明确教材定位

坚持现代职教改革方向，体现高职教育特点，根据《高等职业学校专业教学标准》要求，以岗位需求为目标，以就业为导向，以能力培养为核心，培养满足岗位需求、教学需求和社会需求的高素质技能型人才，做到科学规划、有序衔接、准确定位。

3. 体现行业发展，更新教材内容

紧密结合《中国药典》（2020年版）和我国《药品管理法》（2019年修订）、《疫苗管理法》（2019

年）、《药品生产监督管理办法》（2020年版）、《药品注册管理办法》（2020年版）以及现行相关法规与标准，根据行业发展要求调整结构、更新内容。构建教材内容紧密结合当前国家药品监督管理法规、标准要求，体现全国卫生类（药学）专业技术资格考试、国家执业药师职业资格考试的有关新精神、新动向和新要求，保证教育教学适应医药卫生事业发展要求。

4. 体现工学结合，强化技能培养

专业核心课程吸纳具有丰富经验的医疗机构、药品监管部门、药品生产企业、经营企业人员参与编写，保证教材内容能体现行业的新技术、新方法，体现岗位用人的素质要求，与岗位紧密衔接。

5. 建设立体教材，丰富教学资源

搭建与教材配套的"医药大学堂"（包括数字教材、教学课件、图片、视频、动画及习题库等），丰富多样化、立体化教学资源，并提升教学手段，促进师生互动，满足教学管理需要，为提高教育教学水平和质量提供支撑。

6. 体现教材创新，鼓励活页教材

新型活页式、工作手册式教材全流程体现产教融合、校企合作，实现理论知识与企业岗位标准、技能要求的高度融合，为培养技术技能型人才提供支撑。本套教材部分建设为活页式、工作手册式教材。

编写出版本套高质量教材，得到了全国药品职业教育教学指导委员会和全国卫生职业教育教学指导委员会有关专家以及全国各相关院校领导与编者的大力支持，在此一并表示衷心感谢。出版发行本套教材，希望得到广大师生的欢迎，对促进我国高等职业教育药学类与食品药品类相关专业教学改革和人才培养作出积极贡献。希望广大师生在教学中积极使用本套教材并提出宝贵意见，以便修订完善，共同打造精品教材。

数字化教材编委会

主　编　刘文娟　兰作平

副主编　邹云川　林大专　余　霞

编　者　（以姓氏笔画为序）

王松伟（北京卫生职业学院）

石　磊（重庆医药高等专科学校）

兰作平（重庆医药高等专科学校）

宁素云（山西药科职业学院）

刘文娟（山西药科职业学院）

李传厚（山东医学高等专科学校）

余　霞（山东药品食品职业学院）

邹云川（楚雄医药高等专科学校）

张大鹏（哈尔滨医科大学大庆校区）

林大专（长春医学高等专科学校）

宗　杨（济南护理职业学院）

钟碧萍（福建生物工程职业技术学院）

徐斯盛（长沙卫生职业学院）

≫ 前言

本教材是"高等职业教育药学类与食品药品类专业第四轮教材"之一，是根据《国家职业教育改革实施方案》《高等学校课程思政建设指导纲要》《职业教育提质培优行动计划（2020—2023年）》等文件精神，以专业人才培养目标为依据编写的书网融合教材。本教材贯彻"以就业为导向、全面素质为基础、能力为本位"的指导思想，体现"工学结合"的人才培养模式，突出现代教育理念。

本教材共分为上、下两篇。上篇基础知识包括十五章，重点介绍典型药物的名称、化学结构及结构特征、理化性质、作用及主要用途、药物的构效关系等内容，简要介绍各类药物的发展概况、结构类型、体内代谢等，还介绍了几个典型药物的合成路线；药物的变质反应和代谢反应、药物的化学结构与药物作用的关系、新药的研究与开发等内容，分析药物体外、体内变化对药效的影响，探讨药物的化学结构与药效的关系，介绍新药研究与开发的基本途径与方法，让学生对药物化学有规律性的认识，了解学科前沿发展动态。下篇实训部分共有十二个项目，实训项目一至实训项目六为典型药物的化学鉴别实训；实训项目七和实训项目八是药物的变质反应和化学配伍实训；实训项目九至实训项目十二为典型药物的制备。实训内容注重对学生基本技能的训练和培养，培养学生分析问题和解决问题的能力，为学生的就业奠定良好基础。

本教材编写过程中遵循"三基""五性""三贴近"的编写原则，与第3版教材相比，具有以下特点：①注重教材内容的整体优化，结合药学职称（药士、药师）考试和执业药师资格考试要求，实现了教考、课证融合；②融入思政内容，注重学生职业素养、职业技能和工匠精神的培养；③结合职业教育学生的认知特点，教材内容既注重高本贯通的衔接，又区别于本科教材，通过对接职业标准，提高学生的社会服务能力；④教材中引入学习引导、学习目标、即学即练、实例分析、目标检测、知识回顾等模块（配有答案和解析）来加强学生对知识点的理解，进一步激发学生的学习兴趣，增强教材的可读性。⑤按照2020年版《中国药典》标准的要求，结合2020年执业药师考试大纲，增加药物结构与毒副作用的关系，适当增加典型药物的体内过程，突出构效关系和药物结构特征分析。⑥教材数字资源丰富，配套有课程知识点体系、PPT课件、题库、多媒体素材（微课、视频、动画）等，丰富了学习内容，便于开展线上、线下的教学活动。

本教材由刘文娟、兰作平担任主编，负责全书和数字资源的统稿审定工作。全书共包括十五章、十二个实训项目及两个附录，具体编写分工如下（按章节顺序排列）：刘文娟编写第一章、实训项目八、附录；李传厚编写第二章、实训项目一、实训项目七；王松伟编写第三章、第八章；宁素云编写第四章、第十三章、实训项目二；邹云川编写第五章、实训项目十二；徐斯盛编写第六章；钟碧萍编写第七章、实训项目四；宗杨编写第九章、实训项目三；林大专编写第十章、实训项目五；兰作平编写第十一章、实训项目九；石磊编写第十二章、实训项目十；余霞编写第十四章、实训项目六；张大鹏编写第十五章、实训项目十一及制作第五章数字资源。每位编者还负责相应章节、实训项目的数字资源的制作。

本教材在编写过程中，得到了编者所在院校的大力支持与帮助，在此表示感谢。由于编者水平所限，书中不当之处在所难免，欢迎广大读者提出宝贵意见。

编　者
2021年5月

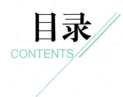

目录
CONTENTS

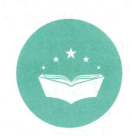

上篇 药物化学基础知识

第一章　绪　论

学习引导

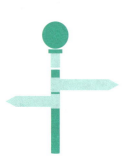

　　罂粟在《圣经》和《荷马史诗》中被描述为"忘忧草"，1805 年德国药剂师 F. W. A. Serturner 从罂粟中首次分离出吗啡，天然药物吗啡作为镇痛药应用于临床；1847 年 Knorr 确定其分子式；20 世纪 20 年代 J. M. Gulland 和 R. Robinson 提出了吗啡的化学结构；1952 年 M. Gates 和 G. Tschudi 全合成了吗啡，正式确定其化学结构。为什么曾经是天然药物的吗啡是药物化学的研究范畴呢？这与吗啡的分子式、化学结构的确定，并可以化学合成有关。

　　药物化学是主要阐明药物的化学结构、理化性质与构效关系等内容的一门专业基础课，本章主要介绍药物化学的含义、研究内容和任务、应用及起源与发展，还有药物的质量与标准、药物的名称、药物的作用靶点等内容。

📖 学习目标

1. **掌握**　药物化学、药物杂质、药物的纯度的含义。
2. **熟悉**　药物化学的研究内容、主要任务与药物的名称。
3. **了解**　药物化学的起源与发展、药物的质量。

　　药物是指用于治疗、预防、诊断疾病，有目的地调节人体生理功能、提高生活质量、保持身体健康的物质。根据药物的来源不同，可分为天然药物、化学合成药物和生物药物。化学组成和结构明确的药物为化学药物，化学药物是目前临床上使用较多的药物。药物化学（medicinal chemistry）是研究化学药物的化学性质和合成、药物分子与机体细胞的相互作用、发现和发明新药的一门综合性学科。

一、药物化学的研究内容和任务 🅔微课

　　药物化学的研究内容包括化学药物的作用靶点、结构组成、理化性质、制备方法、构效关系、稳定性、生物效应、体内代谢以及新药的发现和发明。如何设计和合成新药是药物化学的主要研究内容。

　　药物化学的任务包括以下三方面。第一，为有效、合理应用已知的化学药物提供理论基础。通过研究化学药物的化学结构与理化性质、体内代谢与药效之间的关系，阐明药物的化学稳定性和生物效应，为药物的储存养护、药物的分析检验、药物剂型的选择、药物间的配伍禁忌及临床合理用药、化学药物的结构修饰等提供基本理论和技能。第二，为化学药物的生产提供先进、经济的方法和工艺。通过研究、优化药物合成路线和工艺条件，提高药物的合成设计水平；通过采用合理的原料和试剂，在药物合成中不断引入新工艺、新技术、新原料、新方法，降低药品生产成本，不断提高药品的产量和质量。第

三，为设计、发现和发明新药提供快捷的途径和新颖的方法。通过研究化学药物的构效关系，有效利用和改进现有药物，创制出疗效好、毒副作用小的新药。创制和发现新药是当今药物化学的主要任务。

二、药物化学的应用

1. 分析检验 如巴比妥类药物含有丙二酰脲结构，与铜吡啶试液作用显紫色，可用于鉴别。阿司匹林含有游离羧基，具有酸性，可以用酸碱中和滴定法测其含量。

2. 剂型选择 青霉素钠含 β-内酰胺结构，易水解，不能制成水针剂，应制成粉针剂。

3. 储存养护 含酯、酰胺结构的药物易反生水解反应，要防潮；含酚羟基的药物易在光照条件下被氧化，要遮光贮存。

4. 结构修饰 红霉素的结构中含有羟基（—OH），可与琥珀酸单乙酯（$HOOCCH_2CH_2COOC_2H_5$）成酯得琥乙红霉素，增加了红霉素的稳定性和水溶性。

5. 合理配伍 如四环素含酚羟基和烯醇式结构，能与金属离子（如 Ca^{2+}）形成不溶性配合物。所以四环素不能和乳酸钙、氢氧化铝等含有金属离子的药物配伍用药。

6. 药物制备 根据阿司匹林在水和乙醇中的溶解度不同对其进行精制。阿司匹林含有酚酯结构，在制备中要注意水的影响，以免发生水解反应。

三、药物化学的起源与发展

药物化学作为一门学科开始于 19 世纪，当时统称为药物学，包括现今的药物化学、药理学、药剂学等内容。随着人类社会的进步和自然科学的发展，上述内容逐渐从药物学中独立出来，药物化学也成为一门独立的基础应用学科。药物化学的发展过程分为三个阶段，即发现（discovery）阶段、发展（development）阶段和设计（designment）阶段。

（一）发现阶段

在 19 世纪初，人们从南美洲植物古柯叶中提取分离出具有麻醉作用的可卡因；从未成熟的罂粟果实中提取分离出具有良好镇痛作用的吗啡。1820 年从金鸡纳树皮中提取分离出具有抗疟疾作用的奎宁。1831 年从茄科植物颠茄、曼陀罗及莨菪中提取分离出具有解痉作用的阿托品等。这些具有某种生理或药理活性的天然产物直接作为药物应用于临床，取得了较好的疗效。19 世纪中期，随着化学工业的发展，人们开始从一些有机化合物中筛选具有药理作用的化学药物，并应用于临床，如三氯甲烷和乙醚作为全身麻醉药，水合氯醛作为镇静催眠药。1899 年，阿司匹林作为解热镇痛药应用于临床，标志着人们可以利用化学方法来开发新药。与此同时，药物化学作为一门学科开始形成。

（二）发展阶段

磺胺类药物、抗生素、中枢神经系统药物、心血管系统药物及抗肿瘤药物在此期间大量涌现，此阶段是药物发展的"黄金时期"。

20 世纪 30 年代发现百浪多息和对氨基苯磺酰胺后，陆续合成了许多磺胺类药物。1940 年 Woods 和 Filds 发现磺胺类药物的抗菌作用是磺胺类药物能与细菌生长所必需的对氨基苯甲酸产生竞争性拮抗作用，抑制二氢叶酸合成酶的活性，使细菌不能生长和繁殖，从而建立了抗代谢学说。这一学说不仅能够阐明一些药物的作用机制，而且应用这一学说，发现了许多抗寄生虫病药、抗菌药、抗病毒药和抗肿瘤药，抗代谢学说为寻找新药开辟了新的途径和方法。20 世纪 40 年代，青霉素的疗效得到了临床的肯定，各种抗生素陆续被发现并可以化学合成，开辟了从微生物代谢产物中寻找抗生素的途径，使药物化学的理论和实践得到飞速发展。

20世纪50年代以后，大量新的药物应用于临床，药物在体内的作用机制和代谢过程也逐步得到阐明，所以人们利用生理生化的知识，寻找药物的显效基团来开发新药，如利用潜效化（latentiation）和前药（prodrug）的原理降低药物的毒性和提高药物的选择性。1952年发现氯丙嗪后，促进了单胺氧化酶抑制剂的合成。1962年普萘洛尔的发现，为β受体拮抗剂用于心血管疾病的治疗开拓了途径。由此可见，人们已经在分子水平认识到酶、受体、离子通道对生命过程的重要调节作用，为药物的设计奠定了良好的基础。

（三）设计阶段

药物设计阶段始于20世纪60年代。一方面，面对某些疑难重症，如恶性肿瘤、心脑血管疾病和免疫性疾病等需要新药的开发；另一方面，欧洲出现了"反应停"事件，造成上万名严重畸形儿的出生，轰动了世界，药物的副作用引起了人们的重视。为了提高药物的安全性，各国卫生部门制定法规，规定对新药进行致畸、致突变和致癌性试验，从而使新药研制的周期延长、经费增加。在新药的创制过程，为了减少盲目性，提高成功率，将药物的研究和开发过程建立在科学合理的基础上，由此出现了药物设计（drug design）。

在此期间，随着物理学、有机化学、生物化学和分子生物学的发展及计算机的广泛应用，新药的研究出现了新方法和新技术如定量构效关系（quantitative structure–activity relationships，QSAR）、组合化学（combinatorial chemistry）、高通量筛选（high throughput screening，HTS）、分子克隆（molecular cloning）、基因工程（genetic engineering）、转基因技术（transgenic technique）、反义寡核苷酸（anti-sence oligonucleotide）等，大大加快了寻找新药的步伐，缩短了药物发现的时间，为新药的研究提供了更多的新技术、新方法。

 知识链接

"反应停"事件

"反应停"（沙利度胺）是在1953年由一家德国公司作为抗生素合成的，合成后发现它并无抗生素活性，却有镇静作用，于是在1957年作为镇静催眠药上市。20世纪60年代，"反应停"主要用于治疗孕妇晨吐、恶心等妊娠反应，且很快风靡欧洲各国和加拿大。在联邦德国的某些州，患者甚至不需要医生处方就能购买到"反应停"。但随之而来的是发现新生儿的四肢发育不全，形同海豹的鳍足，被称为"海豹儿"，当时共发现有10000多名海豹肢症婴儿，后来被称为"反应停事件"。但是该药在进入美国时，却遇到了麻烦，美国的FDA没有批准"反应停"上市销售的申请，避免了成千上万的畸形婴儿在美国诞生。

四、药物的质量与标准

（一）药物的质量评定

药品是特殊商品，药品的质量直接关系着广大人民的身体健康和生命安全。药物评价应遵循安全、有效、质量可控的原则。药物质量的评定，除体外的稳定性及外观质量外，最主要的是体内的有效性和安全性，药物质量评定主要从两个方面考虑。

1. 药物自身的疗效和不良反应　质量好的药物应该是在治疗剂量范围内，疗效确切、作用强、副作用和毒性小。如吗啡镇痛作用好，但易成瘾，就不是一个理想的高质量药物。

2. 药物的纯度　药物的纯度会影响药物的疗效和不良反应。药物必须达到一定的纯度标准，才能保障用药的安全、有效。药物的纯度是指药物中所含杂质及其最高限量的规定，又称药用纯度或药用规格。药物的物理性状、物理常数、鉴别、检查及有效成分的含量等也可反映药物的纯度。药物中的杂质是药物生产和贮存过程中引入或产生的药物以外的其他化学物质。杂质的存在，不仅影响药物的纯度，还可能产生副作用和毒性而影响药物的疗效。所以药典规定了药物的杂质限度，即允许有一定限量的杂质存在。

即学即练 1-1

下列与药物质量评定不相关的内容是（　　）

A. 药物的疗效好　　　　　　　B. 药物的副作用少、毒性小

C. 药物中不允许含有杂质　　　D. 药物的杂质含量越少越好

答案解析

药物的杂质主要来源有：①在制备时引入或产生，由于原料不纯引入其他物质、反应不完全残留的原料及试剂、反应过程产生的中间体、副产物以及反应所用容器等均可能产生杂质；②在贮存时产生，由于受到外界条件（空气、日光、温度、湿度、微生物、金属离子等）的影响，发生水解、分解、氧化、还原、聚合等化学反应而产生杂质。

因此，我们必须树立质量第一的观念，在药品生产、贮存、应用各环节自始至终把好质量关，严格按照药品管理规范控制药品的质量。

▶▶ 实例分析 1-1

实例　1937 年，美国某药厂用二甘醇代替乙醇作为溶媒生产磺胺酏剂，用于治疗感染性疾病，结果 300 多人发生肾功能衰竭，107 人死亡（其中大多数为儿童）。2006 年，我国发生了"齐二药"事件，病人使用亮菌甲素注射液后也出现了急性肾功能衰竭，11 人死亡。经调查，亮菌甲素注射液是齐齐哈尔第二制药有限公司将工业原料二甘醇冒充药用辅料丙二醇生产的假药。

问题　1. 写出二甘醇和丙二醇的化学结构。

　　　　2. 试分析其原因，给我们带来了什么启示？

答案解析

（二）药物的质量标准

药物的质量标准即药品标准，是国家对药品的质量、规格和检验方法所作的技术规定；是保证药品质量，进行药品生产、供应、使用、管理和监督检验的法定依据。

药品必须符合国家标准。药品的国家标准主要包括《中华人民共和国药典》（简称《中国药典》）、药品注册标准和国务院药品监督管理部门颁布的药品标准。药品标准对保证药品的质量，促进药品的生产和管理，确保人民群众用药的安全有效有着极其重要的作用。只有符合国家药品标准的药品才是合格的药品，才可以销售和使用。

《中国药典》至今共有 12 版，即 1953 年版、1963 年版、1977 年版、1985 年版、1990 年版、1995 年

版、2000年版、2005年版、2010年版、2015年版、2020年版、2025年版。2010年版《中国药典》分为三部，2015年版、2020年版和2025年版《中国药典》分为四部，本课程的研究对象即化学药物，收载于《中国药典》二部。

五、药物的名称

药物的名称包括药物通用名、化学名（中文及英文）和商品名。

药物的通用名是采用世界卫生组织推荐使用的国际非专利药名（International Non-proprietary Names for Pharmaceutical Substance，INN），它是新药开发者在新药申请时向政府主管部门提出的正式名称，在世界范围内使用不受专利和行政保护的限制。国家药典委员会制订并编写了《中国药品通用名称（CADN）》，是中国药品名称的依据，《中国药典》收载的药物符合《中国药品通用名称》的药品名称。

INN在一些同类药物中采用相同的词干，CADN对相应的英文词干也有相同的中文译名。

 知识链接

INN 使用的英文词干与中文译名

英文词干	中文译名	常见药物	母核结构	药物类别
- azepam	- 西泮	地西泮、奥沙西泮	苯并二氮䓬环	镇静催眠药
- azolam	- 唑仑	阿普唑仑、艾司唑仑	苯并二氮䓬环	镇静催眠药
- oxicam	- 昔康	吡罗昔康、美洛昔康	1,2-苯并噻嗪	非甾体抗炎药
- caine	- 卡因	普鲁卡因、利多卡因	苯甲酸酯、酰胺	局部麻醉药
- vastatin	- 伐他汀	辛伐他汀、洛伐他汀	萘环	调血脂药
- dipine	- 地平	硝苯地平、尼群地平	1,4-二氢吡啶环	钙通道阻滞剂
- pril	- 普利	卡托普利、依那普利	L-脯氨酸	ACE 抑制剂
- sartan	- 沙坦	氯沙坦、缬沙坦	咪唑环	Ang II 受体拮抗剂
- olol	- 洛尔	普萘洛尔、阿替洛尔	萘环、苯氧丙醇胺	β 受体拮抗剂
- tidine	- 替丁	西咪替丁、雷尼替丁	6 咪唑环、呋喃环	H₂受体拮抗剂
sulfa -	磺胺 -	磺胺嘧啶、磺胺甲噁唑	对氨基苯磺酰胺	合成抗菌药
- oxacin	- 沙星	诺氟沙星、氧氟沙星	喹啉酮环	合成抗菌药
- conazole	- 康唑	酮康唑、氟康唑	咪唑环、三氮唑环	抗真菌药
- lovir	- 洛韦	阿昔洛韦、更昔洛韦	鸟嘌呤环	抗病毒药
cef -	头孢 -	头孢氨苄、头孢克洛	β-内酰胺环	抗生素
- cillin	- 西林	氨苄西林、阿莫西林	β-内酰胺环	抗生素
- mycin	- 霉素	链霉素、红霉素	氨基糖苷、大环内酯	抗生素
gli -	格列 -	格列本脲、格列齐特	苯磺酰脲	降血糖药

药物的化学名是依据化学结构命名的。化学名可参考国际纯粹与应用化学联合会（International Union of Pure and Applied Chemistry，IUPAC）公布的有机化合物命名原则及中国化学会公布的有机化合物命名原则（《化学化工大辞典》）。美国化学文摘（Chemical Abstracts，CA）也是英文化学名命名的依据之一，《中国药典》也是中文化学名命名的依据。

药物的商品名是制药企业为保护自己开发的产品和占领市场的权利而使用的药物名称。药物的商品名可以得到注册保护，但不能暗示药物的疗效。

六、药物的作用靶点

能够与药物分子结合并产生药理效应的生物大分子称为药物作用的生物靶点。靶点的种类主要有受体、酶、离子通道、核酸、基因等，它们存在于机体靶器官细胞膜上或细胞质内。

 知识链接

基于药物作用靶点结构的药物设计

现代新药设计大致可分为基于疾病发生机制的药物设计（mechanism based drug design）和基于药物作用靶点结构的药物设计（structure based drug design）。据统计，现有已知的药物作用靶点有 480 个，其中受体占 45%，酶占 28%，由于这些靶点的三维结构和功能的复杂性，使新药的合理设计受到限制。

1. 以受体作为药物的作用靶点 药物与受体结合才能产生药效。作用于受体的药物可分为激动剂和拮抗剂，如阿片受体激动剂（吗啡）、α_2受体激动剂（可乐定）、β_2受体激动剂（沙丁胺醇）、α_1受体拮抗剂（特拉唑嗪）、β受体拮抗剂（普萘洛尔）、M胆碱受体拮抗剂（阿托品）、N胆碱受体拮抗剂（泮库溴铵）、H_1受体拮抗剂（苯海拉明）、H_2受体拮抗剂（西咪替丁）等。

2. 以酶作为药物的作用靶点 酶是人体内的一种生物催化剂，它的结构与功能的改变与许多疾病有关，因而酶成为药物作用的靶点。如抗高血压药卡托普利是血管紧张素转化酶的抑制剂；解热镇痛药对乙酰氨基酚是环氧合酶的抑制剂。

3. 以离子通道作为药物的作用靶点 自从发现钙离子通道阻滞剂硝苯地平用于高血压有良好效果以来，钙离子通道作为药物作用的新靶点迅速发展起来。除此之外，还有钾离子通道、钠离子通道、氯离子通道也作为药物作用的靶点。

4. 以核酸作为药物的作用靶点 核酸是遗传的物质基础。肿瘤就是由于基因突变而导致的疾病，以核酸为药物的作用靶点可以寻找新的抗肿瘤药和抗病毒药。

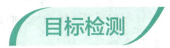

答案解析

一、选择题

（一）A 型题（最佳选择题）

1. 药物化学的研究对象是（ ）

　　A. 中药材　　　　　　　B. 中成药　　　　　　　C. 中药饮片

　　D. 化学药物　　　　　　E. 以上均不是

2. 凡具有治疗、预防、诊断疾病或有目的地调节机体生理功能、提高生活质量、保持身体健康的物质，称为（ ）

　　A. 化学药物　　　　　　B. 无机药物　　　　　　C. 合成有机药物

　　D. 天然药物　　　　　　E. 药物

3. 氯沙坦是（ ）

A. 钙通道阻滞剂   B. ACE 抑制剂   C. 血管紧张素Ⅱ受体拮抗剂

D. β 受体拮抗剂   E. H_2 受体拮抗剂

（二）B 型题（配伍选择题）

[4～6 共用备选答案]

A. 用于预防、治疗、诊断疾病或调节人体生理功能、提高生活质量、保持身体健康的物质

B. 化学药物的结构组成、制备方法、化学结构、理化性质、体内代谢、构效关系等

C. 药用纯度或药用规格

D. 生产或贮存过程中引入

E. 疗效和不良反应及药物的纯度两方面

4. 药物中的杂质主要由（　　）

5. 药物的纯度又称（　　）

6. 药物的质量好坏主要取决于药物的（　　）

[7～10 共用备选答案]

A. 药品通用名   B. INN 名称   C. 化学名

D. 商品名   E. 别名

7. 对乙酰氨基酚（　　）

8. 泰诺（　　）

9. Paracetamol（　　）

10. 4′-羟基乙酰苯胺（　　）

（三）C 型题（综合分析选择题）

吗啡于 1805 年从罂粟中首次分离出来；1847 年确定其分子式；1927 年阐明化学结构；1952 年全合成了吗啡，正式确定其化学结构；1968 年证明其绝对构型。临床常用药品有盐酸吗啡片、盐酸吗啡注射液、盐酸吗啡缓释片。

11. 关于药品名称的说法，正确的是（　　）

A. 药品不能申请商品名   B. 药品通用名可以申请专利和行政保护

C. 药品化学名是国际非专利药品名称   D. 盐酸吗啡片是采用商品名加剂型名

E. 《中国药典》中使用的药品名称是通用名

12. 吗啡的作用靶点为（　　）

A. 受体   B. 酶   C. 离子通道

D. 核酸   E. 细胞壁

（四）X 型题（多项选择题）

13. 药物名称包括（　　）

A. 化学名   B. 通用名   C. 俗名

D. 商品名   E. 拉丁名

14. 药物的作用靶点有（　　）

A. 受体   B. 离子通道   C. 氨基酸

D. 酶   E. 核酸

15. 药品必须符合的国家标准包括（　　）

A. 中国药典　　　　　　　　B. 地方标准　　　　　　　　C. 省级标准

D. 国务院药品监督管理部门颁布的药品标准　　　　E. 企业标准

16. 下列哪些是药物化学的任务（　　）

A. 为合理应用已知的化学药物提供理论基础、知识技术

B. 研究药物的理化性质

C. 确定药物的剂量和使用方法

D. 为生产化学药物提供先进的工艺和方法

E. 探索新药的途径和方法

二、综合问答题

1. 药物的质量如何评价？药物中的杂质是如何引入的？

2. 简述药物化学的研究内容和任务。

三、实例解析题

一名患者来药店购买"利君沙"，药店的店员取出"琥乙红霉素片"递给患者，患者疑惑不解，以为店员拿错了药，急忙去问药店的药师，作为药店的药师，你该怎么回答？

书网融合……

知识回顾　　　　　微课　　　　　习题

（刘文娟）

第二章 药物的变质反应和代谢反应

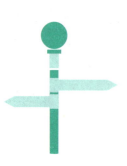

学习引导

目前许多家庭都会或多或少地储备一些常用药物。对于很多化学结构不稳定的药物来说，如果储存不当，如暴露于空气中或存放在潮湿的地方，会引起药物的氧化、水解等变质反应，从而降低药物的疗效，甚至分解或转化为对人体有害的物质。如家庭常用药维生素C、阿莫西林等，易受外界温度、湿度、空气、光照等因素影响而失效。

本章主要介绍影响药物稳定性变化的规律和因素、药物变质反应的类型和过程、药物代谢反应的类型以及药物代谢反应对药物活性的影响。

📖 学习目标

1. **掌握** 药物变质反应的类型；药物水解、自动氧化与结构的关系。
2. **熟悉** 影响药物变质反应的外界因素；二氧化碳对药物质量的影响；药物代谢反应的类型及一般途径。
3. **了解** 药物的其他变质反应类型；酯类药物水解机制；影响药物水解的因素与防止水解的方法。

药物化学稳定性的变化会使药物发生变质反应，结果是直接影响药物的疗效，甚至产生毒副作用而危及患者的生命。所以，掌握药物变质反应的规律是非常重要的。药物进入体内后，在多种酶的催化下会发生生物转化反应（药物代谢反应），使药物原有的结构发生变化，药理作用发生改变，导致药物的疗效降低、丧失或产生毒性。本章讨论药物的变质反应和药物的代谢反应。

第一节　药物的变质反应

药物的变质反应是指药物在生产、制剂、贮存、调配和使用等各个环节中发生的化学变化。药物的变质反应主要有水解反应、氧化反应、异构化反应、脱羧及聚合反应等。其中，水解反应和氧化反应是药物变质的主要原因。

一、药物的水解反应

易发生水解反应的药物在化学结构上都含有易被水解的基团，主要包括盐类、酯类、酰胺类、苷类、酰肼类、酰脲类、活泼卤素化合物、缩氨、多聚糖、蛋白质、多肽等，其中以盐类、酯类、酰胺类和苷类的水解较为常见。

（一）药物水解反应的类型

1. 盐类药物的水解　盐类药物的水解一般不发生变质，但会破坏溶液的稳定性，使溶液析出沉淀或变浑浊，从而影响制剂的使用。有机弱酸强碱盐、有机强酸弱碱盐和有机弱酸弱碱盐在水溶液中常发生不同程度的水解反应。如有机强碱弱酸盐磺胺嘧啶钠的水溶液吸收空气中的二氧化碳发生水解后，析出磺胺嘧啶沉淀；有机强酸弱碱盐盐酸普鲁卡因在碱性条件下水解析出游离生物碱普鲁卡因。

2. 酯类药物的水解　酯类药物（RCOOR′）包括无机酸酯类、有机酸酯类及内酯类药物。含有酯键药物的水溶液，在 H^+ 或 OH^- 或广义酸碱的催化下水解反应加速，水解产物为酸和醇（或酚），如酯类药物普鲁卡因的水解，生成对氨基苯甲酸和二乙氨基乙醇。

酸催化酯水解，反应过程是可逆的：

$$R-\overset{O}{\overset{\|}{C}}-OR' + H_2O \underset{}{\overset{H^+}{\rightleftharpoons}} R-\overset{O}{\overset{\|}{C}}-OH + R'OH$$

碱也催化酯水解，反应速度比酸催化快得多，且水解完全，但反应过程是不可逆的：

$$R-\overset{O}{\overset{\|}{C}}-OR' + H_2O \overset{OH^-}{\longrightarrow} R-\overset{O}{\overset{\|}{C}}-O^- + R'OH$$

3. 酰胺类药物的水解　酰胺类药物（RCONHR′）与酯类药物相比，一般不易水解，需要在酸、碱催化和加热条件下进行，产物为羧酸和氨基化合物，如解热镇痛药对乙酰氨基酚的水解，生成对氨基苯酚和醋酸。

酰胺类药物的水解反应：

$$R-\overset{O}{\overset{\|}{C}}-NHR' + H_2O \rightleftharpoons RCOOH + R'NH_2$$

4. 苷类药物的水解　苷类药物主要指由单糖或低聚糖的半缩醛羟基与另一非糖物质的羟基脱水而成的化合物。苷类药物易水解，生成苷元和糖，如链霉素水解生成链霉胍和链霉双糖胺，后者再进一步水解成链霉糖和 N-甲基葡萄糖胺，见图 2-1。

5. 其他类型药物的水解　有机药物除了上述几种主要水解类型外，还有其他一些水解基团。如含酰肼结构的异烟肼、含磺酰脲结构的甲苯磺丁脲、含活泼卤素结构的环磷酰胺、含肟类结构的碘解磷定、含腙类结构的利福霉素、含多糖结构的阿米卡星以及含多肽结构的胰岛素等，均可在一定条件下发生水解反应。

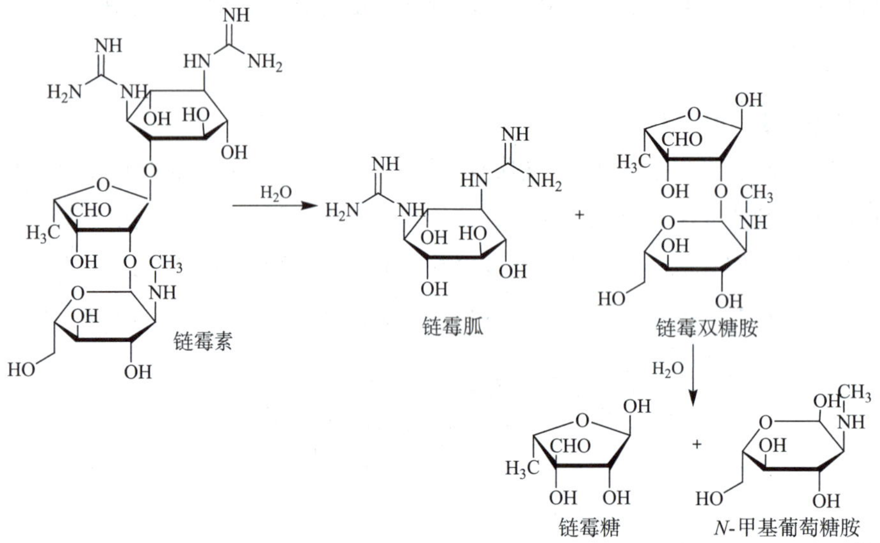

图 2-1　链霉素的水解反应

即学即练 2-1

药物易发生水解变质的结构是（　　）

A. 烃基　　　　B. 苯环　　　　C. 内酯　　　　D. 羟基

（二）影响药物水解的结构因素

药物的水解性主要由其化学结构所决定，如羧酸衍生物类药物（RCOX）水解的难易，主要取决于 R 和 X 基团的电子效应和空间效应。

1. 电子效应的影响　羧酸衍生物（RCOX）的水解难易取决于酰基碳原子的电子云密度，若 R 和 X 使酰基碳原子的电子云密度降低，则有利于亲核试剂进攻，水解速率加快；反之，则水解速度减慢。

（1）当 RCOX 的 R 相同，X 不同时，离去酸（X 和质子形成 HX，称离去酸）酸性越强，越易水解（C—X 键断裂）。

离去酸酸性强弱顺序是：

$$HX > RCOOH > ArOH > ROH > H_2NCONH_2 > H_2NNH_2 > NH_3$$

所以羧酸衍生物的水解速率的快慢是：

酰卤 > 酸酐 > 酚酯 > 醇酯 > 酰脲 > 酰肼 > 酰胺

（2）当 RCOX 的 R 不同，X 相同时，即不同羧酸与同一种化合物组成的羧酸衍生物，以羧酸的酸性强者易于水解。

（3）无机酸酯比羧酸酯易水解，是因为无机酸酯极性较大，易与水分子结合。

（4）环状结构的羧酸衍生物都比相应的链状结构的羧酸衍生物较易水解，如内酯和内酰胺类易水解；环数越小，环张力越大，越易水解；稠环比单环易水解。因为环状分子为刚性分子，键呈弯曲，酰基与所连接的原子不在同一平面，电子离域受限制，酰基碳原子的电子云密度较低，故易水解。

2. 邻助作用的影响　邻助作用指在酰基的邻近位置有亲核基团，能引起分子内催化，使水解反应加速。如阿司匹林在中性水溶液中的水解，除酚酯较容易水解外，还由于邻位羧基负离子的邻助作用。

阿司匹林邻位羧基负离子的邻助作用

3. 空间位阻的影响 空间位阻的掩蔽作用是指在酯类、酰胺类等药物结构中的羧基两侧引入具有较大空间体积的取代基，产生较强的空间掩蔽作用，减缓了水解反应的速度。如异丁基水杨酸的水解速度比阿司匹林慢 10 倍；哌替啶因空间位阻的掩蔽作用使其稳定性增加；利多卡因由于酰胺键的邻位有两个甲基产生空间位阻而不易水解。

阿司匹林　　　异丁基水杨酸　　　哌替啶　　　利多卡因

（三）影响药物水解的外界因素及防止水解的措施

影响药物水解的外界因素很多，主要有水分、溶液的酸碱性、温度、重金属离子等。

1. 水分的影响 水分是药物水解的必要条件，易水解的药物应尽量考虑制成固体制剂使用，如片剂、糖衣片及胶囊剂等，制片时采用干法制粒。若要制成溶液剂一定要采取防止水解的措施或制成粉针剂临用前稀释，如青霉素钠、环磷酰胺等极易水解的药物需制成粉针剂，并严格控制粉针剂的含水量。易水解的药物在生产和贮存的环节避免接触潮湿的空气，采用单剂量小包装（如泡眼分片装等）。

 实例分析 2-1

> **实例** 注射用苯巴比妥钠，为白色结晶性颗粒或粉末。需遮光，密闭保存，有效期 24 个月。可由肌内注射或静脉滴注给药。配制苯巴比妥钠注射液时避免与酸性药物配伍使用，避免与空气长时间接触，需现用现配。
>
> **问题** 为什么注射用苯巴比妥钠必须制成粉针剂，且使用前新鲜配制？

答案解析

2. 溶液酸碱性的影响 药物溶液的酸碱性对药物的水解影响很大，常见的酯类、酰胺类和苷类药物的水解均受溶液 pH 的影响，酸和碱均可以催化水解反应。一般情况下，溶液的 pH 增大，药物的水解反应速度加快（表 2-1）。

表 2-1 溶液的 pH 对盐酸普鲁卡因水解速度的影响（100℃，30 分钟）

pH	3.0	4.0	5.6	6.5
水解率（%）	0	1.5	5.8	18.4～19.0

因此，为了防止或延缓药物的水解，通常将药物溶液的酸碱度调节至水解反应速度最小的 pH，通

常将此 pH 称为稳定 pH。

3. 温度的影响 一般的实验规律为温度每升高 10℃，反应速度增加 2 ~ 4 倍。药物的水解反应速度也遵循这一规律，温度升高，药物的水解反应速度加快。所以在药物的生产和贮存时要注意控制温度，以防止温度升高加速药物的水解变质。

4. 重金属离子的影响 一些重金属离子（如 Cu^{2+}、Fe^{3+}、Zn^{2+} 等）可以促使药物（如青霉素钠、维生素 C 等）发生水解，为了消除这些重金属离子对水解反应的催化作用，常在药物制剂中加入金属离子配合剂乙二胺四乙酸二钠（EDTA-2Na）。

二、药物的氧化反应 🅔微课

药物的氧化反应分为化学氧化反应和自动氧化反应。化学氧化是化学氧化剂作用引起的离子型反应，主要应用于药物的制备和质量控制方面；而自动氧化多是药物在贮存过程中接触空气中的氧气所引起的游离基链式反应，它是导致药物变质的主要原因之一。

（一）自动氧化的官能团类型

发生自动氧化的官能团有酚羟基、芳香第一胺、巯基、碳碳双键、杂环及其他官能团。

1. 酚羟基与烯醇 含酚羟基（Ar—OH，包括一元酚和二元酚）结构的药物均易发生自动氧化，生成有色的醌类化合物。烯醇类（RCH ＝ CH—OH）的自动氧化与酚类相似。如肾上腺素在空气中易氧化为红色的肾上腺素红，进一步聚合为棕色的多聚物。

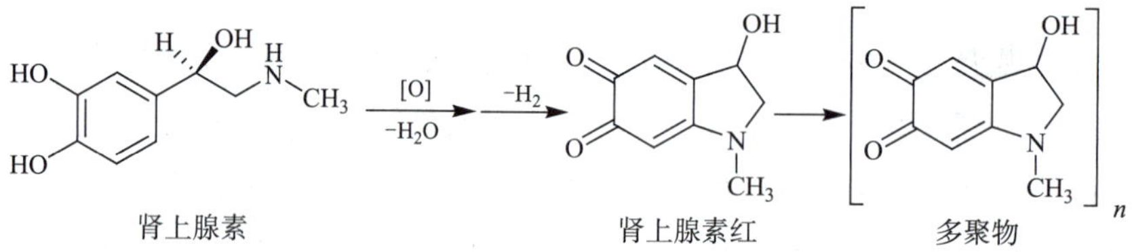

肾上腺素　　　　　　　　　　肾上腺素红　　　　多聚物

2. 芳香第一胺 具有芳香第一胺（Ar—NH₂）结构的药物易自动氧化为有色的醌类、偶氮或氧化偶氮类化合物，如普鲁卡因、磺胺类药物等。

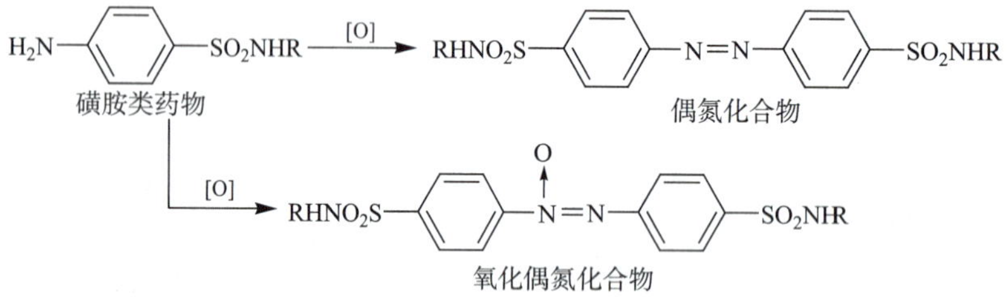

磺胺类药物　　　　　　　　　　偶氮化合物

氧化偶氮化合物

3. 巯基 脂肪族或芳香族巯基（R—SH）都具有还原性，由于硫原子的电负性小于氧原子，易给出电子，故巯基比酚羟基或醇羟基易于氧化生成二硫化物。常见的含巯基结构的药物有卡托普利、巯嘌呤、二巯丙醇、二巯基丁二酸钠、二巯基丙磺酸钠等。

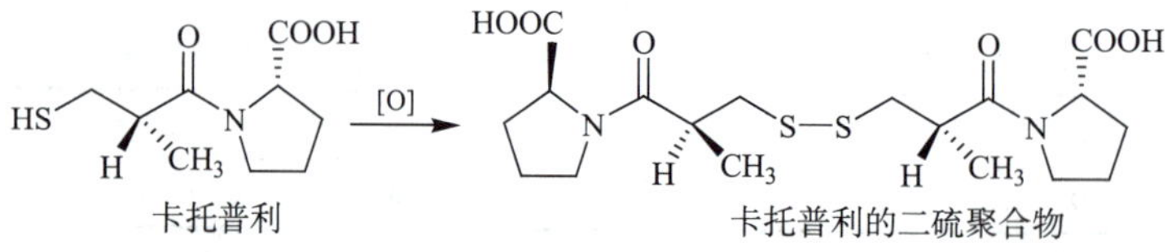

卡托普利　　　　　　　　　卡托普利的二硫聚合物

4. 碳碳双键 具有碳碳不饱和双键（RHC ＝ CHR′）结构的药物易被氧化为环氧化物，而且双键越多越易被氧化，如维生素 A。

$$维生素A \xrightarrow{[O]}$$

5. 杂环　含呋喃环、吡啶环、吲哚环、噻吩环、噻唑环以及吩噻嗪环等杂环结构的药物都能不同程度地被氧化，反应比较复杂，可生成开环化合物或醌型化合物或在杂原子上生成氧化物。如呋喃类药物在空气中易水解氧化成黑色聚合物。

$$\xrightarrow[{[O]}]{H_2O} HOOC-CH=CH-COOH \longrightarrow 黑色聚合物$$

含吡啶杂环结构的药物在遇光时即可氧化变色。

$$+ \ H_2O \xrightarrow{[O]}$$

吩噻嗪类药物也可被氧化，母核被氧化为醌而变色，如氯丙嗪。

$$\xrightarrow{[O]} \qquad + \qquad$$

6. 其他　醛类（R—CHO）药物能被氧化生成相应的羧酸，如硫酸链霉素、吡哆醛、葡萄糖等。醇羟基（R—OH）一般情况下还原性较弱，但具有连二烯醇结构或 α-羟基-β-氨基结构的药物还原性增强，如维生素 C 和盐酸麻黄碱因分别含有连二烯醇结构、α-羟基-β-氨基结构，所以均易被氧化。

$$维生素C \xrightarrow{AgNO_3} \qquad + \ Ag \downarrow$$

$$麻黄碱 \xrightarrow{[O]} \qquad H \ + \ CH_3CHO \ + \ CH_3NH_2$$

📱 **知识链接** --

常见的易氧化杂环

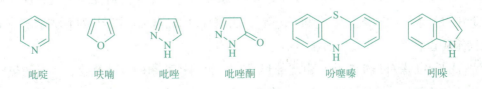

吡啶	呋喃	吡唑	吡唑酮	吩噻嗪	吲哚

（二）影响自动氧化的结构因素

从自动氧化的反应机制来看，如果药物结构有利于形成 C—H 键的均裂和 O—H、N—H 和 S—H 键的异裂，则自动氧化反应就容易发生。

1. C—H 键的自动氧化　一般 C—H 键的离解能越小，越易均裂成自由基，则越易自动氧化。醛基的 C—H 键、苯环侧链烷基 C—H 键以及醚、醇、胺、烯烃的 α 位 C—H 键，因受邻位极性基团的吸电子诱导效应影响，C—H 键电子云密度降低，致使键合能力减弱，离解能较小，故较易均裂氧化。各种碳氢键发生自动氧化反应的活性顺序依次为：醛基 C—H 键 ≥ α-C—H 键 > 叔 C—H 键 > 仲 C—H 键 > 伯 C—H 键。

2. O—H 键的自动氧化　①酚类易被氧化，这是由于苯环和氧原子间存在 p-π 共轭，使电子云偏向苯环，O—H 键易断裂，有利于形成苯氧负离子，故易发生异裂自动氧化。儿茶酚胺类拟肾上腺素药都是邻苯二酚结构，相当于增加了一个供电子的羟基，羟基数越多，越易发生自动氧化反应。苯环上若引入氨基、羟基、烷氧基及烷基等供电子基时，易发生自动氧化，如吗啡、维生素 E 等；若引入羧基、硝基、磺酸基及卤素原子等吸电子基则较难发生自动氧化。②烯醇与酚类相似，易发生 O—H 键的异裂自动氧化，如维生素 C 有连二烯醇结构，相当于邻苯二酚类药物，易氧化变色。③醇的氧化不是 O—H 键的异裂或均裂，而是先发生 α 位 C—H 键的均裂，因后者需要更大能量，叔醇无 α 位 C—H 键，难以氧化；仲醇比伯醇易氧化，因前者为叔 C—H，后者为仲 C—H，前者离解能较低，如睾丸素的 17-羟基为仲醇结构，较易氧化变质，甲基睾丸素则为叔醇结构，受甲基空间位阻影响，难以氧化。

3. N—H 键的自动氧化　胺类药物可发生 N—H 键的异裂自动氧化。芳香族胺比脂肪族胺还原性强，常温下脂肪族胺不被空气氧化，而芳香族胺可被空气氧化成有色化合物。芳香族胺中又以芳香第一胺和肼基的还原性较强，易发生自动氧化。

4. S—H 键的自动氧化　巯基的 S—H 键比酚类或醇类的 O—H 键更易自动氧化，是由于硫原子半径比氧原子大，其原子核对核外电子约束力较弱，易给出电子。如含巯基的半胱氨酸极易被氧化，常用作油溶性抗氧剂。

实例分析 2-2

　　实例　小王经常牙龈出血，到医院检查，医生给她开了肌酐片和维生素 C 片两种药物，并嘱咐平时多吃蔬菜和水果。服用一段时间后，小王发现维生素 C 片由原来白色逐渐变为黄色，于是到医院咨询药师。药师对其原因进行了分析，并指导小王如何科学存放维生素 C 片。

　　问题　为什么维生素 C 片会发生变色，制备成注射液时如何有效保存？

答案解析

（三）影响自动氧化的外界因素及防止氧化的措施

常见影响自动氧化的外因主要有氧气、光线、溶液的酸碱性、温度及重金属离子等。

1. 氧气　氧气是发生自动氧化的必要条件，具还原性的药物应尽量避免与氧气接触。可采取将药物密封，容器中可充入惰性气体（如 N_2 和 CO_2 等），并尽量装满容器，注射用水预先煮沸排氧，加适当的抗氧剂等措施防止氧化。

2. 光线　日光中的紫外线能催化自由基的形成，从而加速药物的自动氧化；且光的热辐射导致药物温度升高也可加速氧化。采取黑纸包裹或棕色容器盛放药品，是避光抑制氧化的有效措施。

3. 溶液的酸碱性　自动氧化一般在碱性条件下更易发生，在酸性条件下较稳定。故将药液调至最稳定的 pH，是延缓氧化的有效方法。

4. 温度　氧化因升温而加速，因此易氧化药物的制剂要选择不加热或较低温度的灭菌条件，宜采用流通蒸汽灭菌法，有的甚至采用间歇灭菌法。药品贮存宜在阴凉处，易氧化变质的药品宜低温保存。

5. 重金属离子　微量重金属离子如 Cu^{2+}、Fe^{3+}、Pb^{2+} 和 Mn^{3+} 等可催化药物的自动氧化。可以在药液中添加 EDTA-2Na 等配合剂来掩蔽重金属离子，以消除或减弱其催化作用。

三、药物的其他变质反应

1. 药物异构化反应　异构化包括光学异构化和几何异构化两种，光学异构化又分为外消旋化和差向异构化。光学异构化对药物的疗效有很大影响。若维生素 A 长期贮存过程中，即使在避光或充入氮气保护的条件下，也会有一部分发生顺反异构化，生成 4-顺式和 6-顺式两种异构体，从而使维生素 A 活性下降。四环素在 pH 2～6 时，C-4 位上的二甲氨基易发生差向异构化，形成无效的差向四环素。

维生素A

4-顺式异构体维生素A　　　　6-顺式异构体维生素A

2. 药物脱羧、脱水反应　某些药物受酸、碱等因素影响会发生脱羧或脱水反应而变质。如维生素 C 氧化产物去氢维生素 C，在酸性介质中可发生脱水、内酯环水解反应，并进一步发生脱羧反应生成糠醛，再聚合呈色。

糠醛

3. 药物聚合反应　聚合反应也是引起药物变质的常见因素，如葡萄糖、维生素 C 等易发生聚合变色；氨苄西林易产生大分子聚合物，从而引发机体的过敏反应。

四、二氧化碳对药物质量的影响

空气中的二氧化碳极易溶于水，药物的水溶液吸收了空气中的二氧化碳后，部分二氧化碳与水反应生成碳酸，碳酸又会电离成 H^+ 和 CO_3^{2-}，继而与药物发生反应，引起药物酸碱度的改变、产生沉淀、浑浊或变质，从而影响药物的质量。

1. 改变药物的酸碱度　二氧化碳溶于水后产生的 H^+，可以使水溶液的酸性增强，pH 降低，如氢氧化钠溶液吸收二氧化碳，则转变为碳酸盐使其碱性减弱。

2. 促使药物分解变质 某些药物吸收二氧化碳后可引起药物的分解，如硫代硫酸钠注射液吸收二氧化碳后分解而析出硫沉淀。

3. 导致药物产生沉淀 二氧化碳使药物水溶液发生沉淀的主要原因是：①二氧化碳可以降低溶液的 pH，使一些酸性低于碳酸的弱酸强碱盐析出游离的难溶弱酸；②二氧化碳在水溶液中生成的 CO_3^{2-}，可与某些金属离子结合成难溶于水的碳酸盐，如氢氧化钙溶液、氯化钙溶液、葡萄糖酸钙溶液等吸收二氧化碳均会生成碳酸钙沉淀。

4. 引起固体药物变质 二氧化碳使固体药物变质的主要原因是固体药物在吸收二氧化碳的同时也吸收水分，在药物的表层发生化学反应，使一些碱性金属氧化物生成碱式碳酸盐，如氧化锌可吸收二氧化碳及水分转变成碱式碳酸锌。

第二节 药物的代谢反应

药物代谢（drug metabolism）又称生物转化（drug biotransformations），是指药物被机体吸收后，在体内各种酶的作用下，发生化学结构的改变，使药物的极性和水溶性增加，再通过人体排泄系统排出体外的过程。有些药物在体内几乎不发生代谢反应，如头孢他啶主要以原形药物随尿液排泄，少量可通过胆汁排泄。

一、药物代谢反应的类型

药物的代谢通常分为两相：第 I 相（phase I）生物转化和第 II 相（phase II）生物转化。第 I 相生物转化主要是指药物的官能团化反应，在酶的催化下对药物分子进行氧化、还原、水解和羟化等反应，在药物分子中引入或使药物分子暴露出极性基团，如羟基、羧基、巯基和氨基等，使药物的极性和水溶性增加，易于排泄，也使药物的疗效发生改变。第 II 相生物转化又称为结合反应，将第 I 相中药物产生的极性基团或原形药物分子与体内的内源性成分，如葡萄糖醛酸、硫酸、甘氨酸或谷胱甘肽，经共价键结合，生成极性大、易溶于水和易排出体外的结合物。

（一）第 I 相生物转化

第 I 相生物转化主要发生在药物分子的官能团上或分子结构中活性较高、位阻较小的部位，包括引入新的官能团及改变原有的官能团。第 I 相生物转化包括氧化反应、还原反应、水解反应、脱卤素反应等。

1. 氧化反应 药物代谢中的氧化反应包括失去电子、脱氢反应、氧化反应等，是在 CYP450 酶系、单加氧酶、过氧化物酶等酶的催化下进行的反应。

（1）含芳环药物的代谢 含芳环药物的氧化代谢主要是在 CYP450 酶系催化作用下，首先将芳香化合物氧化成环氧化合物，再在质子的催化作用下发生重排生成酚，或被环氧化物水解酶水解生成二羟基化合物。

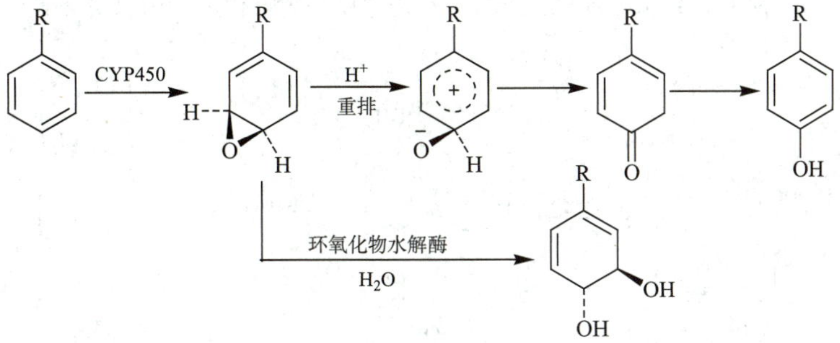

环氧化物可在谷胱甘肽 S–转移酶的作用下和谷胱甘肽（GSH）生成硫醚，促进代谢产物的排泄。也可与体内生物大分子如 DNA 或 RNA 中的亲核基团反应，生成共价键的结合物，而使生物大分子失去活性，甚至产生毒性，在一定的条件下可致癌或引起肝坏死。

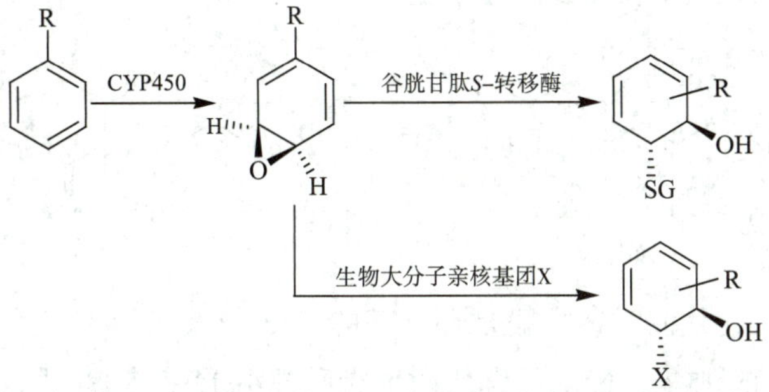

（2）含烯烃和炔烃药物的代谢　由于烯烃化合物比芳香烃的 π 键活性高，因此烯烃化合物更容易被代谢生成环氧化合物。例如抗癫痫药物卡马西平，在体内代谢生成 10,11-环氧化物，这一环氧化合物是卡马西平产生抗惊厥作用的活性成分，是代谢活化产物。该环氧化合物可进一步被环氧化物水解酶立体选择性水解，产生 10S,11S-二羟基化合物，随尿液排出体外。

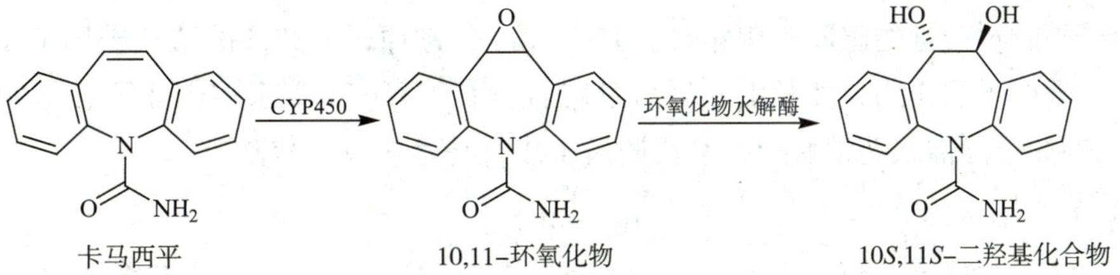

炔烃类化合物反应活性比烯烃高，被酶催化氧化速度也比烯烃快。根据酶进攻炔键碳原子的不同，生成的产物也不同。若炔键的碳原子是端基碳原子，则形成烯酮中间体，该烯酮可能被水解生成羧酸，也可能和蛋白质进行亲核性烷基化反应；若炔键的碳原子是非端基碳原子，则炔烃类化合物和酶中卟啉上的吡咯氮原子发生 N-烷基化反应，如甾类药物炔雌醇在体内就是以此种反应方式代谢失活。

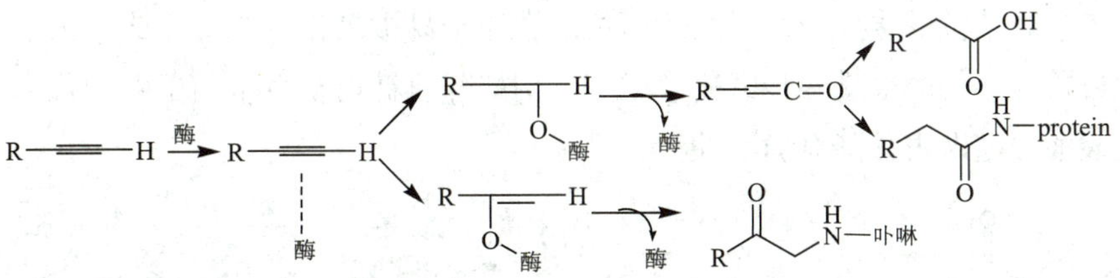

（3）含饱和碳原子药物的代谢　长碳链的烷烃常在碳链末端甲基上氧化生成羟基，羟基化合物可被脱氢酶进一步氧化生成羧基，称为 ω-氧化；氧化还会发生在碳链末端倒数第二位碳原子上，称 ω-1

氧化。例如抗癫痫药丙戊酸钠，经 ω-氧化生成 ω-羟基丙戊酸钠和丙基戊二酸钠；经 ω-1 氧化生成 2-丙基-4-羟基戊酸钠。

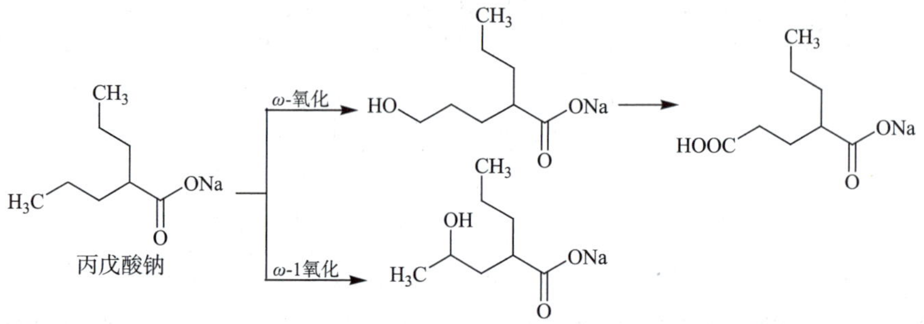

烷烃化合物除了 ω-氧化和 ω-1 氧化外，还会在含有支链的碳原子上发生氧化，主要生成羟基化合物，如异戊巴比妥的氧化，就发生在支链碳原子上。

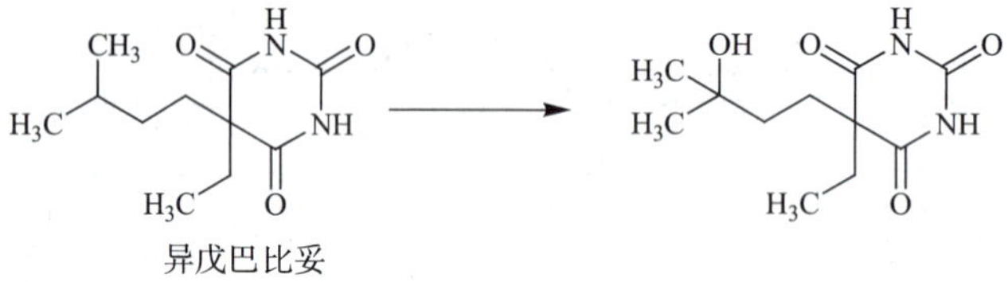

取代的环己基药物在氧化代谢时，一般是环己基的 C-3 位及 C-4 位上氧化生成羟基化合物，并有顺、反式立体异构体。例如降血糖药醋酸己脲代谢生成反式 4-羟基醋酸己脲。

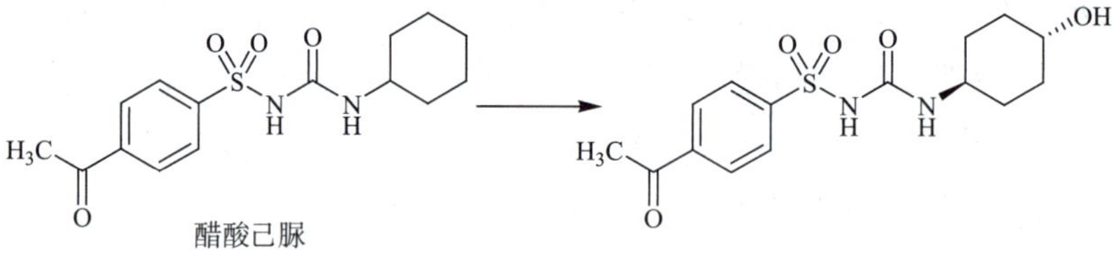

当烷基碳原子和 sp^2 杂化的碳原子相邻时，如羰基的 α-碳原子、芳环的苄位碳原子及烯丙位的碳原子，由于受到 sp^2 碳原子的作用，使其活化反应性增强，在 CYP450 酶系的催化下，易发生氧化反应生成羟基化合物。例如镇静催眠药地西泮，经代谢后生成替马西泮或奥沙西泮。

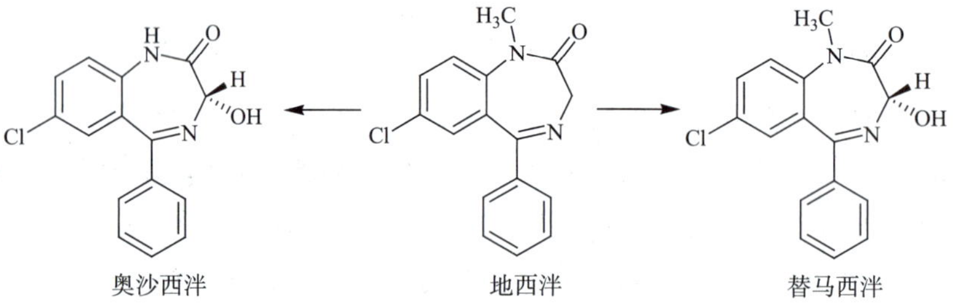

处于芳环或芳杂环苄位的碳原子，以及烯丙位的碳原子易被氧化生成苄醇或烯丙醇。对于伯醇会进一步脱氢氧化生成羧酸；仲醇会进一步氧化生成酮。例如降血糖药物甲苯磺丁脲的代谢，首先氧化生成苄醇，然后形成羧酸，随即失去降血糖活性。

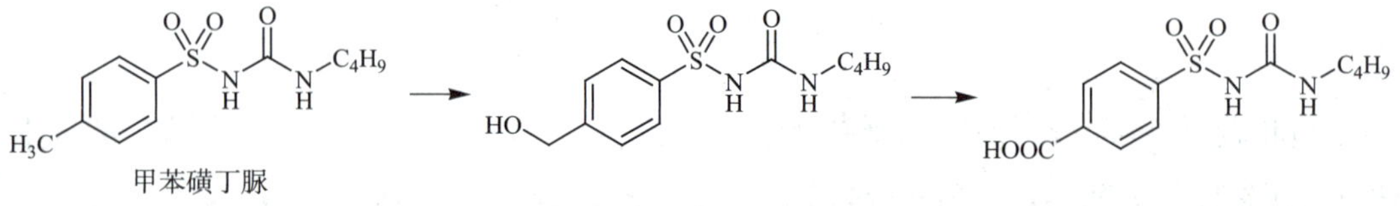

（4）胺类药物的氧化　胺类药物的氧化代谢主要发生在两个部位，一是在和氮原子相连接的碳原子上，发生 *N*-脱烷基化和氧化脱胺反应；另一是发生 *N*-氧化反应。

N-脱烷基化和氧化脱胺反应本质上都是 C—N 键的断裂，条件是与氮原子相连的烷基碳原子上应有氢原子（即 α-氢原子），该 α-氢原子被氧化成羟基，生成的 α-羟基胺是不稳定的中间体，会发生自动裂解。胺类药物的 *N*-脱烷基代谢是这类药物主要和重要代谢途径之一。叔胺和仲胺氧化代谢后产生两种以上产物，而伯胺代谢后只产生一种产物。例如 β 受体拮抗剂普萘洛尔是经由两条不同途径代谢的。

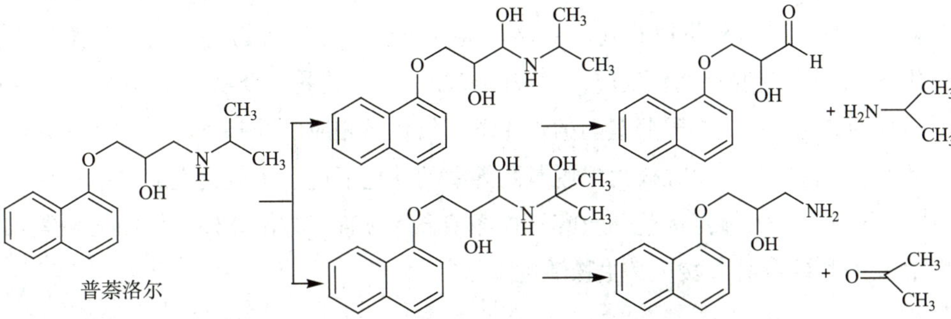

普萘洛尔

胺类化合物 *N*-脱烷基化的基团通常是甲基、乙基、丙基、异丙基、丁基、烯丙基和苄基，以及其他含 α-氢原子的基团。取代基的体积越小，越容易脱去。对于叔胺和仲胺化合物，叔胺的脱烷基化反应速度比仲胺快，如利多卡因的代谢。

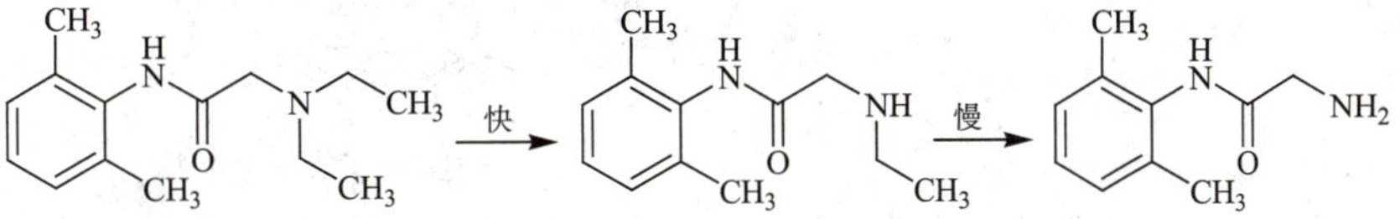

利多卡因

N-氧化反应，一般来说，胺类药物在体内经氧化代谢生成稳定的 *N*-氧化物，主要涉及叔胺和含氮芳杂环类药物，如胍乙啶的氧化代谢，生成 *N*-氧化物。而伯胺和仲胺类药物的这种代谢通常比较少。伯胺和仲胺结构中如果无 α-氢原子，则氧化代谢生成 *N*-羟基胺、亚硝基或硝基化合物；如果含有 α-氢原子，则氧化代谢生成 *N*-羟基胺、亚胺、肟，并最终重排转化为硝基化合物。酰胺类药物的氧化代谢与伯胺和仲胺相似，但叔胺的酰胺不进行 *N*-氧化反应。

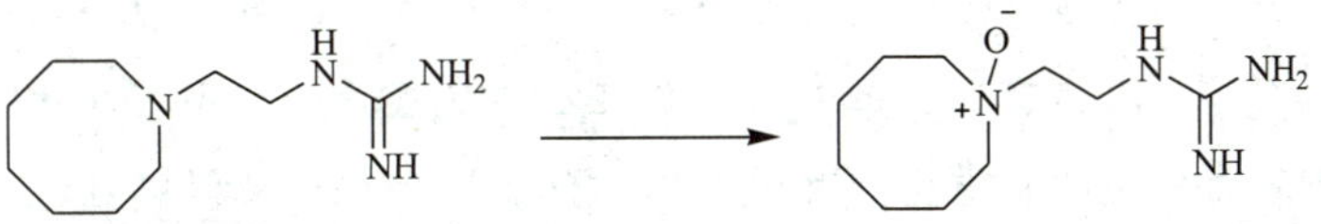

胍乙啶

📱 **知识链接**

镇咳药可待因具有一定的镇痛和成瘾性的原因

镇咳药可待因具有一定的镇痛和成瘾性的原因之一是可待因在肝脏中发生 *O*-去烷基反应，生成吗啡所致。

可待因 → 吗啡

（5）含氧药物的氧化　含氧药物的氧化主要有醚类药物和醇类药物的氧化。醚类药物在微粒体混合功能酶的催化下，进行 O-脱烷基化反应，生成醇或酚，以及羰基化合物，如可待因经 O-脱甲基后生成吗啡。醇类药物的氧化反应是在醇脱氢酶的作用下，氧化成相应的羰基化合物。大部分伯醇在体内很容易被氧化生成醛，但醛不稳定，在体内醛脱氢酶等酶的催化下进一步氧化生成羧酸；仲醇中一部分可被氧化生成酮，也有不少仲醇不经氧化和叔醇一样经结合反应直接排出体外。例如维生素 A 的代谢，即为氧化成维生素 A 醛和维生素 A 酸，其生物活性降低。

维生素A　[O]　维生素A醛

+

维生素A酸

知识链接

喝酒过量为什么会导致"酒精"中毒

　　2017 年 7 月的一天小王同学参加完高考后，在毕业聚会时，为了面子一口气喝了 3 两白酒，导致酒精中毒昏迷，送医抢救后才苏醒，差点造成人生悲剧。酒精在体内的代谢过程，主要在肝脏中进行，少量酒精可在进入人体之后，马上随肺部呼吸或经汗腺排出体外，绝大部分酒精在肝脏中先与乙醇脱氢酶作用，氧化生成乙醛，乙醛对人体有害，但它很快会在乙醛脱氢酶的作用下转化成醋酸。醋酸是酒精进入人体后产生的唯一有营养价值的物质，它可以提供人体需要的热量。酒精在人体内的代谢速率是有限度的，如果饮酒过量，酒精就会在体内器官，特别是在肝脏和大脑中蓄积，蓄积至一定程度即出现酒精中毒症状。所以小王饮酒过量的悲剧给我们敲响了健康和安全警钟，一定珍惜生命，拒绝酗酒。

　　（6）含硫药物的氧化　含硫原子的药物主要有硫醚、含硫羰基化合物、亚砜和砜类，其中硫醚类药物主要经历 S-脱烷基和 S-的氧化；含硫羰基化合物发生氧化脱硫；亚砜类氧化成砜或还原为硫醚。

　　① S-脱烷基　芳香或脂肪族的硫醚通常在 CYP450 酶系的作用下，经氧化 S-脱烷基生成巯基和羰基化合物。如具有抗肿瘤活性的药物 6-甲巯基嘌呤经氧化代谢脱 6-甲基得巯嘌呤。

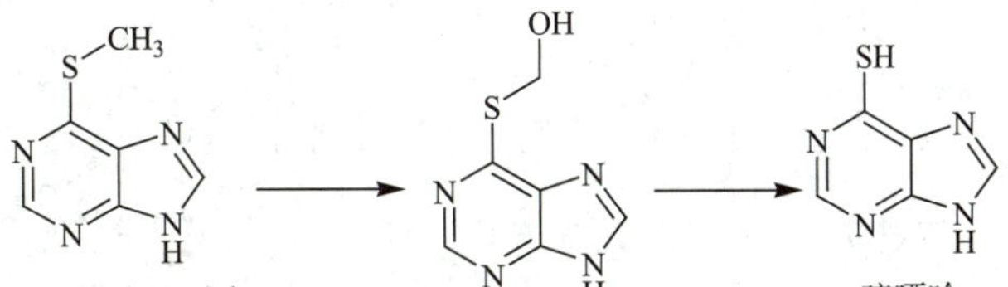

6-甲硫基嘌呤 → → 硫嘌呤

② 氧化脱硫 氧化脱硫反应主要是指含碳-硫双键（C＝S）和磷-硫双键（P＝S）的化合物经氧化代谢后生成碳-氧双键（C＝O）和磷-氧双键（P＝O），如含硫羰基化合物硫喷妥，经氧化脱硫生成戊巴比妥。含磷-硫双键（P＝S）的药物氧化脱硫原理和含碳-硫双键（C＝S）的药物一样。

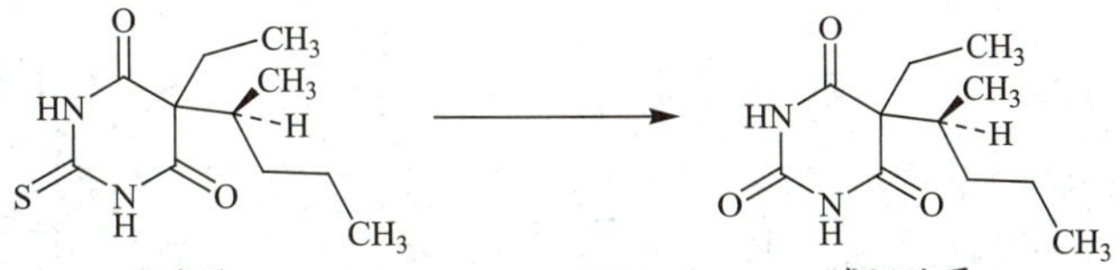

硫喷妥 → 戊巴比妥

③ S-氧化反应 硫醚类药物除发生氧化脱硫、S-脱烷基代谢外，还会在黄素单加氧酶或CYP450酶的作用下，氧化生成亚砜，亚砜还会被进一步氧化生成砜。例如抗精神失常药硫利达嗪，经氧化代谢后生成亚砜化合物美索达嗪。

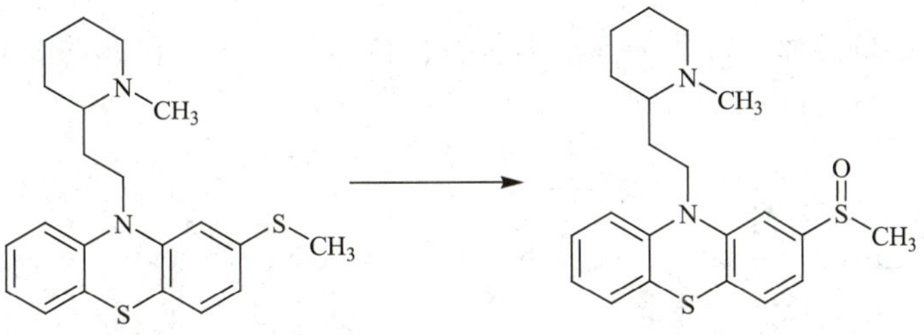

硫利达嗪 → 美索达嗪

2. 还原反应 还原反应在药物代谢中起着非常重要的作用，含羰基、硝基、偶氮基的药物，经代谢生成相对应的羟基和氨基化合物。由于这些代谢物的极性增加，有助于第Ⅱ相的结合反应进行，从而排出体外。

（1）羰基化合物的还原 酮羰基通常在体内经酮还原酶的作用，生成仲醇。脂肪族和芳香族不对称酮羰基在酶的催化下，立体专一性还原生成一个手性羟基，主要是S-构型，即使有其他手性中心存在亦是如此，如降血糖药醋酸己脲经代谢后以生成S-(-)-代谢物为主。

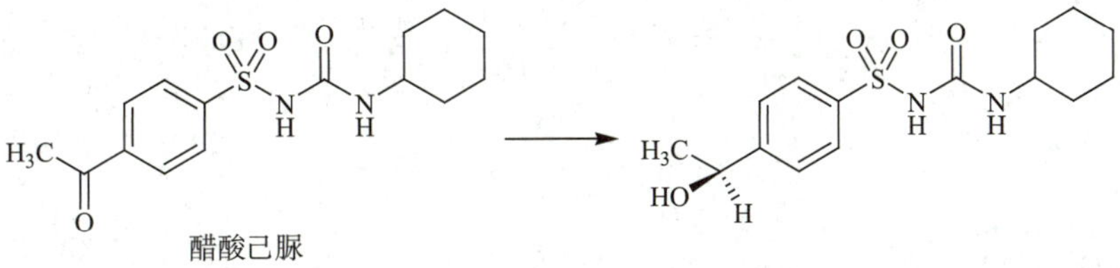

醋酸己脲 →

（2）硝基化合物的还原 芳香环上的硝基在代谢还原过程中，在CYP450酶系消化道细菌硝基还原酶等酶的催化下，还原生成芳香氨基。还原是一个多步骤过程，其间经历亚硝基、羟基胺等中间步骤。例如氯霉素中的硝基可经生物转化还原生成氨基。

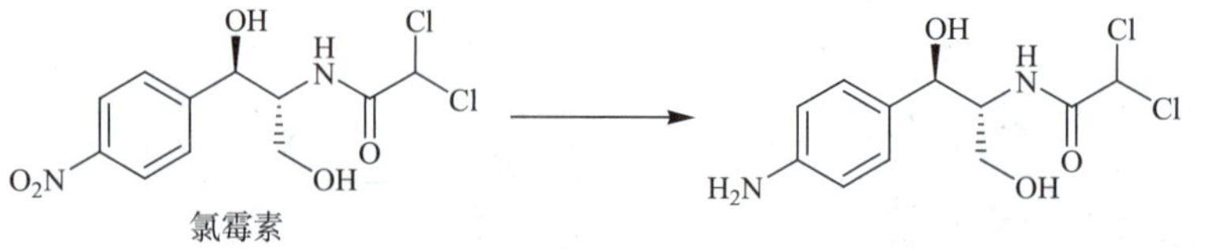

氯霉素

（3）偶氮化合物的还原　偶氮基的还原过程在很多方面和硝基的还原相似，同样是在 CYP450 酶系、NADPH–CYP450 还原酶及消化道某些细菌的还原酶的催化下进行的。氧的存在通常也会抑制还原反应的进行。还原反应中，偶氮键先还原生成氢化偶氮键，最后断裂形成两个氨基。如抗溃疡性结肠炎药物柳氮磺吡啶在肠中被肠道细菌还原生成磺胺吡啶和 5-氨基水杨酸，后两者均有抗菌作用。

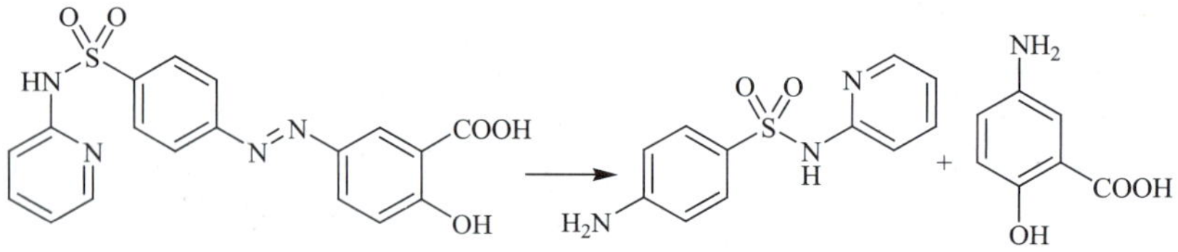

柳氮磺吡啶　　　　　　　　　　磺胺吡啶　　5-氨基水杨酸

3. 水解反应　水解反应是具有酯和酰胺结构的药物在体内代谢的主要途径，如羧酸酯、硝酸酯、磺酸酯、酰胺等药物在体内代谢生成相应的酸、醇或胺。如含酯的局部麻醉药普鲁卡因在体内代谢时，绝大多数迅速被水解生成对氨基苯甲酸和二乙氨基乙醇，而很快失去局部麻醉作用。酰胺与酯相比，酰胺更稳定而难以水解，如抗心律失常药普鲁卡因胺在体内水解速度较慢，约 60% 的药物以原形从尿中排出。

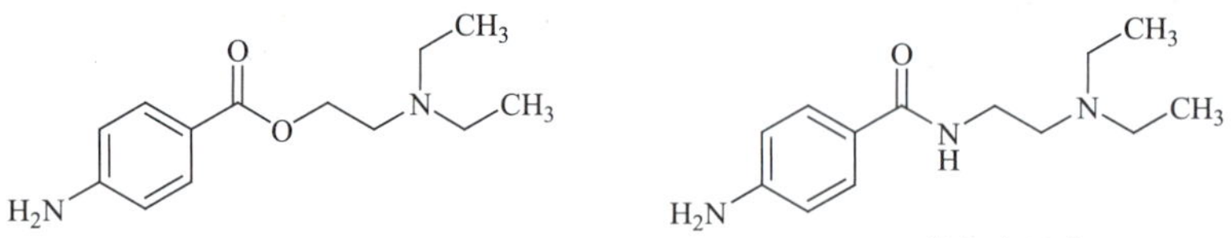

普鲁卡因　　　　　　　　　　　　普鲁卡因胺

4. 脱卤素反应　在体内一部分卤代烃与谷胱甘肽或硫醚氨酸形成结合物排出体外，其余的在体内经氧化脱卤素反应和还原脱卤素反应进行代谢，其中氧化脱卤素反应是许多卤代烃常见的代谢途径。在代谢过程中，卤代烃生成的一些活性中间体（如醛、酰卤等），会和部分组织蛋白质分子反应，产生毒性，如氯霉素中的二氯乙酰侧链代谢，氧化后生成酰氯，能对 CYP450 酶中的脱辅基蛋白发生酰化，这是氯霉素产生毒性的原因之一。

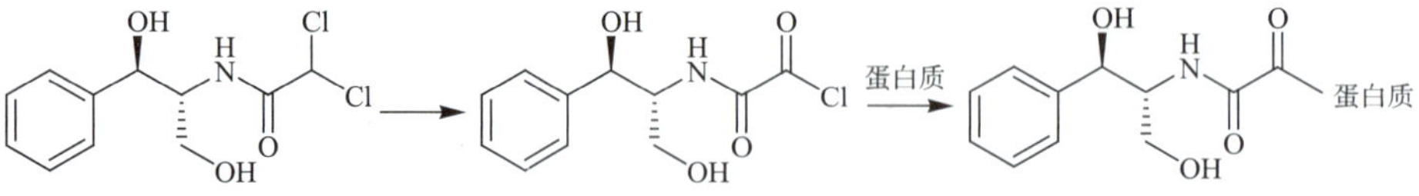

氯霉素

（二）第 Ⅱ 相生物转化

第 Ⅱ 相生物转化是将内源性的极性小分子如葡萄糖醛酸等结合到药物分子中或第 Ⅰ 相的药物代谢产物中。通过结合使药物去活化并产生水溶性的代谢物，有利于从尿液和胆汁中排泄。药物或其代谢物中被结合的基团通常是羟基、氨基、羧基、杂环氮原子及巯基，对于有多个可结合基团的化合物，可进行多种不同的结合反应。

1. 与葡萄糖醛酸的结合反应　药物或代谢产物在葡萄糖醛酸转移酶的催化下与葡萄糖醛酸的结合

反应是药物代谢中最普遍的结合反应，生成的结合产物含有可解离的羧基（pK_a 3.2）和多个羟基，无生物活性，易溶于水和排出体外。葡萄糖醛酸的结合反应共有 O–、N–、S– 和 C– 的葡萄糖醛酸苷化四种类型。如吗啡有 3–酚羟基和 6–仲醇羟基，分别和葡萄糖醛酸反应，生成 3–O–葡萄糖苷物是弱的阿片受体拮抗剂；生成 6–O–葡萄糖苷物是较强的阿片受体激动剂。对于新生儿由于肝脏中尿苷二磷酸葡萄糖醛酸（UDPGA）转移酶活性尚未健全，所以使用氯霉素时，不能使氯霉素和葡萄糖醛酸形成结合物而排出体外，导致药物蓄积产生毒性，引起灰婴综合征。

2. 与硫酸的结合反应　具有羟基、胺基、羟胺基的药物或代谢物，在磺基转移酶的催化下，由体内活化型的硫酸化剂 3′–磷酸腺苷–5′–磷酰硫酸提供活性硫酸基，发生结合反应生成硫酸酯，硫酸酯结合产物水溶性增加，毒性降低，易排出体外。酚羟基在进行硫酸酯化结合反应时，具有较高的亲和力，反应较为迅速，如支气管扩张药沙丁胺醇，结构中有三个羟基，其中只有酚羟基形成硫酸酯化结合物。

酚羟基的硫酸酯化结合反应和葡萄糖醛酸苷化反应是竞争性反应。但对于新生儿和 3～9 岁的儿童由于体内葡萄糖醛酸苷化机制尚未健全，对酚羟基药物代谢多以硫酸酯结合代谢途径进行，而对成人则主要进行酚羟基的葡萄糖醛酸苷化结合代谢。

3. 与氨基酸的结合反应　含有芳香羧酸、芳乙酸、杂环羧酸的药物在辅酶 A 的作用下，结构中的羧基先和辅酶 A 上的巯基（CoASH）形成酰化物，该酰化物再在氨基酸 N–酰化转移酶的催化下，将其酰基转移到氨基酸的氨基上，形成 N–酰化氨基酸结合物。参加反应的氨基酸主要是生物体内内源性的氨基酸或从食物中可以得到的氨基酸，其中以甘氨酸的结合反应最常见。

在与氨基酸结合反应过程中，主要是取代的苯甲酸类药物参加反应，其他羧酸反应性较差。如苯甲酸和水杨酸在体内参与结合反应后生成马尿酸和水杨酰甘氨酸。

4. 与谷胱甘肽的结合反应　谷胱甘肽（glutathione，GSH）是含有巯基的三肽化合物。巯基（—SH）具有较好的亲核作用，在体内起到清除代谢产生的有害亲电性物质的作用。此外，谷胱甘肽还有氧化还原性质，对药物及代谢物的转变起到重要的作用。谷胱甘肽的结合反应主要有亲核取代反应（SN₂）、Michael 加成反应及还原反应，如抗肿瘤药白消安与谷胱甘肽结合，生成硫醚的结合物，然后环合形成氢化噻吩。谷胱甘肽结合物的形成不是以此作为代谢的最终形式，而通常是还要进行进一步的生物转化，最后谷胱甘肽结合物经降解生成巯基尿酸（mercapturic acid）衍生物并排出体外。

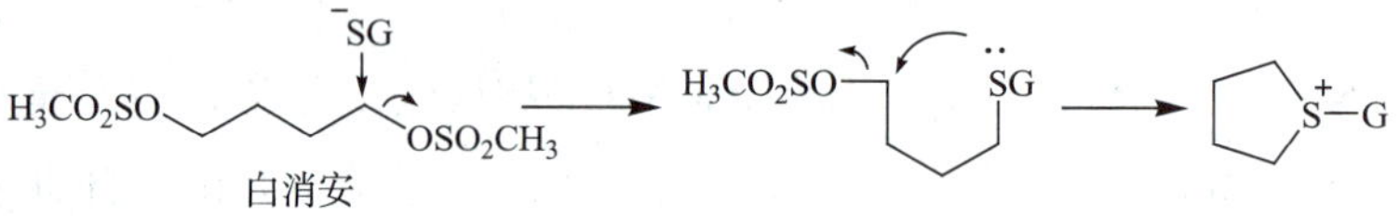

卤代烃如三氯甲烷在体内代谢生成酰卤或光气时会对体内的生物大分子进行酰化，产生毒性代谢物，谷胱甘肽通过和酰卤代谢物反应后生成酰化谷胱甘肽，消除了这些代谢物对人体的毒害，所以谷胱甘肽和酰卤的反应是体内的解毒反应。

5. 乙酰化的结合反应 含有伯氨基、氨基酸、磺酰胺、肼及酰肼等官能团的药物，以乙酰辅酶 A 作为辅酶，在酰基转移酶的催化下，进行乙酰基的转移形成乙酰化物，如异烟肼可经乙酰化反应生成 *N*-乙酰烟酰肼。许多结合反应都使结合物极性增加，亲水性增加，而乙酰化反应是将体内亲水性的氨基结合形成水溶性小的酰胺，所以乙酰化反应是体内外来物的去活化反应。

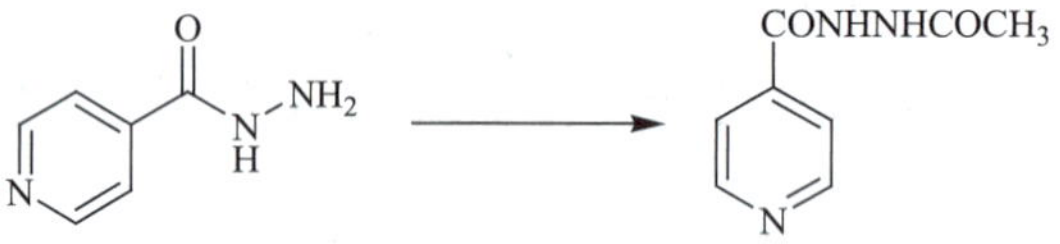

6. 甲基化的结合反应 甲基化反应是药物代谢中较为少见的代谢途径，但是对一些内源性物质如肾上腺素、褪黑激素等的代谢极为重要，对分解某些生物活性胺以及调节活化蛋白质、核酸等生物大分子的活性也起到非常重要的作用。甲基化反应是在甲基转移酶的作用下，以 *S*-腺苷-L-甲硫氨酸（SAM）为辅酶进行的反应。甲基化反应也主要是降低被结合物的极性和亲水性，一般不用于体内外来物的结合排泄，而是降低这些物质的生物活性。参与甲基化反应的基团有酚羟基、胺基、巯基等，能发生甲基化反应的药物有儿茶酚胺类等，如肾上腺素、去甲肾上腺素的代谢。非儿茶酚胺结构的药物一般不发生甲基化反应，如特布他林。

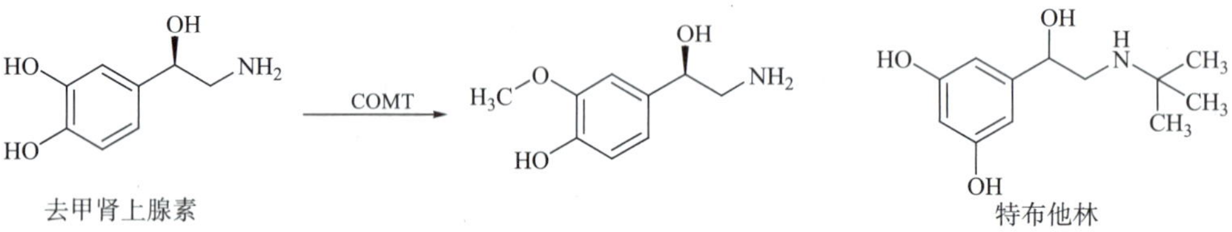

二、药物代谢反应对药物活性的影响

药物代谢的本质是机体组织对外来化合物（药物）进行作用，减毒灭活，并设法将其排出体外的自我保护反应。但是由于代谢过程复杂，其引起药物的生物效应具有多样化。

1. 药物代谢物活性下降或失活 大多数药物经代谢转化为代谢物后，药理活性减弱以致完全失活，代谢后分子极性增强和水溶性增加，因此更容易排泄，使得药物在体内很快被清除，疗效不能持久或不能发挥应有药效。如氯丙嗪在体内代谢成去甲氯丙嗪，药物活性下降。而普鲁卡因则在体内代谢成无局部麻醉活性的对氨基苯甲酸和二乙氨基乙醇。

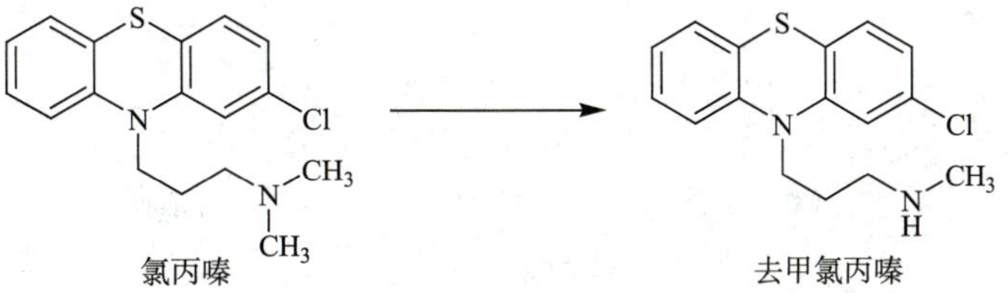

氯丙嗪 → 去甲氯丙嗪

2. 药物代谢物活性不变 药物代谢产物与代谢前原药相比，药物活性变化很小，如普鲁卡因胺在体内被代谢为乙酰普鲁卡因胺，两者均有抗心律失常活性，且活性相当。

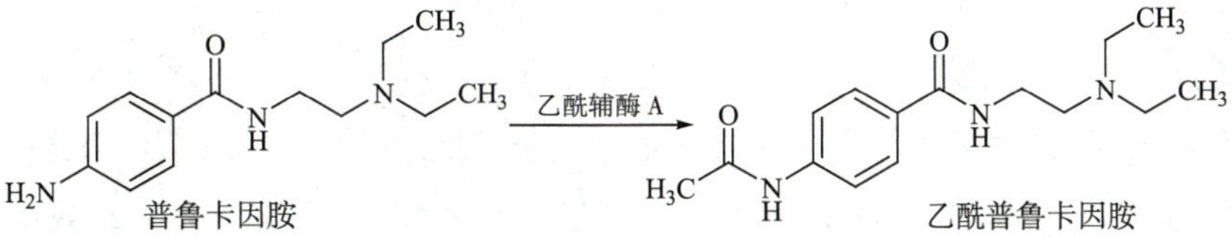

普鲁卡因胺 →（乙酰辅酶A）乙酰普鲁卡因胺

3. 药物代谢物活性增加或经代谢后激活 少数药物的代谢产物要比母体药物的药理活性更强，如氯雷他定的代谢物去乙氧酰基氯雷他定的抗组胺作用大于母药。

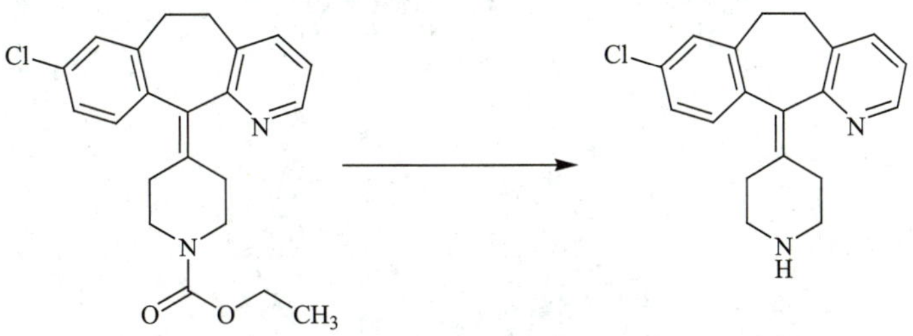

氯雷他定 → 去乙氧酰基氯雷他定

某些药物本身没有药理活性，经代谢后激活（活化），如无生物活性的贝诺酯，在体内经水解代谢成阿司匹林和对乙酰氨基酚后，才具有解热镇痛作用。

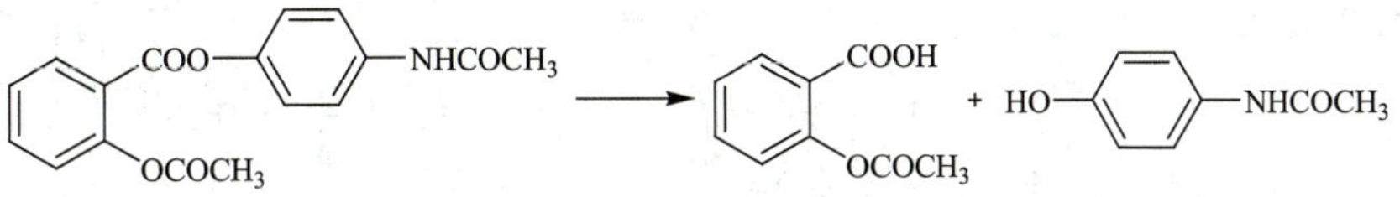

贝诺酯 → 阿司匹林 + 对乙酰氨基酚

4. 药物代谢导致毒性增加 某些药物的体内代谢产物具有毒性，如异烟肼的代谢物 N-乙酰异烟肼，具有肝脏毒性；双氯芬酸含二苯胺结构，氧化代谢为亚胺-醌，与体内蛋白或谷胱甘肽发生亲核取代，生成与蛋白的加成产物，从而引起肝脏毒性。

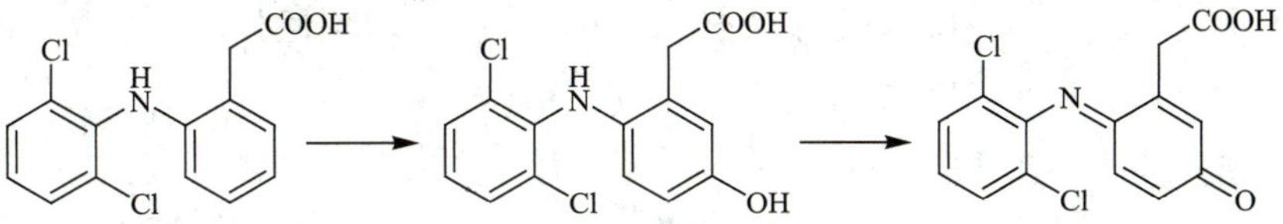

双氯芬酸 → 4-羟基双氯芬酸 → 亚胺-醌

5. 药物代谢改变药理作用 某些药物经生物转化后，其代谢产物的药理作用发生改变，如抗抑郁药异烟酰异丙肼经体内代谢脱去异丙基成为异烟肼，而后者具有抗结核作用。

异烟酰异丙肼 → 异烟肼

📱 知识链接

药物代谢原因导致的奥美拉唑与氯吡格雷合用禁忌

　　氯吡格雷为无活性的前体药物，须在肝脏中被转化为活性代谢物氯吡格雷硫醇衍生物来发挥药效，在这一过程中，在 CYP2C19 作用下起主要作用；由于质子泵抑制剂竞争性抑制 CYP2C19 活性，使得氯吡格雷的活化受到影响，故降低了其药理作用，用药患者发生血栓的风险加大；各类质子泵抑制剂对 CYP2C19 的抑制作用并不相同，以奥美拉唑对氯吡格雷的抑制作用最明显；如正在使用氯吡格雷的患者必须使用质子泵抑制剂时，应考虑使用不会产生强烈相互作用的药物，如泮托拉唑及雷贝拉唑。

　　药物代谢不仅直接影响药物作用的强弱和作用时间长短，而且还会影响药物治疗的安全性，因此掌握药物代谢规律，对于设计更合理的给药途径、给药方法、给药剂量及对制剂处方的设计、工艺改革和指导临床应用都有重要意义。

目标检测

答案解析

一、选择题

（一）A 型题（最佳选择题）

1. 改变药物溶解性的水解反应类型是（ ）

　　A. 盐类水解　　　　　　　B. 酯类水解　　　　　　C. 苷类水解

　　D. 卤代烃水解　　　　　　E. 酰胺类水解

2. 水解速率较快的结构类型是（ ）

　　A. 酰胺　　　　　　　　　B. 酯　　　　　　　　　C. 酰肼

　　D. 酰脲　　　　　　　　　E. 氨甲酰氧基

3. 阿司匹林易水解，除了酚酯较易水解外，还有邻位羧基的（ ）

　　A. 邻助作用　　　　　　　B. 给电子共轭　　　　　C. 空间位阻

　　D. 给电子诱导　　　　　　E. 不确定

4. 药物的自动氧化反应是指药物与（ ）

　　A. 高锰酸钾的反应　　　　B. 过氧化氢的反应　　　C. 空气中氧气的反应

　　D. 硝酸的反应　　　　　　E. 不确定

5. 易发生自动氧化的药物，可采用下列哪种方法增加稳定性（ ）

　　A. 增加氧的浓度　　　　　B. 加入氧化剂　　　　　C. 长时间露置在空气中

　　D. 加入抗氧剂　　　　　　E. 不确定

6. 下列哪种类型氧化代谢的中间体有导致肝坏死的毒性（ ）

A. 醇羟基氧化　　　　　　B. 醛基氧化　　　　　　C. 脱氨氧化

D. 含二苯胺结构的氧化　　E. 氧化脱硫

7. 含双键药物氧化的主要产物是（　　）

A. 过氧化物　　　　　　　B. 环氧化物　　　　　　C. 砜

D. 醛　　　　　　　　　　E. 羧酸

8. 含芳环的药物主要发生以下哪种代谢（　　）

A. 水解代谢　　　　　　　B. 开环代谢　　　　　　C. 脱烷基化代谢

D. 氧化代谢　　　　　　　E. 还原代谢

9. 下列哪些药物经代谢后产生仍有活性的代谢产物（　　）

A. 卡马西平　　　　　　　B. 炔雌醇　　　　　　　C. 丙戊酸钠

D. 异戊巴比妥　　　　　　E. 普萘洛尔

10. 体内最普遍的结合反应是（　　）

A. 与氨基酸结合　　　　　B. 与硫酸酯化结合　　　C. 与葡萄糖醛酸结合

D. 与谷胱甘肽结合　　　　E. 与乙酰化结合

（二）B 型题（配伍选择题）

［11～12 共用备选答案］

A. 药物代谢物活性下降或失活

B. 药物代谢物活性不变

C. 药物代谢物活性增加或经代谢后激活

D. 药物代谢导致毒性增加

E. 药物代谢改变药理作用

11. 普鲁卡因胺在体内被代谢为乙酰普鲁卡因胺（　　）

12. 氯丙嗪在体内代谢为去甲氯丙嗪（　　）

［13～15 共用备选答案］

A. 水解反应　　　　　　　B. 氧化反应　　　　　　C. 异构化反应

D. 聚合反应　　　　　　　E. 化学性配伍变化

13. 普鲁卡因放置后生成对氨基苯甲酸和二乙胺基乙醇（　　）

14. 肾上腺素放置后变为有色的醌类物质（　　）

15. 四环素类抗生素在 pH 2～6 时发生变质（　　）

（三）C 型题（综合分析选择题）

　　小李在医院静脉注射配置中心工作，一天他发现盐酸肾上腺素注射剂，在自然条件放置一段时间后会变为淡粉色。

16. 根据盐酸肾上腺素的化学结构，分析其变为淡粉色是药物发生了哪种变质反应（　　）

A. 水解　　　　　　　　　B. 氧化　　　　　　　　C. 还原

D. 聚合　　　　　　　　　E. 脱羧

17. 导致盐酸肾上腺素注射液变质的官能团是（　　）

A. 芳香第一胺　　　　　　B. 巯基　　　　　　　　C. 碳碳双键

D. 酚羟基　　　　　　　　E. 杂环

（四）X 型题（多项选择题）

18. 影响药物水解的结构因素有哪些（　　）

　　A. 药物化学结构的电子效应对水解速度的影响

　　B. 手性异构的影响

　　C. 邻助作用对水解速度的影响

　　D. 空间位阻的掩蔽作用对水解速度的影响

　　E. 互变异构的影响

19. 药物代谢反应对药物活性的影响有哪些（　　）

　　A. 药物代谢物活性下降

　　B. 药物代谢物活性不变

　　C. 药物代谢物活性增加或经代谢后激活

　　D. 药物代谢导致毒性增加

　　E. 药物代谢物失活

20. 影响药物自动氧化的内在因素有哪些（　　）

　　A. C—H 键的离解能不同　　　　B. 电子效应　　　　　　　C. 空间位阻效应

　　D. 温度　　　　　　　　　　　　E. 氧气接触

二、综合问答题

1. 常见的药物水解反应有哪些？

2. 影响药物水解反应的外界因素有哪些？

3. 常见的药物代谢反应有哪些？

三、实例解析题

　　一位 40 岁男性患者，因摔伤去医院就诊，医生处理伤口后，注射头孢哌酮药物防止伤口感染。返家后，患者饮酒少许，不久，患者出现面部潮红、头痛、腹痛、出汗、心悸、呼吸困难等症状。作为药师的你，试分析其原因？应采用哪些急救措施？

书网融合……

知识回顾　　　　微课　　　　习题

（李传厚）

第三章　药物的化学结构与药物作用的关系

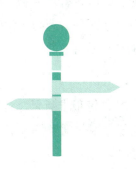

学习引导

市场上经常出现相似名称的药物，有的作用相同，有的却不同，患者有时会产生疑问，作为一名未来的药师，要学会应用药物化学专业知识为患者提供合理的用药咨询，如抗菌药左氧氟沙星已经取代了市场上使用的消旋氧氟沙星，是因为氧氟沙星的 $S-(-)-$ 对映异构体的抑菌活性是 $R-(+)-$ 异构体的 9.3 倍，是消旋体的 2 倍，作用更强，这些均与药物的化学结构有关。

本章主要介绍药物与生物靶点相互作用对药物活性的影响，药物的理化性质对药物活性的影响以及药物的结构因素对药物活性的影响。

学习目标

1. **掌握**　构效关系的定义；溶解度、脂水分配系数、酸碱性、解离度和 pK_a 对药物活性的影响。

2. **熟悉**　药物的基本结构、官能团、电子云密度、立体结构对药物活性的影响。

3. **了解**　药物与生物靶点的特异性结合。

药物进入体内后和人体中生物大分子相互作用会产生一定的生物活性（包括药理与毒理作用），药物的化学结构决定了它的理化性质，并直接影响药物分子在体内的吸收、分布、代谢和排泄。药物分子结构的改变，会引起生物活性强度变化或者生物活性类型变化。

第一节　药物与生物靶点相互作用对药物活性的影响

一、化学药物及其作用方式

根据药物在体内的作用方式，药物可分为结构特异性药物（structurally specific drugs）和结构非特异性药物（structurally nonspecific drugs）。大多数药物需要在体内与特异性生物靶点（酶、蛋白、离子通道等）结合，其活性除受理化性质影响外，主要取决于药物的化学结构，药物化学结构的微小变化，会直接产生药效学变化，此类药物称为结构特异性药物。但也有些药物的活性主要受药物的理化性质影响，与化学结构关系不大，此类药物称为结构非特异性药物，如全身麻醉药，其麻醉作用与药物的脂水分配系数有关。

结构特异性药物的化学结构与生物活性之间的关系，称为构效关系（structure activity relationships，

SAR），是药物化学研究的重要内容。

二、药物和生物靶点的特异性结合

生物靶点是能够与药物分子结合并产生药理效应的生物大分子的统称，主要有受体、酶、离子通道、核酸、膜聚合体等，存在于机体靶器官细胞膜上或细胞浆内。生物靶点具有特殊的三维空间结构，可选择性地与特定的药物结合形成复合物，从而产生兴奋或抑制效应，激活系列生化反应、生理反应，达到治疗作用。

药物与生物靶点结合形成复合物的键合形式包括共价键、离子键、氢键、电荷转移复合物、疏水键、离子-偶极键、偶极-偶极键、范德华力等。按其作用程度分为可逆与不可逆两种，药物与生物靶点的共价键结合是不可逆的，比较少见。在大多数情况下，药物与生物靶点的结合是可逆的。

（一）共价键

共价键是药物与生物靶点间最强的键合方式，键能较大，作用强而持久，共价键很难断裂，会形成不可逆的复合物。如青霉素会与细菌的转肽酶以共价键结合，抑制细菌的生长。烷化剂类抗肿瘤药与DNA分子中的鸟嘌呤碱基共价键结合，使细胞的结构和生理功能变异，导致细胞死亡。

（二）离子键

离子键又称盐键，是指药物带电荷的正（负）离子与受体带电荷的负（正）离子之间，因静电引力而产生的电性作用。离子键的结合力较强，键能最强，可增加药物的活性。如去甲肾上腺素结构中的氨基在体内质子化成铵盐后，与 β_2 肾上腺素受体作用形成离子键。

（三）氢键

氢键是药物与生物靶点间最常见的一种结合方式。药物分子中具有孤对电子的 N、O、S、F、Cl 等原子，与生物靶点上的氨基、羟基、羧基中的氢形成氢键。生物靶点上的 O、N 等原子也可与药物分子中的氨基、羧基上的氢形成氢键。氢键的键能比较弱，大约是共价键的 1/10，但对药物的理化性质及与生物靶点间的结合作用影响较大。药物分子内或分子间形成氢键，既可影响药物的理化性质又可影响药物的生物活性，如药物与水之间的氢键作用，可增加药物在水中的溶解度。

（四）电荷转移复合物

电子相对丰富的分子与电子相对缺乏的分子间通过电荷转移而形成的稳定的化合物，称为电荷转移复合物（CTC）。这种复合物其实质是分子间的偶极-偶极相互作用，这种作用的键能较低，但复合物相对稳定，可增强药物的稳定性、溶解度，并有利于药物与受体的结合。如抗疟药氯喹可插入到疟原虫的DNA 碱基对之间形成电荷转移复合物，降低了药物与生物大分子相互作用的能量。

（五）疏水键

药物分子多为有机化合物，结构中多具有烃基骨架、芳环或芳杂环，这些非极性部分与生物靶点中的非极性链部分相互作用时，由于亲脂能力相近，会产生相似相溶现象，彼此易于结合，这种结合作用会导致两者周围围绕的水分子层被破坏，因此这种作用称为疏水键或疏水作用。

（六）离子-偶极键和偶极-偶极键

当药物分子存在 N、O、S 等电负性较大的原子时，由于这些原子的诱导作用，使得分子中的电荷分布不均匀，导致电子的不对称分布而形成偶极。药物分子的偶极与另一个带负电离子形成相互吸引的作用，称为离子-偶极键；如果一个偶极和另一个偶极产生相互静电作用，则称为偶极-偶极键。偶极作用常发生在酰胺、酯、酰卤及羰基等化合物之间。

（七）金属配合物

金属配合物又称金属络合物，是由电荷密度低的金属离子和电荷密度高（具有供电子基）的配位体组成。一个金属离子可以与两个或两个以上配位体，通过离子键、共价键或配位键等形成环状螯合物，通常有四、五、六元螯合环。金属配合物广泛应用于重金属中毒解救、灭菌消毒、抗肿瘤等方面，如抗肿瘤药物顺铂、卡铂，进入肿瘤细胞后，会生成活泼的配合离子，在体内与 DNA 中的两个鸟嘌呤碱基 N-7 位配合成闭合的五元螯合环，使 DNA 不能形成正常的双螺旋结构，导致肿瘤细胞 DNA 复制停止而死亡。生物体内也有一些重要的金属配合物，如含钴的维生素 B_{12}、含铜的细胞色素氧化酶、含铁的血红蛋白、含钼的黄嘌呤氧化酶等。

药物与生物靶点间往往会以多种键合方式相结合，如局部麻醉药普鲁卡因与受体有多种键合方式（图 3-1），药物与生物靶点间作用部位越多，相互间键合的作用力越强，药效就越强。

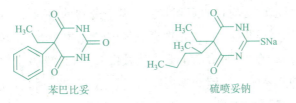

图 3-1　普鲁卡因与生物靶点的作用示意图

第二节　药物的理化性质对药物活性的影响

药物的化学结构决定了药物的理化性质，药物的理化性质可影响药物的吸收转运过程，特别是对于结构非特异性药物，药物的理化性质直接影响药物的活性。药物的理化性质主要包括药物的溶解度、脂水分配系数、解离度等。

▶▶ 实例分析 3-1

实例　巴比妥类药物是历史悠久的镇静催眠药，常用的有苯巴比妥、司可巴比妥、硫喷妥钠等。

问题　1. 为什么只有 C-5 位上双取代的巴比妥才有镇静催眠作用？

2. 为什么苯巴比妥是长时作用药，而硫喷妥钠则是超短时作用药？

答案解析

苯巴比妥　　　　　　　硫喷妥钠

一、溶解度、脂水分配系数对药物活性的影响

药物要到达生物靶点部位，需要同时具备水溶性和脂溶性，水溶性能确保药物溶解在血液或体液内转运至全身，脂溶性则能确保药物可通过多种生物膜，最终到达生物靶点。因此，药物必须兼具一定的脂溶性和水溶性。

脂水分配系数（P）是药物在互不混溶的非水相和水相中分配平衡后，在非水相中物质的量浓度 C_O 和水相中物质的量浓度 C_w 的比值，即 $P = C_O / C_w$，C_O 表示药物在有机相（通常为正辛醇）中的平衡浓度，C_w 表示药物在水相中的平衡浓度。$P > 1$ 表示药物脂溶性大，$P < 1$ 表示药物水溶性大。脂水分配系数（P）常用 $\lg P$ 表示。

在药物设计时，需要结合生物靶点对药物溶解性能的需求，通过改变药物的结构，调节药物的脂水分配系数。如引入苯环、烃基、卤素原子、硫等取代基时，可以增大药物的脂溶性；引入羧基、羟基、氨基、磺酸基等取代基时，可以增加药物的水溶性。

中枢神经系统药物需要通过血-脑屏障，对药物的亲脂性要求相对更高一些。如全身麻醉药中的吸入麻醉药属于结构非特异性药物，其麻醉活性只与药物的脂水分配系数有关，最适 $\lg P$ 在 2 左右，所以全身麻醉药中引入卤素原子等非极性结构，可增加药物的脂溶性。苯巴比妥和硫喷妥钠的脂水分配系数分别为 3 和 580，苯巴比妥给药后 15 分钟起效，硫喷妥钠由于引入 S 原子，脂溶性增加，吸收快，易于进入脑组织，静脉注射后 30 秒即起效，但由于易穿透血管壁，转移至脂肪组织而作用时间短。

二、酸碱性、解离度和 pK_a 对药物活性的影响

有机药物多具有弱酸性或弱碱性，在体内会发生部分解离，同时存在分子型和离子型。分子型是药物透过生物膜或者被亲脂性组织吸收的结构基础，而离子型则是药物溶于体液、随体液转运以及与生物靶点特异结合的结构基础，因此药物的转运和药效发挥，需要其具有适宜的解离度。

药物的解离度与药物的解离常数 pK_a 和环境的 pH 有关。以醋酸和甲胺为例，pK_a 的计算方法如下：

$$CH_3COOH + H_2O \rightleftharpoons CH_3COO^- + H_3O^+ \qquad pK_a = pH - \log \frac{[CH_3COO^-]}{[CH_3COOH]}$$

$$CH_3NH_2 + H_2O \rightleftharpoons CH_3NH_3^+ + OH^- \qquad pK_a = pH - \log \frac{[CH_3NH_2]}{[CH_3NH_3^+]}$$

对酸性药物而言，当 pK_a 大于消化道体液的 pH 时（$pK_a > pH$），分子型药物所占比例高，也就是介质的 pH 越小，解离度越小，分子型越多，体内吸收率越高。而碱性药物，刚好相反，介质的 pH 越大，解离度越小，分子型越多，体内吸收率越高。通过分析药物的酸碱性，可以判断口服药物的胃肠道吸收状况。胃液 pH 为 1~1.5，弱酸性药物如阿司匹林，多以分子型存在，易于透过胃黏膜吸收；弱碱性药物如磺胺类药物，则无法在胃部吸收，肠液 pH 为 5~7，弱碱性药物以分子型存在，口服后的吸收部位主要在小肠。

通过改变药物的化学结构，可以改变药物的解离常数，调节药物的酸碱性，影响药物的吸收转运，从而影响药物的生物活性。如巴比妥类药物，C-5 位两个氢未被取代时，会发生烯醇式共轭，成为具有较强酸性的巴比妥酸（$pK_a = 4.12$），在生理 pH 7.4 下（体液中），有 99% 以上解离为离子型，不能通过细胞膜和血-脑屏障进入中枢神经系统，无镇静作用。当 C-5 位双取代后，抑制烯醇式共轭，pK_a 为 7.0~8.5，在生理 pH 下，苯巴比妥约有 50% 以分子型存在，可进入中枢神经系统而发挥作用。

即学即练 3-1

当药物的脂水分配系数 $P > 1$ 时，以下说法正确的是（　　）

A. 药物脂溶性大　　　　　　　　B. 药物水溶性大

C. 药物的分子型多　　　　　　　D. 药物的离子型多

第三节　药物的结构因素对药物活性的影响

药物与生物靶点特异性结合后，方可产生特定的药效学作用。影响这种特异性结合的因素包括药物的基本结构、官能团、电子云密度、立体结构等。

一、药物的基本结构对药物活性的影响

在药物的构效关系研究中，具有相同药理作用的药物，将其化学结构中相同或相似的部分称为该类药物的基本结构或药效结构。如局部麻醉药物和磺胺类药物的基本结构。

$$Ar-\overset{\displaystyle O}{\overset{\|}{C}}-X-(CH_2)_n-N\overset{R}{\underset{R'}{\big\langle}}$$

局部麻醉药的基本结构

$$R_1-\overset{H}{\overset{|}{N}}-\!\!\boxed{}\!\!-SO_2NHR_2$$

磺胺类药物的基本结构

药物的基本结构在三维空间上满足了与特定生物靶点特异性结合的基本需求，是决定结构特异性药物的药效活性的必需结构，具有结构的专属性，是药物结构改造和新药设计中不可改变的部分。通过对基本结构的改造，可以改善或改变药物的药效学作用，如常用的局部麻醉药普鲁卡因，仅仅具有微弱而短暂的抗心律失常作用，在改造过程中，通过将 X 部分的氧用亚氨基取代，合成普鲁卡因胺，虽然未能成为良好的局部麻醉药，但却成为了作用持久的抗心律失常药。又如睾酮类激素，C-17 位引入乙炔基后，具有孕酮样作用，从而开发出睾酮类孕激素。

二、药物的官能团对药物活性的影响　📱微课

在确保药物基本结构不变的基础上，药物的药理作用主要依赖于药物分子的整体性。药物基本结构上的特定官能团（取代基）的改变，对药物的转运和活性具有显著的影响。特定官能团是药物基本结构上的可变部分，通过结构改造和设计，可以改善药物的药效学作用。如青霉素类抗生素，通过对 R 的结构改造，可以设计出能口服、对耐药菌有效、具有广谱抗菌作用的抗生素。又如喹诺酮类抗菌药，其1、6、7 位的官能团改变，可以获得具有良好药效作用的药物。

青霉素类抗生素的基本结构

喹诺酮类药物的基本结构

（一）烃基

烃基具有一定的脂溶性和空间位阻效应，在药物分子中引入烃基，可提高药物的脂溶性，增加脂水分配系数，从而改变药物的吸收、分布和排泄。烃基的引入增加了立体位阻，使药物的稳定性增加，如利多卡因在酰胺基团两侧引入甲基，通过空间位阻效应，减弱酰胺键水解，延长药物的麻醉作用时间。烷基的给电子效应会影响药物电子的分布，使药物的解离度降低，进而影响生物活性。

利多卡因　　　　　　　　　诺氟沙星

（二）卤素

卤素具有较强的电负性，会产生电子诱导效应，其疏水性及体积随原子序数增加而增大（氟原子除外），卤素的引入可增加分子的脂溶性，还可影响药物的电子分布，增强药物与生物靶点间特异性结合的强度，使生物活性发生变化，如喹诺酮类抗菌药的 C-6 位引入氟取代，可显著增强抗菌作用。

（三）羟基和巯基

药物中引入醇羟基或酚羟基会改变药物分子的脂水分配系数，使其亲水性增加，提高药物的水溶性。羟基的引入易与受体发生氢键结合，增强药物与受体的结合力，在很大程度上影响其生物活性。例如，山莨菪碱在 C-6 位上比阿托品多了一个羟基，其脂溶性降低，对中枢的作用也随之降低。有时，为了减少药物的解离，便于吸收，或为了减缓药物的代谢速度、降低毒性，将羟基进行酰化成酯或烃化成醚，但其活性多降低。

巯基形成氢键的能力比羟基低，脂溶性比羟基高，使药物更易于吸收。巯基有较强的亲和力，可与金属离子形成稳定的配合物，用于重金属化合物的中毒解救。还可以与一些酶的吡啶环生成复合物，可显著影响代谢。

（四）磺酸基、羧基

磺酸基的引入可增加药物的亲水性和溶解度，如抗肿瘤药物巯嘌呤难溶于水，引入磺酸基后可制成钠盐形成磺巯嘌呤钠，增加了巯嘌呤的水溶性。

巯嘌呤　　　　　　　　　磺巯嘌呤钠

羧酸的水溶性和解离度较磺酸小，羧酸成盐可增加药物的水溶性。对于一些易透过血-脑屏障产生中枢副作用的药物，可以通过增加羧基来减少药物的副作用，如西替利嗪就是由于羧基的引入，使脂溶性下降，成为第二代没有中枢作用的抗组胺药。羧酸成酯可增大药物的脂溶性，易于吸收，还可将羧酸制成酯形成前药，降低药物的酸性，减少对胃肠道的刺激。

（五）氨基、酰胺

氨基可与核酸或蛋白质的酸性基团成盐，氮原子上的未共用电子对又是较好的氢键接受体，能与多种受体结合，增强药物的生物活性并表现出多样的生物活性。氨基酰化得到酰胺类，既修饰保护了药物中的氨基结构，又易于与生物大分子形成氢键，增强药物与受体的结合能力；另外由于酰胺在体内可被水解，释放出氨基，所以也是制成前药的一种方法。

三、药物的电子云密度对药物活性的影响

由于不同的原子具有不同的电负性，使不同原子构成的分子呈现电子云密度分布不均匀的状态。生物靶点的结构中也存在电子云密度的分布不均匀，如果药物分子中的电子云密度分布与生物靶点结构中的电子云密度分布相适应，由于电荷产生的静电引力，有利于药物分子与生物靶点结合，会形成比较稳定的复合物而增加活性。

如喹诺酮类抗菌药的作用靶点是 DNA 螺旋酶，当 4 位酮羰基的氧电荷密度增加时，有利于和 DNA 螺旋酶的电性相互结合。司帕沙星对金黄色葡萄球菌的抑制活性比环丙沙星强 16 倍，是由于 5 位氨基和 8 位氟均是给电子基团，通过共轭效应增加 4 位羰基氧上的电荷密度，使司帕沙星与 DNA 螺旋酶的结合作用增强而增加了对酶的抑制作用。

环丙沙星　　　　　　　　司帕沙星

四、药物的立体结构对药物活性的影响

药物所作用的生物靶点大都是生物大分子蛋白质，具有一定的三维空间结构。在药物和生物靶点相互作用时，两者之间原子或基团的空间互补程度对药物的吸收、分布、排泄均有立体选择性。互补性越大，三维结构契合度越高，药物与生物靶点的结合越牢固，生物活性越强。药物的立体结构会直接影响其与生物靶点间的互补性，从而影响药物的生物活性。药物的立体结构对药物生物活性的影响主要有药物的几何异构、光学异构和构象异构。

（一）几何异构

当药物分子中具有双键，或有刚性或半刚性的环状结构时，由于分子内旋转受到限制，会产生几何异构体。几何异构体的理化性质和生理活性有较大的差异，如己烯雌酚为人工合成的非甾体雌激素，具有顺式和反式两种几何异构体，反式己烯雌酚有效，顺式异构体无效。其原因是只有反式的己烯雌酚的两个羟基的空间距离和雌二醇两个羟基的距离近似，表现出与雌二醇相同的生理活性。

（二）光学异构

药物分子中引入手性中心后，会得到一对互为实物与镜像的对映异构体，对映异构体有着相同的理化性质，不同的旋光性，在生物活性上有时存在很大的差别。人们将含有手性中心的药物称为手性

药物。

1. 对映异构体间具有同类型的药理活性，但活性强度可能相同或不同。如左旋和右旋氯喹具有强度相同的抗疟活性。而抗菌药物氧氟沙星的 $S-(-)$-对映异构体的抑菌活性是 $R-(+)$-异构体的 9.3 倍，是消旋体的 2 倍，现在左旋氧氟沙星已经取代了市场上使用的消旋氧氟沙星。

氧氟沙星　　　　　　　左氧氟沙星

2. 对映异构体一个有活性，另一个没有活性。如氯霉素有两个手性碳原子，其四个异构体中只有 $(1R,2S)-(-)$-异构体有抗菌活性。

3. 两个对映异构体显示相反的生物活性。如 $S-(-)$-依托唑啉具有利尿作用，$R-(+)$-依托唑啉则有抗利尿的作用。这样的对映异构体需拆分得到纯对映异构体才能使用，否则一个对映异构体会抵消另一个对映异构体的部分药效。

4. 两个对映异构体显示不同的生物活性。如奎宁具有抗疟疾作用，而其光学异构体奎尼丁则为抗心律失常药物；右丙氧芬是镇痛药，而其对映体左丙氧芬则为镇咳药。

 知识链接

光学异构体对药物活性的影响——沙利度胺事件

20 世纪 50 年代，沙利度胺（反应停）在短短的几年里，导致全球发生了上万例海豹肢畸形儿。经研究发现，沙利度胺是消旋化合物，导致这些畸形儿的罪魁祸首就是其中的 S-异构体，而其 R-异构体，不但没有致畸形作用，而且具有免疫、抗炎、抗血管生成的药理作用，在一些疑难病症的临床治疗研究中具有一定的疗效。作为未来的药学工作者，将从事的工作与人们的健康紧密相关，我们更应严谨、认真。

产生强致畸作用的 S-异构体　　　　　产生镇静作用的 R-异构体

（三）构象异构

由于碳碳单键的旋转或扭曲而引起的分子中原子或基团在空间的不同排列形式称为构象。这种因单键的自由旋转或扭曲而产生的异构体称为构象异构体。构象异构体的产生并没有破坏化学键，仅产生分子形状的变化。对于药物与生物靶点的亲和过程而言，药物构象的变化，则是与生物靶点的一种动态匹配过程，二者通过最适宜的状态达到互补。这种能被生物靶点识别并与之互补的构象，称作药效构象，是能够产生特定生理效应的最佳构象，但不是分子的优势构象。

相同的一种结构，因具有不同构象，可作用于不同受体，产生不同的活性。如组胺在体内会通过不同的构象异构体，分别与组胺 H_1 和 H_2 受体结合，产生两种不同的作用。与 H_1 受体结合的是组胺的反式构象，引起毛细血管舒张，血管壁渗透性增加，产生水肿和痒感；而扭曲式构象则与 H_2 受体结合，产生使胃酸分泌增加的作用。

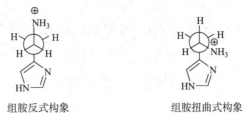

组胺反式构象　　　　　　组胺扭曲式构象

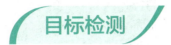

答案解析

一、选择题

（一）A 型题（最佳选择题）

1. 下述药物中属于结构非特异性药物的是（ ）

    A. 阿司匹林 　　　　　　　B. 盐酸普鲁卡因 　　　　　　C. 硫喷妥钠

    D. 恩氟烷 　　　　　　　　E. 地西泮

2. 结构特异性药物的化学结构与生物活性之间的关系，称为（ ）

    A. 时效曲线 　　　　　　　B. 首过效应 　　　　　　　　C. 药物相互作用

    D. 量效关系 　　　　　　　E. 构效关系

3. 脂水分配系数表达式中的 C_w 表示药物在（ ）中的平衡浓度

    A. 甲醇 　　　　　　　　　B. 乙醇 　　　　　　　　　　C. 正辛醇

    D. 乙醚 　　　　　　　　　E. 水

4. 引入（ ）基团，可以增强药物的脂溶性

    A. 羧基 　　　　　　　　　B. 氨基 　　　　　　　　　　C. 磺酸基

    D. 氟 　　　　　　　　　　E. 羟基

5. 引入（ ）基团，可以增强药物的水溶性

    A. 苯环 　　　　　　　　　B. 羟基 　　　　　　　　　　C. 氯

    D. 硫 　　　　　　　　　　E. 烃基

6. 巴比妥类镇静催眠药的 pK_a 分别是，苯巴比妥 7.40，丙烯巴比妥 7.7，异戊巴比妥 7.9，戊巴比妥 8.0，海索巴比妥 8.4，请问起效最快的是（ ）

    A. 苯巴比妥 　　　　　　　B. 丙烯巴比妥 　　　　　　　C. 异戊巴比妥

    D. 戊巴比妥 　　　　　　　E. 海索巴比妥

7. 莨菪碱在 C-6 位上比阿托品多了一个（ ），其脂溶性降低，对中枢的作用也随之降低

    A. 羟基 　　　　　　　　　B. 烃基 　　　　　　　　　　C. 三氟甲基

    D. 巯基 　　　　　　　　　E. 酰胺

8. 能够通过空间位阻作用，调节药物药效作用的官能团是（ ）

    A. 羟基 　　　　　　　　　B. 烃基 　　　　　　　　　　C. 三氟甲基

    D. 巯基 　　　　　　　　　E. 酰胺

9. 反式己烯雌酚的拟雌激素样作用反映了（ ）对药效学的影响

    A. 几何异构   B. 光学异构   C. 构象异构

    D. 键合特性   E. 电子云密度

10. 组胺扭曲式构象可与 H_2 受体结合产生使胃酸分泌增加的作用，反映了（ ）对药效学的影响

    A. 几何异构   B. 光学异构   C. 构象异构

    D. 键合特性   E. 电子云密度

（二）B 型题（配伍选择题）

[11～13 共用备选答案]

    A. 氢键   B. 共价键   C. 电荷转移复合物

    D. 离子键   E. 金属配合物

11. 青霉素与细菌的转肽酶之间以（ ）结合

12. 药物与水之间形成（ ），可增加药物在水中的溶解度

13. 氯喹可插到疟虫的 DNA 碱基对之间形成（ ）而起效

[14～15 共用备选答案]

    A. 脂溶性   B. 水溶性   C. 脂水分配系数

    D. 分子型   E. 离子型

14. 药物能够通过生物膜，到达作用部位，要求药物应具有（ ）

15. 中枢神经系统药物要求药物的（ ）应当大一些

（三）C 型题（综合分析选择题）

    沙利度胺（反应停）作为镇静剂和止痛剂，主要用于治疗妊娠恶心、呕吐，广泛使用后发生了上万例海豹肢畸形儿。经调查研究发现，导致这些畸形儿的罪魁祸首是沙利度胺的消旋化合物中的 S 构型异构体。

16. 沙利度胺 S 构型异构体的不良反应是因为（ ）对药效的影响

    A. 几何异构   B. 构象异构   C. 光学异构

    D. 共价键   E. 电荷转移复合物

17. 电子相对丰富的分子与电子相对缺乏的分子间形成的稳定的化合物，称为（ ）

    A. 氢键   B. 共价键   C. 疏水键

    D. 金属配合物   E. 电荷转移复合物

（四）X 型题（多项选择题）

18. 影响药物发挥作用的主要因素有（ ）

    A. 药物的名称   B. 药物的基本结构   C. 药物的官能团

    D. 药物的理化性质   E. 药物与生物靶点的结合

19. 药物的哪些结构因素会对药效产生影响（ ）

    A. 基本结构   B. 官能团   C. 电子云密度分布

    D. 立体异构   E. 溶解性

20. 药物与生物靶点间常见的键合作用主要有（ ）

    A. 氢键   B. 共价键   C. 偶极-偶极键

    D. 范德华力   E. 疏水键

二、综合问答题

1. 苯巴比妥和硫喷妥钠的脂水分配系数分别为 3 和 580，请分析它们的临床作用特点。
2. 请简述几何异构对药效的影响情况，并举例说明。

三、实例解析题

患者，男性，45 岁，反酸烧心六个月，通常在餐后躺在床上时发生，并常伴有异味液体流入口中。医生开具了含有奥美拉唑肠溶胶囊、法莫替丁的处方，早晚各服一次。试分析奥美拉唑的靶点和光学异构体对活性的影响。

书网融合……

知识回顾

微课

习题

（王松伟）

第四章　解热镇痛药、非甾体抗炎药和抗痛风药

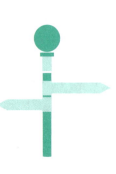

学习引导

感冒引起的发热、疼痛用什么药缓解症状呢？风湿性、类风湿关节炎及痛风这些疾病困扰着人们的生活。作为一名未来的药师，我们要学会应用药物化学专业知识指导患者合理用药，如选择对症治疗的解热镇痛药、胃溃疡患者禁用阿司匹林、对乙酰氨基酚过量会导致肝坏死，这些均与药物的化学结构、体内代谢密切相关。

本章主要介绍解热镇痛药、非甾体抗炎药及抗痛风药的作用机制、药物结构分类与改造发展、构效关系；典型药物的化学结构、化学名称、结构特征、理化性质、合成原理、体内代谢和临床应用。

📖 学习目标

1. **掌握**　解热镇痛药和非甾体抗炎药的结构类型；典型药物阿司匹林、对乙酰氨基酚、吲哚美辛、双氯芬酸钠、布洛芬、萘普生、美洛昔康的化学结构、理化性质及临床用途。

2. **熟悉**　解热镇痛药和非甾体抗炎药的作用机制；典型药物的化学名称、结构特征、作用特点及代谢特点。

3. **了解**　解热镇痛药、非甾体抗炎药及抗痛风药的发展。

解热镇痛药和非甾体抗炎药通过抑制环氧合酶（又称环氧酶，COX），阻断致热物质和炎症介质前列腺素（prostaglandin，PG）的生物合成，起到解热、镇痛、抗炎作用。解热镇痛药（antipyretic analgesics）具有解热、镇痛作用，除苯胺类外多数还有抗炎作用。非甾体抗炎药（nonsteroidal anti-inflammatory drugs，NSAIDs）以抗炎作用为主，兼有解热、镇痛作用。它们在化学结构上与肾上腺皮质激素类抗炎药不同，无甾体激素类药物的副作用。

第一节　解热镇痛药

解热镇痛药是既能使发热病人的体温降至正常，又能缓解中等程度疼痛的药物。解热镇痛药不影响正常人的体温，不出现耐受性和成瘾性。解热镇痛药按化学结构可分为水杨酸类、苯胺类及吡唑酮类。

一、水杨酸类

（一）概述

1838 年水杨酸（salicylic acid）从柳树皮中提取得到。1875 年水杨酸钠（sodium salicylate）作为解热镇痛药应用于临床，但对胃肠道刺激性较大。1898 年将水杨酸的酚羟基乙酰化制得乙酰水杨酸（acetylsalicylic acid），1899 年将乙酰水杨酸命名为阿司匹林（aspirin）应用于临床，其解热镇痛作用比水杨酸钠强，且毒副作用较小。阿司匹林含有游离的羧基，另外它的作用机制是抑制了胃黏膜保护剂前列腺素的合成，所以其对胃黏膜有刺激性，甚至可引起胃及十二指肠出血。为了克服以上缺点，将水杨酸母体成酯、成盐、成酰胺得到一系列水杨酸类衍生物，掩盖了羧基的酸性，减少了对胃肠道的刺激性，但抗炎活性减小。在水杨酸苯环的 5 位引入 2,4-二氟苯基，可使抗炎活性增加。见表 4-1。

水杨酸　　　　水杨酸钠　　　　阿司匹林

表 4-1　常用的其他水杨酸类解热镇痛药

药物名称	药物结构	作用特点
双水杨酯 salsalate		抗炎、镇痛作用类似阿司匹林，对痛风疗效较好，不具有抑制血小板聚集作用。胃肠道不适及大便隐血较阿司匹林少
贝诺酯 benorilate		前药，为阿司匹林和对乙酰氨基酚应用拼合原理成酯后的孪药，在体内水解成原药，具有协同作用。胃肠道反应小，作用时间长，病人易于耐受，尤其适用于儿童和老人
赖氨匹林 lysine acetylsalicylate		为阿司匹林和赖氨酸的复盐，水溶性大，可制成注射剂，避免了经口服给药对胃肠道的刺激
二氟尼柳 diflunisal		作用时间长，抗炎作用是阿司匹林的 4 倍，胃肠道刺激性小

即学即练 4-1

通过哪些结构修饰的方法可改善阿司匹林的胃肠道刺激副作用（　　）

答案解析　　A. 成酯　　　　B. 成盐　　　　C. 成酰胺　　　　D. 成酰脲

（二）典型药物

阿司匹林
Aspirin

化学名为2-（乙酰氧基）苯甲酸，又名乙酰水杨酸。

结构特征为羧基、酚酯。

本品为白色结晶或结晶性粉末；无臭或微带醋酸臭。本品在乙醇中易溶，在三氯甲烷或乙醚中溶解，在水或无水乙醚中微溶；在氢氧化钠溶液或碳酸钠溶液中溶解，但同时分解。熔点为135～140℃。

本品具有游离羧基，具有酸性，pK_a为3.49。所以2025年版《中国药典》规定可以用酸碱中和滴定法测其含量。

本品含有酚酯，又有羧基的邻助作用，稳定性差，易水解。遇湿气即缓缓水解为水杨酸和醋酸；水溶液加热煮沸放冷后，遇三氯化铁试液即呈紫堇色；加碳酸钠试液煮沸，放冷，加过量的稀硫酸，即析出白色的水杨酸沉淀，并发生醋酸的臭气。

本品水解产物水杨酸易自动氧化，遇空气可逐渐变为淡黄色、红棕色至深棕色等一系列醌型有色物质，使阿司匹林成品变色，这是其贮存变色的原因。碱、光线、高温及金属离子可促进水杨酸的自动氧化。故阿司匹林应密封、避光，在干燥处保存。

 实例分析 4-1

　　实例　王大爷，60岁，平时习惯性将药都放在向阳的窗台上，便于拿取。一天，大爷打开装有阿司匹林片的瓶盖，闻到较浓的醋酸味，发现药片颜色由白变黄。

　　问题　1. 大爷家的阿司匹林还能服用吗？

　　　　　　2. 阿司匹林为什么变黄色？

答案解析

阿司匹林的合成：以水杨酸为原料，醋酐为酰化剂，在浓硫酸催化下，进行乙酰化反应即得本品。

由于硫酸根离子不易除去，工业上采用醋酸代替硫酸作为催化剂，反应温度为70～80℃、反应时间延长至8小时。

本品在合成过程中，由于水杨酸脱羧、乙酰化不完全、产品贮存不当、副反应和反应条件控制不当，会产生以下杂质：①苯酚，是原料水杨酸脱羧的产物；②水杨酸，是乙酰化不完全和阿司匹林水解产生的；③苯酯，如醋酸苯酯、水杨酸苯酯、乙酰水杨酸苯酯等；④水杨酰水杨酸、乙酰水杨酸酐，是由于升温太快或反应温度太高产生的，其中乙酰水杨酸酐可引起哮喘、荨麻疹等过敏反应。这些杂质会影响药品的质量和疗效。

 知识链接

阿司匹林的构效关系及剂型

阿司匹林分子中的羧基是产生解热镇痛活性的必要结构药效团，若改变阿司匹林分子中的羧基和羟基的邻位关系，可使活性消失；在其分子中苯环的 5 位引入芳环，可使其抗炎活性增加。阿司匹林为酸性药物，在酸性条件下不易解离，所以在胃及小肠上部易吸收。为了避免对胃的刺激性常制成肠溶制剂或前药，在临床上常用剂型有片剂、肠溶片、肠溶胶囊、栓剂、泡腾片，其中小剂量的阿司匹林肠溶片主要用于预防血栓。

阿司匹林具有解热、镇痛、抗炎的作用，主要用于感冒发热、头痛、牙痛和月经痛等慢性钝痛，是风湿热、类风湿关节炎的常用药物。本品在阻断前列腺素生物合成的同时，还能抑制血小板血栓素 A_2（TXA_2）的合成，具有抗血小板聚集的作用，防止血栓的形成，常以肠溶片用于预防血栓的形成。

二、苯胺类

（一）概述

1875 年人们发现苯胺有强的解热镇痛作用，但其毒性较大，能破坏血红素产生高铁血红蛋白，无药用价值。1886 年，将苯胺乙酰化得到乙酰苯胺（acetanilide，退热冰），也有较强的解热镇痛作用，曾用于临床，仍有毒性，特别是大剂量使用出现高铁血红蛋白血症和黄疸现象，故临床上已不用。在研究苯胺和乙酰苯胺的体内代谢时，发现代谢物对氨基苯酚有解热镇痛作用，但毒性大，不符合临床要求。1887 年，将对氨基苯酚的羟基醚化、氨基酰化得到非那西丁（phenacetin），具有较好的解热镇痛作用，曾广泛用于临床，与阿司匹林、咖啡因制成复方制剂 APC 片。但后来发现它对肾和视网膜产生毒性且易致癌，现已退出市场。在研究非那西丁和乙酰苯胺的体内代谢时发现，二者在体内大部分转化为对乙酰氨基酚而呈现药效。1878 年，将对氨基苯酚的氨基乙酰化首次得到对乙酰氨基酚（paracetamol，扑热息痛），1893 年用于临床，它是一个毒副作用小、疗效好的解热镇痛药。

乙酰苯胺　　　　　　　非那西丁　　　　　　　对乙酰氨基酚

（二）典型药物

对乙酰氨基酚 微课

Paracetamol

化学名为 4′-羟基乙酰苯胺，又名扑热息痛。

结构特征为酚羟基、酰胺。

本品为白色结晶或结晶性粉末；无臭。本品在热水或乙醇中易溶，在丙酮中溶解，在水中略溶。熔点为 168 ~ 172℃。

本品分子结构中的酰胺键相对稳定，在 pH6 和 25℃下贮存，半衰期为 21.8 年。贮存不当时（如在潮湿及酸碱条件下）可发生水解，产生醋酸和对氨基苯酚。水解产物对氨基苯酚毒性较大，还可进一步氧化，生成醌亚胺类化合物，颜色逐渐变成粉红色至棕色，最后成黑色。另外，在对乙酰氨基酚的合成过程中也会引入对氨基苯酚杂质。2025 年版《中国药典》规定用 HPLC 法检查对氨基苯酚。

本品在酸性条件下加热水解生成的对氨基苯酚，与亚硝酸钠试液作用，生成重氮盐，再与碱性 β-萘酚试液偶合生成红色的偶氮化合物。

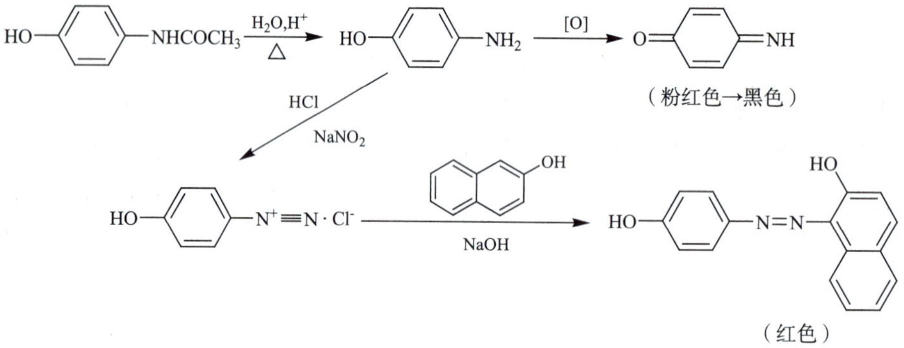

本品含有酚羟基，其饱和水溶液 pH 为 6，显弱酸性。本品水溶液加三氯化铁试液显蓝紫色。

对乙酰氨基酚的合成：以对硝基苯酚钠为原料，加盐酸酸化，得对硝基苯酚，再在盐酸溶液中加铁粉还原生成对氨基苯酚，用醋酸酰化，所得粗品用热水重结晶后即得本品。

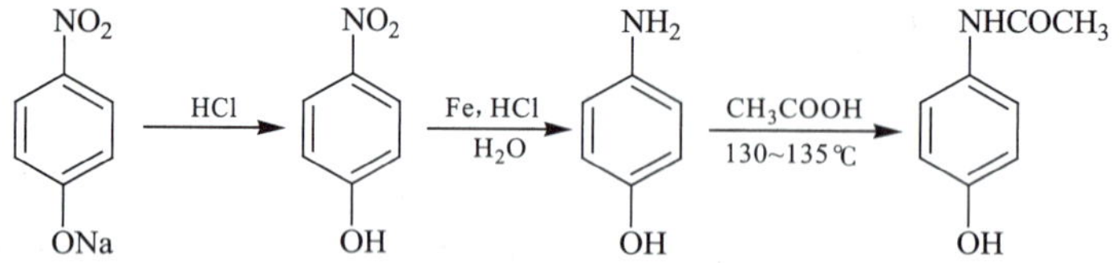

📖 **知识链接**

对乙酰氨基酚的代谢特点

对乙酰氨基酚主要与体内葡萄糖醛酸结合或形成硫酸酯直接从肾脏排出，极少部分可由细胞色素P450 氧化酶系统代谢为对肝脏有毒性的 N-羟基衍生物，此物质还可转化成毒性代谢产物 N-乙酰亚胺醌，该代谢产物是对乙酰氨基酚产生肾毒性和肝毒性的主要原因。大剂量服用本品后，N-乙酰亚胺醌可耗竭肝内储存的谷胱甘肽，进而与某些肝脏蛋白的巯基结合形成共价加成物，引起肝坏死。误服用过量对乙酰氨基酚，应使用含有巯基结构的药物如谷胱甘肽或乙酰半胱氨酸解毒。

本品具有解热、镇痛的作用，无抗炎作用。临床用于中、重度发热；缓解轻、中度疼痛，如头痛、肌痛、痛经、关节痛、神经痛、癌性疼痛等。常作复方感冒药物的成分之一，为中度骨性关节炎的首选药。

三、吡唑酮类

在研究抗疟疾药奎宁的类似物中，偶然发现了吡唑酮类的安替比林（antipyrine），于1884年合成并应用于临床，但毒性较大。受吗啡结构中有甲氨基的启发，在安替比林分子中引入二甲氨基即为氨基比林（aminophenazone），其解热镇痛作用持久且对胃无刺激性，曾广泛用于临床，后发现其能引起白细胞减少及粒细胞缺乏症，我国已于1982年淘汰。在氨基比林的4位氨基上的甲基结构中引入亚甲基磺酸钠，得到水溶性增大的、可制成注射剂的安乃近（metamizole sodium），其解热镇痛作用迅速、强大并且毒性降低，尤其对难以控制的高热有效，但能引起粒细胞减少和血小板减少性紫癜，严重时会导致再生障碍性贫血。安乃近在美国等国家已经被完全禁止使用，也未被收载于2025年版《中国药典》。

安替比林　　　　　　氨基比林　　　　　　安乃近

第二节　非甾体抗炎药

非甾体抗炎药的研究始于19世纪末水杨酸钠的临床应用，迅速发展于20世纪40年代。临床主要用于治疗风湿性关节炎、类风湿关节炎、风湿热、骨关节炎、红斑性狼疮和强直性脊椎炎等疾病。本类药物按其化学结构可分为3,5-吡唑烷二酮类、邻氨基苯甲酸类、芳基烷酸类、1,2-苯并噻嗪类和选择性COX-2抑制剂。

一、3,5-吡唑烷二酮类

3,5-吡唑烷二酮类药物的抗炎作用与化合物的酸性有密切的关系，3,5位的二羰基增强了4-位氢原子的酸性。1946年瑞士科学家合成了保泰松（phenylbutazone），其解热镇痛作用不强，但有良好的抗炎作用，被认为是治疗关节炎的重大突破，而且具有排出尿酸的作用。保泰松毒副作用较大，有胃肠道刺激及过敏反应，长期使用损害肾脏，对肝脏及血象也有不良的影响。1961年发现保泰松的体内代谢产物羟布宗（oxyphenbutazone，羟基保泰松）也具有抗炎作用，且毒性低，副作用小，而应用于临床。后来又发现了磺吡酮（sulfinpyrazone）和γ-酮保泰松（γ-ketophenylbutazone），它们的抗炎、抗风湿作用比保泰松弱，但具有较强的排出尿酸作用，用于治疗痛风和风湿性关节炎。γ-酮保泰松也是保泰松的体内代谢产物。

保泰松　　　　　　　　　羟布宗

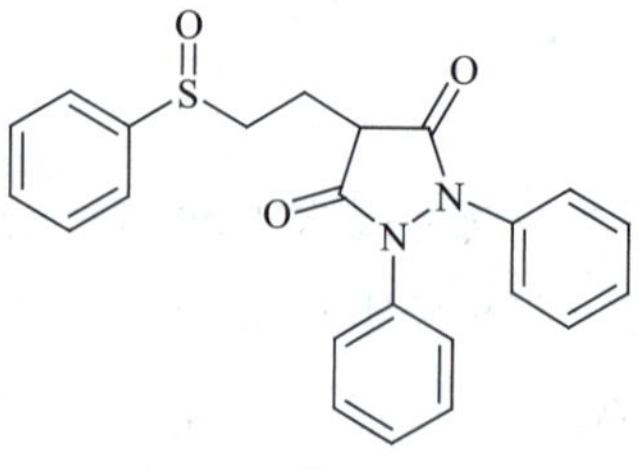

磺吡酮

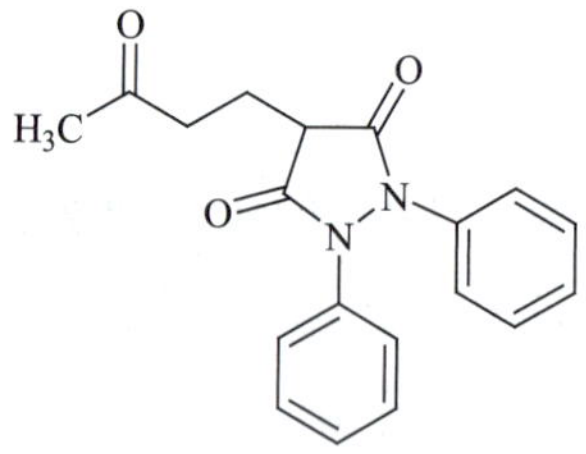

γ-酮保泰松

二、邻氨基苯甲酸类

邻氨基苯甲酸类药物又称灭酸类药物。如甲芬那酸（mefenamic acid，甲灭酸）、氯芬那酸（chlofe-namic acid）、氟芬那酸（flufenamic acid）、甲氯芬那酸（meclofenamic acid）等，它们是利用生物电子等排的原理将水杨酸的羟基用氨基取代的衍生物。这类药物具有较强的抗炎镇痛作用，但不良反应多，临床上用于治疗风湿性及类风湿关节炎。

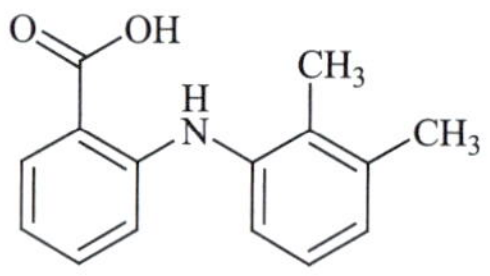

甲芬那酸 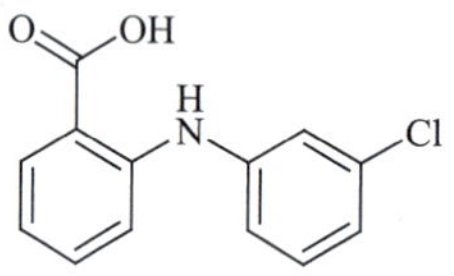　　　　　　氯芬那酸 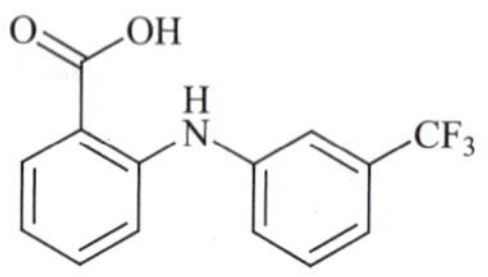　　　　　　氟芬那酸 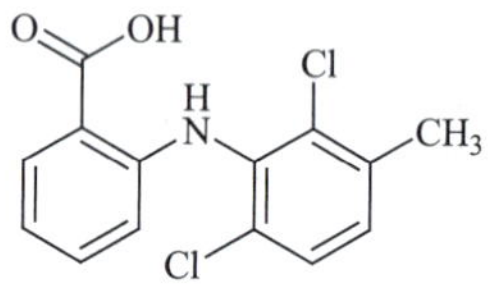　　　　　　甲氯芬那酸

三、芳基烷酸类

芳基烷酸类药物是临床上应用广泛、发展速度最快的一类药物，根据结构特点分为芳基乙酸类和芳基丙酸类。

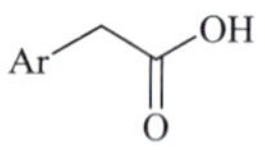

芳基乙酸类 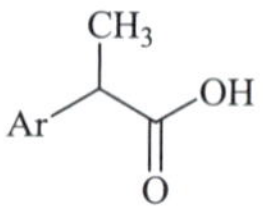　　　　　　芳基丙酸类

（一）芳基乙酸类

1. 概述　20 世纪 50 年代，人们考虑到 5-羟色胺（serotonin，5-HT）可能是炎症的化学致痛物质，而 5-羟色胺是色氨酸（tryptophan）在体内的代谢产物。此外，还发现风湿病患者体内的色氨酸代谢水平较高，所以人们想从类似 5-羟色胺的吲哚衍生物中发现抗炎药物。1961 年发现了吲哚美辛（indometacin）具有很强的镇痛抗炎活性，临床上用于治疗风湿性和类风湿关节炎，但其毒副作用严重，如消化系统和神经系统的反应，孕妇、哺乳期妇女、儿童禁用。

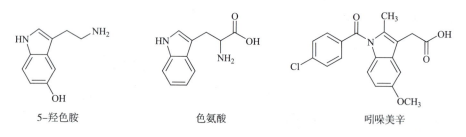

5-羟色胺　　　　　　色氨酸　　　　　　吲哚美辛

📱　知识链接

吲哚美辛的抗炎机制及使用特点

现已研究证实吲哚美辛的抗炎机制不是设想的对抗5-羟色胺，而是和其他的非甾体抗炎药作用机制一样，抑制了COX，减少了前列腺素的生物合成，是最强的COX抑制剂之一。毒副作用严重，一般制成乳膏、贴片、搽剂、栓剂等外用剂型；主要作为对水杨酸类有耐受性、疗效不显著的替代品，不宜作为治疗关节炎的首选药。

在对吲哚美辛的结构修饰中，用叠氮基取代吲哚美辛中的氯原子得到齐多美辛（zidometacin），抗炎作用比吲哚美辛强，且毒性较低。

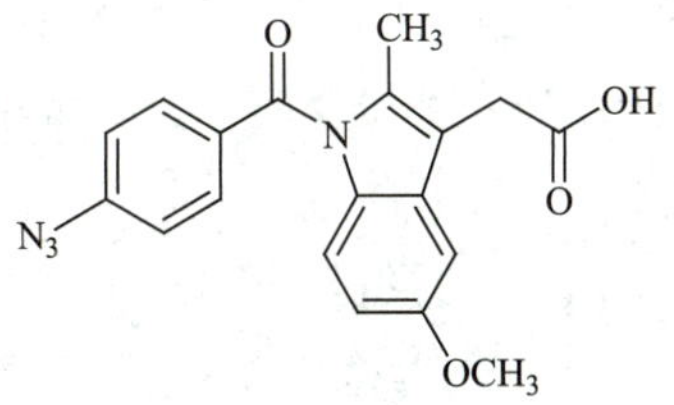

齐多美辛

利用生物电子等排原理，将吲哚环上的—N—换成—CH—得到了茚类衍生物舒林酸（sulindac），它是前体药物，在体外无效，在体内经肝脏代谢，甲基亚砜基被还原为甲硫基化合物而显示抗炎、镇痛、解热作用，其抗炎效果是吲哚美辛的1/2，镇痛作用略强。本品经肾脏排泄较慢，半衰期长，具有起效慢、作用持久、副作用小的特点，适用于各种慢性关节炎，尤其对老年人、肾血流量有潜在不足者效果更好。临床上广泛应用的芳基乙酸类非甾体抗炎药还有萘丁美酮（nabumetone，萘普酮）、芬布芬（fenbufen）等。萘丁美酮是非酸性前药，其本身无环氧合酶抑制活性，小肠吸收后，经肝脏首过效应代谢为活性代谢物，即6-甲氧基-2-萘乙酸起作用，抗炎作用是吲哚美辛的1/3，对COX-2有选择性抑制作用，不影响血小板聚集，且肾功能不受损害，主要用于各种急慢性炎性关节炎、软组织风湿病、运动性软组织损伤、术后疼痛等。芬布芬是酮酸型前药，活性产物的抗炎作用强度介于吲哚美辛和阿司匹林之间。本品用于类风湿关节炎、风湿性关节炎等，也可用于牙痛、手术后疼痛和外伤疼痛。舒林酸、萘丁美酮和芬布芬三者在体内代谢生成活性药物而发挥作用，减少了对胃肠道的刺激性。

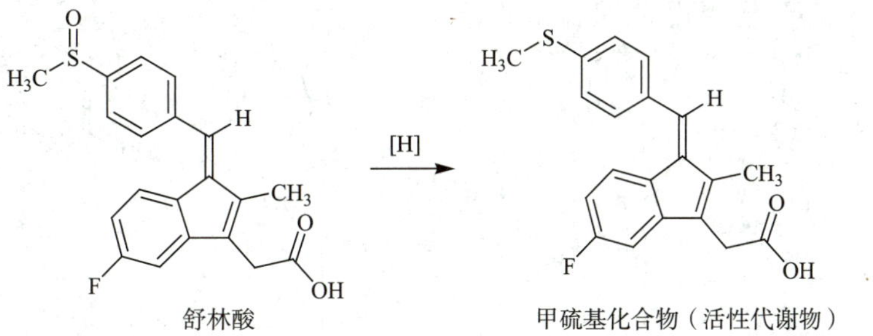

舒林酸　　　[H]　　　甲硫基化合物（活性代谢物）

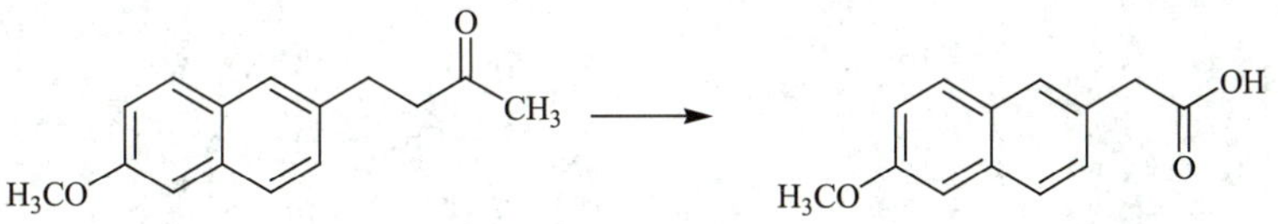

萘丁美酮　　　6-甲氧基-2-萘乙酸（活性代谢物）

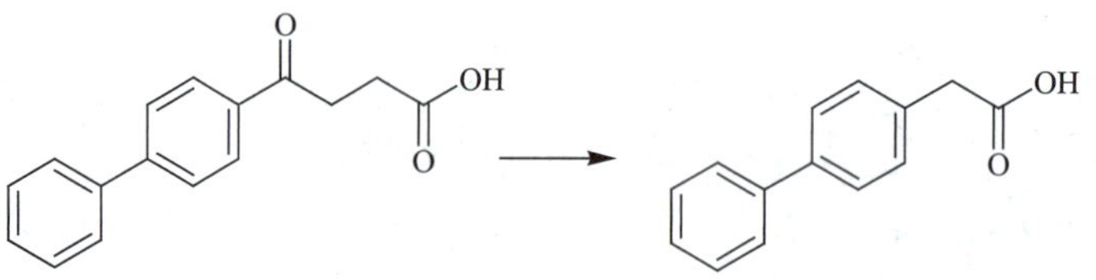

芬布芬   联苯乙酸（活性代谢物）

进一步简化吲哚杂环，并克服邻氨基苯甲酸类药物中苯环直接连有一个羧基，酸性较大带来的刺激性，得到了苯乙酸类抗炎药物双氯芬酸钠（diclofenac sodium，双氯灭痛）。双氯芬酸钠分子中两个间位氯原子迫使苯胺中的苯环与苯乙酸中的苯环非共平面，此种结构有利于非甾体抗炎药与环氧合酶的活性部分结合，所以它是强效消炎镇痛药。双氯芬酸钠除了能够抑制环氧合酶（COX），减少前列腺素的生物合成和血小板的生成，还能抑制脂氧合酶（LOX），减少白三烯的生成，这种双重抑制作用可避免由于单纯抑制 COX 而导致 LOX 活性突增引起的不良反应。双氯芬酸钠镇痛作用是吲哚美辛的 6 倍、阿司匹林的 40 倍，解热作用是吲哚美辛的 2 倍。具有药效强、不良反应少、剂量小、个体差异小的作用特点。

2. 典型药物

吲哚美辛

Indometacin

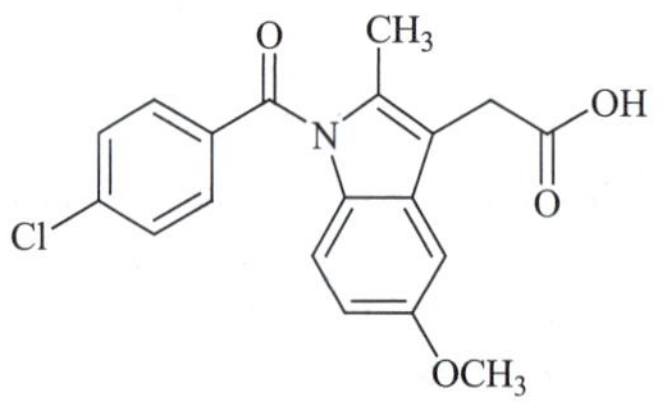

化学名为 2-甲基-1-(4-氯苯甲酰基)-5-甲氧基-1H-吲哚-3-乙酸，又名消炎痛。

结构特征为吲哚环、芳基乙酸、酰胺。

本品为类白色至微黄色结晶性粉末；几乎无臭。本品在丙酮中溶解，在甲醇、乙醇、三氯甲烷或乙醚中略溶，在甲苯中极微溶解，在水中几乎不溶。熔点为 158 ~ 162℃。

本品室温下在空气中稳定，但遇光会逐渐分解。其水溶液在 pH2 ~ 8 时较稳定，强酸或强碱条件下酰胺键易水解，生成对氯苯甲酸和 5-甲氧基-2-甲基-1H-吲哚-3-乙酸。后者及其脱羧产物 5-甲氧基-2,3-二甲基-1H-吲哚可进一步氧化为有色物质。

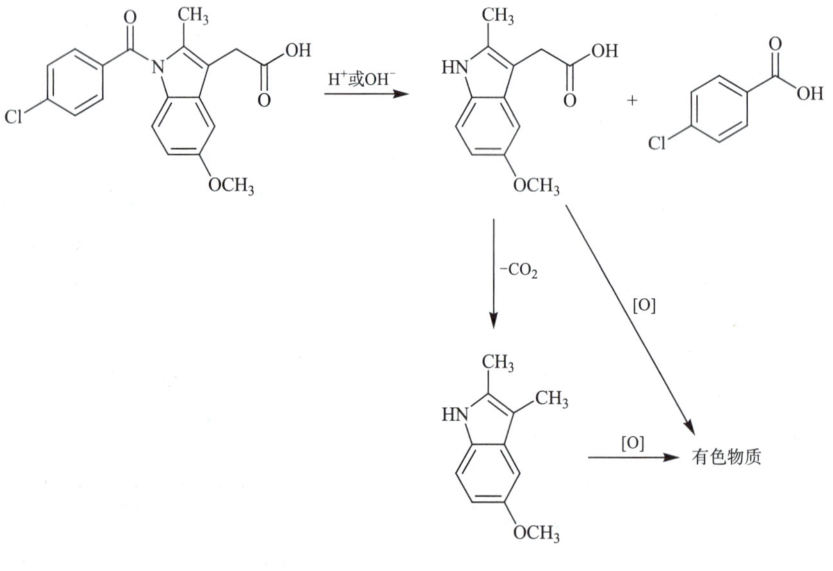

本品与稀氢氧化钠溶液和重铬酸钾溶液共热后，放冷，加硫酸酸化缓缓加热，显紫色；与亚硝酸钠溶液共热，放冷，加盐酸显绿色，放置后，渐变黄色。

本品用于急、慢性风湿性关节炎，急性痛风和炎症发热。

双氯芬酸钠
Diclofenac Sodium

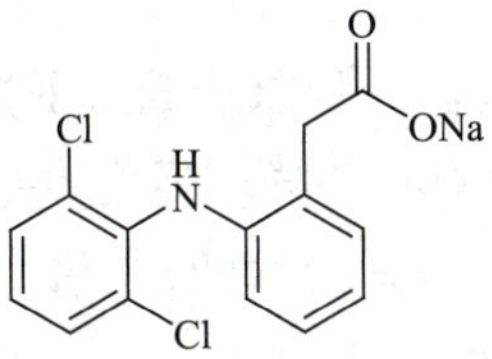

化学名为 2-[（2,6-二氯苯基）氨基]-苯乙酸钠，又名双氯灭痛。

结构特征为间二氯苯基、芳基乙酸钠。

本品为白色或类白色结晶性粉末；有刺鼻感与引湿性。本品在乙醇中易溶，在水中略溶，在三氯甲烷中不溶。熔点为 283～285℃，其游离酸熔点为 156～158℃。

本品炽灼后，显钠盐的鉴别反应；加碳酸钠炽灼至炭化，加水煮沸，滤过后，滤液显氯化物的鉴别反应。

本品抗炎、镇痛和解热作用很强，不良反应少，且在非甾体抗炎药中剂量最小。临床用于治疗类风湿关节炎、神经炎、红斑狼疮及癌症和手术后疼痛，以及各种原因引起的发热。

（二）芳基丙酸类

1. 概述　芳基丙酸类药物是在芳基乙酸的 α-碳原子上引入甲基得到的，代表药物如布洛芬（ibuprofen）。甲基的引入限制了羧基的自由旋转，使其保持适合与受体或酶结合的构象，不但抗炎镇痛作用增强，毒性也有所降低，故在临床上广泛应用。在此基础上又研制出一些疗效强于布洛芬，且应用范围与布洛芬相似的芳基丙酸类抗炎镇痛药，见表4-2。

表 4-2　常见的一些芳基丙酸类非甾体抗炎药

药物名称	化学结构	作用强度	药物名称	化学结构	作用强度
布洛芬 ibuprofen	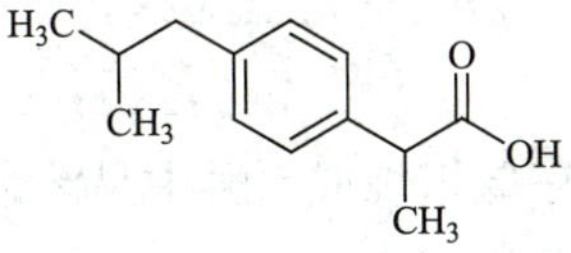	0.1	吲哚洛芬 indoprofen	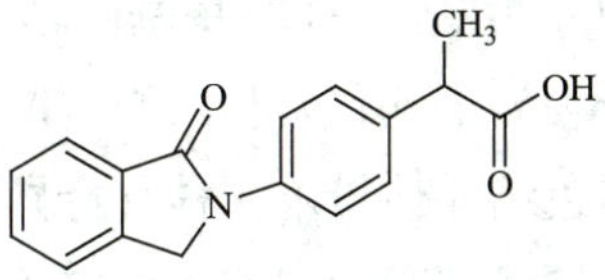	2
氟比洛芬 flurbiprofen	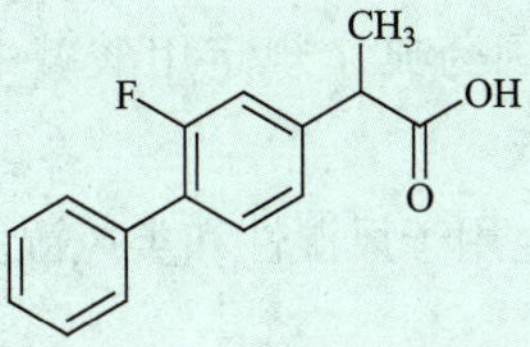	5	吡洛芬 pirprofen	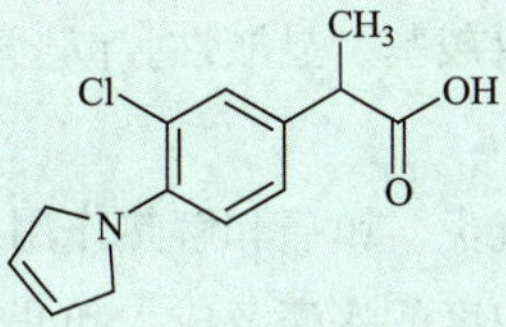	1
酮洛芬 ketoprofen	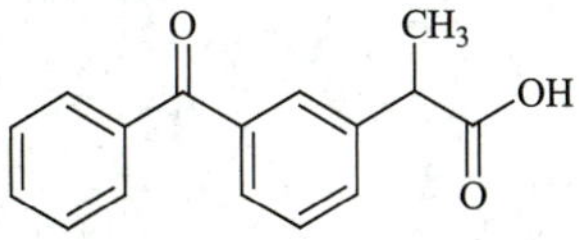	1.5	萘普生 naproxen	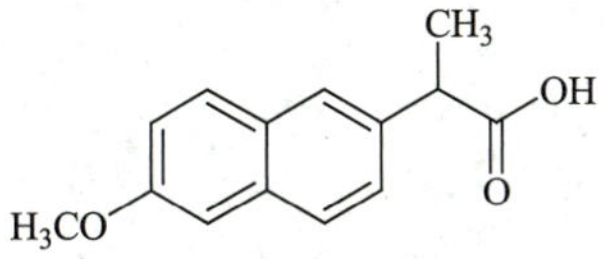	1

续表

药物名称	化学结构	作用强度	药物名称	化学结构	作用强度
非诺洛芬 fenoprofen		0.1	舒洛芬 suprofen		0.5

芳基丙酸类药物因为引入甲基，使羧基 α-碳原子成为手性碳原子，该类药物的对映异构体之间在生理活性、毒性、体内分布及代谢等方面均有差异。通常 S-异构体的活性优于 R-异构体，如萘普生（naproxen）S-(+)-异构体的活性是 R-(-)-异构体的 35 倍，芳基丙酸类非甾体抗炎药通常上市的是 S-异构体。布洛芬的情况却有所不同，虽然布洛芬 S-(+)-异构体的活性比 R-(-)-异构体强 28 倍，但是布洛芬临床上使用其消旋体，因为布洛芬在体内会发生手性异构体间转化，无效的 R-(-)-异构体可转化为有效的 S-(+)-异构体。且布洛芬在消化道滞留的时间越长，其 S-构型与 R-构型的浓度比值就越大。

即学即练 4-2

具有手性碳原子，通常 S-异构体的活性强于 R-异构体的是（　　）

A. 3,5-吡唑烷二酮类　　　　　　B. 邻氨基苯甲酸类

C. 芳基乙酸类　　　　　　　　　D. 芳基丙酸类

答案解析

2. 典型药物

布洛芬
Ibuprofen

化学名为 α-甲基-4-(2-甲基丙基)苯乙酸，又名异丁苯丙酸。

结构特征为异丁基、芳基丙酸、1 个手性碳原子。

本品为白色结晶性粉末；稍有特异臭。本品在乙醇、丙酮、三氯甲烷或乙醚中易溶，在水中几乎不溶；在氢氧化钠或碳酸钠试液中易溶。熔点为 74.5 ～ 77.5℃。

本品含游离羧基，显酸性，pK_a 为 5.2，所以 2025 年版《中国药典》规定用酸碱中和滴定法测其含量。

本品具有抗炎、镇痛和解热作用，且均强于阿司匹林，临床上用于风湿性和类风湿关节炎、骨关节炎、急性轻至中度的疼痛及成人和儿童的发热。

萘普生
Naproxen

化学名为(+)-(S)-α-甲基-6-甲氧基-2-萘乙酸。

结构特征为萘环、芳基丙酸、1个手性碳原子。

本品为白色或类白色结晶性粉末；无臭或几乎无臭。本品在甲醇、乙醇或三氯甲烷中溶解，在乙醚中略溶，在水中几乎不溶。熔点为153～158℃。在三氯甲烷溶液（10mg/ml）中比旋度为+63.0°至+68.5°。

本品遇光不稳定，易变色，需避光保存。

本品结构中有一手性碳原子，临床上用其 S-构型的右旋活性异构体。

本品含游离羧基，显酸性，所以2025年版《中国药典》规定用酸碱中和滴定法测其含量。

本品抑制前列腺素生物合成的活性是阿司匹林的12倍、布洛芬的3～4倍，但比吲哚美辛低，是它的1/300。临床上用于治疗风湿性和类风湿关节炎、强直性脊椎炎、痛风、运动系统的慢性疾病及轻至中度疼痛等疾病。

四、1,2-苯并噻嗪类

（一）概述

1,2-苯并噻嗪类又称昔康类药物（oxicams），其分子结构含有烯醇结构药效团，显酸性，pK_a值在4～6之间。构效关系研究表明：R_1为甲基时，活性最高，引入其他基团取代则活性有不同程度的降低；R 为烷基取代时活性较低，若以芳核或芳杂环取代则活性升高，芳杂环取代时使得化合物酸性更强而更有利于电荷的分散稳定，因此芳杂环取代活性高于芳核取代。

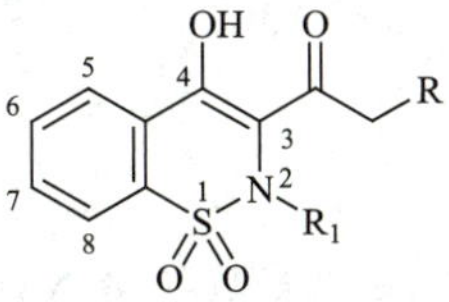

本类药物对 COX-2 的抑制作用比对 COX-1 的作用强，有一定的选择性，因此消化系统的不良反应少。半衰期一般都较长，每日服药一次。首先应用于临床的代表药物是吡罗昔康（piroxicam）。将吡罗昔康分子中的 N-(2-吡啶基)用 N-(2-噻唑基)代替，得到了抗炎镇痛效果强、毒性小的长效药物舒多昔康（sudoxicam）。将舒多昔康噻唑环的 5 位引入甲基，得到美洛昔康（meloxicam），选择性作用于 COX-2，几乎无胃肠道副作用。将吡罗昔康的苯环用氯代噻吩代替，与噻嗪拼环（即噻吩并噻嗪），得到氯诺昔康（lornoxicam），除抑制 COX 外，还激活阿片神经肽系统，发挥中枢性镇痛作用。

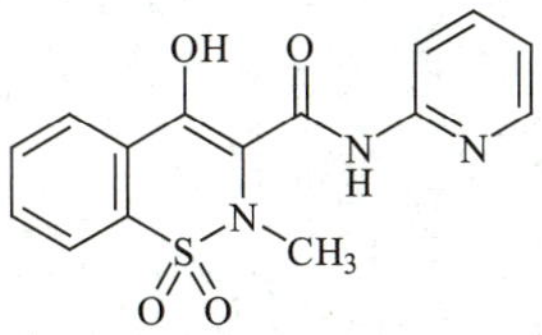

吡罗昔康

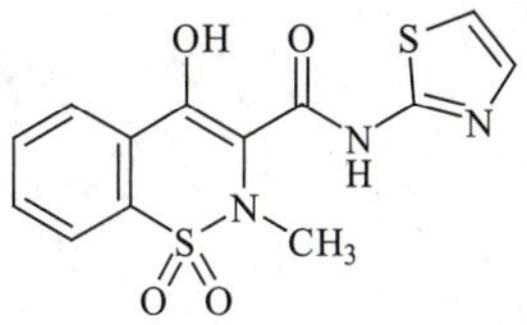

舒多昔康

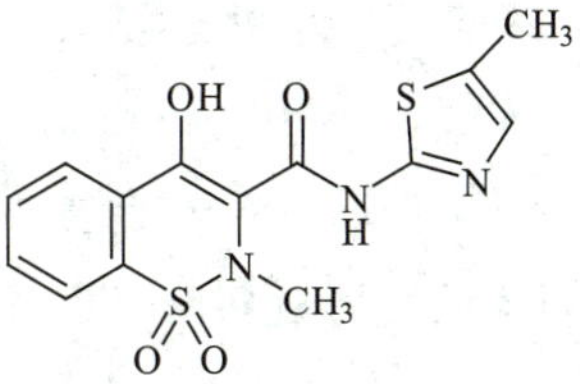

美洛昔康

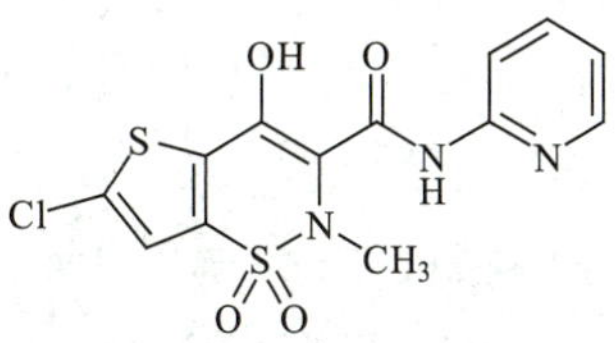

氯诺昔康

（二）典型药物

美洛昔康

Meloxicam

化学名为2-甲基-4-羟基-N-（5-甲基-2-噻唑基)-2H-1,2-苯并噻嗪-3-甲酰胺-1,1-二氧化物。

结构特征为1,2-苯并噻嗪母核、烯醇结构、磺酰胺结构、N-（2-噻唑基）中含有甲基（me-)，中文名称音译为"美"。

本品为微黄色至淡黄色或微黄绿色至淡黄绿色的结晶性粉末；无臭。本品在二甲基甲酰胺中溶解，在丙酮中微溶，在甲醇或乙醇中极微溶解，在水中几乎不溶。

本品含有烯醇式结构，显酸性。

本品炽灼后，产生的气体能使湿润的醋酸铅试纸显黑色。

本品的三氯甲烷溶液加三氯化铁试液，显淡紫红色。

本品选择性作用于COX-2，抗炎作用好，胃肠道刺激和肾脏副作用小，临床上用于类风湿关节炎、疼痛性关节炎的治疗。

五、选择性 COX-2 抑制剂

人体内的环氧合酶有 COX-1 和 COX-2 两种类型。COX-1 是一种结构酶，其空间比较狭小，存在于胃肠道、肾、血小板等大多数组织中，通过促进前列腺素（PG）及血栓素 A_2 的合成，具有保护胃肠道黏膜、调节肾脏血流和促进血小板聚集等生理作用。因此，对 COX-1 的抑制会导致对胃肠道的副作用。而 COX-2 是一种诱导酶，其空间比较宽阔，适合含大分子结构的选择性 COX-2 抑制剂进入，主要在炎症部位由炎症介质诱导产生活性，通过对前列腺素合成的促进作用，介导疼痛、发热和炎症等反应。因此选择性 COX-2 抑制剂能避免药物对胃肠道的副作用。

📱 **知识链接** ......

我国一类新药——艾瑞昔布的问世

选择性 COX-2 抑制剂虽然对胃肠道的不良反应小，但是有增大心血管事件的风险，此种风险源于 COX-2 抑制剂在阻断前列环素（PGI_2）产生的同时，并不能抑制血栓素 A_2（TXA_2）的生成，有可能会打破体内促凝血和抗凝血系统的平衡，从而增加心血管事件的发生率。我国药物化学家郭宗儒教授提出了"适度抑制"的策略，即对 COX-2 的选择性抑制作用不宜过强，对 COX-2 和 COX-1 的抑制活性调节在一定的范围内，在消除炎症的同时，应维持 PGI_2 和 TXA_2 之间功能的平衡。基于此策略，设计合成了艾瑞昔布，于 2011 年上市，成为治疗关节疼痛、骨性关节炎的一线治疗药物。艾瑞昔布的问世，说明我国制药业的能力已经得到了很大程度的提升，中国必将成为创新药物研发的乐土。

根据 COX-2 和 COX-1 的空间差异，设计出二芳基杂环类 COX-2 选择性抑制剂，如塞来昔布

（celecoxib）、罗非昔布（rofecoxib）、帕瑞昔布（parecoxib）和艾瑞昔布（imrecoxib）等，这些药物选择性作用于 COX-2。帕瑞昔布是第一个注射用选择性 COX-2 抑制剂，半衰期短，适用于手术后疼痛的短期治疗。

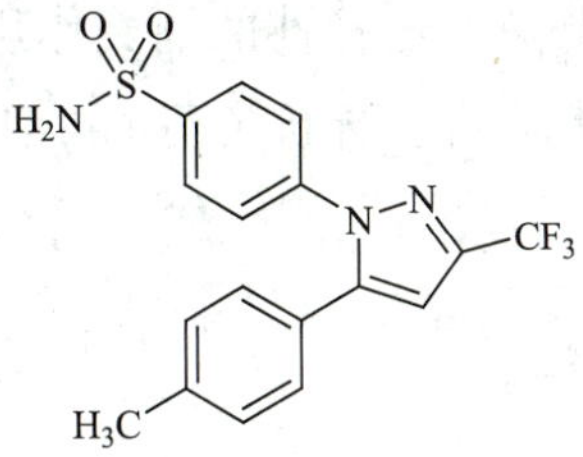

塞来昔布 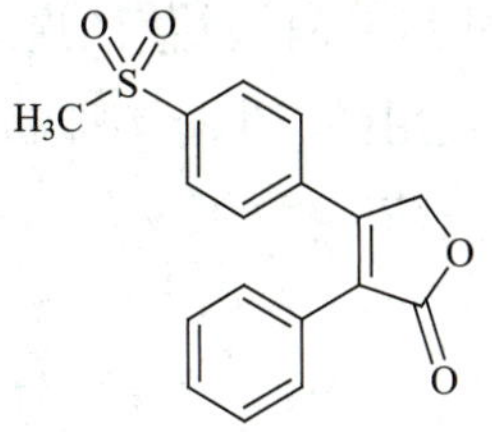　　　　　　　　　罗非昔布

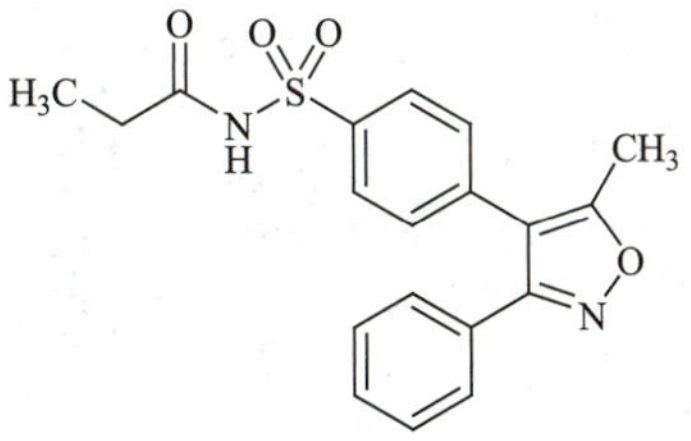

帕瑞昔布 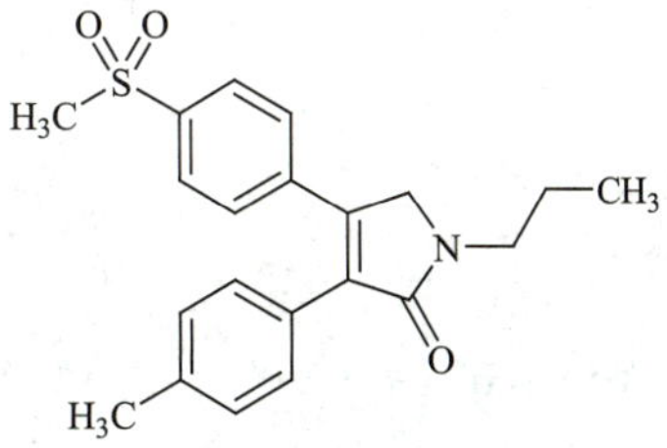　　　　　　　　　艾瑞昔布

第三节　抗痛风药

　　痛风是体内嘌呤代谢紊乱或尿酸排泄减少而引起的一种疾病。在临床上主要表现为高尿酸血症、反复发作性关节炎、肾损害等。尿酸是腺嘌呤和鸟嘌呤经次黄嘌呤及黄嘌呤分解代谢的正常终产物，如图 4-1 所示。如果嘌呤代谢紊乱，嘌呤的合成和分解失衡，次黄嘌呤的含量增加，导致黄嘌呤和尿酸的合成增加，血液和尿液中的尿酸含量升高，尿酸盐结晶沉积在关节滑膜、滑囊、软骨及其他组织中引起痛风。

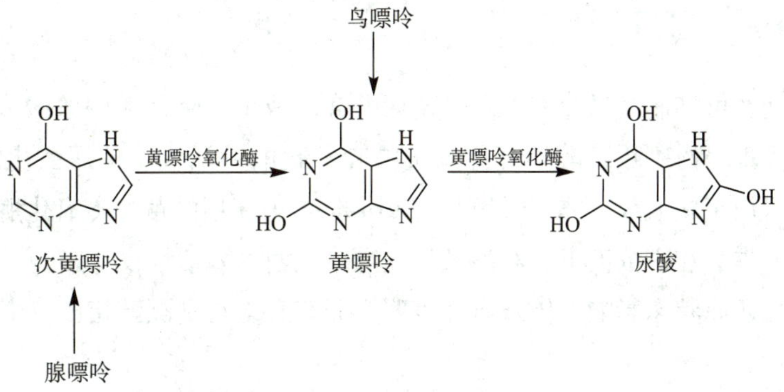

图 4-1　尿酸的生物合成

　　抗痛风药通过抑制尿酸的合成和促进尿酸的排泄达到治疗目的。抗痛风药按作用机制分为控制尿酸盐对关节造成炎症的药物、增加尿酸排泄的药物、减少尿酸生成的药物。

一、控制尿酸盐对关节造成炎症的药物

控制尿酸盐对关节造成炎症的药物主要是减轻急性痛风发作引起的炎症反应和消除痛风发作的疼痛。如抗肿瘤药秋水仙碱（colchicine）对急性痛风性关节炎有选择性的消炎作用，对一般性的疼痛、炎症及慢性痛风均无效，长期使用会产生骨髓抑制毒副作用。非甾体抗炎药也可以用于急性痛风，如吲哚美辛通常作为急性痛风的首选药。

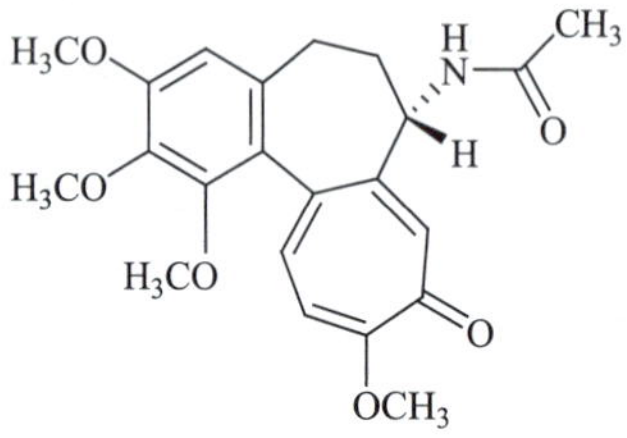

秋水仙碱

二、增加尿酸排泄的药物

增加尿酸排泄的药物可抑制尿酸盐在肾小管的重吸收，增加尿酸的排泄，降低血中尿酸盐浓度，还可促进已结晶的尿酸盐溶解。如丙磺舒（probenecid），无抗炎、镇痛作用，用于慢性痛风的治疗。苯溴马隆（benzbromarone），促进尿酸排泄的作用比丙磺舒强，与丙磺舒有协同作用，适用于原发性高尿酸血症、痛风性关节炎间歇期及痛风结节肿等。

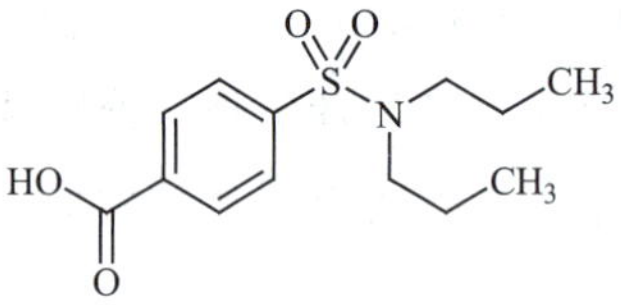

丙磺舒 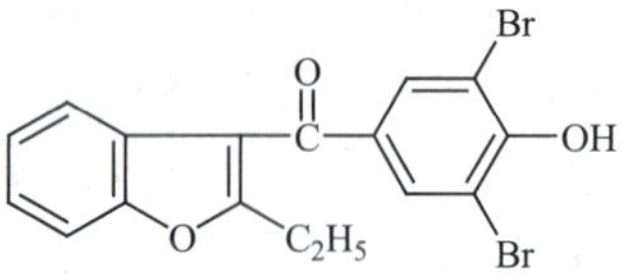　　　　　　　　　　苯溴马隆

三、减少尿酸生成的药物

减少尿酸生成的药物可抑制黄嘌呤氧化酶，使尿酸合成减少，降低血中尿酸浓度。如别嘌醇（allopurinol）和它的体内代谢产物氧嘌呤醇均可抑制黄嘌呤氧化酶的活性，使尿酸生成减少，临床用于痛风、痛风性肾病，也可用于白血病。非布索坦（febuxostat）为新型的黄嘌呤氧化酶抑制剂，对黄嘌呤氧化酶有高度的选择性。本品在高浓度下，对涉及体内嘌呤代谢的酶活性没有影响，且对黄嘌呤氧化酶的抑制作用不受酶的氧化还原状态影响。体外研究表明，非布索坦与别嘌醇相比，不仅具有很高的选择性而且还具有更强的活性。

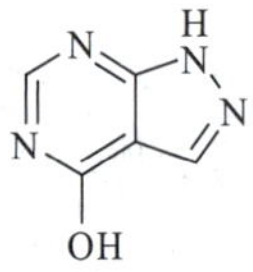

别嘌醇 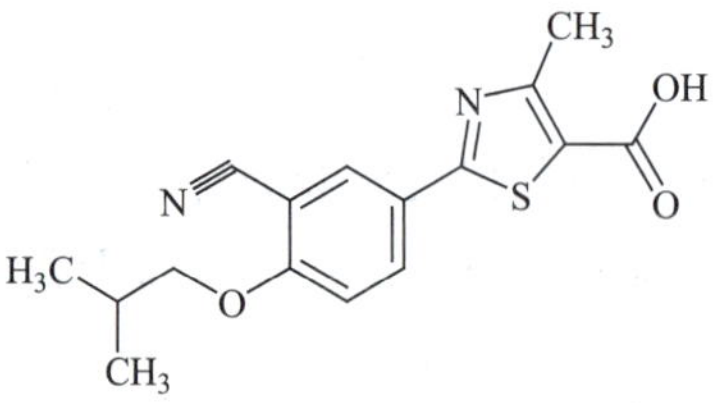　　　　　　　　　　非布索坦

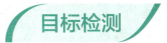

答案解析

一、选择题

（一）A 型题（最佳选择题）

1. 下列叙述中与阿司匹林不符的是（ ）

    A. 可溶于碳酸钠溶液中　　　　B. 在干燥状态下稳定，遇湿气缓慢分解

    C. 与三氯化铁反应显蓝紫色　　D. 环氧合酶（COX）的不可逆抑制剂

    E. 可用于治疗风湿热和类风湿关节炎

2. 下列叙述中与对乙酰氨基酚不符的是（ ）

    A. pH6 时最稳定

    B. 暴露在潮湿及酸碱条件下，颜色会逐渐变深

    C. 代谢产物之一是 N-羟基衍生物，有毒性反应，应服用 N-乙酰半胱氨酸对抗

    D. 具有解热、镇痛、抗炎作用

    E. 加 $FeCl_3$ 显蓝紫色

3. 具有下列结构的药物是（ ）

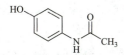

    A. 双氯芬酸钠　　　　　　　B. 贝诺酯　　　　　　　　C. 对乙酰氨基酚

    D. 美洛昔康　　　　　　　　E. 安乃近

4. 非甾体抗炎药物的作用机制是（ ）

    A. β-内酰胺酶抑制剂　　　　　B. 环氧合酶抑制剂

    C. 二氢叶酸还原酶抑制剂　　　D. D-丙氨酸多肽转移酶抑制剂，阻止细胞壁形成

    E. 磷酸二酯酶抑制剂

5. 具有 1,2-苯并噻嗪结构的非甾体抗炎药是（ ）

    A. 萘普生　　　　　　　　　B. 吲哚美辛　　　　　　　C. 美洛昔康

    D. 芬布芬　　　　　　　　　E. 酮洛芬

6. 下列药物中哪个不含有羧基，却具有酸性（ ）

    A. 阿司匹林　　　　　　　　B. 美洛昔康　　　　　　　C. 布洛芬

    D. 双氯芬酸　　　　　　　　E. 吲哚美辛

7. 下面哪个药物临床使用消旋体，在体内代谢中 R 型异构体可转化成 S 型异构体（ ）

    A. 阿司匹林　　　　　　　　B. 美洛昔康　　　　　　　C. 萘普生

    D. 布洛芬　　　　　　　　　E. 双氯芬酸钠

8. 下面哪个药物具有手性碳原子，临床上用 S-(+)-异构体（ ）

    A. 贝诺酯　　　　　　　　　B. 美洛昔康　　　　　　　C. 萘普生

    D. 羟布宗　　　　　　　　　E. 双氯芬酸钠

9. 下列哪个药物属于选择性 COX-2 抑制剂（　　）

    A. 安乃近　　　　　　　　B. 塞来昔布　　　　　　　C. 阿司匹林

    D. 甲芬那酸　　　　　　　E. 双氯芬酸钠

10. 来源于天然植物，长期使用会产生骨髓抑制毒副作用的抗痛风药是（　　）

    A. 别嘌醇　　　　　　　　B. 秋水仙碱　　　　　　　C. 苯溴马隆

    D. 阿司匹林　　　　　　　E. 贝诺酯

（二）B 型题（配伍选择题）

[11～12 共用备选答案]

    A. 别嘌醇　　　　　　　　B. 帕瑞昔布　　　　　　　C. 丙磺舒

    D. 对乙酰氨基酚　　　　　E. 安乃近

11. 属于吡唑酮类解热镇痛药的是（　　）

12. 属于黄嘌呤氧化酶抑制剂的是（　　）

[13～15 共用备选答案]

    A. 阿司匹林　　　　　　　B. 布洛芬　　　　　　　　C. 吲哚美辛

    D. 双氯芬酸　　　　　　　E. 对乙酰氨基酚

13. 结构中不含有羧基的药物是（　　）

14. 结构中含有异丁基的药物是（　　）

15. 结构中含有酯基的药物是（　　）

（三）C 型题（综合分析选择题）

    一名癌症患者，虽有痛感但可忍受，为了使疼痛得到缓解，提高患者战胜病魔的信心，改善生存质量，采用有效的止痛治疗。

16. 根据病情表现，适合选用的治疗药物是（　　）

    A. 吗啡　　　　　　　　　B. 哌替啶　　　　　　　　C. 阿司匹林

    D. 可待因　　　　　　　　E. 曲马多

17. 选用治疗药物的结构类型是（　　）

    A. 水杨酸类　　　　　　　B. 苯胺类　　　　　　　　C. 哌啶类

    D. 哌嗪类　　　　　　　　E. 吡唑酮类

（四）X 型题（多项选择题）

18. 下列属于前药的是（　　）

    A. 萘丁美酮　　　　　　　B. 酮洛芬　　　　　　　　C. 芬布芬

    D. 舒林酸　　　　　　　　E. 贝诺酯

19. 下列化学结构类型中属于非甾体抗炎药的是（　　）

    A. 吡唑酮类　　　　　　　B. 芳基烷酸类　　　　　　C. 喹诺酮类

    D. 3,5-吡唑烷二酮类　　　E. 1,2-苯并噻嗪类

20. 下列属于抗痛风药的有（　　）

    A. 贝诺酯　　　　　　　　B. 秋水仙碱　　　　　　　C. 对乙酰氨基酚

    D. 别嘌醇　　　　　　　　E. 安乃近

二、综合问答题

1. 阿司匹林和对乙酰氨基酚比较，哪个更不稳定？为什么？

2. 阿司匹林中的游离水杨酸杂质是如何引入的？

三、实例解析题

1. 某实验室有两瓶白色药片，已知是阿司匹林和对乙酰氨基酚，但因保管不当，药瓶标签纸脱落。你能否用化学方法对其鉴别，给它们补上标签？

2. 一位 60 岁女性患者，误服过量对乙酰氨基酚，引起肝毒性，作为药师的你，试分析其原因。应使用哪种药物解毒？

书网融合……

知识回顾　　　微课　　　习题

（宁素云）

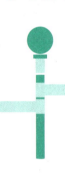

学习引导

在日常生活中，人们常受失眠、焦虑、精神失常、抑郁、癫痫等疾病的困扰；当患者受到意外伤害或因重大疾病进行大的手术治疗时，需要用到全身麻醉药辅助手术的实施；当患者遭受剧烈疼痛时，使用镇痛药能缓解相关症状；还有在呼吸衰竭病人的抢救，大脑功能损伤的恢复，帕金森病、阿尔兹海默病等疾病的治疗中；这些都与中枢神经系统药物密切相关。作为一名给患者安全用药指导的药师，针对上述情况我们要学会合理的选择、配伍中枢神经系统药物，给予患者最佳的药物治疗方案。在药品生产、贮存中，药品的化学变化会影响药品的质量，例如吗啡在生产贮存中易氧化变质；苯妥英钠水溶液易水解变质，我们应该如何保证它们的质量？再如本章有哪些药物属于精神药品？哪些药物属于麻醉药品？这些与药物的化学结构、理化性质、作用及临床应用密切相关。

本章主要介绍镇静催眠药、抗癫痫药、抗精神失常药、镇痛药、全身麻醉药、中枢兴奋药、神经退行性疾病治疗药物的结构分类、发展、作用机制、构效关系等；典型药物的化学结构、化学名称、结构特征、理化性质、合成原理、体内代谢和临床应用。

学习目标

1. **掌握**　苯二氮䓬类药物构效关系；巴比妥类药物的结构通式、理化通性及构效关系；吩噻嗪类抗精神病药的构效关系；典型药物地西泮、苯巴比妥、苯妥英钠、盐酸氯丙嗪、盐酸吗啡、盐酸哌替啶、咖啡因、左旋多巴、石杉碱甲的化学结构、理化性质及临床用途。

2. **熟悉**　镇静催眠药、抗癫痫药、抗精神病药、抗抑郁药、合成镇痛药的分类和常见药物；典型药物奥沙西泮、艾司唑仑、酒石酸唑吡坦、卡马西平、丙戊酸钠、氟哌啶醇、氯氮平、盐酸丙米嗪、盐酸氟西汀、盐酸美沙酮、尼可刹米、吡拉西坦、盐酸甲氯芬酯、氟烷、盐酸氯胺酮、羟丁酸钠的化学结构、理化性质和临床用途；吗啡衍生物结构改造特点；镇痛药的基本结构特征；典型药物的化学名称、结构特征、作用特点及代谢特点。

3. **了解**　镇静催眠药的发展；抗癫痫药作用特点；抗精神病药的作用机制；镇痛药与受体间的作用；中枢兴奋药、全身麻醉药、神经退行性疾病治疗药物的相关概念、分类及常见药物。

中枢神经系统药物（central nervous system drugs）是作用于中枢神经系统，对中枢神经活动起到抑制或兴奋的作用，用于治疗相关疾病的药物。按治疗的疾病或药物作用分类，可分为镇静催眠药、抗癫痫药、抗精神失常药、镇痛药、中枢兴奋药、全身麻醉药及神经退行性疾病治疗药物。

中枢神经系统药物一次使用量过大可引起急性中毒，部分药物长期滥用可引起耐受性、依赖性和成瘾性，突然停药或减量可引起戒断综合征，因此部分中枢神经系统药物按照《麻醉药品和精神药品管理条例》进行生产和使用。

PPT

第一节　镇静催眠药

镇静药（sedatives）是能缓和激动、消除躁动、恢复安静情绪的药物；催眠药（hypnotics）是引起类似生理性睡眠的药物。二者并无本质区别，常因剂量不同而产生不同效果。小剂量时镇静，中等剂量时催眠，大剂量时则产生麻醉、抗惊厥作用，因此统称为镇静催眠药。本类药物也用于癫痫、焦虑等疾病的治疗。镇静催眠药按照化学结构可分为苯二氮䓬类、非苯二氮䓬类 $GABA_A$ 受体激动剂、巴比妥类及其他类。

一、苯二氮䓬类

苯二氮䓬类药物是 20 世纪 50 年代后期发展起来的一类镇静催眠药，其结构特征为苯环和七元亚胺内酰胺环骈合的苯二氮䓬母核，其中 1,4-苯二氮䓬类的镇静催眠作用最强。最早应用于临床的是 1,4-苯二氮䓬类药物氯氮䓬（chlordiazepoxide，利眠宁），对氯氮䓬的结构改造中，发现苯二氮䓬环上的氮氧化结构和脒基不是活性的必要部分，经结构简化得到同类活性较强的药物地西泮（diazepam）。在对地西泮的体内代谢研究及结构改造中，合成出许多用于临床的同型化合物。

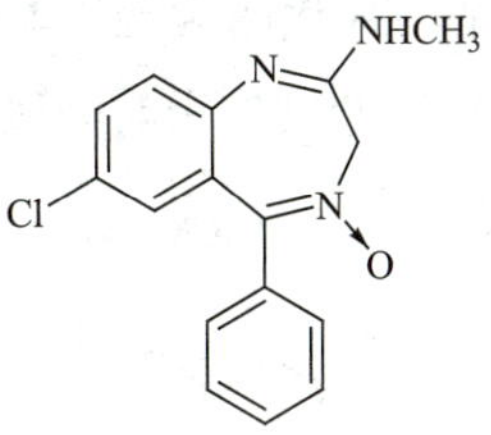

氯氮䓬

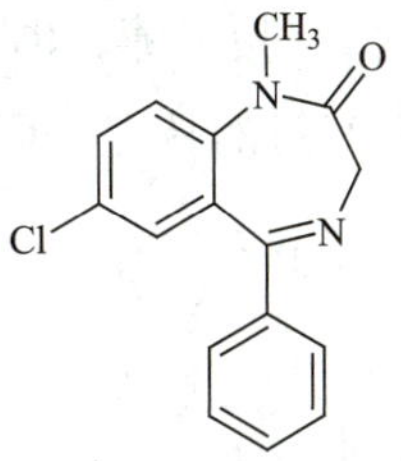

地西泮

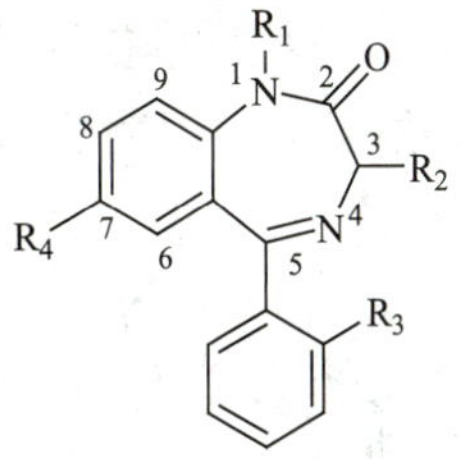

苯二氮䓬类药物的基本结构

（一）作用机制

苯二氮䓬类（BZ）药物与 $GABA_A$ 受体上的 BZ 位点结合后，可以诱发受体蛋白构象变化，促进 GABA（γ-氨基丁酸）与 $GABA_A$ 受体结合，增加 Cl^- 通道开放的频率而增加 Cl^- 内流，产生中枢抑制效应。

（二）构效关系

苯二氮䓬类药物的构效关系研究表明，苯二氮䓬分子中七元亚胺内酰胺环为活性必需结构（见苯二氮䓬类药物的基本结构）。

在 3 位引入羟基，分子极性增加，仍具有较好的镇静催眠活性，药物与内源性葡萄糖醛酸结合易于代谢，重复给药不易发生蓄积，毒副作用变小。在对地西泮的代谢研究中，发现了奥沙西泮（oxazepam）、替马西泮（temazepam）和改造药物劳拉西泮（lorazepam）。3 位引入羟基，使分子具有旋光性，一般其右旋体活性强于左旋体。

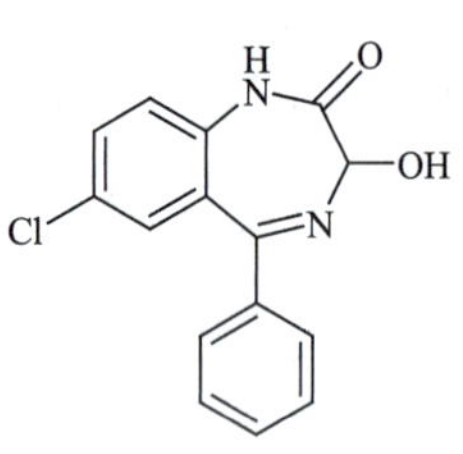

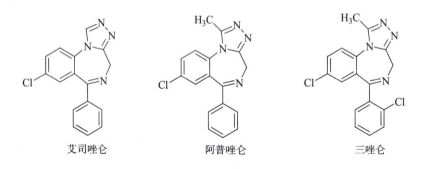

奥沙西泮 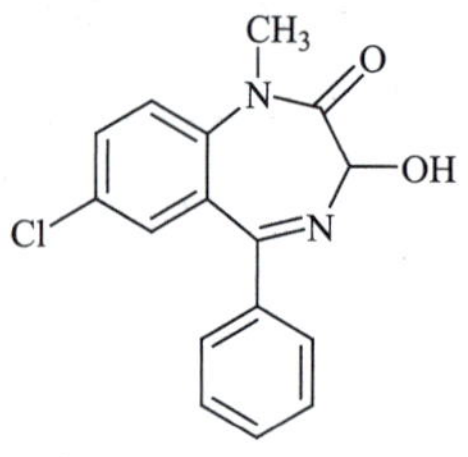　　　　　　替马西泮 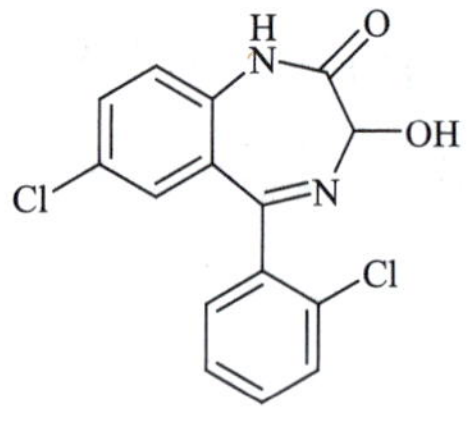　　　　　　劳拉西泮

在 7 位引入吸电子基团，活性增强，吸电子越强，作用越强，其次序为—NO₂ ＞—Br ＞—CF₃ ＞—Cl，如硝西泮（nitrazepam）、氯硝西泮（clonazepam）等。5 位取代基是产生药效的重要基团之一，无苯环取代的化合物没有镇静催眠活性；5 位苯环 2′ 位引入小体积的吸电子基团（—F、—Cl）可使活性增强，如氟西泮（flurazepam）活性强于地西泮。

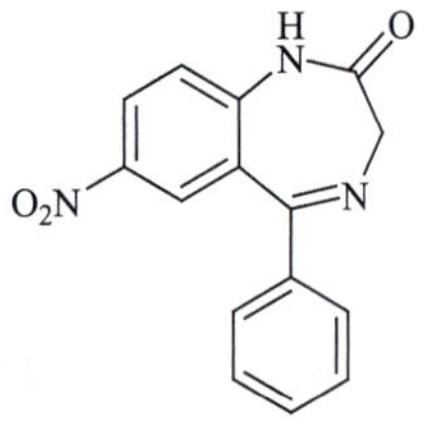

硝西泮 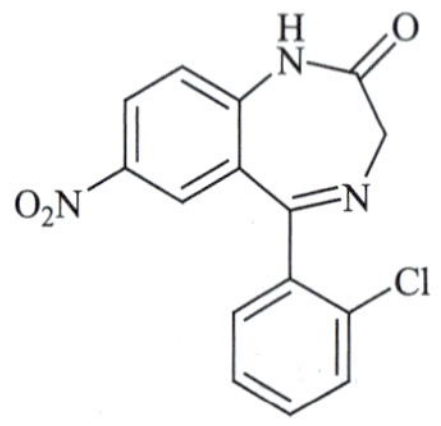　　　　　　氯硝西泮 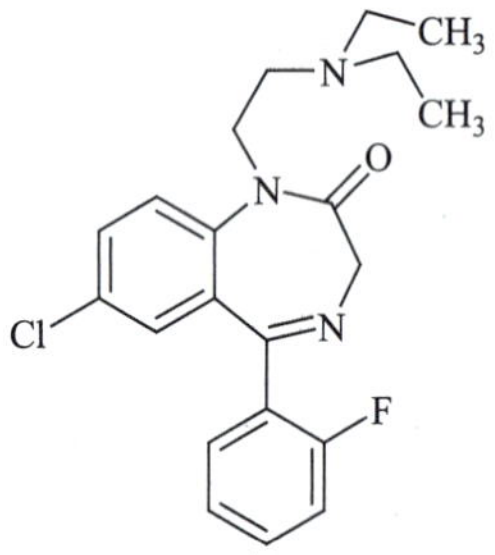　　　　　　氟西泮

1,2 位并入三氮唑环，不仅增加了苯二氮䓬药物的化学稳定性，同时提高了药物与受体的亲和力，使药物的活性增强，如艾司唑仑（estazolam）、阿普唑仑（alprazolam）、三唑仑（triazolam）。在三氮唑环上引入甲基，可提高药物的亲脂性，易透过血-脑屏障，但甲基易被代谢为羟甲基失去活性，故阿普唑仑和三唑仑具有起效迅速、代谢快、作用时间短的特点，而艾司唑仑则作用时间较长。

艾司唑仑　　　　　　阿普唑仑　　　　　　三唑仑

即学即练 5-1

下列药物中，药理活性强，起效快，作用时间短的镇静催眠药是（　　）

A. 三唑仑　　　B. 硝西泮　　　C. 氯硝西泮　　　D. 地西泮

4,5 位双键是产生活性的重要基团，双键饱和时活性降低。4,5 位并入四氢噁唑环，可减少 4,5 位开环代谢，增加药物的稳定性，如奥沙唑仑（oxazolam）、卤噁唑仑（haloxazolam）和美沙唑仑（mexazolam）等。这些药物是前药，在体内代谢重新得到 4,5 位双键而产生药效。

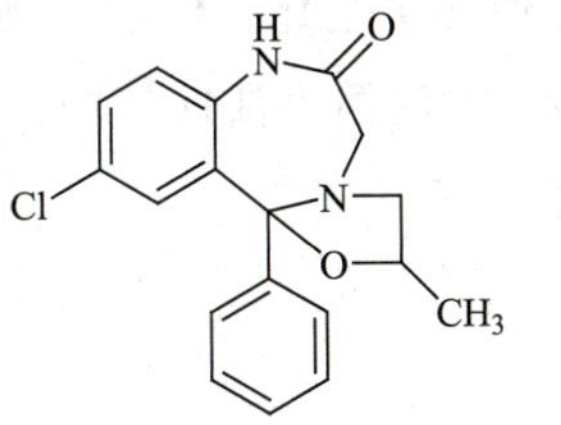

奥沙唑仑 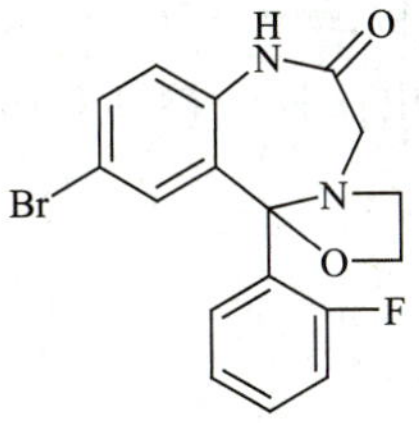 　　　　卤噁唑仑 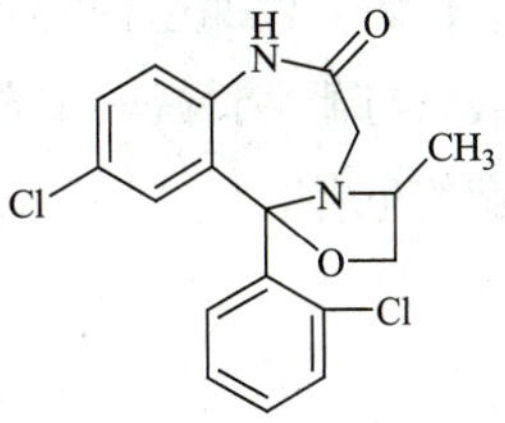 　　　　美沙唑仑

（三）典型药物

地西泮
Diazepam

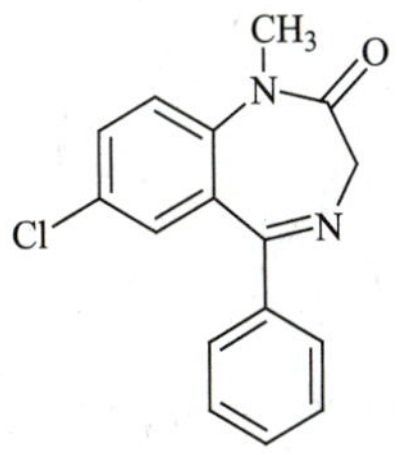

化学名为1-甲基-5-苯基-7-氯-1,3-二氢-2H-1,4-苯并二氮杂䓬-2-酮，又名安定。

结构特征为七元亚胺内酰胺环、1位叔胺结构、5位苯基、7位氯。

本品为白色或类白色的结晶性粉末；无臭。本品在丙酮或三氯甲烷中易溶，在乙醇中溶解，在水中几乎不溶。熔点为130～134℃。

本品分子中具有内酰胺及亚胺的结构，在酸或碱性溶液中，受热易水解，水解开环发生在七元环的1,2或4,5位，生成2-甲氨基-5-氯-二苯甲酮和甘氨酸。口服本品后，在胃酸作用下，发生4,5位开环，当开环的衍生物进入碱性的肠道后，又闭环成原药，故口服不影响药物的生物利用度。

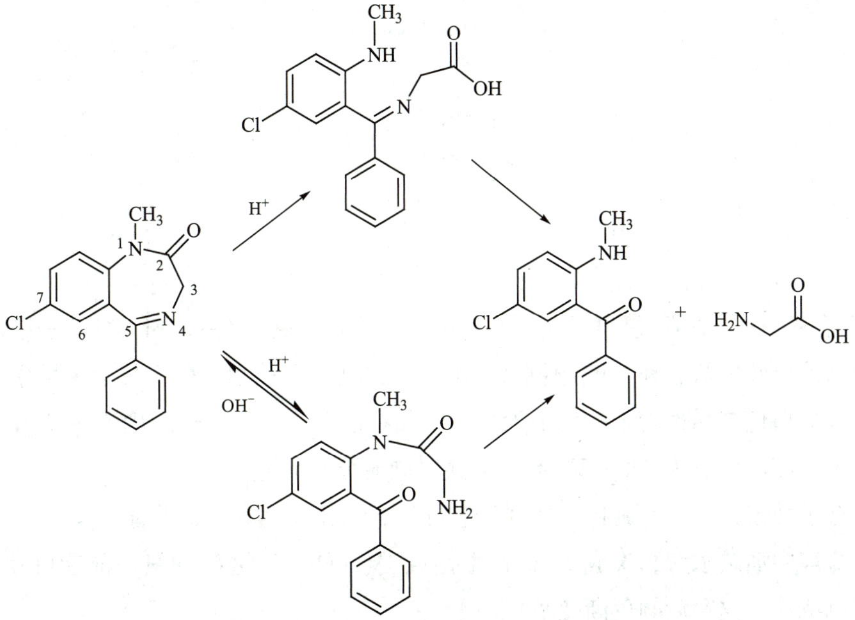

本品溶于硫酸，在紫外光灯（365nm）下检视，显黄绿色荧光。

本品溶于稀盐酸，加碘化铋钾试剂，即产生橙红色沉淀，放置颜色加深。

本品主要在肝脏代谢，代谢途径为 N-1 位去甲基化，C-3 位的羟基化，代谢产物为仍具活性的替马西泮、奥沙西泮，最终与葡萄糖醛酸结合排出体外。替马西泮、奥沙西泮活性较弱，但副作用小，适宜老年人及肾功能不良的患者。

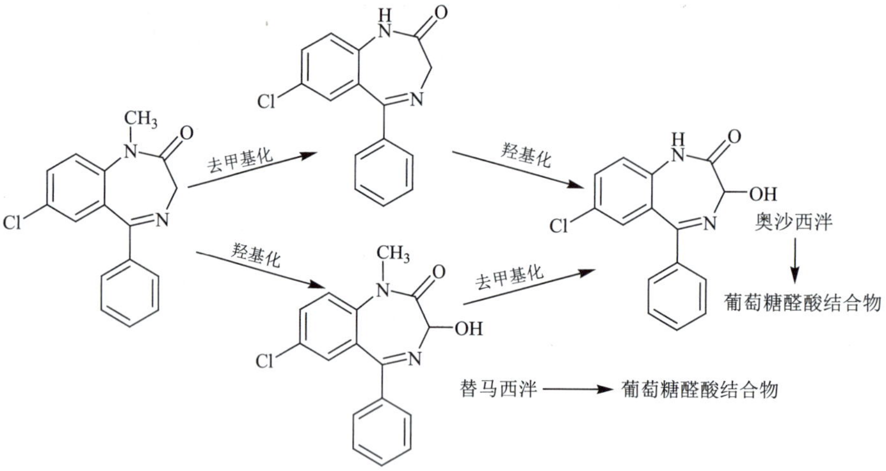

本品具有抗焦虑、镇静、催眠、抗癫痫等作用。临床用于治疗焦虑症、失眠及各种神经官能症；地西泮静脉注射是目前治疗癫痫持续状态的首选药物。

即学即练 5-2

答案解析

地西泮在肝脏中发生 N-1 位去甲基化、C-3 位羟基化代谢，生成的活性代谢产物开发成的药物是（　　）

A. 唑吡坦　　　　B. 奥沙西泮　　　　C. 佐匹克隆　　　　D. 劳拉西泮

奥沙西泮

Oxazepam

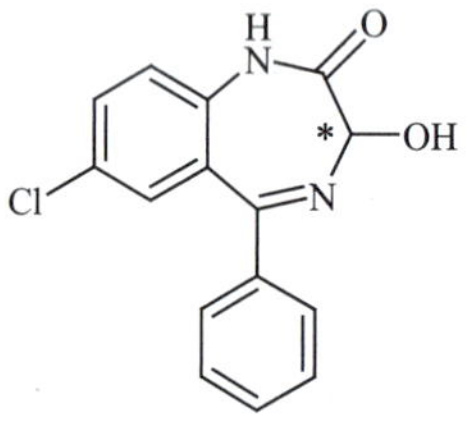

化学名为 5-苯基-3-羟基-7-氯-1,3-二氢-2*H*-1,4-苯并二氮杂䓬-2-酮，又名去甲羟安定、舒宁。

结构特征为七元亚胺内酰胺环、1 位仲胺结构、3 位羟基、7 位氯、C-3 位为手性中心。

本品为白色或类白色结晶性粉末；几乎无臭。本品在乙醇、三氯甲烷或丙酮中微溶，在乙醚中极微溶解，在水中几乎不溶。熔点为 198～202℃，熔融时同时分解。

本品 3 位具有手性碳原子，右旋体活性强于左旋体，临床应用其外消旋体。

本品在酸性溶液中加热水解，生成 2-苯甲酰基-4-氯苯胺、乙醛酸和氨，前者可发生重氮化-偶合反应，产生橙红色沉淀，放置后颜色渐变暗。

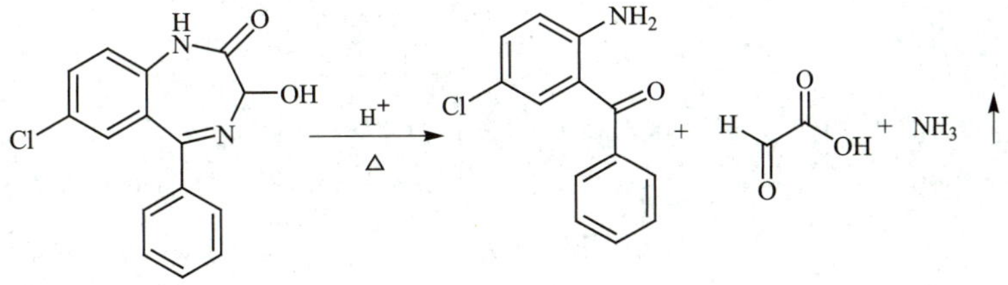

本品为地西泮的代谢产物，口服吸收较好，分子中羟基易与葡萄糖醛酸结合而失去活性，经肾脏排泄，体内蓄积小，药理作用与地西泮相似但较弱，副作用较少。

本品用于治疗焦虑症，也可用于失眠和癫痫的辅助治疗。

艾司唑仑
Estazolam

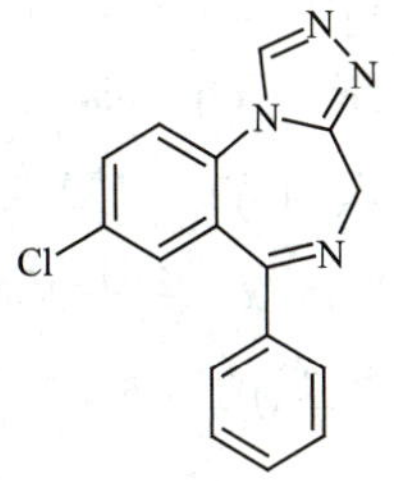

化学名为6-苯基-8-氯-4H-[1,2,4]-三氮唑[4,3-a][1,4]苯并二氮杂草，又名舒乐安定。

结构特征为苯二氮草环1,2位并三氮唑环、5,6位亚胺结构。

本品为白色或类白色的结晶性粉末；无臭。本品在三氯甲烷中易溶，在甲醇中溶解，在乙酸乙酯或乙醇中略溶，在水中几乎不溶；在醋酐中易溶。熔点为229~232℃。

本品具有亚胺结构，在室温酸性条件下，5,6位可发生水解开环，再在碱性条件下则可逆性环合，对其生物利用度无影响。

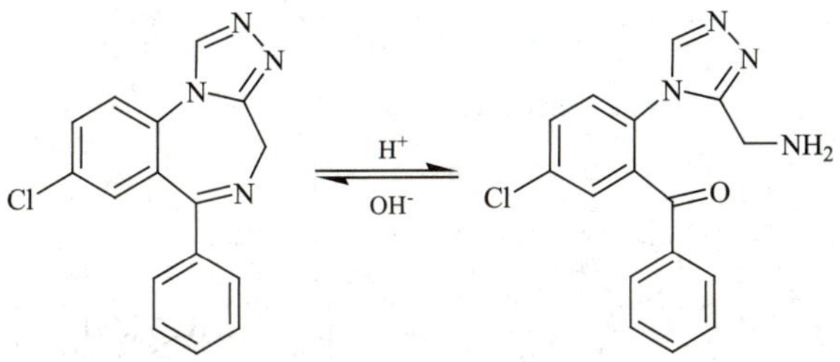

本品在稀盐酸溶液中加热煮沸，放冷后能发生重氮化-偶合反应。

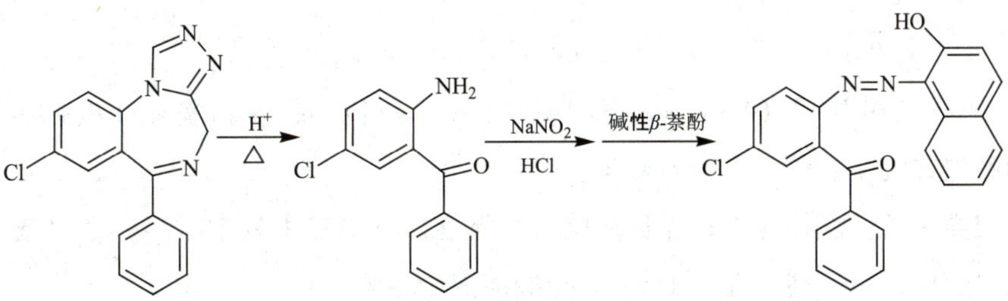

本品加稀硫酸，在紫外光灯（365nm）下检视，显天蓝色荧光。

本品作用强，用量小，毒副作用小，治疗安全范围大。用于失眠、紧张、焦虑及癫痫大发作、癫痫小发作和术前镇静等。

即学即练 5-3

答案解析

在酸性条件下加热水解，水解产物可发生重氮化-偶合反应的是（　）

A. 地西泮　　B. 奥沙西泮　　C. 艾司唑仑　　D. 替马西泮

二、非苯二氮䓬类 $GABA_A$ 受体激动剂

20 世纪 90 年代人们研制出特异性和安全性更高的新一代非苯二氮䓬结构的杂环类镇静催眠药物。该类药物的作用机制是通过选择性作用于苯二氮䓬 ω_1 受体亚型（$GABA_A$ 受体的一部分），以增加 GABA 的传递，调节氯离子通道，产生镇静催眠的作用。本类药物与苯二氮䓬类相比，选择性高，后遗效应、耐受性、药物依赖性和停药戒断症状轻微，安全范围大，滥用的可能性较小。

临床常用药物有咪唑并吡啶结构的唑吡坦（zolpidem）、吡咯酮类的佐匹克隆（zopiclone）、吡唑并嘧啶类的扎来普隆（zaleplon）。艾司佐匹克隆为佐匹克隆的 *S*-(+)-异构体，药效是佐匹克隆的 2 倍，毒性小于佐匹克隆的一半，临床用于入睡困难、夜间维持睡眠困难、早醒等不同类型的睡眠障碍。扎来普隆高选择性激动苯二氮䓬 ω_1、ω_2 受体，有明显的首关效应，生物利用度约为 30%，临床用于入睡困难的失眠症的短期治疗。

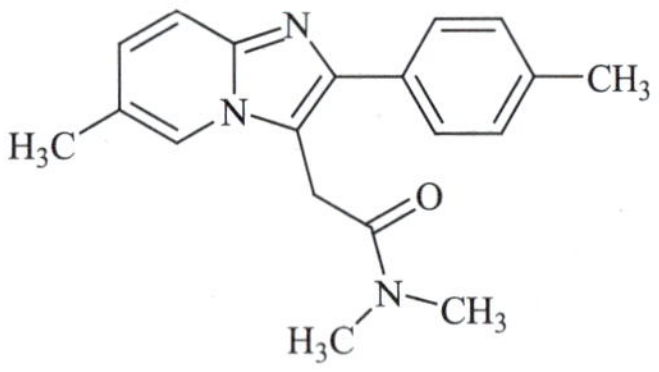

唑吡坦

佐匹克隆

扎来普隆

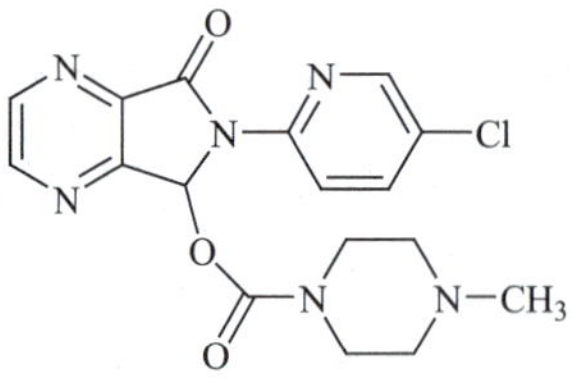

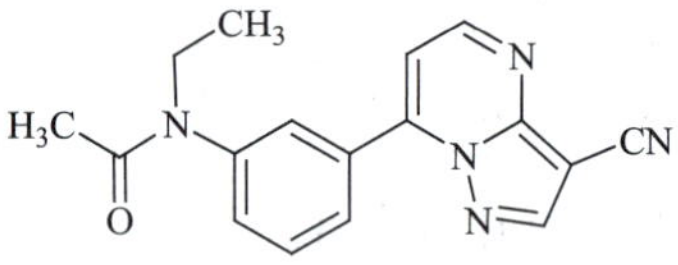

酒石酸唑吡坦
Zolpidem Tartrate

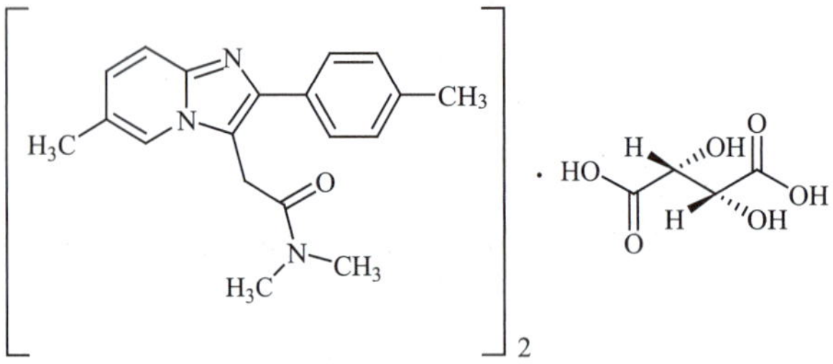

化学名为 *N*,*N*,6-三甲基-2-(4-甲基苯基)咪唑并[1,2-*a*]吡啶-3-乙酰胺-L-(+)-酒石酸盐。

结构特征为咪唑并吡啶、酰胺、酒石酸盐。

本品为白色或类白色结晶性粉末；无臭；略有引湿性。本品在甲醇中略溶，在水或乙醇中微溶，在三氯甲烷或二氯甲烷中几乎不溶；在 0.1mol/L 盐酸溶液中溶解。

本品的固体对光和热均稳定，水溶液在 pH1.5~7.4 时稳定。

本品与丙二酸和醋酐在水浴加热，显红棕色。

本品与溴化钾溶液、间苯二酚溶液、硫酸在水浴加热，显深蓝色，冷却后倾入水中，即变为红色。

本品的水溶液显酒石酸盐的鉴别反应。

本品口服吸收快，在肝脏进行首过代谢，生物利用度为70%，半衰期为2.4小时。代谢以发生氧化反应为主，发生吡啶环上甲基、苯环上甲基氧化为羧基，或者吡啶环发生羟基化反应，代谢物无药理活性，在体内无蓄积，故残余效应较小。

本品可选择性的激动苯二氮䓬ω_1受体，具有较强的镇静、催眠作用，但抗焦虑、肌肉松弛作用和抗惊厥作用较弱。本品使用剂量小，作用时间短，很少产生耐受性和成瘾性，已成为临床上主要的镇静催眠药，主要用于各种失眠症的治疗。

三、巴比妥类和其他类

20世纪60年代以前，临床主要应用巴比妥类和水合氯醛治疗失眠症。此外一些具有酰胺结构的杂环化合物及氨基甲酸酯类化合物也作为镇静催眠药，如格鲁米特、甲喹酮、甲乙哌酮、甲丙氨酯等，但现在已经很少应用。

第二节 抗癫痫药

癫痫是由于大脑局部病灶的神经元兴奋性过高，产生阵发性的异常高频放电，并向周围组织扩散，导致大脑功能短暂失调的综合征，具有反复性和突发性，需要长期治疗以减少或防止发作。癫痫表现为不同程度的运动、感觉、意识、行为和自主神经障碍等症状，按发作时的表现可分为部分性和全身性发作，进一步可分为更多的亚型。

抗癫痫药（antiepileptics）是能抑制病灶神经元异常过度放电或阻止病灶异常放电及向周围正常神经组织扩散，是可用于预防和控制癫痫发作的药物。抗癫痫药按化学结构类型分为巴比妥类、巴比妥类衍生物、苯二氮䓬类、二苯并氮杂䓬类（又称亚氨芪类）、γ-氨基丁酸类似物、脂肪羧酸类和其他类等。常见的抗癫痫药见表5-1。

表5-1 癫痫发作类型及常见治疗药物

发作类型	亚型	治疗药物
部分性发作	单纯部分性发作（局限性发作）	苯妥英钠、卡马西平、苯巴比妥、丙戊酸钠
	复杂部分性发作（精神运动性发作）	卡马西平、苯妥英钠、丙戊酸钠、扑米酮
全身性发作	失神性发作（小发作）	乙琥胺、氯硝西泮、丙戊酸钠、拉莫三嗪
	肌阵挛性发作	丙戊酸钠、氯硝西泮
	强直-阵挛性发作（大发作）	苯妥英钠、卡马西平、苯巴比妥、扑米酮、丙戊酸钠
	癫痫持续状态	地西泮、劳拉西泮、苯妥英钠、苯巴比妥

一、巴比妥类

巴比妥类药物早期为临床上经典的镇静催眠药，因其副作用较大，在镇静催眠方面的用途已日益减少，目前临床主要用于抗惊厥、抗癫痫、麻醉及麻醉前给药。

（一）基本结构及衍生物

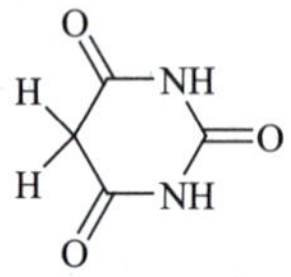

巴比妥酸 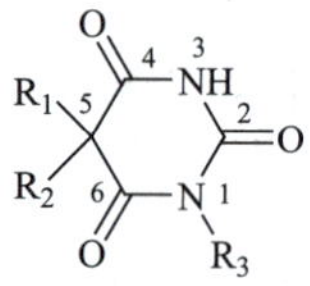　　　　巴比妥类药物基本结构

巴比妥类药物是巴比妥酸（丙二酰脲）的衍生物，巴比妥酸本身并无治疗作用，只有5位亚甲基上的两个氢原子均被烃基取代后，得到5,5-双取代衍生物才呈现活性。根据取代基不同，其作用有强弱、快慢、长短之分。按其作用时间的不同，可分为长时效（4~12小时）、中时效（2~8小时）、短时效（1~4小时）和超短时效（0.5~1小时）四种类型。常用巴比妥类药物见表5-2。

表5-2　常用巴比妥类药物

类型	药物名称及化学结构	作用特点
长时效	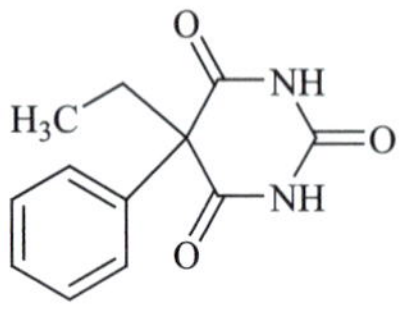 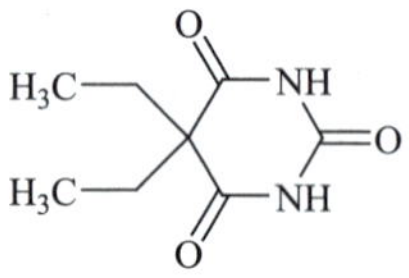 苯巴比妥 phenobarbital　　巴比妥 barbital	中枢性抑制作用随剂量而异，具有镇静、催眠、抗惊厥、抗癫痫作用
中时效	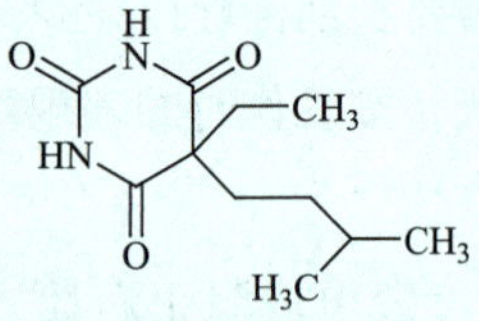 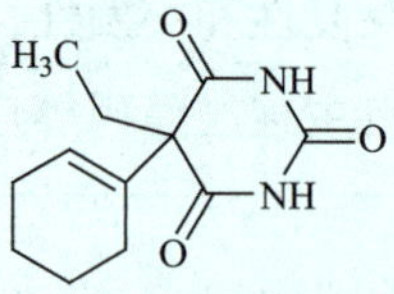 异戊巴比妥 amobarbital　　环己烯巴比妥 cyclobarbital	作用与苯巴比妥相似，但作用时间持续较短
短时效	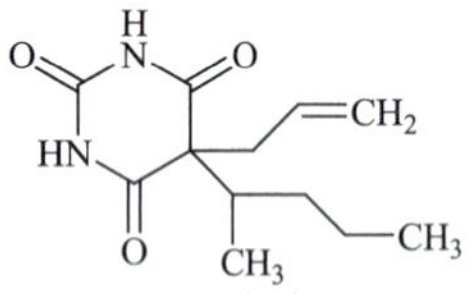 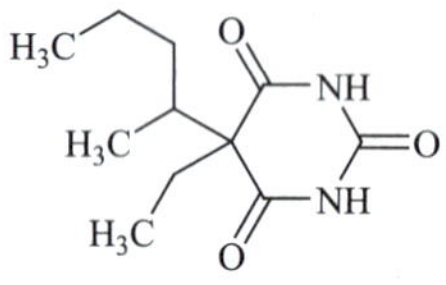 司可巴比妥 secobarbital　　戊巴比妥 pentobarbital	催眠作用与异戊巴比妥相同，作用出现快，持续时间短
超短时效	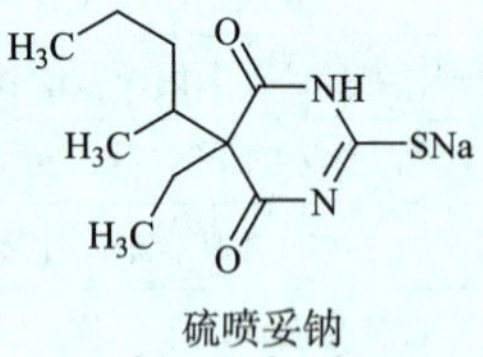 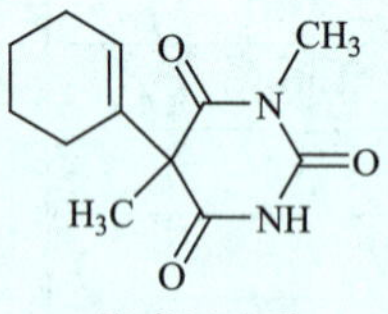 硫喷妥钠 thiopental sodium　　海索巴比妥 hexobarbital	脂溶性高，起效快，作用时间短，用于静脉麻醉

（二）理化通性 　微课1

巴比妥类药物一般为白色结晶或结晶性粉末；熔点一般在96~205℃范围内，加热多能升华；在水中不溶，在乙醇、三氯甲烷等有机溶剂中易溶。含硫巴比妥类药物，具有类似蒜的特臭味。

1. 弱酸性　巴比妥类药物结构存在互变异构现象，即丙二酰脲的内酰胺和内酰亚胺为互变异构体，形成烯醇型而显弱酸性，可溶于氢氧化钠及碳酸钠溶液中生成钠盐，钠盐可供配制注射液使用。

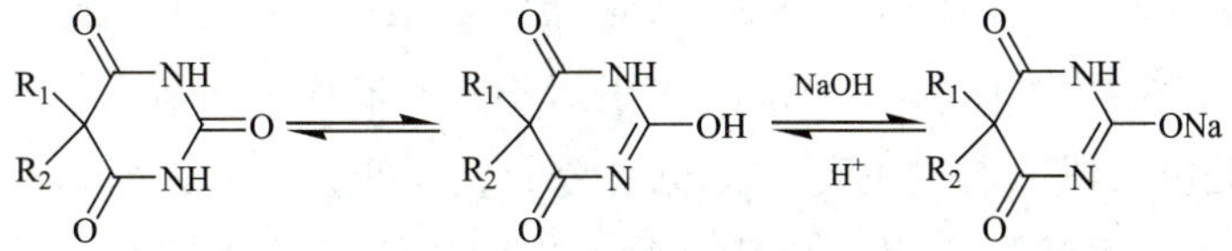

巴比妥类药物的酸性比碳酸弱（$pK_a = 6.37$），其钠盐水溶液不稳定，易吸收空气中二氧化碳而生成不溶于水的游离药物，使水溶液析出沉淀，因此其钠盐水溶液在配制或贮存时应避免与二氧化碳接触，使用中忌与酸性药物配伍使用。

2. 水解性 巴比妥类药物中的酰脲结构使其具有水解性，互变异构体分子中的内酰亚胺比酰胺更易水解，水解程度及产物与水解条件有关，随温度和 pH 的升高，水解速度加快。其钠盐水溶液显碱性，室温放置即可水解，钠盐在吸湿的情况下也能水解成无效的物质。因此巴比妥类药物钠盐注射剂须制成粉针剂，临用时配制。

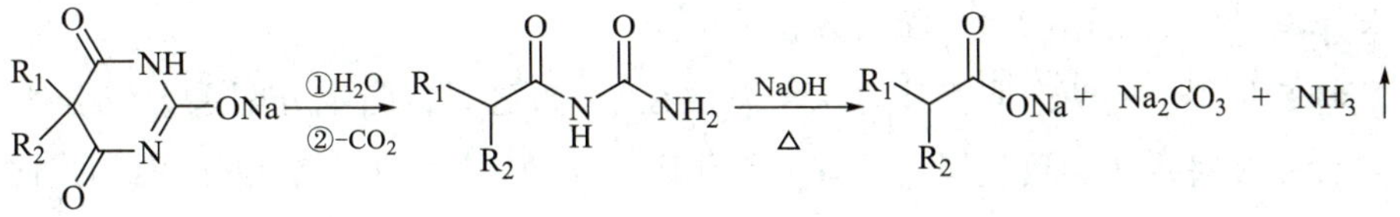

3. 银盐反应 巴比妥类药物在碳酸钠溶液中与硝酸银试液反应，首先生成可溶性的一银盐，加入过量的硝酸银试液，可生成白色不溶性的二银盐沉淀。该沉淀溶于氨试液，可供鉴别及含量测定。

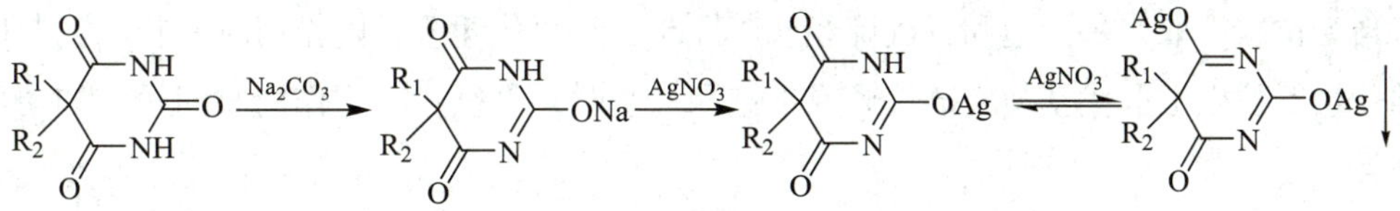

4. 与铜吡啶试液作用 巴比妥类药物含有丙二酰脲（—CONHCONHCO—）结构，可与铜吡啶试液反应显紫色或生成紫色沉淀，含硫巴比妥显绿色。故常用此法对巴比妥类药物进行鉴别及含硫巴比妥与不含硫巴比妥的区别，亦可用于药物的含量测定。

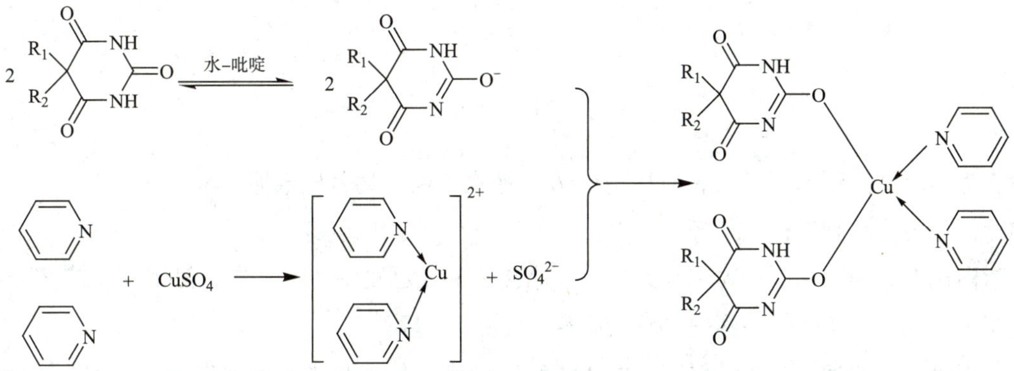

5. 紫外吸收特性 巴比妥类药物在碱性条件下电离生成具有共轭体系的结构，产生明显的紫外吸收，此性质可用于药物鉴别及含量测定。

（三）构效关系与体内代谢

巴比妥类药物属于结构非特异性的药物，其作用的强弱和快慢与药物的解离常数和脂水分配系数密切相关，作用时间与其在体内代谢难易有关。

1. 解离常数对药效的影响　未解离的药物分子较其离子型更易透过血-脑屏障发挥作用，巴比妥类药物在生理 pH7.4 时，因结构中 5,5 位或 5,5,1 位引入不同的取代基，从而使药物具有不同的解离度，透过细胞膜和通过血-脑屏障进入脑内的药物量也有差异，因此，表现为药物作用的强弱和快慢不同。从表 5-3 数据可以看出巴比妥酸与 5-苯基巴比妥酸在生理条件下，99% 以上为离子状态，不能透过细胞膜和血-脑屏障到达作用部位，故无疗效；而 5,5-双取代衍生物的酸性比巴比妥酸小得多，在生理 pH 条件下不易解离，以分子形式通过细胞膜及血-脑屏障，进入中枢神经系统发挥作用（表 5-3）。

表 5-3　几种巴比妥酸衍生物在生理 pH 时的解离状况

药物名称	巴比妥酸	5-苯基巴比妥酸	苯巴比妥	异戊巴比妥	戊巴比妥	海索巴比妥
pK_a	4.12	3.75	7.40	7.90	8.00	8.40
未解离%	0.05	0.02	50.00	75.97	79.92	90.91

2. 脂水分配系数对药效的影响　药物既能在体液中转运，又能通过细胞膜和血-脑屏障，需要具有一定的水溶性和脂溶性，通常用脂水分配系数表示。

巴比妥类药物 5 位碳上的两个取代基碳原子总数在 4~8 之间，脂水分配系数较合适，具有良好的镇静催眠作用；大于 8 时，会导致化合物具有惊厥作用或无效；2 位碳上氧原子以硫原子代替（如硫喷妥钠），则增大脂溶性，起效快，作用时间短；巴比妥类药物氮原子上引入甲基（如海索巴比妥），可降低酸性和增加脂溶性，起效快，作用时间短。

3. 药物在体内代谢难易对药物作用时间的影响　巴比妥类药物 5 位碳上取代基的氧化反应是代谢的主要途径。当 5 位碳上取代基为饱和直链烷烃或芳烃时，氧化代谢慢，则作用时间长，如苯巴比妥为长效巴比妥类；当 5 位碳上取代基为支链烷烃或不饱和烃基时，易氧化，则作用时间短，如司可巴比妥为短效巴比妥类。

（四）典型药物

苯巴比妥

Phenobarbital

化学名为 5-乙基-5-苯基-2,4,6(1H,3H,5H)-嘧啶三酮，又名鲁米那。

结构特征为丙二酰脲结构、苯环。

本品为白色有光泽的结晶性粉末；无臭。本品在乙醇或乙醚中溶解，在三氯甲烷中略溶，在水中极微溶解；在氢氧化钠或碳酸钠溶液中溶解。熔点为 174.5~178℃。

本品的内酰胺互变异构为内酰亚胺，形成烯醇式结构，其饱和水溶液显弱酸性，pK_a 为 7.40。在氢氧化钠或碳酸钠溶液中，可得到苯巴比妥钠，其钠盐水溶液 pH 为 9.5~10.5，与酸性药物接触或吸收空气中的二氧化碳，可析出苯巴比妥沉淀。

本品固体在干燥空气中较稳定，其钠盐水溶液放置易水解，生成 2-苯基丁酰脲而失去活性。为避免水解失效，苯巴比妥钠宜制成粉针剂供药用，临用前需新鲜配制。

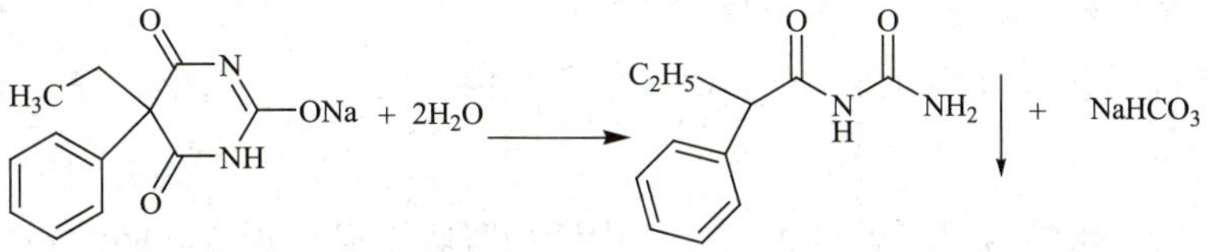

本品在碳酸钠溶液中与硝酸银试液反应，生成可溶性的一银盐，加入过量的硝酸银试液可生成不溶性的二银盐沉淀。本品与铜吡啶试液反应显紫红色。

本品分子中具有苯环，可与亚硝酸钠-硫酸试液反应，即显橙黄色，随即转为橙红色。与甲醛-硫酸试液反应，接界面产生玫瑰红色。可用于区别不含苯基的巴比妥类药物。

本品具有镇静催眠、抗惊厥和抗癫痫作用，主要副作用为用药后有头晕和困倦等后遗效应，久用可产生耐受性和依赖性，大剂量使用和静脉注射过快，可出现急性中毒以及呼吸抑制等。本品主要用于治疗焦虑、失眠（用于睡眠时间短早醒患者）、癫痫及运动障碍。是治疗癫痫大发作及局限性发作的重要药物。也可用作抗高胆红素血症药及麻醉前用药。

二、巴比妥类相关衍生物

利用生物电子等排原理，对巴比妥类结构中的部分官能团进行替换、改造、优化得到一系列药物。常用药物见表5-4。

表5-4　常见巴比妥类相关衍生物类抗癫痫病药

类别	药物名称	药物结构	结构特点及用途
氢化嘧啶二酮类	扑米酮 primidone	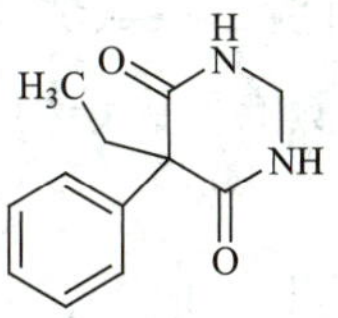	将苯巴比妥2位酮基改为亚甲基得到的C-2去氧衍生物，为苯巴比妥的前药，在体内可代谢成苯巴比妥，作用时间比苯巴比妥更长，对大发作、局限性发作和精神运动性发作有效
乙内酰脲类	苯妥英 phenytoin	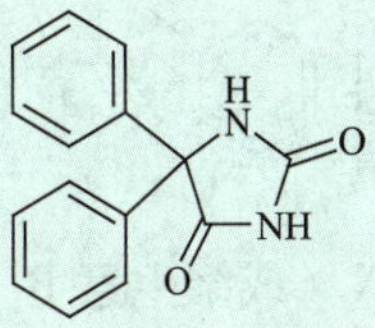	在巴比妥类的环上少一个羰基，为五元环，是治疗癫痫大发作和局限性发作的首选药
丁二酰亚胺类	乙琥胺 ethosuximide	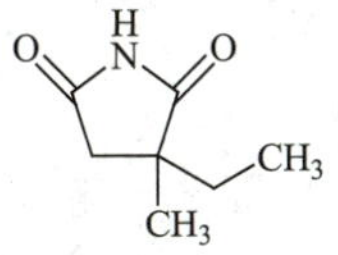	将乙内酰脲化学结构中的—NH—以其生物电子等排体—CH₂—替换得到，是治疗癫痫小发作（失神性发作）的首选药物

苯妥英钠
Phenytoin Sodium

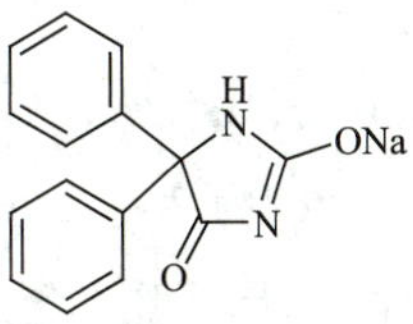

化学名为5,5-二苯基乙内酰脲钠盐，又名大伦丁钠。

结构特征为二苯基、乙内酰脲、强碱弱酸盐。

本品为白色粉末；无臭；微有引湿性。本品在水中易溶，在乙醇中溶解，在三氯甲烷或乙醚中几乎不溶。

本品为强碱弱酸盐，水溶液呈弱碱性，在空气中渐渐吸收二氧化碳或与酸性药物配伍，会析出苯妥英（pK_a约为8.3），使溶液浑浊。故本品注射剂为苯妥英钠10份与无水碳酸钠4份混合的灭菌粉末，临用前新鲜配制，且注射剂忌与酸性药物配伍。

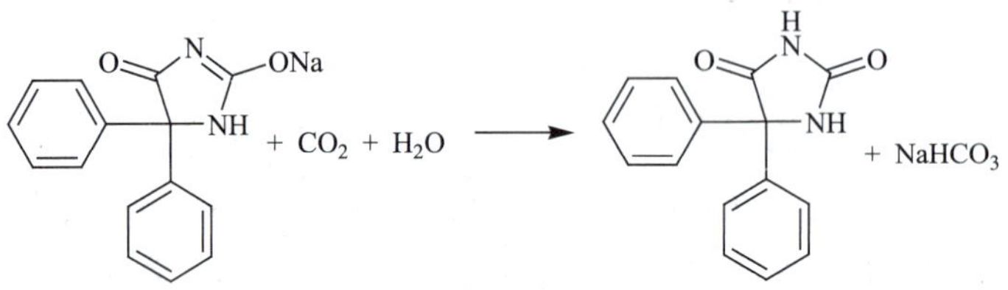

本品分子中具有乙内酰脲结构，在碱性溶液中受热易水解，可生成二苯基脲基乙酸钠，最后生成二苯基氨基乙酸钠，并释放出氨。

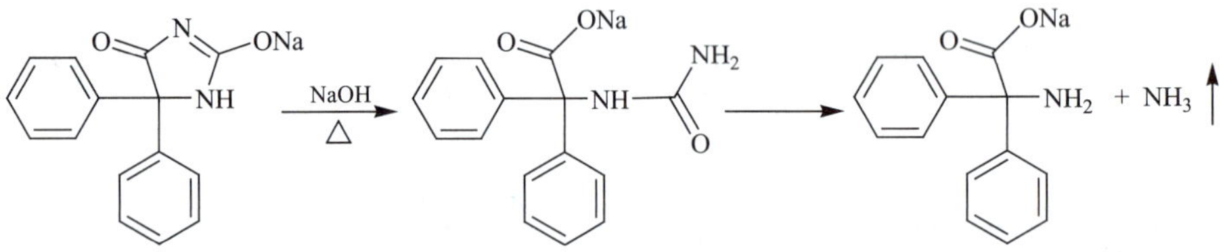

本品水溶液加二氯化汞试液，可生成白色汞盐沉淀，在氨试液中不溶。而巴比妥类药物与汞盐反应，所得沉淀溶于氨试液中，可用于区别二者。本品具有酰脲结构，与铜吡啶试液反应显蓝色。

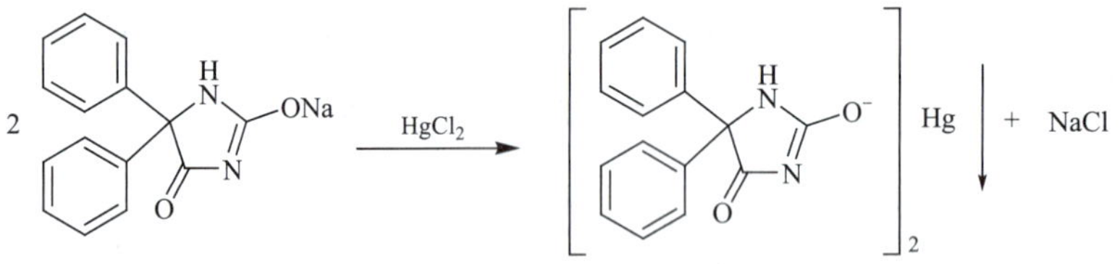

本品的合成方法：通常以苯甲醛为原料，经 KCN（或维生素 B_1）催化生成2-羟基二苯乙酮，经硝酸（或冰醋酸、三氯化铁）氧化生成二苯乙二酮，再与尿素碱性条件下环合，生成苯妥英钠。

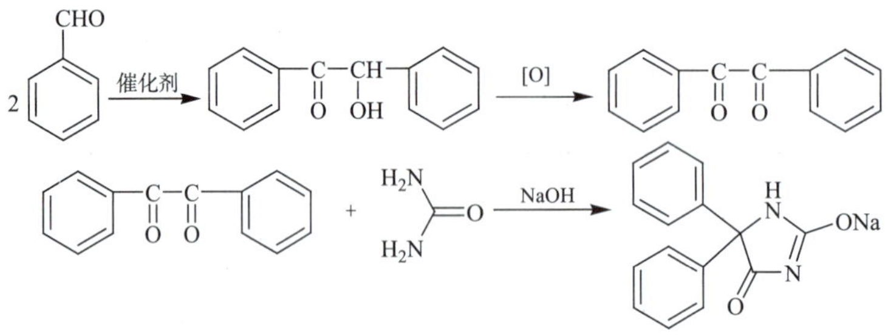

本品的治疗指数较低，有效血药浓度为 10~20mg/L，血药浓度超过 20mg/L 易产生毒性反应。血药浓度在不同浓度范围内，其半衰期差异较大（$t_{1/2}$ 为 7~42 小时）；其次羟化代谢能力受遗传因素影响，个体差异大；不同厂家制剂生物利用度差别也很大，需注意剂量个体化。因此，使用时需进行血药浓度的监测，以决定患者的每日给药次数和用量。

本品主要在肝脏中代谢，生成无活性的 5-（4-羟基苯基）-5-苯基乙内酰脲，与葡萄糖醛酸结合排出体外。约有 20% 以原形排出，在碱化的尿液中排泄较快。本品是肝药酶的强诱导剂，可使合并应用的一些药物的代谢加快，血药浓度降低。本品具有"饱和代谢动力学"特点，如果用量过大或短时间内反复使用，可使代谢酶饱和，代谢减慢，易产生毒性反应。

本品具有抗癫痫和抗心律失常作用，是癫痫大发作和局限性发作的首选药，对小发作无效；也可用于三叉神经痛及某些室性心律失常。

 实例分析 5-1

实例　某同学进行苯妥英钠的合成试验，将合成得到的苯妥英钠放置在烘箱内 50℃ 烘干，在下一次的实验课中，该同学对其产品进行鉴定：取苯妥英钠约 0.1g，加入 10ml 纯化水，按溶解度测定法进行操作，仍然有部分物质无法溶解，根据苯妥英钠的性质描述：本品易溶于水。按药品标准关于"易溶"的定义系指溶质 1g 能在溶剂 1～不到 10ml 中溶解。为何该同学的苯妥英钠 0.1g 在 10ml 纯化水中不能完全溶解？

问题　1. 分析苯妥英钠有不溶物存在，是什么原因造成？
　　　　2. 如何避免这种情况发生？

答案解析

三、二苯并氮杂䓬类

二苯并氮杂䓬类又称为亚胺芪类，主要用于治疗其他药物难以控制的成年人的多种发作，常见药物有卡马西平（carbamazepine）、奥卡西平（oxcarbazepine），奥卡西平是在卡马西平的 10 位引入羰基，是一前药，作用与卡马西平相似，具有很强的抗癫痫活性。奥卡西平缺少氧化代谢，不会产生引起卡马西平不良反应的 10,11-环氧化物，所以具有耐受性好、不良反应低、毒性小的优点。

卡马西平　　　　　　奥卡西平

卡马西平
Carbamazepine

化学名为 5H-二苯并[b,f]氮杂䓬-5-甲酰胺，又名酰胺咪嗪。

结构特征为二苯并氮杂䓬环、通过烯键连成共轭体系、酰胺（尿素结构）。

本品为白色或类白色的结晶性粉末；几乎无臭。本品在三氯甲烷中易溶，在乙醇中略溶，在水或乙醚中几乎不溶。熔点为 189～193℃。

本品在干燥状态和室温下较稳定。片剂在潮湿的环境中可生成二水合物，导致片剂表面硬化，使本品的溶解和吸收困难，药效下降至原来的1/3。

本品长时间光照，可发生聚合和氧化反应，生成橙色物，部分生成二聚体或10,11-环氧化合物，故需遮光、密封保存。

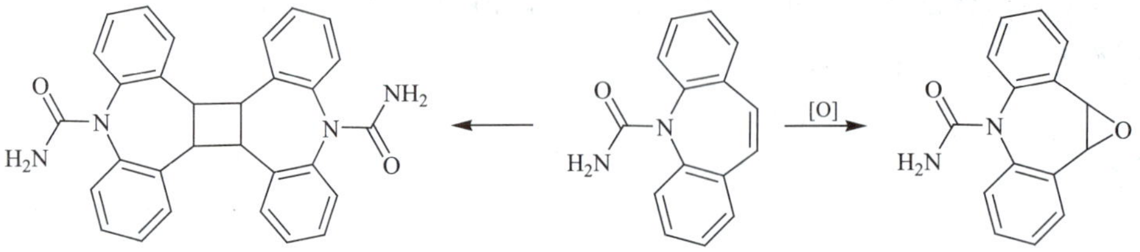

本品加入硝酸后，水浴加热显橙红色。

本品水溶性差，口服吸收较慢且不规则。本品在肝脏中经肝药酶CYP3A4代谢，其代谢物为10,11-环氧卡马西平，仍具有活性，进一步生成10,11-二羟基代谢物，与葡萄糖醛酸结合经肾脏排出体外。本品为肝药酶诱导剂，能增强自身及其他药物的代谢速率，与在CYP3A4代谢的药物发生相互作用，可影响苯妥英钠、乙琥胺、丙戊酸钠等药物的代谢速率。

本品临床用于治疗癫痫大发作和综合性局灶性发作，是单纯及复杂部分性发作的首选药，对失神性发作和肌阵挛性发作无效。还可用于三叉神经痛和神经源性尿崩症。

四、脂肪羧酸类

丙戊酸钠
Sodium Valproate

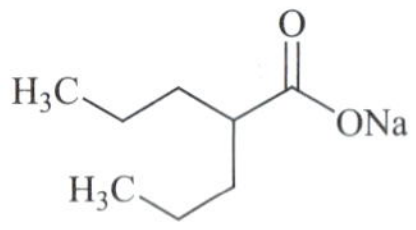

化学名为2-丙基戊酸钠。

结构特征为脂肪酸盐，如取消分支丙基，直链脂肪酸作用减弱。

本品为白色结晶性粉末或颗粒；具有强吸湿性。本品在水中极易溶解，在甲醇或乙醇中易溶，在丙酮中几乎不溶。

本品加入醋酸氧铀试液与罗丹明的饱和苯溶液，苯溶液层会显粉红色，在紫外灯下，显橙色荧光。

本品为广谱抗癫痫药，是大发作合并小发作时的首选药物，多用于对其他抗癫痫药无效的各种癫痫。

五、γ-氨基丁酸类似物

该类药物为γ-氨基丁酸（GABA）的类似物、衍生物，或是GABA氨基转移酶抑制剂，代表药物见表5-5。

表5-5　γ-氨基丁酸类似物抗癫痫药

药物名称	药物结构	作用特点及用途
普洛加胺 progabide		为拟 GABA 药，是 γ-氨基丁酸的前药，结构中的二苯甲叉基为载体，可增加 γ-氨基丁酰胺的亲脂性，便于药物透过血-脑屏障发挥作用，本品在体内经代谢后，产生具有活性的 GABA
氨己烯酸 vigabatrin		为 GABA 氨基转移酶抑制剂，耐受性好，用于治疗部分性癫痫发作，也可与其他抗癫痫药合用治疗顽固性癫痫发作，是治疗严重癫痫患儿有效而安全的一种抗癫痫药
加巴喷丁 gabapentin		GABA 是哺乳动物中枢神经系统的抑制性递质，通过和 GABA 受体作用降低脑部的兴奋性。加巴喷丁是人工合成的环状氨基酸，结构与 GABA 相近，具有较高的脂溶性，能透过血-脑屏障，对部分性癫痫发作和继发全身强直阵挛性癫痫发作有效

六、其他类

近年来人们还发现一些具有新结构类型的抗癫痫药物，见表5-6。

表5-6　其他类抗癫痫药

药物名称	药物结构	结构、作用特点及用途
唑尼沙胺 zonisamide		为磺酰胺类药物，可抑制脑内异常放电，毒性低，反复用药无蓄积性，主要控制大发作
托吡酯 topiramate		为 1995 年上市的新型广谱抗癫痫药，结构属吡喃果糖衍生物。本品可抑制电压依赖性 Na^+ 通道，提高 GABA 激活 $GABA_A$ 受体的频率，诱导 Cl^- 内流；减少谷氨酸释放。对抗癫痫药物难以控制的、经常发作的部分癫痫特别有效
拉莫三嗪 lamotrigine		为苯基三嗪类化合物，对局部和全身发作有效。通过抑制脑内谷氨酸和天门冬氨酸的过量释放，产生抗癫痫作用

第三节　抗精神失常药

PPT

精神失常（psychiatric disorders）是由于多种原因引起的认知、情感、意志、行为等精神活动障碍的一类疾病。抗精神失常药根据药物的主要适应证，可分为抗精神病药、抗躁狂药、抗抑郁药和抗焦虑药。抗焦虑症常以苯二氮䓬类为首选，本节主要介绍抗精神病药和抗抑郁药。

一、抗精神病药

抗精神病药（antipsychotic drugs）可在不影响意识清醒的条件下，控制兴奋、躁动、妄想和幻觉等症状。抗精神病药主要治疗精神分裂症，故又称抗精神分裂症药、强安定药。

（一）概述

抗精神病药按照作用机制分为经典的抗精神病药和非经典的抗精神病药。经典抗精神病药是多巴胺（DA）受体阻断剂，能阻断中脑-边缘系统及中脑-皮质系统的多巴胺受体，发挥抗精神病作用，但同时可引起锥体外系的不良反应。非经典的抗精神病药对 5-羟色胺受体和 DA 受体呈现双重阻断作用，锥体外系不良反应较轻。抗精神病药按化学结构分为吩噻嗪类、硫杂蒽类、丁酰苯类、苯甲酰胺类、二苯并氮䓬类及其他类。

 知识链接

锥体外系反应

锥体外系是人体运动系统的组成部分，其主要功能是调节肌张力、肌肉的协调运动与平衡。这种调节功能有赖于其调节中枢的神经递质多巴胺和乙酰胆碱的动态平衡，当多巴胺减少或乙酰胆碱相对增多时，则可出现胆碱能神经亢进的症状，出现肌张力增高、面容呆板、动作迟缓、肌肉震颤、流涎等综合征；急性肌张力障碍，出现强迫性张口、伸舌、斜颈、呼吸运动障碍及吞咽困难；静坐不能，出现坐立不安、反复徘徊；迟发性运动障碍，出现口-舌-颊三联征，如吸吮、舔舌、咀嚼等。

1. 吩噻嗪类 本类药物是在研究抗组胺药异丙嗪（promethazine）的构效关系时，发现将 10 位侧链异丙基用直链的丙基替代，抗组胺作用减弱，而产生抗精神病作用；再将 2 位以氯取代，抗组胺作用消失，抗精神病作用增强，得到第一个抗精神病药氯丙嗪（chlorpromazine），并以此为先导化合物，人们进行大量结构改造研究，得到了一系列的吩噻嗪类药物（表 5-7）。

异丙嗪

吩噻嗪类药物的基本结构

表 5-7 吩噻嗪类药物

药物名称	R	X	作用特点
氯丙嗪 chlorpromazine	—$CH_2CH_2CH_2N(CH_3)_2$	—Cl	具有较强的安定作用，副作用较大，治疗精神分裂症和躁狂症
乙酰丙嗪 acepromazine	—$CH_2CH_2CH_2N(CH_3)_2$	—$COCH_3$	作用弱于氯丙嗪，但毒性较低
三氟丙嗪 triflupromazine	—$CH_2CH_2CH_2N(CH_3)_2$	—CF_3	作用为氯丙嗪的 4 倍

续表

药物名称	R	X	作用特点
硫利达嗪 thioridazine	—(CH₂)₂ (piperidine ring with N-CH₃)	—SCH₃	作用强于氯丙嗪，锥体外系副作用减轻
奋乃静 perphenazine	—CH₂CH₂CH₂—N(piperazine)N—CH₂CH₂OH	—Cl	抗精神病作用比氯丙嗪强 6～8 倍
氟奋乃静 fluphenazine	—CH₂CH₂CH₂—N(piperazine)N—CH₂CH₂OH	—CF₃	作用强于奋乃静，且更持久
三氟拉嗪 trifluoperazine	—CH₂CH₂CH₂—N(piperazine)N—CH₃	—CF₃	作用强于氯丙嗪，作用快而持久
氟奋乃静庚酸酯 fluphenazine enanthate	—CH₂CH₂CH₂—N(piperazine)N—CH₂CH₂OCOC₆H₁₃	—CF₃	前体药物，作用强于氯丙嗪，可制成肌内注射的长效制剂，作用时间长达 1～2 周
癸氟奋乃静 fluphenazine decanoate	—CH₂CH₂CH₂—N(piperazine)N—CH₂CH₂OCOC₉H₁₉	—CF₃	前体药物，作用强于氯丙嗪，可制成肌内注射的长效制剂，作用时间长达 2～4 周

在结构改造中发现，吩噻嗪环上 2 位的氯原子是活性必需原子，可用其他吸电子基团取代，活性强弱顺序为—CF₃ ＞—Cl ＞—COCH₃，如 2 位用—SO₂N（CH₃）₂或含 S 取代基取代，镇静作用增强，副作用减轻。吩噻嗪环 10 位侧链为三个碳原子直链与具有叔胺的碱性基团相连，其中含碱性杂环如哌嗪的侧链作用最强，侧链改变会影响药物的脂水分配系数，侧链缩短或延长或出现分支，导致药效减弱或消失；将侧链含有羟基的药物与长链脂肪酸成酯，增加药物脂溶性，肌内注射后逐渐被吸收，再缓慢水解释放出原药，是可延长药物作用时间的前药，作为长效的抗精神病药，特别适用于需长时期治疗且服药不合作的患者。

即学即练 5-4

抗精神病药氯丙嗪、乙酰丙嗪、三氟丙嗪、氟奋乃静的作用强弱顺序是（ ）

A. 氯丙嗪 ＜乙酰丙嗪 ＜三氟丙嗪 ＜氟奋乃静
B. 乙酰丙嗪 ＜氯丙嗪 ＜三氟丙嗪 ＜氟奋乃静
C. 三氟丙嗪 ＜乙酰丙嗪 ＜氯丙嗪 ＜氟奋乃静
D. 三氟丙嗪 ＜氟奋乃静 ＜氯丙嗪 ＜乙酰丙嗪

答案解析

2. 硫杂蒽类（噻吨类） 硫杂蒽类是将吩噻嗪环 10 位上的氮原子替换成碳原子，并通过双键与侧链相连的衍生物（表 5-8），本类药物 10 位因双键存在，因此药物分子存在顺式与反式异构体，侧链与 2 位取代基在同侧为顺式，反之则为反式，本类药物一般顺式异构体活性大于反式异构体，可能是顺式异构体这种优势构象与多巴胺的优势构象部分重叠，有利于药物分子更好的与多巴胺受体结合。

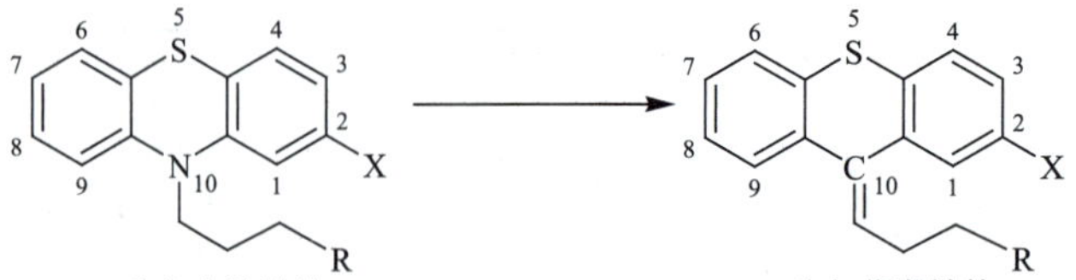

吩噻嗪类结构 → 硫杂蒽类结构

表 5-8　硫杂蒽类药物

名称	X	R	作用特点
氯普噻吨 chlorprothixene	—Cl	—N(CH$_3$)$_2$	作用及机制类似氯丙嗪，对精神分裂症和神经官能症疗效较好，作用比氯丙嗪强，毒性较小，药用品为顺式异构体
珠氯噻醇 zuclopenthixol	—Cl	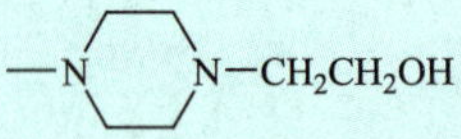 —N⌒N—CH$_2$CH$_2$OH	活性强，适用于焦虑和幻觉症状的精神病、妄想狂-幻觉型精神分裂症、青春期痴呆、躁狂及焦虑周期性精神病
氟哌噻吨 flupenthixol	—CF$_3$	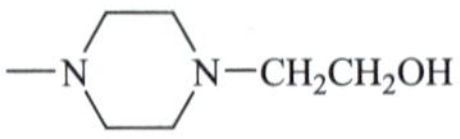 —N⌒N—CH$_2$CH$_2$OH	阻断多巴胺 D$_2$ 受体，具有较强的抗精神病作用，同时还具有抗焦虑及抗抑郁作用，活性比珠氯噻醇强

3. 丁酰苯类　在对哌替啶结构改造过程中发现了丁酰苯类，除镇痛作用外，还具类似氯丙嗪样作用，该类药物较吩噻嗪类抗精神病作用强，氟哌啶醇是最早应用于临床的丁酰苯类药物，对各种精神病、躁狂症和焦虑性神经官能症有效，也可用于顽固性呃逆和呕吐。对氟哌啶醇进行结构改造，得到了丁酰苯类等其他抗精神病药（表 5-9）。

表 5-9　丁酰苯类抗精神病药物

药物名称	药物结构	作用特点
氟哌啶醇 haloperidol	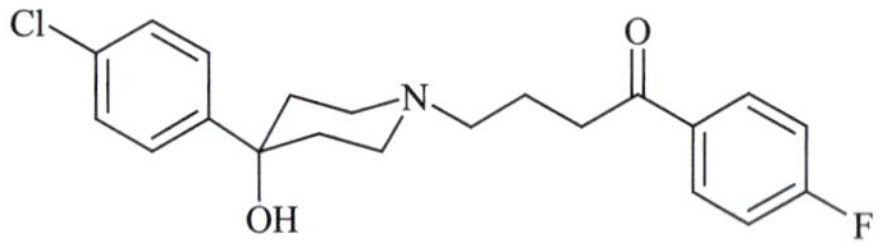	药理作用及机制类似氯丙嗪，锥体外系反应强
三氟哌多 trifluperidol	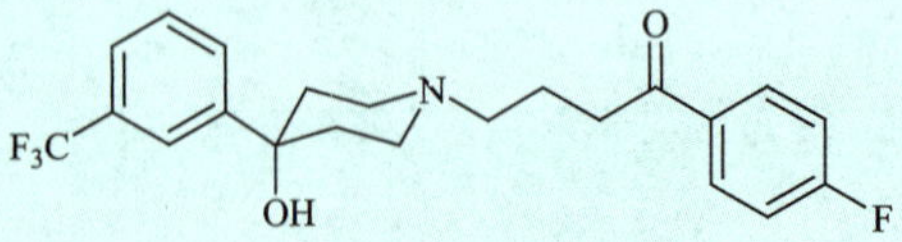	药理作用同氟哌啶醇，但作用快而强
氟哌利多 droperidol	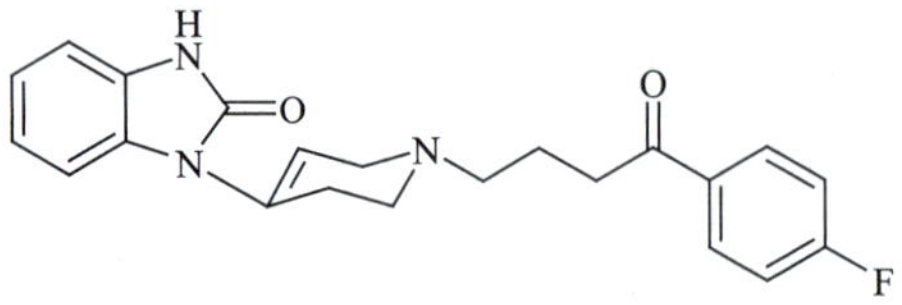	药理作用同氟哌啶醇，体内代谢快，作用维持时间短

通过对丁酰苯类抗精神病药物的结构改造，用 4-氟苯甲基取代丁酰苯部分的羰基，发现了二苯丁基哌啶类，该类药物为多巴胺受体拮抗剂，也是钙离子通道阻滞剂，共同特点是作用时间长，为长效抗精神病药物，对急性、慢性、阳性和阴性症状精神分裂症均有效。常见药物有五氟利多（penfluridol）、氟司必林（fluspirilene）等。

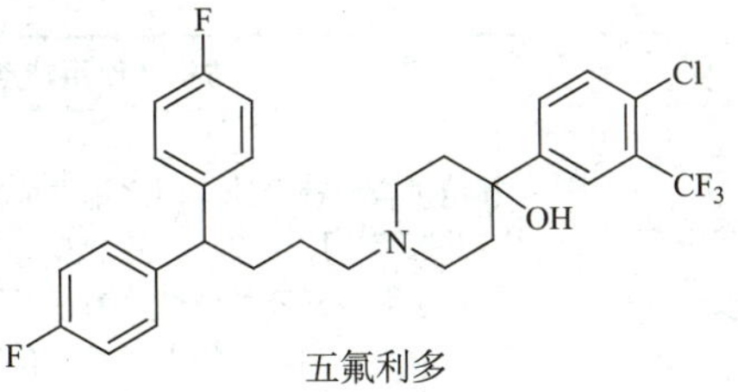

五氟利多 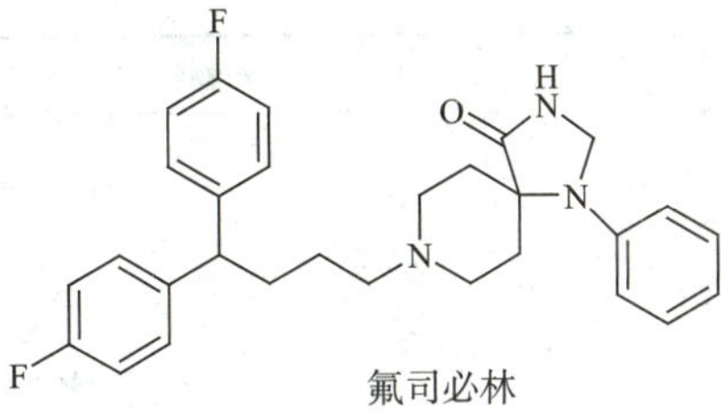　　　　　　　　　氟司必林

4. 苯甲酰胺类　　本类药物是在对局部麻醉药物普鲁卡因结构改造中发现的一类抗精神病药物（表5-10），可选择性地阻断多巴胺受体，具有作用强而副作用小的优点，用于精神分裂症和顽固性呕吐的对症治疗。

表 5-10　苯甲酰胺类抗精神病药物

药物名称	药物结构	作用特点
舒必利 sulpiride	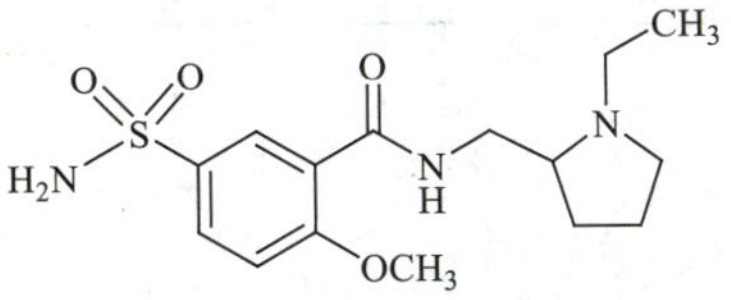	具有与氯丙嗪相似的抗精神病作用，有很强的中枢止吐作用，S-(−)-异构体具有活性，临床用其外消旋体
奈莫必利 nemonapride	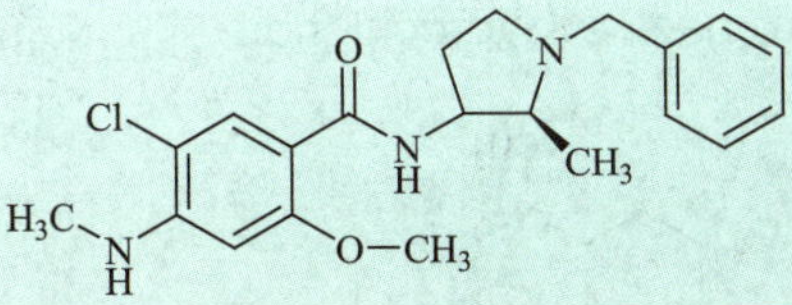	具有较强的抗精神病作用，其作用与氟哌啶醇相似，比氯丙嗪作用强

5. 二苯并氮䓬类及其他类　　在精神病治疗药物研究中，通过对吩噻嗪类药物中的吩噻嗪环利用生物电子等排原理进行结构改造，得到氯氮平（clozapine），其特异性地作用于中脑皮层的多巴胺神经元，产生较好的抗精神病作用，同时其与经典的抗精神病药相比，具有锥体外系反应及迟发性运动障碍等副作用较轻的特点，说明抗精神病作用与锥体外系副作用是能够分开的，从而开启了非经典的抗精神病药发展的新方向。通过对氯氮平的结构改造得了氯噻平（clothiapine）等一系列二苯并氮䓬类抗精神病药，其他非经典的抗精神病药还有利培酮（risperidone）、奥氮平（olanzapine）等。本类药物对5-HT$_2$及DA$_2$受体具有双重阻断作用，在治疗剂量下，没有或较少有经典的抗精神病药的锥体外系反应和迟发性运动障碍等副作用，被称为第二代抗精神病药（表5-11）。

表 5-11　非典型的抗精神病药物

药物名称	药物结构	结构及作用特点
氯氮平 clozapine	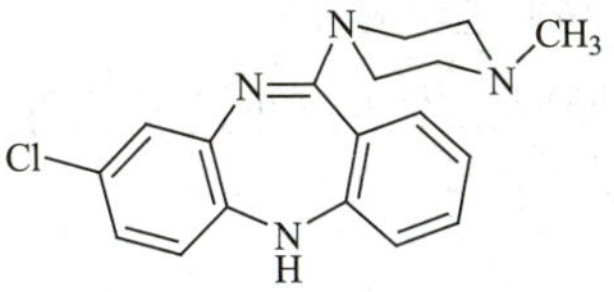	将吩噻嗪分子中硫原子以甲亚氨基取代得到的二苯并二氮䓬类药物，其锥体外系反应副作用较轻
氯噻平 clothiapine	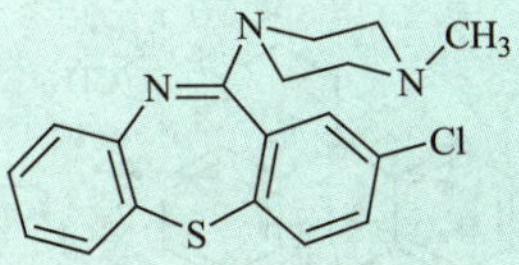	将氯氮平5位的—NH—以生物电子等排体—S—取代得到的二苯并硫氮杂䓬类药物，有较好的抗幻觉、妄想和抗兴奋躁动作用

续表

药物名称	药物结构	结构及作用特点
利培酮 risperidone		利用拼合原理设计成的多靶点抗精神病药,具有哌啶并嘧啶酮、1,2-苯并异噁唑结构,高选择性5-HT$_2$/DA$_2$受体平衡拮抗剂,疗效高,锥体外系不良反应少,利培酮的半衰期只有3小时,但其主要活性代谢物帕利哌酮的半衰期长达24小时,所以利培酮的作用时间较长
奥氮平 olanzapine		将氯氮平分子中的苯核用甲基噻吩取代得到的噻吩并苯二氮䓬类似物,是氯氮平的生物电子等排体,几乎没有锥体外系反应

(二)典型药物

盐酸氯丙嗪
Chlorpromazine Hydrochloride

化学名为 *N,N*-二甲基-2-氯-10*H*-吩噻嗪-10-丙胺盐酸盐,又名冬眠灵。

结构特征为吩噻嗪环、叔胺、强酸弱碱盐。

本品为白色或乳白色结晶性粉末;有微臭;有引湿性;遇光渐变色。本品在水、乙醇或三氯甲烷中易溶,在乙醚或苯中不溶。熔点为 194~198℃。

本品的水溶液呈酸性反应,遇碱可析出游离氯丙嗪沉淀,故本品不能与碱性药物配伍使用。

本品具有吩噻嗪环结构,易被氧化,最初氧化物一般为醌式化合物。本品在空气或日光中放置,逐渐变为红棕色,pH、日光及重金属离子加速其氧化变质。为防止其氧化变色,本品注射液在生产中注射用水应用惰性气体饱和,安瓿中充入惰性气体,调节 pH 为 3.0~5.0,加入氢醌、连二亚硫酸钠、亚硫酸氢钠或维生素 C 等抗氧剂,控制灭菌温度与时间,遮光贮存。

在临床使用时,部分病人用药后,在强烈日光照射下发生严重的光化毒过敏反应。在服药期间尽量减少户外活动,要避免日光的照射。

本品的水溶液遇氧化剂时氧化变色。本品加硝酸后可能形成自由基或醌式结构而显红色,渐变淡黄色;与三氯化铁试液作用,显稳定的红色。

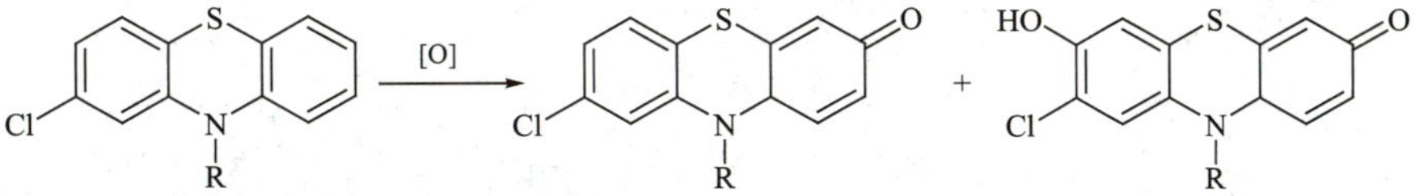

本品临床用于治疗精神分裂症和躁狂症，大剂量时可用于镇吐、强化麻醉及人工冬眠。主要副作用有口干、视物不清、上腹部不适、乏力、嗜睡、便秘等。本品对肝功能有一定影响，为多巴胺受体拮抗剂，长期应用可引起锥体外系反应。

氟哌啶醇
Haloperidol

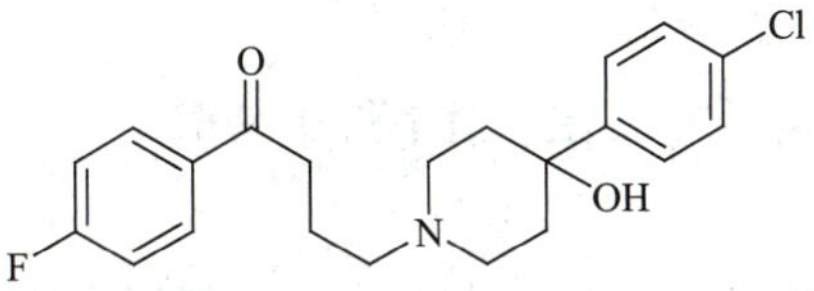

化学名为 1-(4-氟苯基)-4-[4-(4-氯苯基)-4-羟基-1-哌啶基]-1-丁酮。

结构特征为丁酰苯基、哌啶基、氯取代苯基、氟取代基。

本品为白色或类白色的结晶性粉末；无臭。本品在三氯甲烷中溶解，在乙醇中略溶，在乙醚中微溶，在水中几乎不溶。熔点为 149～153℃。

本品在室温避光条件下稳定，可贮存五年，受光照射，颜色加深。在105℃干燥时，发生部分降解，降解产物可能是哌啶环上的脱水产物。

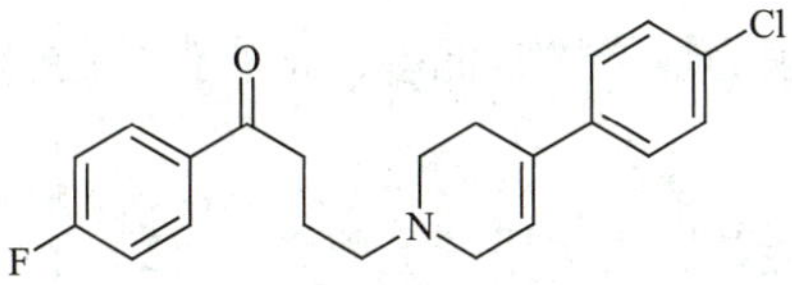

氟哌啶醇脱水物

本品的片剂处方中如有乳糖，氟哌啶醇可与乳糖中的杂质 5-羟甲基-2-糠醛发生加成反应，影响片剂的稳定性，应避免使用乳糖。

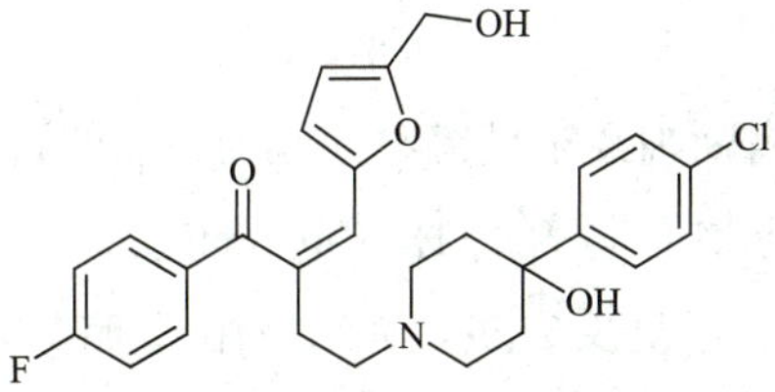

氟哌啶醇与5-羟甲基-2-糠醛的加成产物

本品为含氟有机化合物，遇强氧化剂如三氧化铬的饱和硫酸溶液，微热，即产生氟化氢，能腐蚀玻璃表面，造成硫酸溶液流动不滑畅而类似油垢，不能再均匀涂于管壁。

本品的药理作用类似于吩噻嗪类抗精神病药，副作用以锥体外系反应最常见。临床用于治疗精神分裂症、躁狂症。

氯氮平

Clozapine

化学名为8-氯-11-(4-甲基-1-哌嗪基)-5H-二苯并[b,e][1,4]二氮杂草，又名氯扎平。

结构特征为二苯并二氮杂草结构、哌嗪环。

本品为淡黄色结晶性粉末；无臭。本品在三氯甲烷中易溶，在乙醇中溶解，在水中几乎不溶。熔点为181~185℃。

本品加等量的碳酸钠灼烧，可以使1%1,2-萘醌-4-磺酸钠溶液润湿的试纸显紫蓝色。

本品能抑制多巴胺与D_1、D_2受体结合，并有拮抗$5-HT_{2A}$受体的作用，对精神分裂症的阳性与阴性症状有较好的疗效，与经典的抗精神病药比较，该药对多巴胺D_2受体的阻断作用较弱，故锥体外系反应轻，适用于难治性的精神分裂症。本品的代谢物具有一定的毒性，其典型副作用是粒细胞缺乏症，使用本品应监测白细胞的数量，因此该药不作为此类症状治疗的首选药。

二、抗抑郁药

抑郁症属情感性精神障碍，表现为情绪异常低落，常有强烈的自杀倾向，并有自主神经或躯体性伴随症状。

抑郁症的发病机制一般认为可能与脑内去甲肾上腺素（NA）和5-羟色胺（5-HT）浓度降低有关，因此现有抗抑郁药按作用机制可分为去甲肾上腺素再摄取抑制剂、去甲肾上腺素和5-羟色胺再摄取抑制剂、选择性5-羟色胺再摄取抑制剂（SSRIs）、单胺氧化酶抑制剂（MAOI）、单胺受体拮抗剂和其他类。

（一）去甲肾上腺素再摄取抑制剂

去甲肾上腺素再摄取抑制剂能阻断神经末梢突触前膜对NA的再摄取，增加突触间隙内单胺类递质的浓度而发挥抗抑郁作用。常见药物有马普替林（maprotiline）、安非他酮（bupropion）、瑞波西汀（reboxetine）等，这些药物选择性差，不良反应多，临床应用日渐减少。

马普替林　　　　　　　　安非他酮　　　　　　　　瑞波西汀

（二）去甲肾上腺素和5-羟色胺再摄取抑制剂

本类药物具有阻断神经末梢突触前膜对NA和5-HT的再摄取，增加突触间隙内5-羟色胺与NA的

　　浓度而发挥抗抑郁作用，本类药物多属于三环类化合物。

　　丙米嗪（imipramine）是最早用于治疗抑郁症的三环类药物，通过对丙米嗪进行结构改造，得到其他的三环类抗抑郁药如阿米替林（amitriptyline）、氯米帕明（clomipramine）、地昔帕明（desipramine）、多塞平（doxepin）等，本类药物是吩噻嗪类分子中的—S—被生物电子等排体—CH_2CH_2—或—CH＝CH—取代的衍生物。

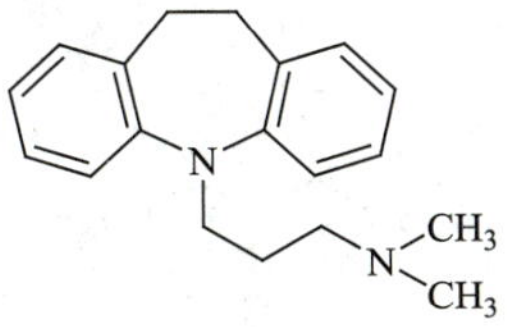

丙米嗪 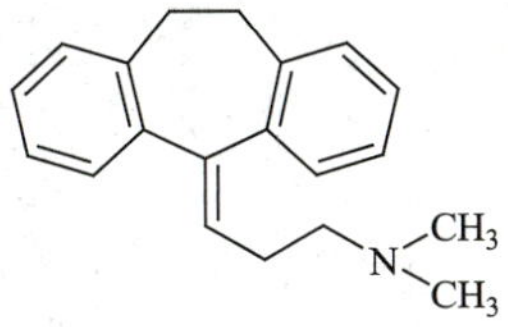　　　　　　　　阿米替林 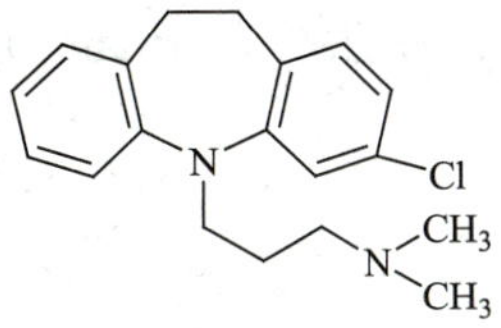　　　　　　　　氯米帕明

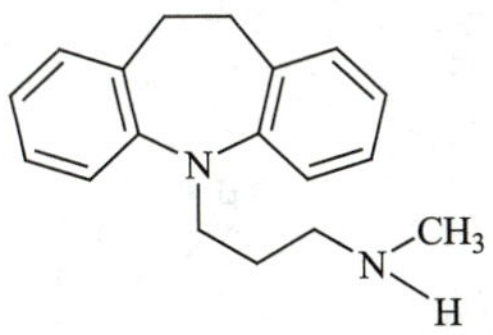

地昔帕明 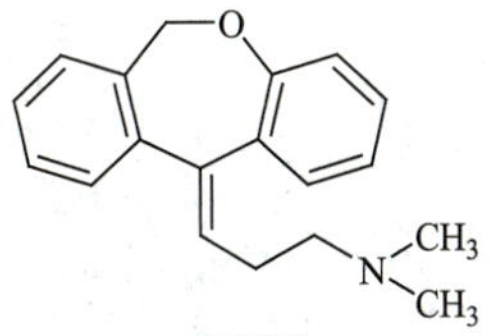　　　　　　　　　　　　多塞平

　　文拉法辛（venlafaxine）小剂量抑制 5–HT 的再摄取，大剂量对 5–HT 和 NA 的再摄取都有抑制，它的代谢产物 O–去甲基文拉法辛也有双重抑制 5–HT 和 NA 再摄取的活性。度洛西汀（duloxetine）是一个强效的选择性 5–HT 和 NA 再摄取抑制剂，具有安全性好、起效快和治愈率高的特点，用于治疗各种抑郁，药用其右旋体。

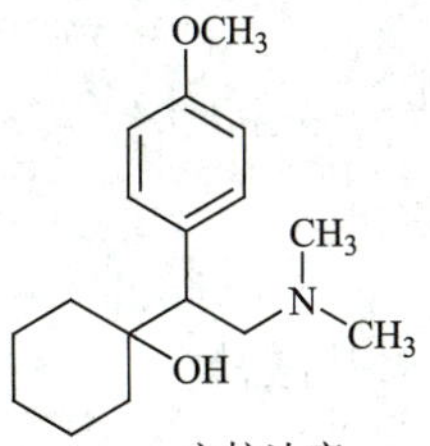

文拉法辛 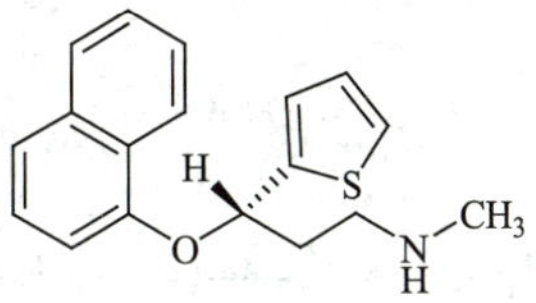　　　　　　　　　　　　度洛西汀

盐酸丙米嗪
Imipramine Hydrochloride

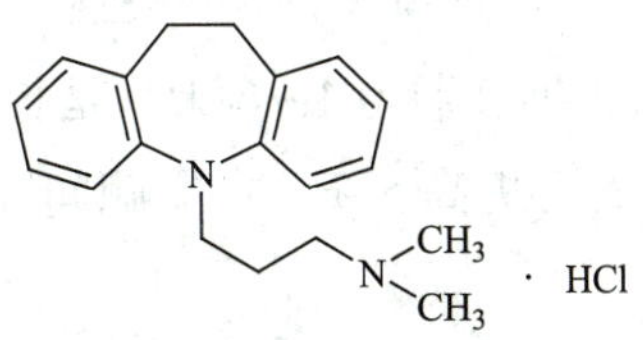

　　化学名为 N,N–二甲基–10,11–二氢–5H–二苯并[b,f]氮杂䓬–5–丙胺盐酸盐。

　　结构特征为二苯并氮杂䓬、叔胺、盐酸盐。

　　本品为白色或类白色的结晶性粉末；无臭或几乎无臭；遇光渐变色。本品在水、乙醇或三氯甲烷中易溶，在乙醚中几乎不溶。熔点为 170～175℃。

　　本品加硝酸显深蓝色，可用于鉴别。本品的水溶液显氯化物的鉴别反应。

　　本品具有较强的抗抑郁作用，适用于治疗内源性抑郁症、反应性抑郁症及更年期抑郁症，也可用于小儿遗尿症。

（三）选择性5-羟色胺再摄取抑制剂

该类药物可选择性抑制突触前膜对5-HT的再摄取，提高突触间隙中5-HT的浓度，从而起到抗抑郁的作用。

本类药物疗效与三环类抗抑郁药相当，不良反应较三环类抗抑郁药少，在临床上广泛应用，为第二代抗抑郁药，常见药物有氟伏沙明（fluvoxamine）、氟西汀（fluoxetine）、帕罗西汀（paroxetine）、西酞普兰（citalopram）、舍曲林（sertraline）等。

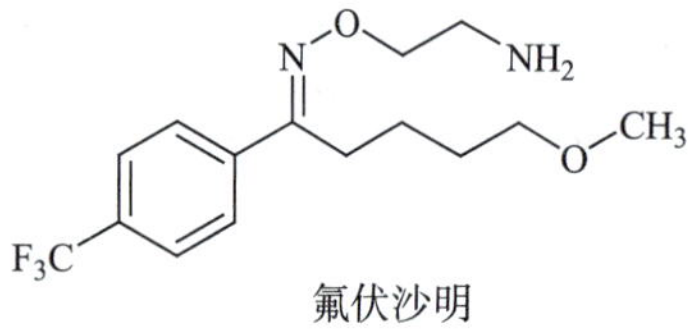

氟伏沙明

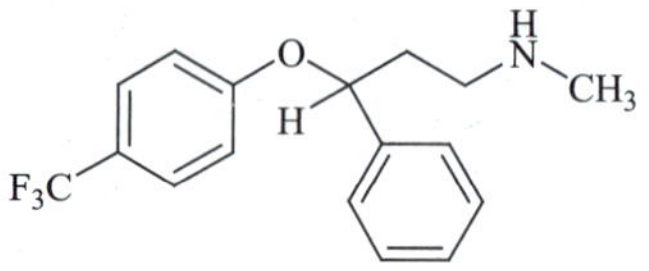

氟西汀

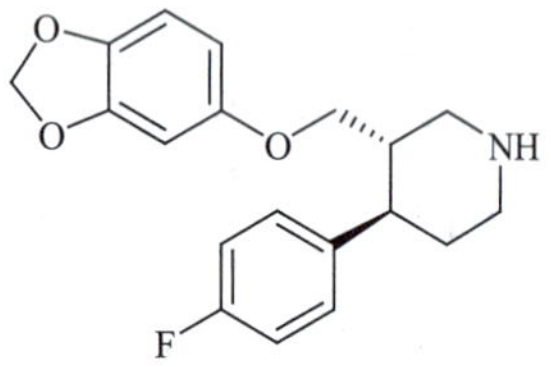

帕罗西汀

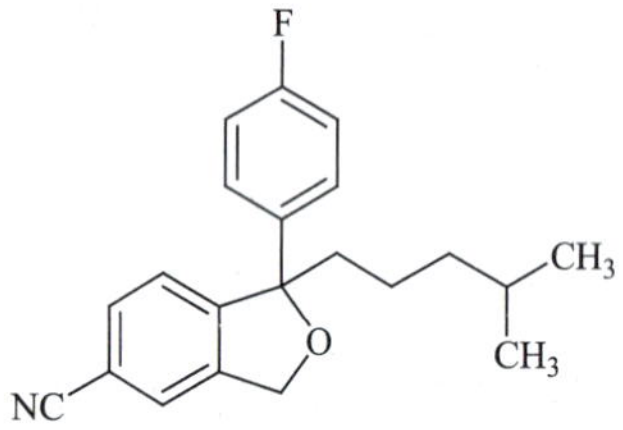

西酞普兰

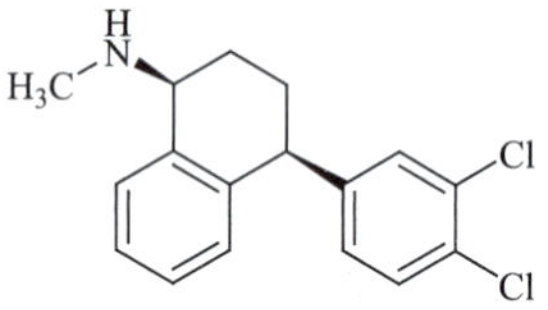

舍曲林

盐酸氟西汀
Fluoxetine Hydrochloride

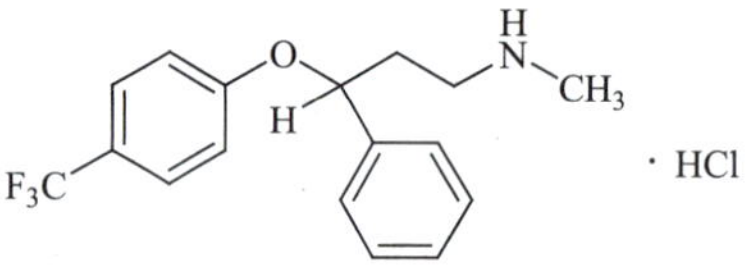

化学名为(±)-N-甲基-3-苯基-3-(4-三氟甲基苯氧基)丙胺盐酸盐。

结构特征为苯基、仲胺、1个手性碳原子、盐酸盐。

本品为白色或类白色结晶性粉末；无臭。本品在甲醇或乙醇中易溶，在水或三氯甲烷中微溶，在乙醚中不溶。

本品分子中有一个手性碳原子，其中S-异构体的活性较强，临床使用其外消旋体。

本品口服吸收较好，生物利用度高，半衰期为4~6天，是长效的口服抗抑郁药。

本品为选择性5-HT再摄取抑制剂，可提高5-HT在突触间隙中的浓度，用于治疗各类抑郁症、强迫症、神经贪食症。

即学即练5-5

通过抑制中枢神经对5-HT再摄取而具有抗抑郁作用的药物是（　　）

A. 氟西汀　　　　B. 丙米嗪　　　　C. 舍曲林　　　　D. 马普替林

答案解析

（四）单胺氧化酶抑制剂

在20世纪50年代初，研究抗结核病药物异烟肼时，偶然发现肺结核病患者服用异烟肼后情绪明显提高，受启发合成了异丙烟肼（iproniazid）等，由于含有肼基，毒性大，副作用多，限制了其临床应用。后来开发出具有高度选择性地抑制单胺氧化酶 A（MAO-A）的苯甲酰胺衍生物吗氯贝胺（moclobe-mide）。

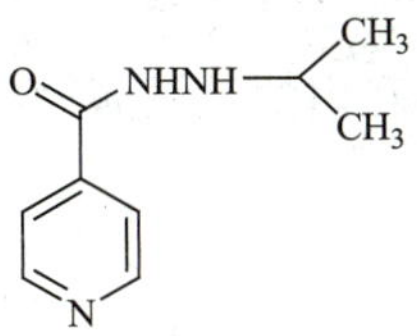

异丙烟肼 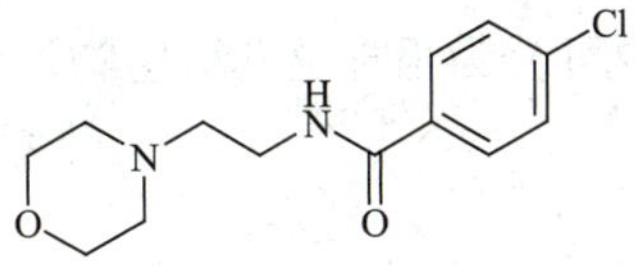　　　　　　　　　　　　　吗氯贝胺

（五）单胺受体拮抗剂

本类药物具有阻断突触前膜上肾上腺素的 α_2 受体，使突触前的 NA 释放增多，间接提高 5-HT。常见药物如曲唑酮（trazodone）、米安色林（mianserin）、米氮平（mirtazapine）。

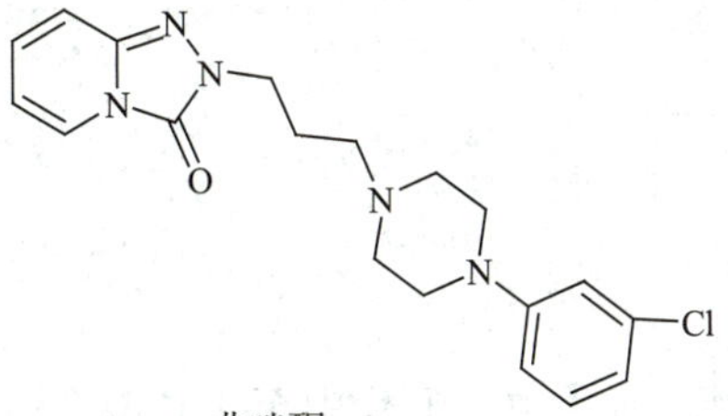

曲唑酮 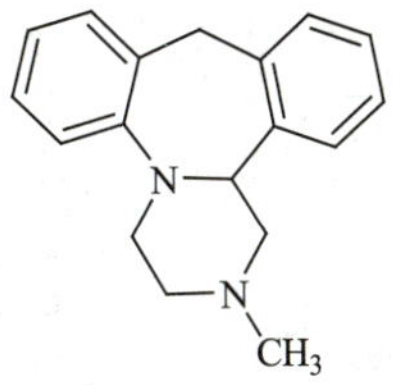　　　　　　　　　　米安色林 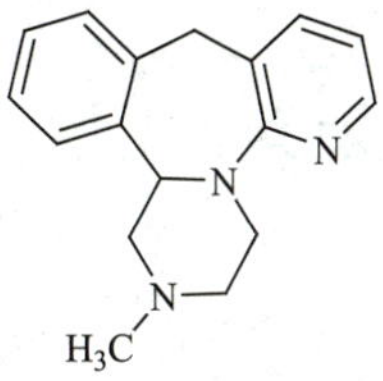　　　　　　　米氮平

（六）其他类

噻奈普汀（tianeptine）不同于上述其他抗抑郁药物，能改变兴奋性氨基酸 NMDA、AMPA 受体活性，释放 BNDF（脑源性神经营养因子），增加神经元可塑性，几乎无心血管系统的不良反应，对血液、肝、肾功能均无损害，亦无镇静作用。临床上不仅对抑郁症有效，且对抑郁性神经症、慢性酒精中毒和戒酒后出现的抑郁也有效。褪黑素受体激动剂阿戈美拉汀（agomelatine），既是 MT_1、MT_2 受体的激动剂，又是 5-羟色胺受体的拮抗剂，具有抗抑郁和催眠的双重作用。

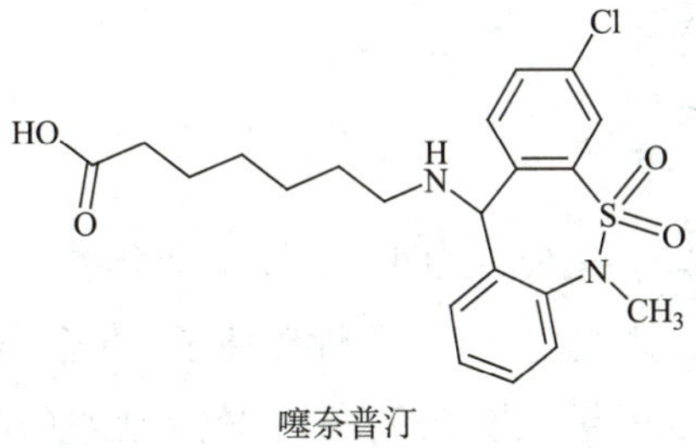

噻奈普汀 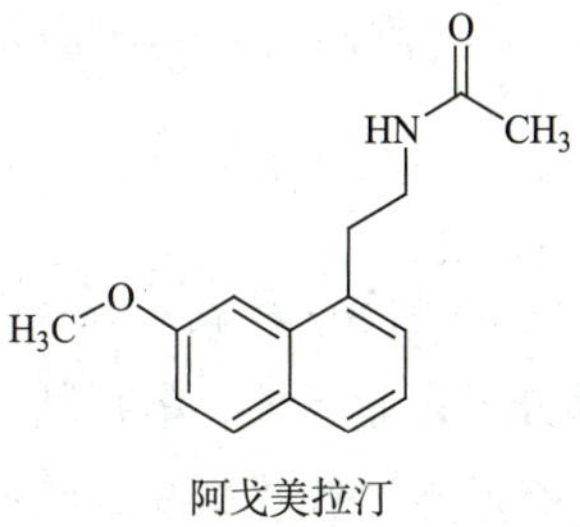　　　　　　　　　　　　阿戈美拉汀

第四节　镇痛药

疼痛是许多疾病的常见症状之一，剧烈疼痛不仅使人感觉痛苦，还会引起血压降低、呼吸衰竭，甚至导致休克等严重症状。目前临床上常用的具有镇痛作用的药物有两大类，一类是抑制前列腺素生物合成的解热镇痛药（非甾体抗炎药），通常用于外周的钝痛；另一类是选择性作用于中枢神经系统阿片受体，习惯上称麻醉性镇痛药，简称为镇痛药。

镇痛药是指作用于中枢神经系统，选择性地抑制痛觉传导而不影响意识，也不干扰神经冲动传导的药物。大多数属于阿片类药物，阿片类镇痛药不合理使用或者滥用会产生严重的身体依赖性和精神依赖性，具有成瘾性，停药会出现严重的戒断症状，危害极大，在使用和保管上必须严格按《麻醉药品管理条例》进行管理。

镇痛药按结构和来源可分为吗啡及其衍生物、合成镇痛药和内源性镇痛物质。

 知识链接

阿片受体激动剂

阿片受体分为 μ、κ、δ 和 σ 四种。每一种又有不同亚型，吗啡类药物对不同类型的阿片受体的亲和力和内在活性均不完全相同。阿片类物质激动受体后，引起膜电位超极化，使神经递质 P 物质释放减少，从而阻断痛觉冲动的传递而产生镇痛等各种效应。不同药物对各种亚型选择性不同，产生的生理活性也不同。

一、吗啡及其衍生物

（一）吗啡

吗啡具有悠久的药用历史，存在于罂粟浆果浓缩物即阿片中。阿片中至少含有 25 种生物碱，吗啡（morphine）的含量最高可达 20% 左右。1805 年从阿片中提取分离得到纯品吗啡，1847 年确定分子式，1923 年阐明化学结构，1952 年完成全合成，1968 年证明其绝对构型，20 世纪 70 年代后，逐渐揭示出其作用机制。

盐酸吗啡

Morphine Hydrochloride

$$\cdot \text{HCl} \cdot 3\text{H}_2\text{O}$$

化学名为 17-甲基-4,5α-环氧-7,8-二脱氢吗啡喃-3,6α-二醇盐酸盐三水合物。

结构特征为部分氢化菲母核、酚羟基、哌啶环、盐酸盐、5 个手性碳原子、5 个环稠合、叔胺。

本品为白色、有丝光的针状结晶或结晶性粉末；无臭；遇光易变质。本品在水中溶解，在乙醇中略溶，在三氯甲烷或乙醚中几乎不溶。

本品为左旋体，在水溶液（1g/50ml）中比旋度为 -110.0° 至 -115.0°。右旋体无镇痛活性。

吗啡结构中有酚羟基，又有叔胺结构，故为酸碱两性化合物，药用品为其盐酸盐。

吗啡及其盐类含有酚羟基，具有还原性，在光照下能被空气氧化，生成毒性较大的伪吗啡（又称双吗啡）和 N-氧化吗啡，故本品应遮光，密封保存。

伪吗啡　　　　　　　　　　　　　　　　　　　N-氧化吗啡

　　本品的水溶液在酸性条件下稳定，中性或碱性下易被氧化，故配制盐酸吗啡注射液时，应调节 pH 为 3~5，还可充入氮气，加入焦亚硫酸钠、亚硫酸氢钠等抗氧剂。

　　吗啡在酸性溶液中加热，可脱水并进行分子重排，生成阿扑吗啡，阿扑吗啡对呕吐中枢有显著兴奋作用，临床上作为催吐药物。

HCl或H₃PO₄　　　　　[O]

阿扑吗啡　　　　　　　邻醌化合物（红色）

　　阿扑吗啡分子中具有邻苯二酚结构，极易被氧化，可被稀硝酸或碘氧化成邻苯二醌而显红色，该反应可用于吗啡中阿扑吗啡的检查。

　　吗啡可被铁氰化钾氧化生成伪吗啡，铁氰化钾则被还原生成亚铁氰化钾；再与三氯化铁试液反应生成亚铁氰化铁而显蓝绿色，可待因无此反应。

$$C_{17}H_{19}NO_3 + K_3[Fe(CN)_6] \longrightarrow C_{34}H_{36}N_2O_6 + K_4[Fe(CN)_6]$$

$$K_4[Fe(CN)_6] + FeCl_3 \longrightarrow Fe_4[Fe(CN)_6]_3 + KCl$$

　　吗啡有多种颜色反应可用作鉴别，如盐酸吗啡的水溶液与中性三氯化铁试液反应显蓝色；与甲醛-硫酸试液反应，显紫堇色（Marquis 反应）；与钼硫酸试液反应显紫色，继而变为蓝色，最后变为棕绿色（Frohde 反应）。

　　本品具有镇痛、镇咳、镇静作用，主要用于抑制剧烈疼痛，成瘾性较强。也可用于麻醉前给药。

即学即练 5-6

盐酸吗啡放置过久颜色变深的原因是发生了（　　）

答案解析　　A. 水解反应　　　　B. 还原反应　　　　C. 加成反应　　　　D. 氧化反应

（二）吗啡的半合成衍生物　微课2

　　吗啡具有优良的镇痛、镇咳和镇静作用，但最大缺点是容易成瘾和抑制呼吸中枢，为了降低或消除吗啡的成瘾性、呼吸抑制等副作用，寻找更好的镇痛药，对吗啡进行了结构改造，改造主要集中在 3,6,7,8,14,17 位进行，得到许多吗啡的半合成衍生物（表5-12）。

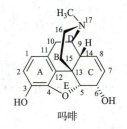

吗啡

表 5-12　吗啡的半合成衍生物

结构改造方法	药物结构	作用特点
1. 将吗啡 3 位上的酚羟基烷基化	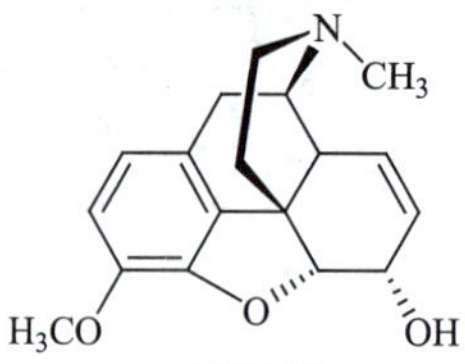 可待因 codeine	镇痛作用是吗啡的 20%，镇咳作用较好，有轻度成瘾性，为中枢性镇咳药
2. 将吗啡 3,6 位上的两个羟基乙酰化	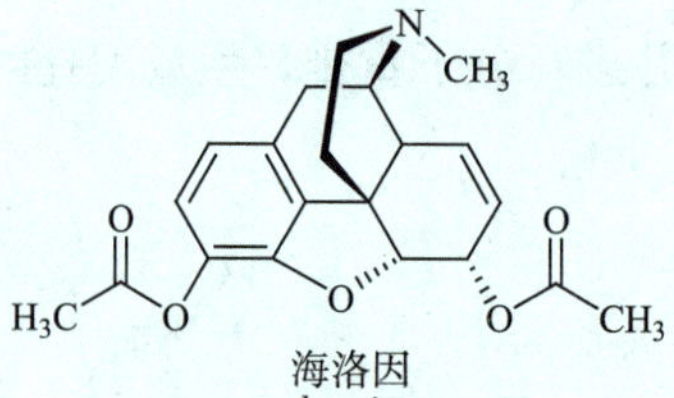 海洛因 heroin	镇痛作用是吗啡的 5~10 倍，但毒性大，成瘾性更大，为禁用的毒品
3. 在 6 位和 14 位之间引入桥链乙烯基，7,8 位烯还原，7 位引入 1-羟基-1-甲基丁基，6 位引入甲氧基	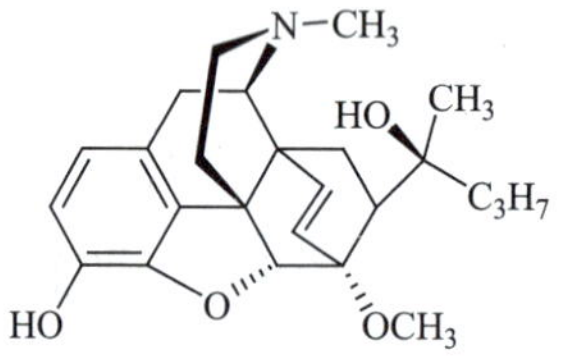 埃托啡 etorphine	镇痛作用为吗啡的 2000~10000 倍，主要用于野生动物的捕捉和控制及研究阿片受体的工具药物
4. 在 17 位甲基上引入环丙基，7,8 位烯还原，7 位引入 1-羟基-1,2,2-三甲基丙基，引入 6,14-桥亚乙基，6 位引入甲氧基	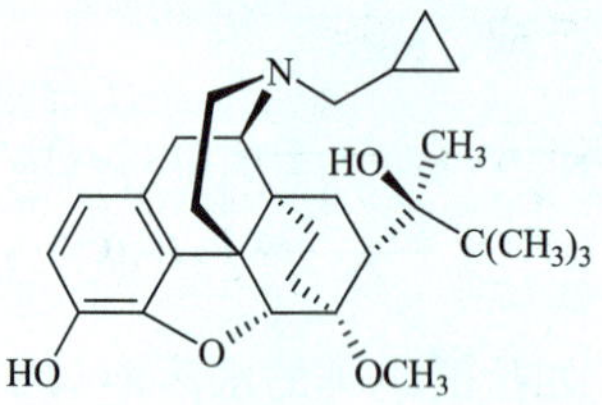 丁丙诺啡 buprenorphine	为长效拮抗性镇痛药，可用于对海洛因成瘾者进行戒毒治疗。由于它极易形成依赖的特性，我国把它列为第一类精神药品进行管制
5. 将 17 位甲基替换为烯丙基	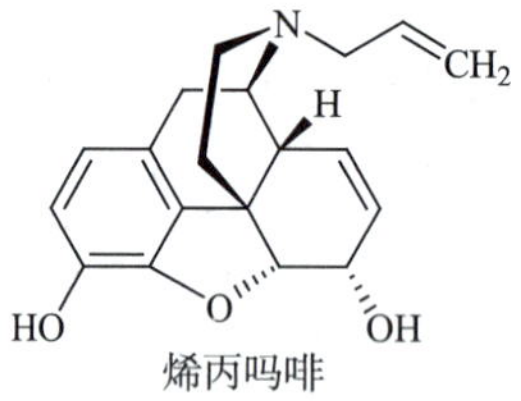 烯丙吗啡 nalorphine	镇痛作用极弱，有较强的阿片受体拮抗作用，几乎无成瘾性，为吗啡类镇痛药中毒时的解救药
6. 17 位甲基替换为烯丙基，14 位引入羟基，6 位羟基氧化为酮，7,8 位双键还原	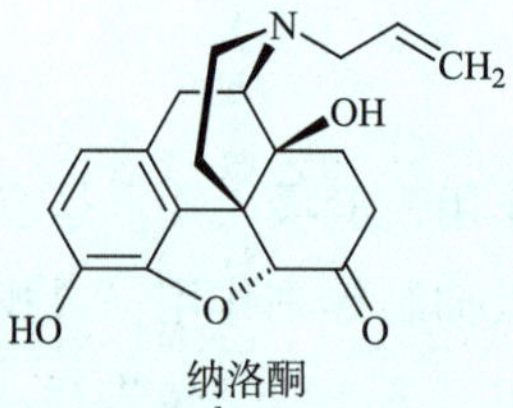 纳洛酮 naloxone	为阿片受体完全拮抗剂，是研究阿片受体功能的重要工具药，也可作为吗啡类镇痛药中毒时的解救药

续表

结构改造方法	药物结构	作用特点
7. 将纳洛酮结构中 17 位烯丙基置换为环丙甲基	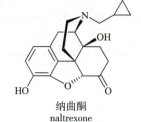 纳曲酮 naltrexone	为阿片受体完全拮抗剂，拮抗作用是纳洛酮的 2~3 倍，作用时间长

即学即练 5-7

下列药物中对阿片受体产生拮抗作用的是（　　）

答案解析　　A. 纳洛酮　　　　B. 纳曲酮　　　　C. 烯丙吗啡　　　　D. 盐酸吗啡

二、合成镇痛药

以吗啡的化学结构为基础，为了寻找结构简单、成瘾性和副作用小的镇痛药，对吗啡结构进行简化改造工作，制得大量合成镇痛药，这些药物按化学结构可分为吗啡喃类、苯并吗喃类、哌啶类、氨基酮类及其他类。

（一）吗啡喃类

将吗啡结构中呋喃环（E 环）去掉后的母核即为吗啡喃类，对其衍生物的合成及活性进行系统研究开发得到一类镇痛药（表 5-13）。

表 5-13　吗啡喃类合成镇痛药

药物名称	药物结构	作用特点
左啡诺 levorphanol		镇痛作用为吗啡的 4 倍，可口服，作用时间为 8 小时
布托啡诺 butorphanol		镇痛作用为吗啡的 5 倍，是 μ 受体的部分激动剂，κ 受体的强激动剂，具有激动-拮抗双重作用，成瘾性小
右美沙芬 dextromethorphan		镇痛及成瘾性较小，镇咳作用强

（二）苯并吗喃类

将吗啡喃的结构进一步简化，打开 C 环得到了苯并吗喃类药物，在对其衍生物研究中开发出多种临床应用的药物，如非那佐辛（phenazocine）、喷他佐辛（pentazocine）等，见表 5-14。

表 5-14　苯并吗喃类合成镇痛药

药物名称	药物结构	作用特点
非那佐辛 phenazocine	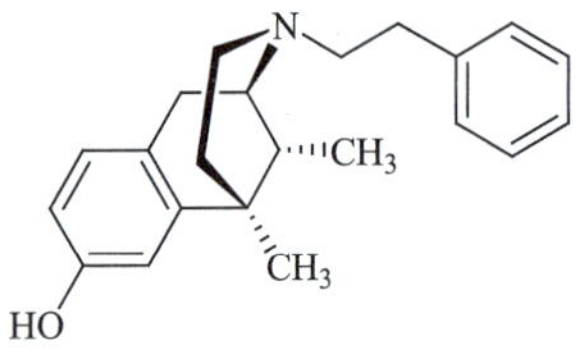	非那佐辛为 μ 受体激动剂，镇痛作用为吗啡的 10 倍
喷他佐辛 pentazocine	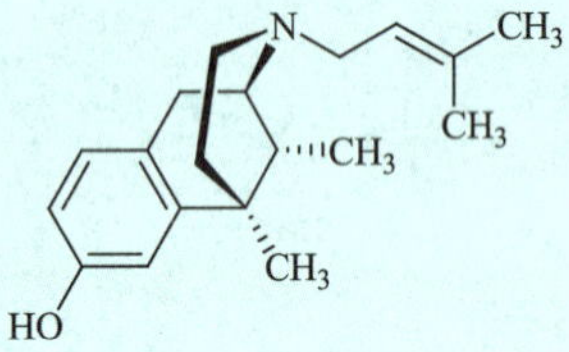	又名镇痛新，阿片受体部分激动剂，主要激动 κ 受体，对 μ 受体呈弱的拮抗作用，大剂量时有轻度拮抗吗啡的作用，镇痛作用为吗啡的 1/3，但副作用小，成瘾性小，临床用于减轻中度至重度疼痛，亦可用于戒毒。是第一个用于临床的非麻醉性镇痛药

（三）哌啶类

1. 概述　1939 年在研究解痉药阿托品类似物的过程中，意外发现了哌替啶的镇痛作用，但镇痛效力不及吗啡，依赖性较吗啡小。在此基础上以哌替啶为先导化合物，合成出一系列 4-苯基哌啶类和 4-苯氨基哌啶类的镇痛药（表 5-15）。

表 5-15　哌啶类合成镇痛药

改造方法	药物结构与名称	作用特点
哌啶类先导化合物	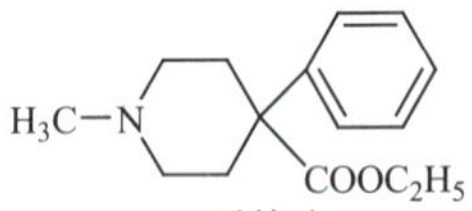 哌替啶 pethidine	具有解痉及镇痛作用，是临床上第一个合成类镇痛药，作用为吗啡的 1/10，成瘾性小
以苯烃基取代 N-甲基	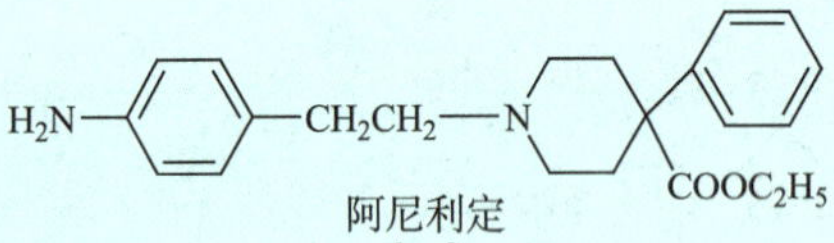 阿尼利定 anilerdine 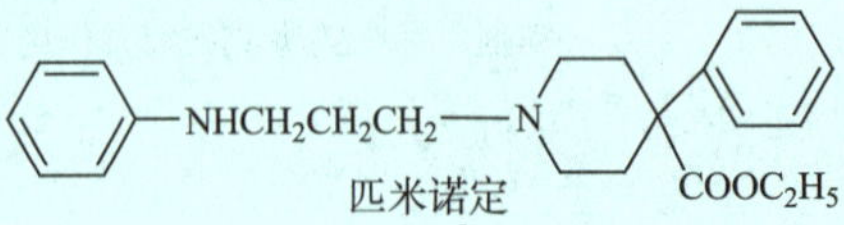 匹米诺定 piminodine	镇痛活性增强

续表

改造方法	药物结构与名称	作用特点
4-位的乙氧羰基被丙酰氧基取代所形成的化合物，在哌啶环上同时引入甲基，可得到两种异构体	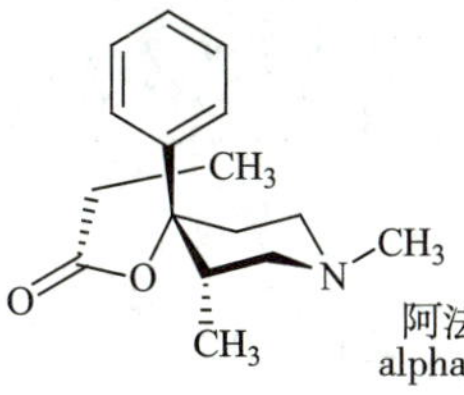 阿法罗定 alphaprodine 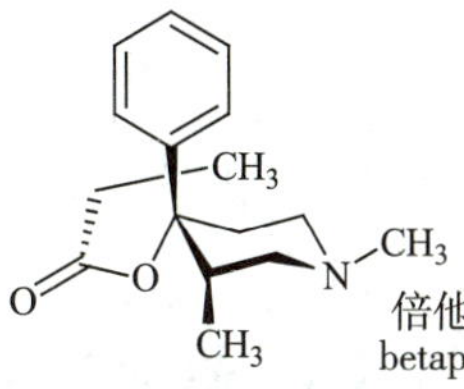 倍他罗定 betaprodine	两者镇痛作用均强于哌替啶，β-异构体的镇痛作用是 α-异构体的 6 倍
在哌啶环与苯环之间插入 N，得到 4-苯氨基哌啶类	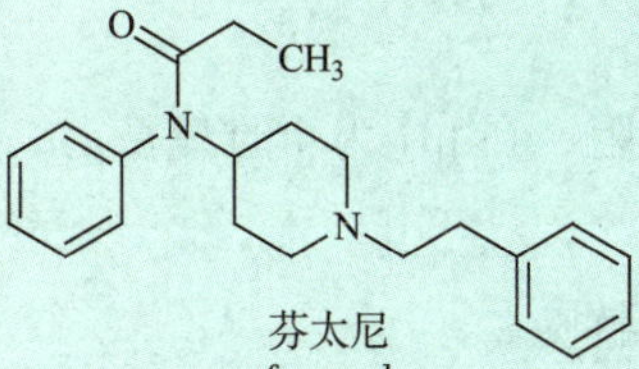 芬太尼 fentanyl	为阿片受体激动剂，其药理作用与吗啡相似，亲脂性高，易透过血-脑屏障，起效快，作用强，镇痛作用约为吗啡的 80 倍
将哌啶环 4 位叔碳改为季碳，以杂环替代芬太尼分子中的苯环	舒芬太尼 sufentanil 阿芬太尼 alfentanil	为阿片受体激动剂，对 μ 受体具有高度的选择性，镇痛作用强，安全性好，治疗指数高，起效快，持续时间短。亲和力较芬太尼大 10 倍，镇痛作用比芬太尼强 8~15 倍 为阿片受体激动剂，是静脉注射的速效麻醉镇痛药。本品起效快，注射 1 分钟即达峰值。维持时间短，约为 10 分钟
将哌啶环 4 位叔碳改为季碳，以羧酸酯替代芬太尼分子中的苯环	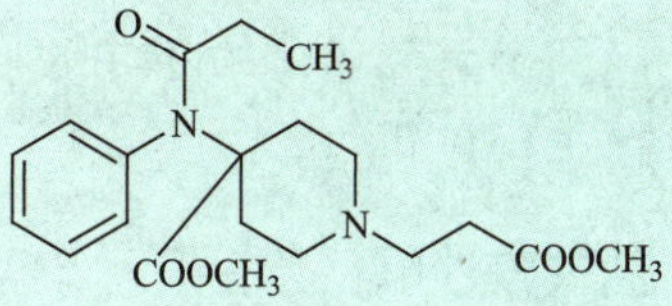 瑞芬太尼 remifentanil	前体药物，起效快，维持时间短，无累积性阿片样效应，临床用于诱导和维持全身麻醉期间止痛、插管和手术切口止痛

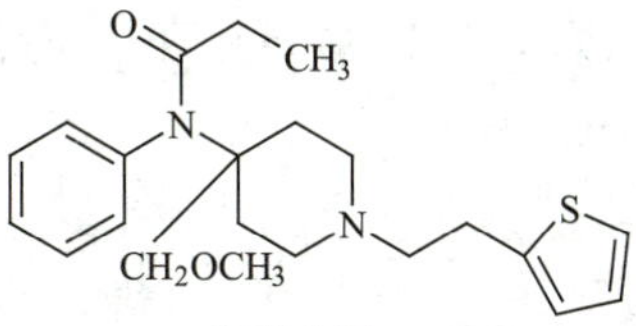

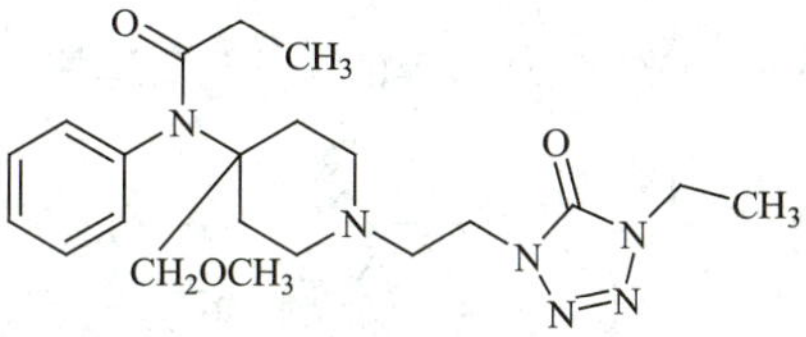

2. 典型药物

盐酸哌替啶
Pethidine Hydrochloride

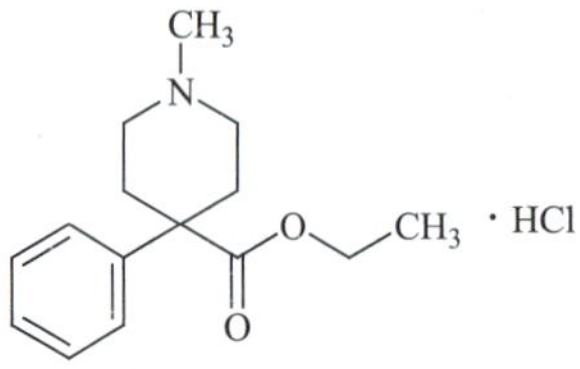

化学名为1-甲基-4-苯基-4-哌啶甲酸乙酯盐酸盐，又名度冷丁。

结构特征为酯键、苯基、哌啶环、叔胺、盐酸盐。

本品为白色结晶性粉末；无臭或几乎无臭。本品在水或乙醇中易溶，在三氯甲烷中溶解，在乙醚中几乎不溶。熔点为186～190℃。

本品3%水溶液的pH为4.5～5.5。

本品具有酯键，但分子结构中存在空间位阻，在pH为4时最稳定，短时间煮沸不分解。但在强酸、强碱作用下亦能发生水解反应。

本品与碳酸钠溶液反应，析出油滴状的哌替啶。

本品的乙醇溶液与三硝基苯酚的乙醇溶液反应，生成黄色结晶性沉淀，熔点为188～191℃。

本品与甲醛-硫酸试液反应，显橙红色。

本品为μ受体激动剂，起效快，作用时间短。临床主要用于创伤、术后及癌症晚期等各种剧烈疼痛。

（四）氨基酮类

1. 概述 只保留吗啡结构中的苯环、季碳结构及碱性叔氮原子，断开其余四个环，得到的衍生物为苯基哌啶的开环物，如美沙酮（methadone）、右丙氧芬（dextropropoxyphene）等。右丙氧芬为μ型阿片受体激动剂，镇痛作用弱，但成瘾性小，镇痛作用为吗啡的1/15，适用于由慢性病引起的疼痛。

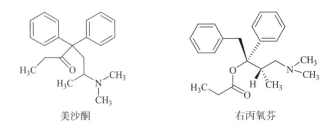

美沙酮　　　　　　　　　右丙氧芬

2. 典型药物

盐酸美沙酮
Methadone Hydrochloride

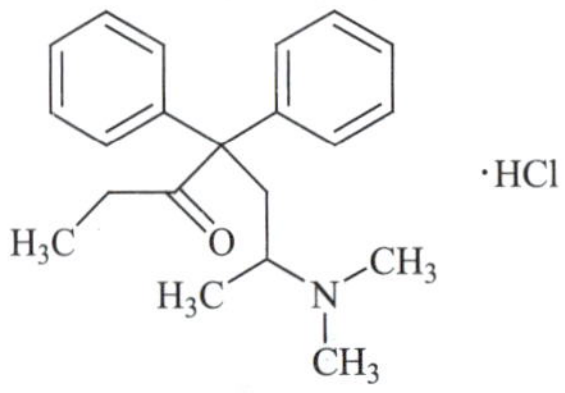

化学名为 4,4-二苯基-6-(二甲氨基)-3-庚酮盐酸盐。

结构特征为二苯基、叔胺、酮羰基、1 个手性碳原子、盐酸盐。

本品为无色结晶或白色结晶性粉末；无臭。本品在乙醇或三氯甲烷中易溶，在水中溶解，在乙醚中几乎不溶。

本品分子中含有一个手性碳原子，具有旋光性，其左旋体活性比右旋体大 20 倍。临床上常用其外消旋体。

本品 pK_a 为 8.25，1% 的水溶液 pH 为 4.5~6.5。

本品游离碱的有机溶液在 30℃ 贮存时，形成美沙酮的 N-氧化物。本品水溶液在光照射下，部分发生分解，溶液变成棕色，pH 发生改变，旋光率降低。

本品的羰基空间位阻较大，化学反应活性较低，不发生羰基的一般反应，不能生成缩氨脲或腙；也不能被钠汞齐或异丙醇铝还原。

本品的水溶液遇生物碱沉淀试剂，能生成沉淀，如与三硝基苯酚试液（苦味酸试液）反应产生沉淀；与甲基橙试液作用，生成黄色复盐沉淀。

本品加入氢氧化钠试液呈碱性，析出游离碱，熔点为 76℃。

本品为阿片 μ 受体的激动剂，作用与吗啡相当，可口服，作用时间长，耐受性和成瘾性发生较慢，戒断症状略轻，临床主要用于阿片、吗啡、海洛因成瘾者的脱毒治疗（脱瘾疗法），但毒性较大，有效剂量与中毒量比较接近，安全性小。

即学即练 5-8

盐酸美沙酮的化学结构类型属于（　　）

答案解析
A. 生物碱　　　　B. 吗啡喃　　　　C. 哌啶类　　　　D. 氨基酮类

（五）其他类

盐酸布桂嗪（bucinnazine hydrochloride）又名强痛定，是阿片受体的激动-拮抗剂，镇痛作用约为吗啡的 1/3，起效快。临床上用于各种疼痛，如神经痛、手术后疼痛、腰痛、灼烧后疼痛、排尿痛及肿瘤痛等，有一定的成瘾性。盐酸曲马多（tramadol hydrochloride）是微弱的 μ 受体激动剂，镇痛作用与喷他佐辛相当，对呼吸抑制的作用小，主要用于中等程度的各种急性疼痛及手术后疼痛等，长期应用也可成瘾。

盐酸布桂嗪　　　　　　　　　　　　　盐酸曲马多

三、内源性镇痛物质

1973 年科学家在动物脑内找到了阿片受体。动物体内既然存在阿片受体，由此推断必然有内源性的配体存在，1975 年从猪脑内提取分离得到两个具有吗啡样镇痛活性的多肽，称为脑啡肽，即亮氨酸脑啡肽和甲硫氨酸脑啡肽，是两个结构相似的五肽。它们在脑内的分布与阿片受体一致，并能与阿片受体结合产生吗啡样作用。但外源性的脑啡肽不能透过血-脑屏障，而且在体内易水解失效，无临床应用价值。在脑啡肽之后，陆续发现了多种内源性肽类物质，从垂体中分离得到与镇痛及精神活动有关的多肽，称为内啡肽。脑啡肽及内啡肽的发现为寻找既有吗啡样镇痛作用又无成瘾性的新型镇痛药提供了新的方向。

四、构效关系

1. 吗啡类药物的构效关系 见图 5 - 1。

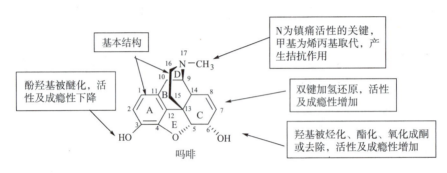

图 5-1 吗啡类药物的构效关系

2. 镇痛药物的基本结构特征 20 世纪 50 年代，对吗啡及其衍生物和全合成镇痛药的结构进行比较分析，可以看出镇痛药具有以下共同的结构特征：①分子结构中具有一个平坦的芳环结构，与受体中的平坦部分通过范德华力相互作用；②分子中应具有一个碱性中心，在生理 pH 条件下，大部分电离为阳离子，与受体表面负电中心以静电引力相结合；③含有哌啶或类似哌啶的空间结构，而烃基部分在立体结构中凸出于平面的前方，正好与受体的凹槽相适应。吗啡及其衍生物具有这一结构特点，结构简化后的全合成镇痛药如哌替啶、喷他佐辛等可通过键的旋转，也能全部或部分满足上述构象要求。美沙酮为开链化合物，通过羰基碳原子的部分正电荷与氮原子上的未共用电子对配位，形成类似哌啶的环状构象，故具有与吗啡类似的镇痛作用。

吗啡　　　哌替啶　　　喷他佐辛　　　美沙酮

3. 镇痛药与受体之间的作用 对解释药物分子与受体之间的作用方式时，首先根据镇痛药的立体构象，提出了三点论（图 5-2），设想的受体包括以下三部分：①分子中具有一个平坦结构，可与苯环通过范德华力相结合；②有与哌啶环凸出部分相适应的凹槽；③具有一个负电中心，与药物分子中阳离子相结合。这一设想只能解释部分药物作用机制，诸如埃托啡、纳洛酮等就不能用三点论进行解释，随着对药物开发的不断深入，人们又提出了四点和五点模型理论。

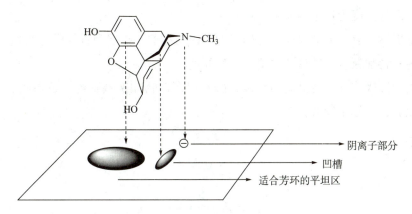

图 5-2　阿片类药物三点论作用示意图

阴离子部分
凹槽
适合芳环的平坦区

PPT

第五节　中枢兴奋药

中枢兴奋药（central stimulants）指能提高中枢神经系统功能的药物。按药物的作用部位和效用分为：①大脑皮质兴奋药，如咖啡因（caffeine）；②延髓呼吸中枢兴奋药，如尼可刹米（nikethamide）；③促进大脑功能恢复的药物，又叫促智药和老年痴呆治疗药，如吡拉西坦（piracetam）、甲氯芬酯（meclofenoxate）等。按化学结构分为生物碱类、酰胺类和其他类。

一、生物碱类

（一）概述

生物碱类中枢兴奋药主要是黄嘌呤类。黄嘌呤类生物碱存在于植物中，如咖啡豆含有较多的咖啡因；茶叶中含有咖啡因和少量的茶碱（theophylline）及可可碱（theobromine）；可可豆中含有较多可可碱及少量的茶碱。现采用化学合成法生产。

黄嘌呤　　　咖啡因　　　茶碱　　　可可碱

咖啡因、茶碱和可可碱具有相似的药理作用，但作用强度不同。中枢兴奋作用为咖啡因 > 可可碱 > 茶碱；平滑肌松弛、利尿作用为咖啡因 < 可可碱 < 茶碱。现在咖啡因主要用作中枢兴奋药；茶碱主要为平滑肌松弛药，用于平喘；可可碱已少用，临床用其衍生物己酮可可碱（pentoxifylline）作为血管扩张药。

己酮可可碱

黄嘌呤类药物酸性强度为咖啡因＜可可碱＜茶碱。

黄嘌呤类生物碱均具有紫脲酸铵反应。如将咖啡因与盐酸、氯酸钾置水浴上共热蒸干，所得残渣滴加氨试液即显紫色；再加氢氧化钠试液数滴，紫色即消失。

黄嘌呤类药物口服吸收好，而且结构与核苷酸及代谢产物如次黄嘌呤、黄嘌呤、尿酸的结构相似，体内易于代谢排出，毒副作用较低。

（二）典型药物

咖啡因

Caffeine

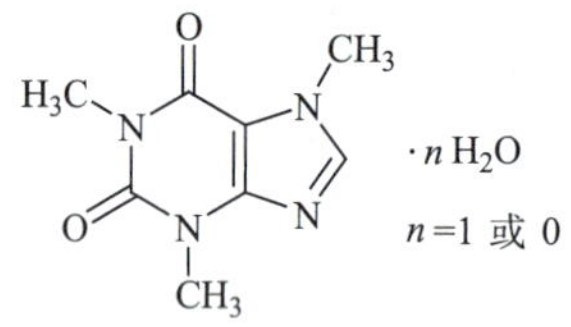

化学名为1,3,7-三甲基-3,7-二氢-1H-嘌呤-2,6-二酮一水合物或其无水物，又名咖啡碱。

结构特征为黄嘌呤环。

本品为白色或带极微黄绿色、有丝光的针状结晶或结晶性粉末；无臭；有风化性。本品在热水或三氯甲烷中易溶，在水、乙醇或丙酮中略溶，在乙醚中极微溶解。熔点为235～238℃。

咖啡因的碱性极弱，pK_b为13.4，与强酸如盐酸、氢溴酸等也不能形成稳定的盐。在生产咖啡因注射液时，为增大咖啡因在水中的溶解度，可用有机酸的碱金属盐（如苯甲酸钠、水杨酸钠或枸橼酸钠等）与其形成复盐。安钠咖注射液就是苯甲酸钠与咖啡因形成的复盐（1ml注射剂中加无水咖啡因0.12g与苯甲酸钠0.13g）。

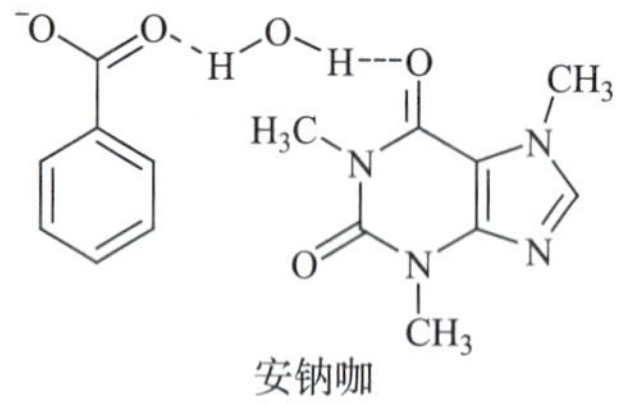

安钠咖

咖啡因具有酰脲结构，碱性条件下加热，可分解为咖啡亭。石灰水的碱性较弱，不会导致咖啡因分解，因此提纯咖啡因时可加入生石灰，采用升华法精制咖啡因。

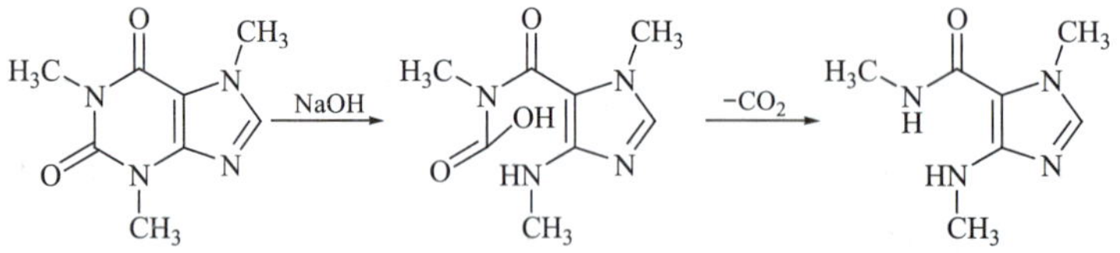

咖啡因   咖啡亭

本品为黄嘌呤类生物碱，具有紫脲酸铵反应。

本品的饱和水溶液加碘试液，不生成沉淀，再加稀盐酸即生成红棕色沉淀，并能在稍过量的氢氧化钠试液中溶解。

本品抑制磷酸二酯酶的活性，进而减少cAMP的分解，提高细胞内cAMP的含量，加强大脑皮质的兴奋过程，临床主要是用于中枢性呼吸衰竭、循环衰竭、神经衰弱和精神抑制等。

二、酰胺类

（一）概述

酰胺类可分为环外酰胺类与环内酰胺类。环外酰胺类有尼可刹米（nikethamide）等。环内酰胺类药物分子中具有五元内酰胺类结构，为 GABA 的衍生物，可直接作用于大脑皮质，激活、保护和修复神经细胞，促进大脑蛋白质的合成，提高学习和记忆能力，改善各种类型的脑缺氧和脑损伤，是目前临床上治疗阿尔茨海默病的辅助药与促进大脑功能恢复的药物。最早应用于临床的药物为吡拉西坦（piracetam），对吡拉西坦的母核 2-吡咯烷酮的 1、4 位进行结构修饰，得到一系列同型药物，如对记忆、思维效果优于吡拉西坦的奥拉西坦（oxiracetam）；还有具有较强的促进记忆、抗脑缺氧功能的茴拉西坦（aniracetam）。

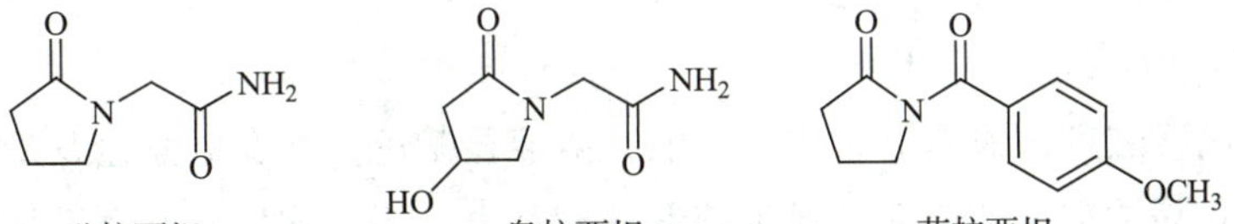

吡拉西坦　　　　　　奥拉西坦　　　　　　茴拉西坦

（二）典型药物

尼可刹米
Nikethamide

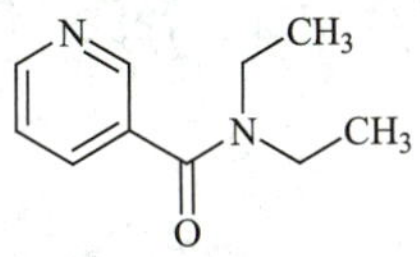

化学名为 *N*,*N*-二乙基烟酰胺，又名可拉明。

结构特征为吡啶环、酰胺。

本品为无色至淡黄色的澄清油状液体；放置冷处，即成结晶；有轻微的特臭；有引湿性。本品能与水、乙醇、三氯甲烷或乙醚任意混合。在 25℃ 时相对密度为 1.058～1.066，折光率为 1.522～1.524，凝点 22～24℃。

本品含有酰胺结构，具有水解性，在 pH 为 3.0～7.5 时较稳定，在强碱性条件下可发生水解，生成碱性的二乙胺，可使湿润的红色石蕊试纸变蓝色。

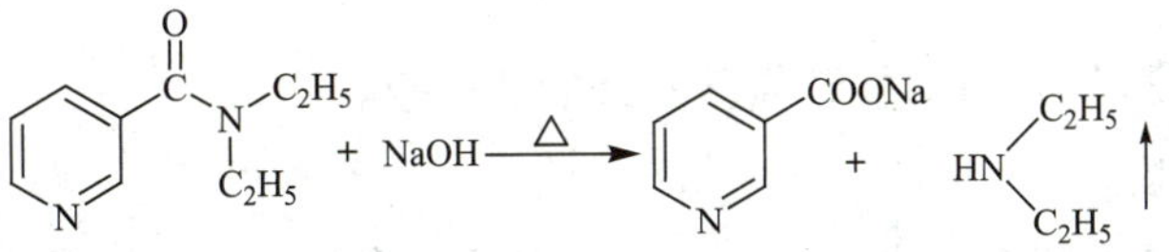

本品水溶液加硫酸铜试液与硫氰酸铵（NH_4SCN）试液，生成草绿色配位化合物沉淀。

本品具有戊烯二醛反应，其水溶液遇溴化氰试液与 2.5% 苯胺溶液显黄色。

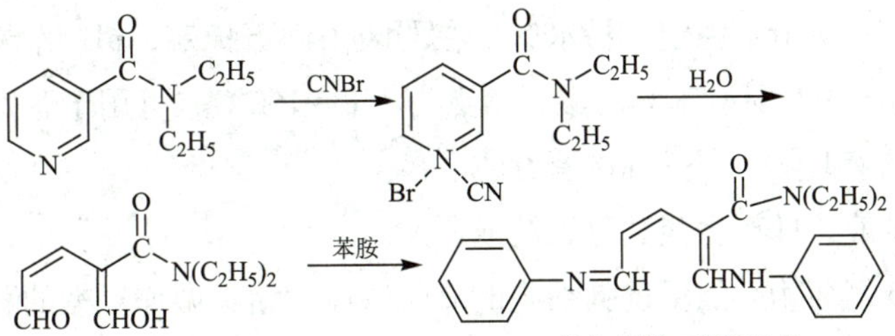

黄色戊烯二醛衍生物

本品临床主要用于中枢性呼吸抑制及各种原因引起的呼吸抑制。

吡拉西坦
Piracetam

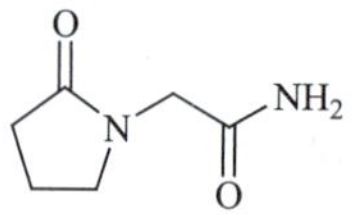

化学名为2-氧代-1-吡咯烷基乙酰胺，又名脑复康、吡乙酰胺。

结构特征为环内酰胺、环外酰胺。

本品为白色或类白色的结晶性粉末；无臭。本品在水中易溶，在乙醇中略溶，在乙醚中几乎不溶。熔点为151～154℃。

本品的5%水溶液pH为5.0～7.0。

本品的水溶液加高锰酸钾试液与氢氧化钠试液，溶液显紫色，渐变成蓝色，最后显绿色。

本品临床用于老年精神衰退综合征、阿尔茨海默病，也可用于脑外伤所致记忆障碍及弱智儿童等。

三、其他类

主要有哌甲酯（methylphenidate）、甲氯芬酯（meclofenoxate）等。哌甲酯有两个手性碳原子，具旋光性，药用品为其消旋体，适用于中枢抑制药中毒、轻度抑郁及小儿遗尿，对儿童多动症也有效。

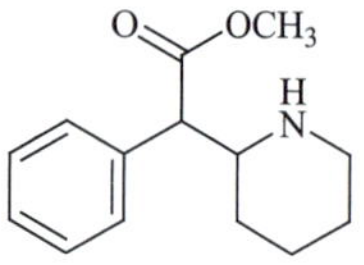

哌甲酯 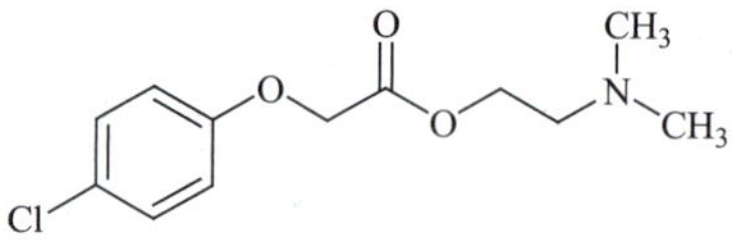　　　　　　　　　　　甲氯芬酯

盐酸甲氯芬酯
Meclofenoxate Hydrochloride

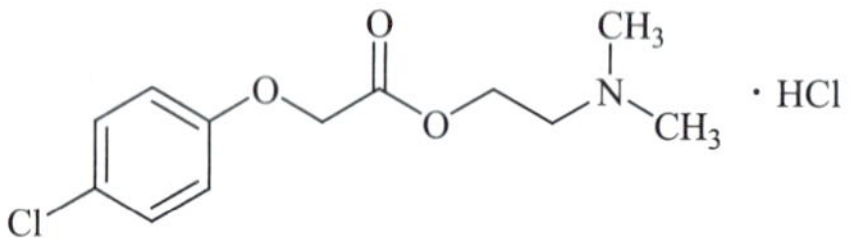

化学名为2-(二甲基氨基)乙基对氯苯氧基乙酸酯盐酸盐。

结构特征为酯键、叔胺。

本品为白色结晶性粉末；略有特异臭。本品在水中极易溶解，在三氯甲烷中溶解，在乙醚中几乎不溶。熔点为137～142℃。

本品的1%水溶液pH为3.5～4.5。

本品为酯类化合物，水溶液不稳定，易水解。在弱酸条件下稳定，pH增高时水解速度加快，pH>5时易被水解，水解产物之一为对氯苯氧乙酸，熔点为158～160℃，可用于鉴别。

本品与枸橼酸醋酐试液共热，渐呈现深紫红色。

本品的水溶液加溴试液，即产生淡黄色沉淀或浑浊。

本品为促大脑功能恢复药物，能促进脑细胞的氧化还原代谢，增加对糖的利用，对中枢抑制状态患者有兴奋作用，临床用于治疗外伤性昏迷、新生儿缺氧、儿童遗尿症及老年精神病、酒精中毒及某些中枢和周围神经症状等。

第六节　全身麻醉药

全身麻醉药（general anaesthetics）指作用于中枢神经系统，能产生可逆性抑制，引起意识、感觉和反射暂时消失的药物。全身麻醉药按给药途径分为吸入性全身麻醉药与静脉麻醉药。

一、吸入性全身麻醉药

（一）概述

吸入性全身麻醉药为一类化学性质不活泼的气体或易挥发液体。按化学结构分为卤代烃类、醚类及无机化合物等。其发展历程为 1842 年发现麻醉乙醚，1844 年发现氧化亚氮，1847 年发现三氯甲烷等。乙醚具有优良的全身麻醉作用，并能产生良好的镇痛与肌松作用，使用易于控制，主要缺点为易燃易爆、对呼吸道黏膜刺激性较大、诱导期较长和苏醒缓慢等；氧化亚氮作用较弱；三氯甲烷毒性太大，很快被淘汰。为克服上述药物的不足，人们开始寻找更好的全身麻醉药。在低分子量的烃类及醚类分子中引入卤素原子，药物的麻醉作用增强，但同时毒性增大，后来发现在烷烃分子中引入氟原子后，通常使药物的稳定性增加，燃烧性降低，从而开发出一类含氟全身麻醉药，如氟烷（halothane）、甲氧氟烷（methoxyflurane）、恩氟烷（enflurane）等。

甲氧氟烷　　　　　　　　　　　　恩氟烷

（二）典型药物

氟烷

Halothane

化学名为 1,1,1-三氟-2-氯-2-溴乙烷。

结构特征为具有机氟、有机氯、有机溴的卤代烃。

本品为无色、易流动的重质液体；有类似三氯甲烷的香气。本品能与乙醇、三氯甲烷、乙醚或非挥发性油类任意混合，在水中微溶。本品的相对密度为 1.871~1.875。

本品置试管中，加硫酸后，因其密度大于硫酸，本品应在硫酸层的下面。

本品性质稳定，不易燃烧，但遇光、热和湿空气能缓缓分解，生成氢卤酸（HF、HBr、HCl），常加入麝香草酚作稳定剂。本品显有机氟化物的鉴别反应。

本品的麻醉作用为麻醉乙醚的 2~4 倍，对呼吸道黏膜无刺激性，麻醉诱导期短，但安全性不及麻醉乙醚，可引起肝、肾损害及心律失常，常用于浅表麻醉。

二、静脉麻醉药

(一) 概述

静脉麻醉药为一类静脉注射后能产生全身麻醉作用的药物。具有麻醉作用迅速、不刺激呼吸道、不良反应少、使用方便等特点。较早使用的静脉麻醉药为超短时的巴比妥类药物，如硫喷妥钠（thiopental sodium）、海索巴比妥（hexobarbital）等，具有较高的脂水分配系数，极易透过血-脑屏障到达脑组织，很快产生麻醉作用，但麻醉持续时间短，仅能维持数分钟。目前临床使用的静脉麻醉药有氯胺酮（ketamine）、丙泊酚（propofol）、依托咪酯（etomidate）及羟丁酸钠（sodium hydroxybutyrate）等。

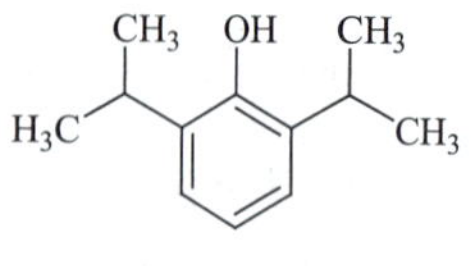

丙泊酚 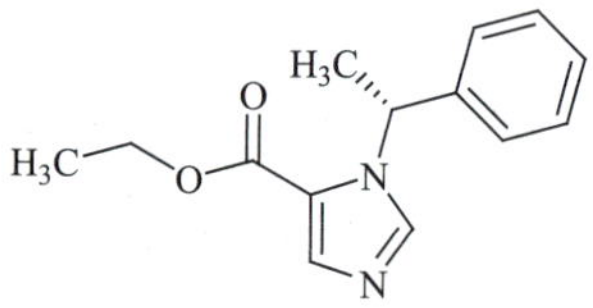   依托咪酯

(二) 典型药物

盐酸氯胺酮
Ketamine Hydrochloride

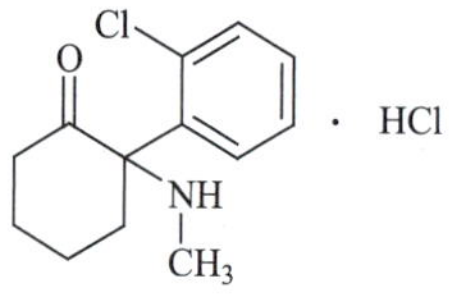

化学名为2-(2-氯苯基)-2-(甲氨基)环己酮盐酸盐。

结构特征为环己酮、氯苯基、1个手性碳原子、仲胺。

本品为白色结晶性粉末；无臭。本品在水中易溶，在热乙醇中溶解，在乙醚中不溶。

本品分子中具有手性碳原子，具有两种光学异构体，右旋体的止痛和安眠活性高于左旋体。药用品为其消旋体。

本品为强酸弱碱盐，在低温下与碳酸钾反应析出游离的氯胺酮，熔点为91~94℃。

本品麻醉作用快，作用时间短，同时还具有一定的镇痛作用，常用于短小手术、诊断检查操作、麻醉诱导及辅助麻醉等。本品在社会上又被作为毒品K粉，为防止滥用，国家按第一类精神药品进行严格管理。

即学即练5-9

下列药物为全身麻醉药的是（　）

A. 盐酸哌替啶　　　　　　　　　B. 尼可刹米

C. 盐酸氯胺酮　　　　　　　　　D. 盐酸甲氯芬酯

答案解析

羟丁酸钠
Sodium Hydroxybutyrate

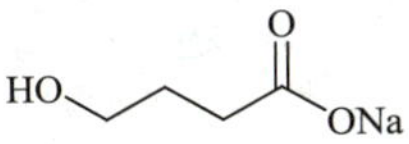

化学名为4-羟基丁酸钠盐。

结构特征为羟基、丁酸钠盐。

本品为白色结晶性粉末；微臭；有引湿性。本品在水中极易溶解，在乙醇中溶解，在乙醚或三氯甲烷中不溶。

本品的水溶液加入三氯化铁试液，即显红色。

本品加水溶解后，加入硝酸铈铵试液，显橙红色。

本品麻醉作用较弱、起效较慢，毒性较小，无镇痛作用，可与其他麻醉药物配伍使用，适用于体质较弱患者的麻醉。

第七节 神经退行性疾病治疗药物

一、抗帕金森病药物

（一）概述

帕金森病又称震颤麻痹，是一种中枢神经系统锥体外系功能障碍的慢性进行性疾病，患者主要症状是受累肢体自主运动时肌肉震颤不止，并伴有知觉、识别和记忆障碍，是中老年人的常见病。

帕金森病治疗主要在于减轻症状或补偿黑质中多巴胺（DA）的减少，通过刺激 DA 受体，增加 DA 合成或减少 DA 分解代谢。抗帕金森病药分为拟多巴胺药如左旋多巴（levodopa）；外周脱羧酶抑制剂如卡比多巴（carbidopa）、苄丝肼（benserazide）；DA 受体激动剂如罗匹尼罗（ropinirole）；多巴胺加强剂如司来吉兰（selegiline）、托卡朋（tolcapone）；抗胆碱药如苯海索（trihexyphenidyl）等。

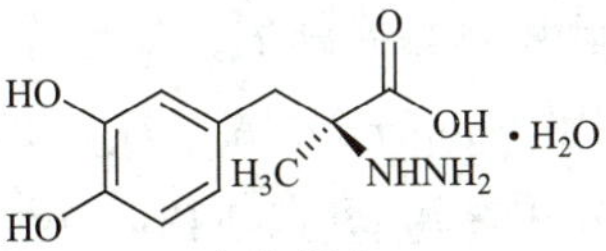

卡比多巴

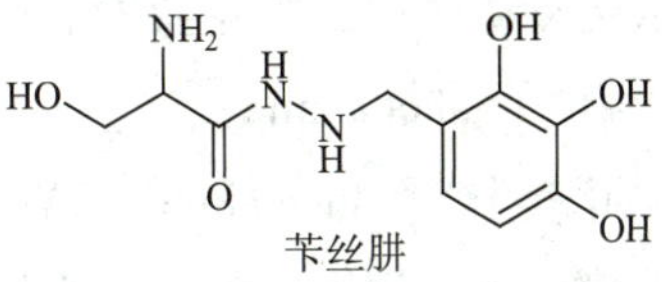

苄丝肼

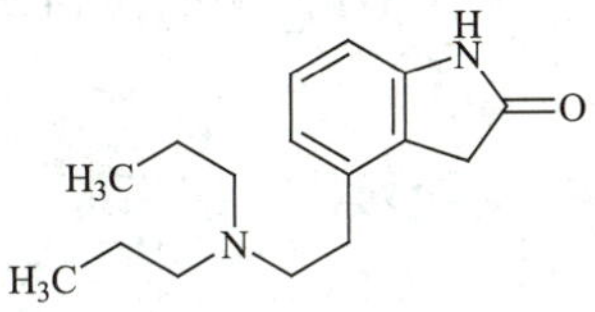

罗匹尼罗

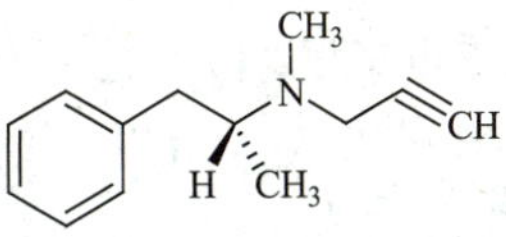

司来吉兰

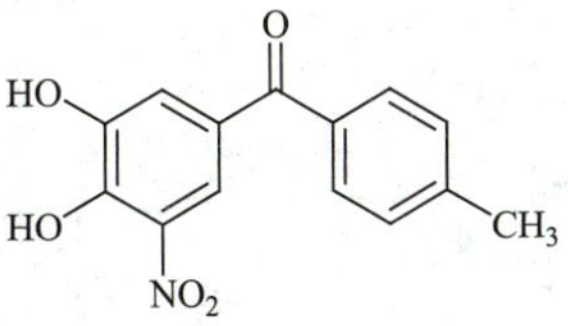

托卡朋

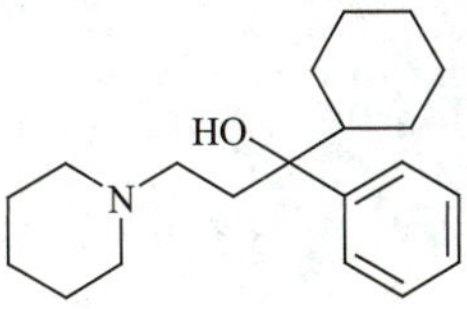

苯海索

（二）典型药物

左旋多巴
Levodopa

化学名称为(-)-3-(3,4-二羟基苯基)-L-丙氨酸，又名左多巴。

结构特征为邻苯二酚、羧基、伯氨、1个手性碳原子。

本品为白色或类白色的结晶性粉末；无臭。本品在水中微溶，在乙醇、三氯甲烷或乙醚中不溶；在稀酸中易溶。在盐酸溶液（9→100）中比旋度为 -159°至 -168°。

本品具手性碳原子，临床用L-左旋体。

本品具有邻苯二酚结构，极易被空气中的氧气氧化变色；本品水溶液久置后，可变黄、红紫，直至黑色，高温、光、碱和重金属离子可加速其变化。因此本品注射液常加L-半胱氨酸盐酸盐作抗氧剂。

本品的盐酸溶液（9→1000），与三氯化铁试液反应，即显绿色。

本品的水溶液，加1%茚三酮溶液，加热后显紫色。

本品口服后，95%以上被外周组织的脱羧酶转化为DA，不能透过血-脑屏障发挥作用，这是用其治疗帕金森病产生许多不良反应的重要原因。临床上常与外周脱羧酶抑制剂卡比多巴合用，可减少左旋多巴在外周的代谢，使进入脑内的药量显著增加，药物使用总量减少，同时又降低左旋多巴对心血管系统的不良反应。本品用于帕金森病及帕金森综合征。

二、抗阿尔茨海默病药物

老年痴呆症可分为原发性痴呆症和血管性痴呆症，前者又称阿尔茨海默病（AD），占老年痴呆患者总数的70%左右。是一种与年龄高度相关的、以进行性认知功能障碍和记忆力损害为主的中枢神经系统退行性疾病。

目前临床治疗阿尔茨海默病的药物主要有：①乙酰胆碱酯酶抑制剂，如他克林（tacrine）、多奈哌齐（donepezil）、加兰他敏（galantamine）、（-）石杉碱甲（huperzine A）等；②非乙酰胆碱酯酶抑制剂，如M受体激动剂占诺美林（xanomeline）、N-甲基-D-天冬氨酸（NMDA）受体拮抗剂美金刚（memantine）、增强脑代谢药物如吡拉西坦等。高剂量的占诺美林对AD患者的认知功能和行为能力亦有明显改善，美金刚用于中至重度的晚期AD患者。

即学即练 5-10

答案解析

可用于治疗阿尔茨海默病的药物是（ ）

A. 吡拉西坦　　　　　　　　　　B. 石杉碱甲

C. 多奈哌齐　　　　　　　　　　D. 加兰他敏

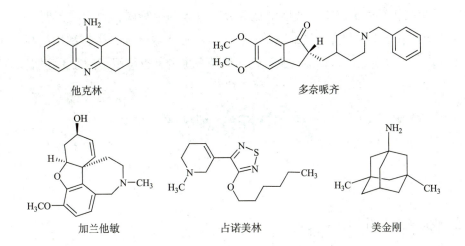

他克林　　　　多奈哌齐

加兰他敏　　　占诺美林　　　美金刚

知识链接

石杉碱甲的成长之路

　　蛇足石杉是一种多年生草本植物，具有清热利湿和消淤止血等作用。在民间和临床应用时，医生们观察到对病人有不同程度的胆碱能副作用，这些引起了上海药物研究所药理学家的注意，唐希灿院士等人着手开始对这种草药进行研究。

　　1982年，浙江医学研究院和上海药物研究所共同对蛇足石杉的化学成分进行了研究，从中分离得到新生物碱石杉碱甲，经过一系列化学、质控、药理作用机制及毒理研究，历时十多年，最终将其开发为治疗阿尔茨海默病新药。我国对石杉碱甲的研究成果，让一直认为中国药物研发水平十分落后的欧美国家刮目相看！

石杉碱甲

Huperzine A

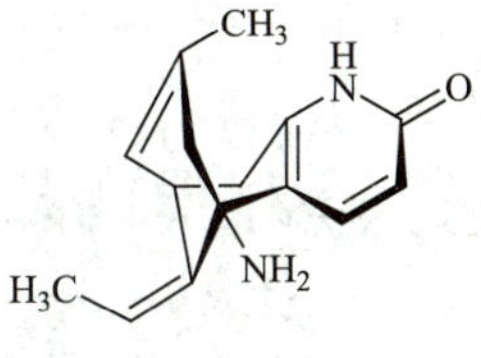

　　化学名为(5R,9R,11E)-5-氨基-11-亚乙基-5,8,9,10-四氢-7-甲基-5,9-亚甲基环辛四烯并[b]吡啶-2(1H)-酮。

　　结构特征为具碱性氨基、环内酰胺。

　　本品为白色或类白色的结晶性粉末；无臭；有引湿性。本品在甲醇中易溶，在乙醇中溶解，在水中不溶；在0.01mol/L盐酸溶液中微溶。

　　本品的乙醇溶液，加碘化铋钾试液，即生成橙黄色沉淀。

> **即学即练5-11**
>
> 下列哪一个是我国科学家发明的用于治疗阿尔茨海默病的药物（　）
>
> A. 美曲膦脂　　　B. 美金刚　　　C. 苯海索　　　D. 石杉碱甲

本品是我国科学家从石杉属植物千层塔中提取分离得到的生物碱，为我国首创的可逆性高选择性AChE 抑制药，兼具抗氧化应激和抗神经细胞凋亡作用。口服吸收迅速，生物利用度高。临床用于神经衰弱、脑血管疾病、AD 等所致的认知障碍及记忆功能减退患者，也可用于治疗重症肌无力等。

答案解析

目标检测

一、选择题

（一）A 型题（最佳选择题）

1. 硫喷妥钠可与铜吡啶试液作用，生成（　　）

   A. 绿色配合物　　　　　B. 紫色配合物　　　　　C. 白色胶状沉淀

   D. 氨气　　　　　　　　E. 红色溶液

2. 苯巴比妥不具有下列哪种性质（　　）

   A. 弱酸性　　　　　　　B. 溶于乙醚、乙醇　　　C. 水解后仍有活性

   D. 钠盐溶液易水解　　　E. 钠盐溶液加入过量的硝酸银试液，可生成银盐沉淀

3. 将苯巴比妥钠制成粉针剂，临用时用注射用水溶解，其主要原因是（　　）

   A. 易氧化变质　　　　　B. 难溶于水　　　　　　C. 水溶液易水解失效

   D. 易发生还原反应　　　E. 易发生聚合反应

4. 具有咪唑并吡啶结构的药物是（　　）

   A. 扎来普隆　　　　　　B. 异戊巴比妥　　　　　C. 唑吡坦

   D. 氯丙嗪　　　　　　　E. 佐匹克隆

5. 苯二氮䓬类化学结构中 1,2-位并入三氮唑环，活性增强的原因（　　）

   A. 药物代谢的稳定性增加

   B. 药物与受体的亲和力增加

   C. 药物的亲水性增大

   D. 药物 1,2 位的稳定性及受体的亲和力均增大

   E. 药物代谢加快

6. 盐酸氯丙嗪不具备的性质是（　　）

   A. 与硝酸反应显红色，加热后颜色消失

   B. 具有吩噻嗪环的母核

   C. 溶于水、乙醇或三氯甲烷

   D. 与三氯化铁试液作用，生成稳定的红色

   E. 服用氯丙嗪的患者应多晒太阳，可减轻副作用

7. 下列药物在使用过程中，"锥体外系反应"较轻的药物是（　　）

   A. 氯丙嗪　　　　　　　B. 氯普噻吨　　　　　　C. 氟哌啶醇

   D. 舒必利　　　　　　　E. 氯氮平

8. 盐酸氟西汀属于哪一类抗抑郁药（　　）

   A. 去甲肾上腺素再摄取抑制剂　　　　　B. 单胺氧化酶抑制剂

  C. 单胺受体拮抗剂   D. 选择性 5-羟色胺再摄取抑制剂

  E. 其他类

9. 结构中没有含氮杂环的镇痛药是（　　）

  A. 盐酸吗啡   B. 芬太尼   C. 盐酸哌替啶

  D. 盐酸美沙酮   E. 喷他佐辛

10. 关于盐酸哌替啶描述错误的是（　　）

  A. 白色结晶，易溶于水

  B. 又名"度冷丁"

  C. 临床上第一个使用的合成镇痛药

  D. 分子中具有酯键，极易水解失效

  E. 与碳酸钠溶液反应，可析出油滴状的哌替啶

11. 安钠咖注射液加入一定量的苯甲酸钠的作用是（　　）

  A. 减小咖啡因的副作用

  B. 作为防腐剂

  C. 生成电荷转移复合物，增大咖啡因在水中溶解度

  D. 增强咖啡因中枢兴奋作用

  E. 抑制药物水解

12. 下列药物用于呼吸衰竭治疗的药物是（　　）

  A. 尼可刹米   B. 咖啡因   C. 茶碱

  D. 盐酸甲氯芬酯   E. 吡拉西坦

13. 下列药物中属于吸入麻醉的药物（　　）

  A. 氟烷   B. 氯胺酮   C. 丙泊酚

  D. 硫喷妥钠   E. 羟丁酸钠

14. 下列药品中按第一类精神药品管理的是（　　）

  A. 氟烷   B. 氯胺酮   C. 丙泊酚

  D. 硫喷妥钠   E. 羟丁酸钠

15. 下列药物中哪一个药物是由我国药物学家开发的 AD 治疗药物（　　）

  A. 他克林   B. 多奈哌齐   C. 加兰他敏

  D. 石杉碱甲   E. 左旋多巴

（二）B 型题（配伍选择题）

[16～17 共用备选答案]

  A. 盐酸哌替啶   B. 氯丙嗪   C. 盐酸丙米嗪

  D. 咖啡因   E. 唑吡坦

16. 作用于苯二氮䓬 ω_1 受体（　　）

17. 抑制 5-羟色胺和去甲肾上腺素的再摄取（　　）

[18～20 共用备选答案]

  A. 吗啡   B. 喷他佐辛   C. 盐酸氯胺酮

  D. 地西泮   E. 咖啡因

18. 可发生紫脲酸铵反应的药物（ ）

19. 在胃酸中可发生 4,5 位开环，在肠道中又发生闭环反应的是（ ）

20. 属于非麻醉性镇痛药的是（ ）

（三）C 型题（综合分析选择题）

　　李宁，男性（55 岁），中学高级教师，近日应聘到一个远离自己家庭和朋友的某城市高级中学任教，教授毕业班的语文。他每天清晨就要上课，其余时间要进行辅导和批改作业。由于开始新的工作，使他每晚无法入睡，每晚望着天花板，一遍又一遍地想到明天的讲稿。他还叙述，一旦睡着后，就可以睡到天亮。李宁曾患有肝脏疾病，除此外，身体并无其他疾病，医生诊断为因工作环境改变而导致的失眠。

21. 李宁向药师咨询选用下列哪个药物进行治疗（ ）

A. [结构式]　B. [结构式]　C. [结构式]

D. [结构式]　E. [结构式]

22. 下列哪一个为地西泮的代谢产物（ ）

　　A. 阿普唑仑　　　　　B. 奥沙西泮　　　　　C. 硝西泮

　　D. 氟西泮　　　　　　E. 氯硝西泮

（四）X 型题（多项选择题）

23. 盐酸吗啡在光照下能被空气氧化，生成的氧化产物有（ ）

　　A. 双吗啡　　　　　B. 可待因　　　　　C. 苯吗喃

　　D. 阿扑吗啡　　　　E. N–氧化吗啡

24. 影响巴比妥类药物镇静催眠作用的时间长短和起效快慢的因素是（ ）

　　A. pK_a

　　B. 脂水分配系数

　　C. 5 位取代基的氧化代谢难易程度

　　D. 5 位取代基碳的数目

　　E. 酰胺氮原子上是否含羟基取代

25. 氟哌啶醇的主要结构片段有（ ）

　　A. 对氯苯基　　　　　B. 对氟苯甲酰基　　　　　C. 对羟基哌啶

　　D. 丁酰苯　　　　　　E. 哌嗪环

二、综合问答题

1. 卡马西平片在贮存过程中要特别注意防潮，为什么？

2. 镇痛药与阿片受体作用的三点论的核心内容是什么？

3. 苯妥英钠注射剂为何制成粉针剂，且在苯妥英钠 10 份中加入 4 份无水碳酸钠粉末，为什么？

三、实例分析题

1. 分析以下药物分子结构，讨论其稳定，在实际生产过程中如何增强该药物制剂的稳定性？

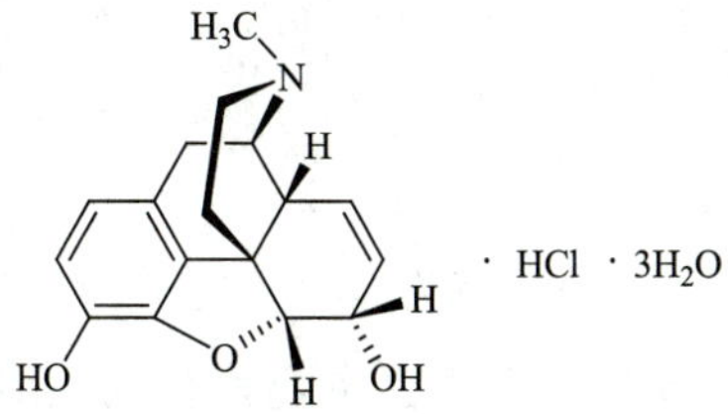

$\cdot HCl \cdot 3H_2O$

2. 在精神病院最近收治了一个躁狂型精神病患者，现需对其进行长期治疗，但每次给他进行用药治疗时，患者拒绝服药，治疗很难实施，请问选用下列哪一种药物进行治疗更好，并说明理由？

A. 氯丙嗪　　　　　　　B. 乙酰丙嗪　　　　　　　C. 奋乃静

D. 氟奋乃静　　　　　　E. 氟奋乃静癸酸酯

书网融合……

知识回顾

微课1

微课2

习题

（邹云川）

第六章　外周神经系统药物

学习引导

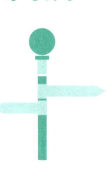

误服有机磷类农药如何解救？临床上出现休克症状如何治疗？食物（花生、牛奶等）、吸入物（花粉、粉尘）等引起的荨麻疹、过敏性鼻炎、哮喘等疾病一直困扰着人们的生活，该用什么药物缓解这些症状呢？口腔科、眼科常用的局部麻醉药有哪些？一些注射液的配制为什么需要调适宜的 pH、加稳定剂？贮存不当为什么会发生颜色变化？这些与药物的化学结构、理化性质、体内代谢密切相关。

本章主要介绍影响胆碱能神经系统药物、影响肾上腺素能神经系统药物、抗过敏药和局部麻醉药的作用机制、药物结构分类、构效关系；典型药物的化学结构、化学名称、结构特征、理化性质、合成原理、体内代谢和临床应用。

学习目标

1. **掌握**　拟胆碱药和抗胆碱药、肾上腺素受体激动剂和肾上腺素受体拮抗剂的分类；H_1 受体拮抗剂和局部麻醉药的结构类型；典型药物硝酸毛果芸香碱、溴新斯的明、硫酸阿托品、肾上腺素、盐酸麻黄碱、盐酸普萘洛尔、盐酸苯海拉明、马来酸氯苯那敏、盐酸赛庚啶、盐酸普鲁卡因的化学结构、理化性质、临床用途。

2. **熟悉**　肾上腺素受体激动剂的构效关系；H_1 受体拮抗剂的构效关系；局部麻醉药的构效关系；典型药物的化学名称、结构特征、作用特点及代谢特点。

3. **了解**　外周神经系统药物的发展。

外周神经系统包括传入神经系统和传出神经系统，目前临床使用的外周神经系统药物（peripheral nervous system drugs）大部分作用于传出神经系统，产生拟似或拮抗作用。传出神经按神经末梢释放的递质不同分为胆碱能神经和去甲肾上腺素能神经，按照药理作用的不同，将传出神经系统药物分为影响胆碱能神经系统药物和影响肾上腺素能神经系统药物。

抗组胺药（antihistamine drugs）主要分为 H_1 受体拮抗剂（H_1-receptor antagonists）和 H_2 受体拮抗剂（H_2-receptor antagonists），前者主要用于抗过敏，后者主要用于抗消化性溃疡。本章主要介绍 H_1 受体拮抗剂。

局部麻醉药（local anesthetics）是一类重要的外周神经系统药物，能可逆性地阻断神经冲动的产生和传导，在意识清醒的条件下使局部痛觉消失，以便进行外科手术。

第一节 影响胆碱能神经系统药物

机体中的胆碱能神经兴奋时，其末梢释放神经递质乙酰胆碱（acetylcholine，ACh），它与胆碱受体结合，使受体兴奋，产生多种生理效应，胆碱能神经功能亢进或低下都会导致疾病。影响胆碱能神经系统药物包括拟胆碱药和抗胆碱药，可通过影响乙酰胆碱与受体的相互作用和乙酰胆碱的代谢而发挥作用。

 知识链接

乙酰胆碱的作用

胆碱受体分为毒蕈碱（muscarine）型受体（简称 M 受体）和烟碱（nicotine）型受体（简称 N 受体）两大类。M 受体对毒蕈碱较为敏感，M 受体兴奋时，出现心脏抑制、血管扩张、（胃、肠、支气管）平滑肌收缩、瞳孔缩小和腺体分泌增加等。N 受体对烟碱较为敏感，分为 N_1 和 N_2 受体，N_1 受体兴奋时，自主神经节兴奋，肾上腺释放肾上腺素；N_2 受体兴奋时，骨骼肌收缩。当中枢神经系统的 M 受体和 N 受体与乙酰胆碱结合而兴奋时，则出现兴奋、不安、震颤，甚至惊厥。

一、拟胆碱药

拟胆碱药是具有与乙酰胆碱相似作用的药物，临床上用于治疗胆碱能神经兴奋性低下引起的疾病，按其作用机制的不同分为胆碱受体激动剂和乙酰胆碱酯酶抑制剂两种类型。

（一）胆碱受体激动剂

胆碱受体激动剂通过兴奋胆碱受体，产生类似乙酰胆碱的作用。胆碱受体激动剂分为天然的生物碱类和合成的胆碱酯类药物。

1. 天然的生物碱类 从植物中提取分离得到的一些生物碱，如毛果芸香碱（pilocarpine）、毒蕈碱（muscarine）等，它们的结构虽与乙酰胆碱有较大差别，但都具有拟胆碱作用，均为 M 受体激动剂，无 N 样作用。

2. 合成的胆碱酯类 乙酰胆碱是胆碱受体的天然激动剂，因分子内有酯键，性质不稳定，在体内极易水解，且其作用对胆碱受体无选择性，故无临床实用价值。合成的胆碱酯类药物是对乙酰胆碱的结构进行必要的改造以增加其稳定性，提高其选择性，并能与胆碱受体结合产生生理效应的药物。将乙酰胆碱的乙酰基部分、季铵氮原子的 β 位修饰得到了用于临床的胆碱受体激动剂，如卡巴胆碱（carbachol）、氯贝胆碱（bethanechol chloride）等。卡巴胆碱是以氨甲酰基代替乙酰基得到的，由于氨甲酰基氮上孤对电子的参与，使羰基碳的亲电性较乙酰基低，对乙酰胆碱酯酶较 ACh 稳定，不易被水解，其作用强且较持久，可以口服，具有 M 样和 N 样作用，选择性差，毒副反应较大，临床仅用于治疗青光眼。氯贝胆碱为选择性 M 胆碱受体激动剂，尤其对胃肠道和膀胱平滑肌的选择性高，对心血管系统几无影响。由于甲基的空间位阻作用，不易被乙酰胆碱酯酶水解，作用时间长于乙酰胆碱，口服有效，其 S-(+)-异构体活性显著大于 R-(-)异构体，主要用于术后腹气胀、尿潴留以及各种原因导致的胃肠道或膀胱功能异常。

乙酰胆碱　　　　　　　卡巴胆碱　　　　　　　氯贝胆碱

硝酸毛果芸香碱
Pilocarpine Nitrate

化学名为 4-[(1-甲基-1H-咪唑-5-基)甲基]-3-乙基二氢-2(3H)-呋喃酮硝酸盐，又名硝酸匹鲁卡品。

结构特征为五元内酯环、咪唑环、2个手性碳原子。

本品为无色结晶或白色结晶性粉末；无臭；遇光易变质。本品在水中易溶，在乙醇中微溶，在三氯甲烷或乙醚中不溶。熔点为 174~178℃，熔融时同时分解。在水溶液（0.10g/ml）中比旋度为 +80° 至 +83°。

本品药用品为硝酸盐，显弱酸性。毛果芸香碱含咪唑环，具有碱性，N_3 和 N_1 的 pK_a 为 7.15 和 12.57。本品因含咪唑环，对光较敏感，应遮光保存。

本品含两个手性中心，具旋光性。本品为顺式构型，受热或遇碱，其 C-3 位可发生差向异构化，生成的异毛果芸香碱的药理活性仅为毛果芸香碱的 1/20~1/6。

毛果芸香碱分子中含有一个羧酸内酯环，在 pH4.0~5.0 时比较稳定，在碱性条件下，可以水解开环，生成无活性的毛果芸香酸钠盐而溶解。

毛果芸香酸钠

异毛果芸香碱

本品的水溶液中，依次加入重铬酸钾、过氧化氢与三氯甲烷，振摇，三氯甲烷层即显紫色。

本品的水溶液显硝酸盐的鉴别反应。

本品为 M 胆碱受体激动剂，有促进唾液腺和汗腺分泌、瞳孔缩小、降低眼内压的作用。临床上其滴眼液主要用于青光眼的治疗，与硫酸阿托品眼膏交替使用，可防止炎症时虹膜与晶状体粘连。

（二）乙酰胆碱酯酶抑制剂

乙酰胆碱酯酶抑制剂（acetylcholinesterase inhibitors）又称为抗胆碱酯酶药（anticholinesterase agents），通过对胆碱酯酶的抑制，使乙酰胆碱（ACh）在突触处的浓度增高，从而延长并且增强乙酰胆碱的作用。因不与胆碱受体直接相互作用，属于间接拟胆碱药，临床主要用于治疗重症肌无力、青光眼等。乙酰胆碱酯酶抑制剂按其与胆碱酯酶结合程度不同分为可逆性乙酰胆碱酯酶抑制剂和不可逆性乙酰胆碱酯酶抑制剂两类。

1. 可逆性乙酰胆碱酯酶抑制剂 此类药物能与乙酰胆碱竞争胆碱酯酶的活性中心，使胆碱酯酶暂时失活，但因其结合得并不牢固，经过一段时间后，胆碱酯酶可恢复活性。毒扁豆碱（physostigmine）是从西非出产的毒扁豆中提取的一种生物碱，是临床上第一个胆碱酯酶抑制剂，曾在眼科使用多年，治疗青光眼。但因其作用选择性低、毒性较大，现已少用。对毒扁豆碱的结构改造中相继发现了溴新斯的明（neostigmine bromide）、溴吡斯的明（pyridostigmine bromide）等季铵类胆碱酯酶抑制剂，它们毒副作用降低，作用时间较久。这是由于引入季铵离子，既可增强与胆碱酯酶的结合，又可降低中枢作用。此外，将不稳定、易水解的 N-甲基氨基甲酸酯改变为 N,N-二甲基氨基甲酸酯后，则不易水解。

乙酰胆碱酯酶抑制剂可以提高脑内乙酰胆碱的水平，所以近年来已成为抗老年痴呆新药的研究热点，如乙酰胆碱酯酶抑制剂卡巴拉汀（rivastigmine）、多奈哌齐（donepezil）等已成为治疗阿尔茨海默病（alzheimer's disease，AD）的药物，见第五章。

毒扁豆碱　　　　　溴吡斯的明　　　　　卡巴拉汀

溴新斯的明
Neostigmine Bromide

化学名为溴化-N,N,N-三甲基-3-[（二甲氨基）甲酰氧基]苯铵。

结构特征为季铵、酯键、酰胺、二甲氨基。

本品为白色结晶性粉末；无臭。本品在水中极易溶解，在乙醇或三氯甲烷中易溶，在乙醚中几乎不溶。熔点为 171～176℃，熔融时同时分解。

本品分子中的酯键，在一般条件下较稳定，不易分解。若与氢氧化钠溶液共热，酯键水解成二甲氨基酚钠和二甲氨基甲酸钠，前者与重氮苯磺酸作用，生成红色偶氮化合物；后者可进一步水解为具有胺臭的二甲胺，并可使红色的石蕊试纸变蓝。

本品与硝酸银试液反应，可生成淡黄色凝乳状沉淀；此沉淀微溶于氨试液，不溶于硝酸。

本品为胆碱酯酶抑制剂，由于为季铵类化合物，口服吸收少，在肠道有一部分被破坏，故口服剂量远大于注射剂量。口服后尿液无原形药物排出，尿液中可检出其代谢产物酯水解物。本品临床用于重症肌无力和术后腹胀及尿潴留等的治疗。

2. 不可逆性乙酰胆碱酯酶抑制剂 此类药物可与胆碱酯酶作用生成难以水解的磷酰化胆碱酯酶，使胆碱酯酶失去水解乙酰胆碱的活性，而且酶的活性难以恢复，导致体内乙酰胆碱堆积，引起支气管收缩，继之惊厥，最终导致死亡，如有机磷农药，该类药物无临床使用价值，多用作杀虫剂或战争毒剂。

（三）乙酰胆碱酯酶复活剂

此类药物能水解磷酸酯键，使中毒的胆碱酯酶恢复活性，可用于有机磷农药中毒的解救。如碘解磷定（pralidoxime iodide）和氯解磷定（pyraloxime methylchloride）等。

碘解磷定　　　　　　　　　　　氯解磷定

二、抗胆碱药

抗胆碱药是用于治疗胆碱能神经过度兴奋所引起的病症，临床使用的抗胆碱药主要是阻断乙酰胆碱与胆碱受体的相互作用，即胆碱受体拮抗剂。根据药物的作用部位及对胆碱受体选择性的不同，抗胆碱药可分为 M 胆碱受体拮抗剂和 N 胆碱受体拮抗剂。

（一）M 胆碱受体拮抗剂

M 胆碱受体拮抗剂能可逆性阻断节后胆碱能神经支配的效应器上的 M 胆碱受体，产生抑制腺体（唾液腺、汗腺等）分泌、扩大瞳孔、加快心率、松弛支气管和胃肠道平滑肌等作用。临床主要用于治疗消化性溃疡、平滑肌痉挛导致的内脏绞痛、散瞳检查眼底及验光等。按照来源可分为颠茄生物碱类和合成类。

1. 颠茄生物碱类 颠茄生物碱类是一类从茄科植物颠茄、莨菪、东莨菪、唐古特莨菪和曼陀罗等植物中提取的生物碱。在临床上常用的药物有阿托品（atropine）、东莨菪碱（scopolamine）、山莨菪碱（anisodamine，天然品为 654-1，合成品为 654-2）和樟柳碱（anisodine）等。

东莨菪碱　　　　　　　　　　山莨菪碱　　　　　　　　　　樟柳碱

这些生物碱的化学结构非常相似，都是由二环氨基醇（也称莨菪醇）和莨菪酸所形成的酯。药物分子结构中的 6、7 位之间的氧桥及 6 位或莨菪酸 α 羟基的存在与否，对药物的中枢作用有很大的影响，氧桥的存在增加分子的亲脂性，使中枢作用增强，而羟基的存在使中枢作用减弱。中枢作用的顺序为：东莨菪碱 > 阿托品 > 樟柳碱 > 山莨菪碱。为了降低对中枢神经系统的副作用，寻找 M 胆碱受体亚型选择性拮抗剂，将阿托品和东莨菪碱季铵化，得到半合成类 M 胆碱受体拮抗剂如异丙托溴铵（ipratropium bromide）和噻托溴铵（tiotropium bromide），它们为选择性 M_1、M_3 受体拮抗剂，对支气管的扩张作用持续时间长，这些将在第九章呼吸系统药物中介绍。

硫酸阿托品
Atropine Sulfate

化学名为（±）-α-（羟甲基）苯乙酸-8-甲基-8-氮杂双环[3.2.1]-3-辛酯硫酸盐一水合物。

结构特征为酯键、叔胺、硫酸盐、莨菪醇、莨菪酸、4个手性碳原子。

本品为无色结晶或白色结晶性粉末；无臭。本品在水中极易溶解，在乙醇中易溶。熔点不得低于189℃，熔融时同时分解。

阿托品是由茄科植物曼陀罗、颠茄及莨菪等所含的（-）-莨菪碱在提取过程中遇酸或碱发生消旋化转变为的外消旋体。阿托品的活性为左旋莨菪碱的50%，但毒性也减少一半，使用较安全，临床上使用其硫酸盐。阿托品也可用全合成方法制备。

阿托品分子中具有叔胺结构，碱性较强，在水溶液中能使酚酞呈红色，可以与硫酸形成稳定的中性盐，其水溶液呈中性。本品的水溶液显硫酸盐的鉴别反应。

本品分子中的酯键易水解失效，在弱酸性、近中性条件下较稳定，pH3.5～4.0时最稳定，在碱性水溶液中易发生水解，生成莨菪醇和消旋莨菪酸（也称托品酸）。因此，在配制注射液时，应注意调整溶液的pH，加入适量氯化钠作稳定剂，采用中性硬质玻璃安瓿作容器，注意灭菌温度。

阿托品与硫酸及重铬酸钾共热时，水解生成的莨菪酸被氧化生成苯甲醛，有苦杏仁特异臭味。

阿托品与发烟硝酸共热后，生成黄色三硝基衍生物，放冷后加入乙醇和一小粒固体氢氧化钾，即生成深紫色，后转暗红色，最后颜色消失。此反应称为维他立（Vitali）反应，是托烷生物碱类中莨菪酸的共同反应。

本品游离体因碱性较强，与氧化汞作用，可析出黄色氧化汞沉淀，加热后转变成红色。碱性弱的东莨菪碱无此反应，可用以区别。

本品能与多种生物碱显色试剂及沉淀试剂反应。如与氯化金反应生成无光泽的沉淀；与碘-碘化钾试剂反应生成碘化莨菪碱沉淀，于显微镜下观察结晶呈飞鸟状。

本品具有外周及中枢M胆碱受体拮抗作用，临床常用于治疗胃肠痉挛引起的绞痛、麻醉前给药、盗汗、心动过缓、多种感染及中毒性休克，也可用于有机磷中毒的解救、眼科诊疗（如散瞳）等。

2. 合成类　颠茄生物碱类抗胆碱药由于药理作用广泛，临床应用时常引起多种不良反应，如口干、视力模糊、心悸等。因此对阿托品进行结构改造，合成了许多选择性较高、作用较强、毒性较低的叔胺类和季铵类的 M 胆碱受体拮抗剂。其中叔胺类药物由于脂溶性较大，易进入中枢，属于中枢抗胆碱药，临床主要用作抗震颤麻痹药，如苯海索（trihexyphenidyl）、丙环定（procyclidine）、比哌立登（biperiden）等。季铵类化合物临床主要用作消化道解痉药，如溴丙胺太林（propantheline bromide，普鲁本辛）等。

苯海索　　　　　　　　丙环定　　　　　　　　比哌立登

溴丙胺太林
Propantheline Bromide

化学名为溴化-N-甲基-N-(1-甲基乙基)-N-[2-(9H-咕吨-9-甲酰氧基)乙基]-2-丙铵，又名普鲁本辛。

结构特征为季铵、氨基醇酯。

本品为白色或类白色的结晶性粉末；无臭；微有引湿性。本品在水、乙醇中极易溶解，在乙醚中不溶。熔点为 157～164℃，熔融时同时分解。

本品分子中的酯键在碱性条件下易水解，与 NaOH 试液煮沸，酯键水解后用稀盐酸中和，产生咕吨酸，遇硫酸显亮黄色或橙黄色，并显微绿色荧光。

本品为季铵化合物，不易透过血-脑屏障，中枢副作用小，外周 M 胆碱受体拮抗作用与阿托品类似。对胃肠道平滑肌有选择性，主要用于胃肠道痉挛、胃及十二指肠溃疡、胃炎、胰腺炎等疾病的治疗。

（二）N 胆碱受体拮抗剂

N 胆碱受体拮抗剂按照对受体的选择性不同，可分为 N_1 胆碱受体拮抗剂和 N_2 胆碱受体拮抗剂。N_1 胆碱受体拮抗剂又称神经节阻断剂，早期用于治疗重症高血压，但因作用广泛、不良反应多，现已少用。N_2 胆碱受体拮抗剂又称神经肌肉阻断剂，可以使骨骼肌松弛，临床作为肌松药用于辅助麻醉，与全麻药合用可减少全麻药的用量。本节介绍 N_2 胆碱受体拮抗剂。

N_2 胆碱受体拮抗剂根据作用机制的不同可分为去极化型和非去极化型两大类。去极化型肌松药与 N_2 胆碱受体结合并激动受体产生持久的去极化作用，使运动终板不能对 ACh 起反应，导致骨骼肌松弛，如氯化琥珀胆碱（suxamethonium chloride）。非去极化型肌松药和乙酰胆碱产生竞争，与 N_2 胆碱受体结合，既不能激活受体，又拮抗了乙酰胆碱与 N_2 胆碱受体的结合，使骨骼肌松弛，因此又称为竞争性肌松药。早期用于临床的是生物碱类非去极化型肌松药如氯化筒箭毒碱（tubocurarine chloride），近年来发展的四氢异喹啉类（如苯磺顺阿曲库铵，cisatracurium besilate）和甾烷类合成肌松药（如泮库溴铵，pancuronium bromide）目前应用更为广泛。

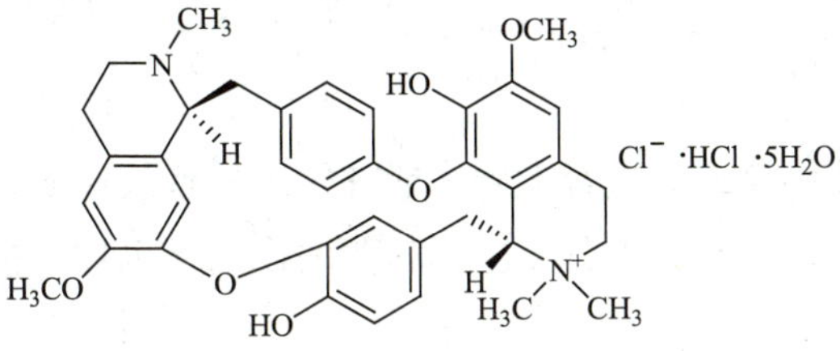

氯化筒箭毒碱

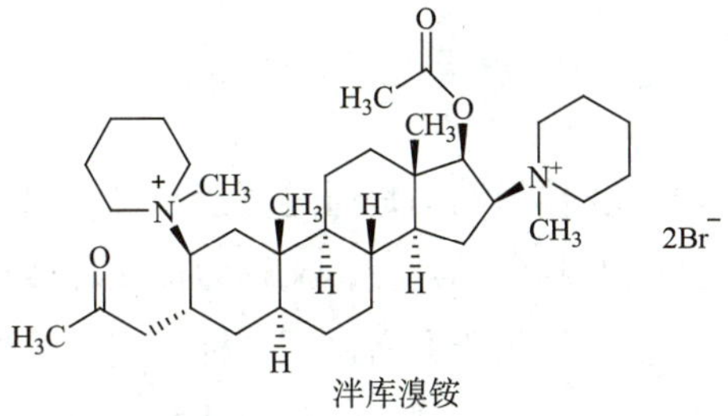

泮库溴铵

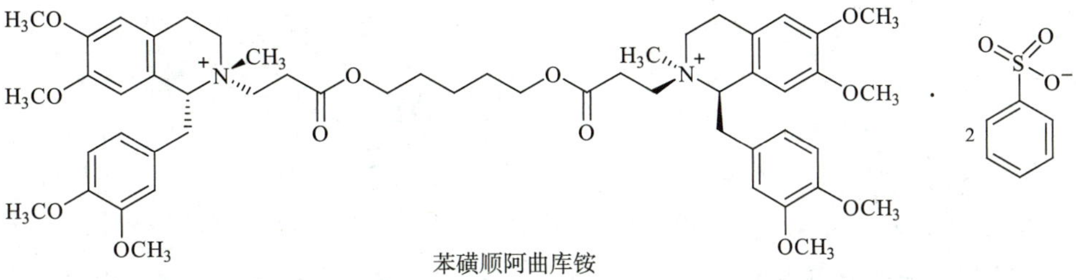

苯磺顺阿曲库铵

氯化琥珀胆碱
Suxamethonium Chloride

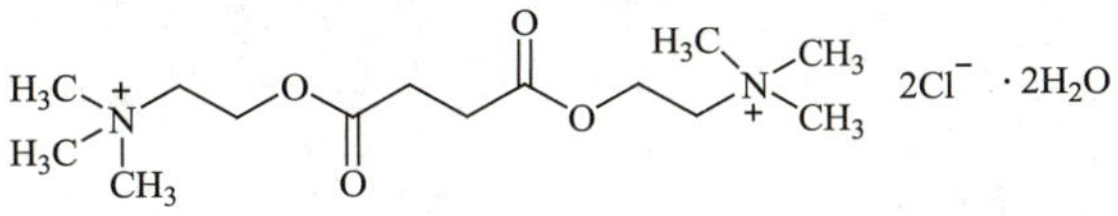

化学名为二氯化 2,2′-[(1,4-二氧代-1,4-亚丁基) 双 (氧)] 双 [N,N,N-三甲基乙铵] 二水合物，又名司可林。

结构特征为双酯、双季铵。

本品为白色或类白色的结晶性粉末；无臭。本品在水中极易溶解，在乙醇或三氯甲烷中微溶，在乙醚中不溶。熔点为 157~163℃。

本品水溶液呈酸性，pH 约为 4。

本品分子中有酯键，水溶液不稳定，易发生水解反应，pH 和温度是主要影响因素。pH3~5 时较稳定，pH7.4 时缓慢水解，碱性条件下很快被水解，氯化琥珀胆碱为二元羧酸酯，水解时分步进行，最后生成 2 分子氯化胆碱和 1 分子琥珀酸。另外，温度升高，水解也加快。制备注射剂时应调 pH 为 5，并于 4℃冷藏，用丙二醇作溶剂可以延缓水解，或将其制成粉针剂。

本品在酸性溶液中与硫氰酸铬铵试液反应，生成淡红色的不溶性复盐沉淀。

本品与 1% 氯化亚钴溶液及亚铁氰化钾试液反应，即显翠绿色。

本品为筒箭毒碱的合成代用品，为去极化型骨骼肌松弛药，起效快（1~1.5 分钟），作用时间短（5~10 分钟），易于控制。临床用作全身麻醉的辅助药，但大剂量时可引起呼吸麻痹，而且不能用胆碱酯酶抑制剂对抗。

第二节 影响肾上腺素能神经系统药物

影响肾上腺素能神经系统药物作用于人体内的肾上腺素受体，包括肾上腺素受体激动剂和肾上腺素受体拮抗剂两大类。

一、肾上腺素受体激动剂

肾上腺素受体激动剂是通过直接与肾上腺素受体结合或促进肾上腺素能神经末梢释放递质，产生与交感神经兴奋时相似的效应，又称为拟交感神经药，产生与去甲肾上腺素相似的作用，也称为拟肾上腺素药。临床上广泛用于升高血压、抗休克、平喘及止血。

肾上腺素受体激动剂按照化学结构可分为苯乙胺类和苯异丙胺类。

 知识链接

肾上腺素受体及其效应

肾上腺素受体可分为两大类，即 α 型肾上腺素受体和 β 型肾上腺素受体。α 型肾上腺素受体有两种亚型，分别为 α_1 和 α_2：α_1 型受体主要分布在突触后膜、黏膜、内脏血管、虹膜辐射肌及腺体，激动时产生散瞳、血管收缩、糖原分解等效应，α_2 型受体主要分布在神经末梢突触前膜，激动时产生抑制肾上腺素释放的效应。β 型肾上腺素受体可分为 3 种亚型：β_1 型受体主要分布于心脏、肾小球旁系细胞，激动时产生心脏兴奋效应；β_2 型受体主要分布于平滑肌、血管、肝脏、支气管和去甲肾上腺素能神经末梢突触前膜等，激动时产生血管扩张、支气管平滑肌扩张、糖原分解等效应；β_3 型受体主要分布在脂肪细胞，激动时产生脂肪分解等效应。

（一）苯乙胺类

苯乙胺类肾上腺素受体激动剂的基本结构为 β-苯乙胺，多数药物在侧链上含有一个手性碳原子，苯环上含有羟基，其中苯环上的 3,4 位上有羟基的称为儿茶酚胺（1,2-苯二酚），所以本类药物还可分为儿茶酚胺类和非儿茶酚胺类。儿茶酚胺类药物的极性较大，外周作用较中枢作用强，易被氧化，进入体内后易代谢分解，作用时间短，不宜口服，主要药物有肾上腺素（epinephrine）、去甲肾上腺素（norepinephrine）、异丙肾上腺素（isoprenaline）、多巴胺（dopamine）、多巴酚丁胺（dobutamine）等。非儿茶酚胺类药物稳定性较好，如去氧肾上腺素（phenylephrine）因无儿茶酚结构，不被儿茶酚-O-甲基转移酶（COMT）所代谢，作用时间长，可口服；再如选择性 β_2 受体激动剂沙丁胺醇（salbutamol）、特布他林（terbutaline）、克仑特罗（clenbuterol）等（见第九章呼吸系统药物）。

苯乙胺类基本结构　　　　　去甲肾上腺素　　　　　异丙肾上腺素

去氧肾上腺素　　　　　多巴胺　　　　　　　　多巴酚丁胺

知识链接

肾上腺素受体激动剂的体内代谢

苯乙胺类肾上腺素受体激动剂的儿茶酚胺类药物代谢，主要由单胺氧化酶（MAO）和儿茶酚-O-甲基转移酶（COMT）所催化。COMT 催化 3 位酚羟基的甲基化，MAO 催化氧化脱胺反应。而苯异丙胺类肾上腺素受体激动剂的麻黄碱不具有儿茶酚胺结构，不能被 COMT 催化代谢，其结构中氨基的 α 位引入甲基，增加空间位阻，也不被 COMT 催化，所以麻黄碱较稳定，不易代谢转化。

肾上腺素

Epinephrine

化学名为（R）-4-[2-(甲氨基)-1-羟基乙基]-1,2-苯二酚，又名副肾碱。

结构特征为儿茶酚胺结构、苯乙胺结构、氨基氮上有甲基取代、1 个手性碳原子。

本品为白色或类白色结晶性粉末；无臭。本品在水中极微溶解，在乙醇、三氯甲烷、乙醚、脂肪油或挥发油中不溶；在无机酸或氢氧化钠溶液中易溶，在氨溶液或碳酸氢钠溶液中不溶。熔点为 206～212℃，熔融时同时分解。在盐酸溶液（9→200）（20mg/ml）中比旋度为 -50.0° 至 -53.5°。

本品与空气接触或受日光照射，易氧化变质；在中性或碱性水溶液中不稳定，其饱和水溶液显弱碱性反应。

本品含有一个手性碳原子，有旋光性，药用品为 R-构型，具有左旋性，左旋体的活性比右旋体强 12 倍，消旋体的活性只有左旋体的一半。左旋的肾上腺素水溶液加热或室温放置后，可发生外消旋化，而使活性降低。在 pH 4 以下，消旋的速度较快，故在配制注射液时要注意溶液的 pH。

本品分子中含有酚二羟基和氨基，具有酸碱两性，可以与酸或碱成盐，临床上使用其盐酸盐。

本品含有儿茶酚胺结构，具有较强的还原性，遇空气中的氧或弱氧化剂（二氧化锰、过氧化氢、碘等）均能使其氧化，生成红色的肾上腺素红，继而聚合成棕色的多聚体，日光、加热、pH 升高及微量金属离子均可加速其氧化变质。其水溶液露置空气及日光中会氧化变色，因此在配制其注射液时要调其 pH 为 2.5～5，加抗氧剂和金属离子配合剂，安瓿中充惰性气体，100℃ 流通蒸汽灭菌 15 分钟。贮存时要遮光、减压严封，在阴凉处保存。

肾上腺素红　　　　　　多聚体

本品的盐酸溶液遇三氯化铁试液显翠绿色，再加氨试液即变为紫色，最后变为紫红色。

本品的盐酸溶液遇 H_2O_2 试液显血红色。

本品对 α 和 β 受体均有较强的激动作用，口服无效，常用剂型为盐酸肾上腺素注射液。临床上主要用于治疗过敏性休克、支气管哮喘及心脏骤停的急救等，还可用于鼻黏膜和齿龈出血。

盐酸异丙肾上腺素
Isoprenaline Hydrochloride

化学名为 4-[(2-异丙氨基-1-羟基)乙基]-1,2-苯二酚盐酸盐，又名喘息定。

结构特征为儿茶酚胺结构、氨基氮上异丙基取代。

本品为白色或类白色的结晶性粉末；无臭。本品在水中易溶，在乙醇中略溶，在三氯甲烷或乙醚中不溶。熔点为 165.5~170℃，熔融时同时分解。

本品遇光和空气渐变色，在碱性溶液中更易变色。

本品具有儿茶酚胺结构，在酸性或中性水溶液中可发生自动氧化，并随 pH 增加、温度升高而使氧化加速，微量金属离子如 Cu^{2+}、Fe^{3+}、Mn^{2+} 等可促进氧化反应的进行，故贮存时应注意遮光、密封，制备注射液时应注意避免与氧接触，并且加稳定剂等。

本品在酸性条件下，遇碘被氧化，生成淡红色的异丙肾上腺素红。

本品水溶液与过氧化氢反应后溶液显橙黄色，而肾上腺素与过氧化氢反应后显血红色，去甲肾上腺素与过氧化氢反应后显黄色。

本品水溶液与三氯化铁试液作用，显深绿色。去甲肾上腺素与三氯化铁试液作用则呈翠绿色，而肾上腺素与三氯化铁试液作用被高价铁离子氧化也呈翠绿色。

本品加新制的 5% 碳酸氢钠溶液，即变蓝色，然后变成红色。

本品对 β 受体有激动作用，口服无效，经注射或吸入给药。临床上用于治疗支气管哮喘、过敏性哮喘、慢性肺气肿、低血压，也用于治疗中毒性休克。

（二）苯异丙胺类

苯异丙胺类肾上腺素受体激动剂的基本结构为 β-苯异丙胺，苯环上无两个酚羟基取代，在丙胺侧链上大多数有两个手性碳原子，存在 4 个光学异构体。主要药物有麻黄碱（ephedrine）、间羟胺（metaraminol）、甲氧明（methoxamine）、甲氧那明（methoxyphenamine）等。植物来源的麻黄碱，苯环上去掉两个羟基，中枢作用增强，外周作用相应减弱，且不被代谢，作用时间延长。

苯异丙胺类基本结构　　　　麻黄碱

间羟胺　　　　　甲氧明　　　　　甲氧那明

盐酸麻黄碱
Ephedrine Hydrochloride

化学名为 $[R-(R^*,S^*)]-\alpha-[1-(甲胺基)乙基]$ 苯甲醇盐酸盐，又名麻黄素。

结构特征为 α-氨基-β-羟基结构，α 碳上有甲基，2 个手性碳原子、苯异丙胺。

本品为白色针状结晶或结晶性粉末；无臭。本品在水中易溶，在乙醇中溶解，在三氯甲烷或乙醚中不溶。熔点为 217~220℃。在水溶液（50mg/ml）中比旋度为-33°至-35.5°。

麻黄碱分子中含有两个手性碳原子，因而有 4 个光学异构体，其中一对（1R,2S）和（1S,2R）为赤藓糖型，称为麻黄碱，另一对（1R,2R）和（1S,2S）为苏阿糖型，称伪麻黄碱。这四个异构体中（-）-麻黄碱（1R,2S）具有显著活性，为临床主要药用异构体，而（+）-伪麻黄碱（1S,2S）的作用较麻黄碱弱，常在复方感冒药中，用于缓解鼻黏膜充血肿胀引起的鼻塞。

（-）-麻黄碱	（+）-麻黄碱	（-）-伪麻黄碱	（+）-伪麻黄碱
（1R,2S）	（1S,2R）	（1R,2R）	（1S,2S）

本品分子中不含儿茶酚的结构，所以较稳定，遇空气、日光、热均不易被破坏。

本品侧链具有 α-氨基-β-羟基结构，可被高锰酸钾、铁氰化钾等氧化，产生苯甲醛和甲胺，前者具有特臭，后者可使红色的石蕊试纸变蓝色。

本品具有氨基醇结构，其水溶液与碱性硫酸铜试液作用，产生蓝紫色配合物，加入乙醚振摇放置，反应产物溶于乙醚层显紫红色，水层变为蓝色。

本品对 α 受体和 β 受体都有激动作用，作用与肾上腺素相似，可以口服，作用缓慢而持久。临床上主要用于治疗支气管哮喘、过敏性疾病、低血压、鼻黏膜充血肿胀引起的鼻塞等。

（三）拟肾上腺素药的构效关系

常用拟肾上腺素药的基本结构如下：

（1）苯环与侧链氨基之间隔两个碳原子时作用最强，碳链增长为三个碳原子，活性下降。

（2）X 多为一个或两个酚羟基，羟基的存在可使作用增强，但易受体内酶的影响，口服后迅速代谢失活。如果去掉 X，稳定性增加，作用时间延长，但中枢作用增强，外周作用减弱。

（3）R_1 多为仲醇基，通常左旋体（绝对构型为 R 构型）活性大于右旋体。

（4）R_2为甲基时，作用时间延长，但外周作用减弱，中枢兴奋作用增强，毒性增加。

（5）R_3的大小可显著影响 α 和 β 受体效应。随着烃基的增大，α 受体效应逐渐减弱，β 受体效应逐渐增强，且对 $β_2$ 受体的选择性也提高。

二、肾上腺素受体拮抗剂

肾上腺素受体拮抗剂能通过阻断肾上腺素能神经递质或外源性肾上腺素受体激动剂与肾上腺素受体的相互作用，产生与肾上腺素能神经递质作用相反的生理活性，故也称为抗肾上腺素药。根据肾上腺素受体拮抗剂对 α 和 β 受体选择性的不同，可分为 α 受体拮抗剂（又称 α 受体阻断剂）和 β 受体拮抗剂（又称 β 受体阻断剂）。

（一）α受体拮抗剂

α 受体拮抗剂根据其对受体的选择性分为两类：选择性 α 受体拮抗剂和非选择性 α 受体拮抗剂。

1. 选择性α受体拮抗剂　选择性 α 受体拮抗剂能选择性与 $α_1$ 受体结合，对 $α_2$ 受体无影响，通过降低外周阻力，松弛血管平滑肌，使血压下降，用于高血压的治疗。该类药物通过拮抗分布在前列腺和膀胱颈平滑肌表面的 $α_1$ 受体而松弛平滑肌，解除前列腺增生时由于平滑肌张力增加引起的排尿困难，临床上用于前列腺增生症。主要药物有哌唑嗪（prazosin）、特拉唑嗪（terazosin）、多沙唑嗪（doxazosin）等。

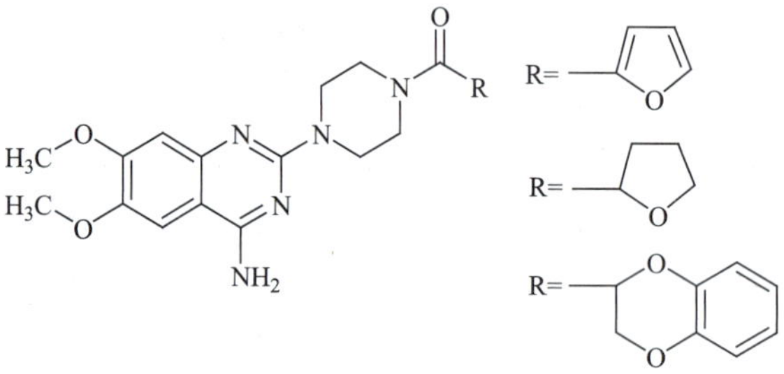

2. 非选择性α受体拮抗剂　非选择性 α 受体拮抗剂可同时阻断 $α_1$ 和 $α_2$ 受体，与激动剂产生拮抗作用，主要药物有酚妥拉明（phentolamine）、妥拉唑林（tolazoline）以及长效的酚苄明（phenoxybenzamine）等，临床上这类药物主要用于改善微循环，治疗外周血管痉挛性疾病及血栓闭塞性脉管炎等。

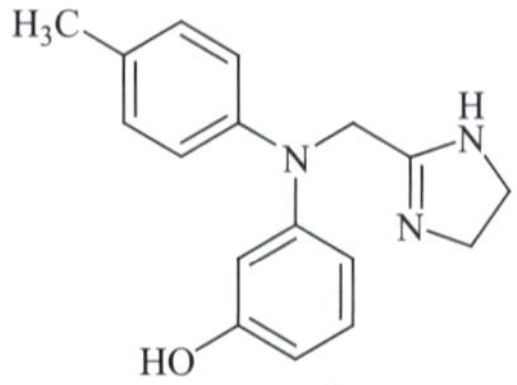

酚妥拉明 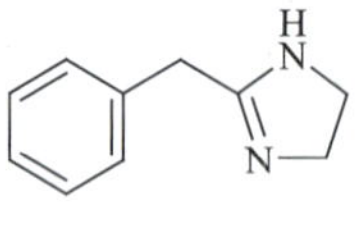　　　　　　　　妥拉唑林 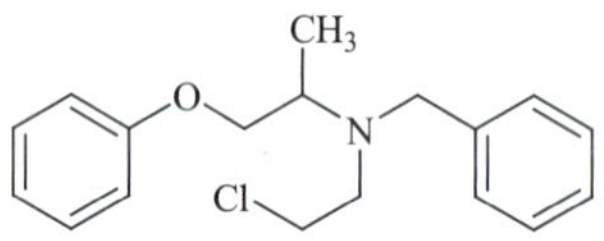　　　　　　　　酚苄明

盐酸哌唑嗪

Prazosin Hydrochloride

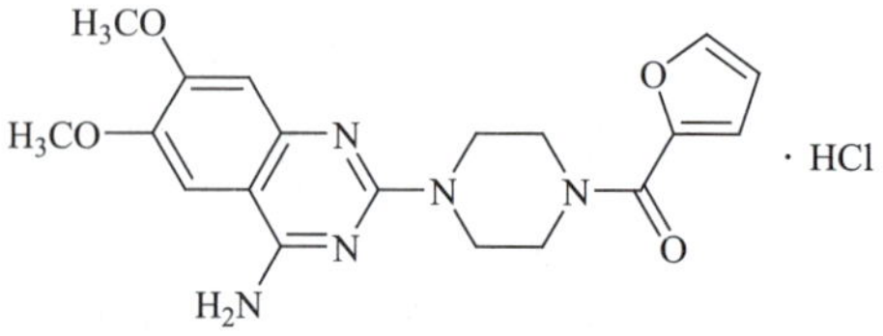

化学名为1-(4-氨基-6,7-二甲氧基-2-喹唑啉基)-4-(2-呋喃甲酰基)哌嗪盐酸盐。

结构特征为哌嗪、呋喃甲酰基、喹唑啉结构。

本品为白色或类白色结晶性粉末；无臭。本品在乙醇中微溶，在水中几乎不溶。

本品加碳酸钠等量，混匀，置干燥试管中。管口覆以用1% 1,2-萘醌-4-磺酸钠溶液湿润的试纸，在试管底部灼烧后，试纸应显紫堇色。

本品为第一个选择性α_1受体拮抗剂，临床上用于前列腺增生症，也可用于轻度、中度的原发性高血压，常与利尿药合用，还可用于充血性心力衰竭、麦角胺过量。

（二）β受体拮抗剂

β受体拮抗剂可竞争性与β受体结合，产生对心脏兴奋的抑制作用和对支气管及血管平滑肌的收缩作用，表现为心率变慢，心肌收缩力减弱，心输出量减少，心肌耗氧量下降。临床上广泛用于心绞痛、心肌梗死、高血压、心律失常等疾病的治疗，也用于治疗偏头痛和青光眼。β受体拮抗剂按化学结构分为芳氧丙醇胺类和苯乙醇胺类。

芳氧丙醇胺类　　　　　　苯乙醇胺类

在20世纪70年代和80年代，β受体拮抗剂的研究有了飞速的发展，发明了许多有临床应用价值的药物，使得人们对β_1和β_2受体亚型的区分有了新的认识。根据已经应用的各种结构的β受体拮抗剂对这两种受体亚型亲和力的差异，可将β受体拮抗剂分为以下三种类型：非选择性β受体拮抗剂，如普萘洛尔（propranolol）；选择性β_1受体拮抗剂，如阿替洛尔（atenolol）、比索洛尔（bisoprolol）、美托洛尔（metoprolol）；非典型的β受体拮抗剂，如拉贝洛尔（labetalol）、卡维地洛（carvedilol）。见表6-1。

表6-1　常用的β受体拮抗剂

药物名称	药物结构	结构及作用特点
普萘洛尔 propranolol		属于芳氧丙醇胺类，生物利用度低，仅为30%，脂溶性高，能进入中枢神经系统产生中枢效应，对β_1受体和β_2受体均有阻断作用
阿替洛尔 atenolol		结构中苯环对位有氨基取代，使其成为选择性较好的长效β_1受体拮抗剂，对血管和支气管的作用很小，对心脏的β_1受体有较强的选择性，适用于支气管哮喘的病人。临床用于治疗高血压、心绞痛和心律失常
比索洛尔 bisoprolol		苯环对位有醚基取代，为特异性最高的β_1受体拮抗剂之一，它与β_1受体的亲和力比β_2受体大11~34倍，对β_1受体的选择性是阿替洛尔的4倍，为强效、长效的β_1受体拮抗剂，作用为普萘洛尔的4倍，美托洛尔的5~10倍。因对胰腺β受体抑制较轻，特别适用于糖尿病患者的高血压治疗

续表

药物名称	药物结构	结构及作用特点
美托洛尔 metoprolol		苯环对位有甲氧乙基取代，对 β_1 受体拮抗作用较强，无膜稳定作用，能减慢心率，对血管和支气管平滑肌的收缩作用较弱，用于高血压、心绞痛、心律失常的治疗
拉贝洛尔 labetalol		为苯乙醇胺类，有两个手性碳原子，临床用其外消旋体，亲脂性较低，进入中枢神经系统较少。兼有 β 受体和 α 受体拮抗作用，拮抗 β_1 受体的作用比拮抗 β_2 受体的作用略强，其心率减慢作用比普萘洛尔轻，降压作用出现快，临床用于治疗原发性高血压
卡维地洛 carvedilol		结构中含有 1 个手性碳原子，临床用其外消旋体。为含有咔唑结构的 α 和 β 受体拮抗剂，具有抗氧化作用。本品能抑制交感神经兴奋和儿茶酚胺释放，还能扩张血管，阻滞钙离子通道，临床用于高血压的治疗

盐酸普萘洛尔
Propranolol Hydrochloride

化学名为 1-异丙氨基-3-(1-萘氧基)-2-丙醇盐酸盐，又名心得安、萘心安。

结构特征为萘氧丙醇胺结构、1 个手性碳原子。

本品为白色或类白色结晶性粉末；无臭。本品在水或乙醇中溶解，在三氯甲烷中微溶。熔点为 162~165℃。本品水溶液为弱酸性，1% 水溶液的 pH 为 5.0~6.5。

本品含一个手性碳原子，其 S-构型左旋体的活性较 R-构型右旋体强，目前药用品为其外消旋体。

本品在稀酸中易分解，碱性时较稳定，遇光易变质。

本品水溶液与硅钨酸试液反应生成淡红色沉淀。

本品为非选择性 β 受体拮抗剂，对 β_1 和 β_2 受体均有拮抗作用。临床上常用于多种原因引起的心律失常，也可用于心绞痛、高血压的治疗。由于拮抗 β_2 受体可引起支气管痉挛和哮喘，故本品禁用于支气管哮喘病人。

第三节　抗过敏药

过敏性疾病亦称变态反应性疾病，是人类较为常见的多发病，与体内的过敏介质——组胺、白三烯、缓激肽等有直接关系。因此抗过敏药分为 H_1 受体拮抗剂、过敏介质释放抑制剂、白三烯受体拮抗剂、缓激肽受体拮抗剂。本节重点介绍 H_1 受体拮抗剂。

知识链接

组胺受体与组胺的生理作用

研究发现组胺受体有多种亚型，机制明确的有两个亚型：H_1 和 H_2 受体。组胺作用于 H_1 受体，引起血管扩张，毛细血管通透性增加，导致血浆渗出，局部组织红肿、痒感；还可使支气管平滑肌收缩，导致呼吸困难。组胺作用于 H_2 受体则引起胃酸和胃蛋白酶分泌增加，形成消化性溃疡。因此，组胺受体拮抗剂（抗组胺药）分为 H_1 受体拮抗剂和 H_2 受体拮抗剂，前者用作抗过敏药，后者用作抗溃疡药。

一、H_1 受体拮抗剂的类型及典型药物

H_1 受体拮抗剂包括经典的 H_1 受体拮抗剂和非镇静 H_1 受体拮抗剂，经典的 H_1 受体拮抗剂存在一定的中枢镇静不良反应。临床使用的 H_1 受体拮抗剂品种较多，按化学结构分为乙二胺类、氨基醚类、丙胺类、三环类、哌嗪类和哌啶类。

（一）乙二胺类 H_1 受体拮抗剂

1942 年发现的芬苯扎胺（phenbenzamine，安体根）活性高、毒性低，是本类第一个临床应用的抗组胺药。随后对其进行一系列结构改造，又发现了曲吡那敏（tripelenamine），曲吡那敏的抗组胺活性较强，作用持久，副作用较小，至今仍是临床常用的抗组胺药之一。将乙二胺的两个氮原子构成杂环，仍为有效的抗组胺药，如安他唑啉（antazoline）。

芬苯扎胺　　　　　　　　曲吡那敏　　　　　　　　安他唑啉

（二）氨基醚类 H_1 受体拮抗剂

将乙二胺类药物结构中的 $ArCH_2(Ar')N$—部分换成 $Ar(Ar')CH$—O—得到氨基醚类药物，该类药物最早用于临床的是苯海拉明（diphenhydramine），具有中枢抑制和抗胆碱作用，常见嗜睡、头晕、口干等不良反应，为了克服这一缺点，将其与中枢兴奋药 8-氯茶碱结合成盐，成为茶苯海明（dimenhydrinate，又名晕海宁、乘晕宁），为常用抗晕动病药。

苯海拉明　　　　　　　　　　　　　茶苯海明

对苯海拉明进行结构改造，又获得了一系列氨基醚类抗组胺药，如氯马斯汀（clemastine）是氨基醚类中第一个非镇静性抗组胺药，属于第二代抗组胺药，其作用强，起效快，作用可持续 12 小时，中枢副作用小，并具有显著的止痒作用，临床用其富马酸盐治疗过敏性鼻炎及荨麻疹、湿疹等过敏性皮肤病，也可用于支气管哮喘的治疗。氯马斯汀分子中的 N-甲基四氢吡咯被七元的环己亚胺取代得到司他

斯汀（setastine），为新型的 H_1 受体拮抗剂，作用特点与氯马斯汀相似，也是非镇静性抗组胺药。

氯马斯汀

司他斯汀

盐酸苯海拉明
Diphenhydramine Hydrochloride

化学名为 N,N-二甲基-2-（二苯基甲氧基）乙胺盐酸盐，又名苯那君。

结构特征为氨基乙醚、叔胺、氧原子与氨基之间间隔两个碳原子。

本品为白色结晶性粉末；无臭。本品在水中极易溶解，在乙醇或三氯甲烷中易溶，在丙酮中略溶，在乙醚中极微溶解。熔点为 167~171℃。

本品纯品对光稳定，在日光下暴晒 16 小时或存放 3 年，一般无颜色变化。但当含有二苯甲醇等杂质时，遇光可渐变色。二苯甲醇杂质是由合成过程带入，也可能因贮存时分解产生，二苯甲醇的水溶性小，冷却凝固为白色蜡状固体，使本品水溶液的澄明度受到影响。

本品结构中的醚键，受共轭效应的影响，在碱性溶液中稳定，但在酸性条件下，易分解成二苯甲醇和 β-二甲氨基乙醇，光也能催化这一分解反应。故本品应避光、密封保存。

本品具有类似生物碱的一般性质，遇硫酸时，初显黄色，继变橙红色，加水稀释成白色乳浊液；遇碘-碘化钾试液生成片状结晶；遇三硝基苯酚试液生成复盐沉淀，在热乙醇中重结晶后，熔点为 128~132℃。

本品能被过氧化氢氧化，生成二甲氨基乙醇和二苯甲醇，后者进一步氧化成二苯甲酮。

本品的水溶液滴加硝酸银试液，即生成白色凝乳状沉淀。

本品能竞争性阻断组胺 H_1 受体而产生抗组胺作用。临床用于治疗过敏性疾病、妊娠呕吐及晕动病等。但中枢抑制作用显著，故服药期间不宜驾驶车辆及从事高空作业等。

（三）丙胺类 H_1 受体拮抗剂

将乙二胺类结构中的 $ArCH_2(Ar')N$— 部分换成 $Ar(Ar')CH$—，或将氨基醚类结构中的—O—去掉，得到一系列芳基取代的丙胺类抗组胺药。该类药物抗组胺作用较强而中枢镇静作用较弱，如氯苯那敏（chlorphenamine），临床以马来酸盐供药用。对该类药物的结构改造中，发现在丙胺链中引入不饱和双键，同样具有很好的抗组胺活性，如曲普利啶（triprolidine）。在曲普利啶的吡啶环上增加一个亲水基团羧基，即为阿伐斯汀（acrivastine），阿伐斯汀为两性化合物，不易通过血-脑屏障，减少了中枢副作用，是非镇静 H_1 受体拮抗剂。

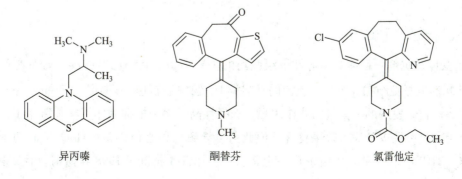

氯苯那敏　　　　　曲普利啶　　　　　阿伐斯汀

马来酸氯苯那敏
Chlorphenamine Maleate

化学名为2-[对-氯-α-[2-(二甲氨基)乙基]苯基]吡啶马来酸盐，又名扑尔敏。

结构特征为丙胺、1个手性碳原子、吡啶、不饱和双键、叔胺结构。

本品为白色结晶性粉末；无臭。本品在水或乙醇或三氯甲烷中易溶。熔点为131.5～135℃。有升华性，升华物具有特殊晶型，可与其他抗组胺药相区别。

本品分子结构中有一个手性碳原子，其S-构型右旋体的活性强于R-构型左旋体，药用品为其外消旋体。

本品分子中的马来酸是较强的酸，其1%水溶液的pH为4.0～5.0。马来酸具有不饱和双键，与酸性高锰酸钾试液反应，红色消失，生成二羟基丁二酸。

本品分子中有叔胺结构，故有叔胺的特征性反应，与枸橼酸-醋酐试液在水浴上加热，即能产生红紫色；与三硝基苯酚试液生成黄色沉淀。

本品抗组胺作用强，其用量少，副作用较小，为常用抗过敏药。主要用于治疗过敏性鼻炎、皮肤黏膜的过敏及药物或食物引起的过敏性疾病等。

（四）三环类 H$_1$ 受体拮抗剂

将乙二胺类、氨基醚类和丙胺类组胺 H$_1$ 受体拮抗剂的两个芳（杂）环通过一个或两个原子相连，即构成了三环类 H$_1$ 受体拮抗剂。该类药物有异丙嗪（promethazine）、赛庚啶（cyproheptadine）、酮替芬（ketotifen）、氯雷他定（loratadine）等。这类药物往往还有其他药理作用，如赛庚啶抗组胺作用较强，同时还有抗5-羟色胺及抗胆碱作用。氯雷他定对外周 H$_1$ 受体有很高的亲和力，而对中枢 H$_1$ 受体的作用很低，为三环类无嗜睡作用的抗组胺药物，临床上用于治疗过敏性鼻炎、慢性荨麻疹及其他过敏性皮肤病。酮替芬具有 H$_1$ 受体拮抗作用，也是过敏介质释放抑制剂，多用于哮喘的预防和治疗。

异丙嗪　　　　　酮替芬　　　　　氯雷他定

盐酸赛庚啶
Cyproheptadine Hydrochloride

$\cdot\ HCl\ \cdot\ 1\frac{1}{2}H_2O$

化学名 1–甲基–4–(5H–二苯并[a,d]环庚三烯–5–亚基)哌啶盐酸盐倍半水合物。

结构特征为三环与哌啶环双键连接、叔胺。

本品为白色至微黄色的结晶性粉末；几乎无臭。本品在甲醇中易溶，在三氯甲烷中溶解，在乙醇中略溶，在水中微溶，在乙醚中几乎不溶。本品水溶液呈酸性。由于1分子本品含1.5分子结晶水，在溶解过程中溶液有乳化现象（若以干燥品溶解，溶液即澄明）。

本品含叔胺结构，能与生物碱显色试剂反应，如遇甲醛–硫酸试液呈灰绿色；遇钒酸铵–硫酸试液呈紫棕色；遇钼酸铵–硫酸试液呈蓝绿色或绿色。

本品具有较强的 H_1 受体拮抗作用，并具有轻、中度的抗5–羟色胺及抗胆碱作用。适用于荨麻疹、湿疹、皮肤瘙痒症及其他变态性疾病。由于本品还可抑制下丘脑饱觉中枢，故尚有刺激食欲的作用，服用一定时间后可见体重增加。

（五）哌嗪类 H_1 受体拮抗剂

哌嗪类 H_1 受体拮抗剂可以看作是乙二胺类化合物中两个开链的 N 原子环合而成。本类药物具有很好的抗组胺活性，而且作用时间较长。如西替利嗪（cetirizine）、氯环利嗪（chlorcyclizine）、布克利嗪（buclizine）等。其中西替利嗪由于分子中存在羧基易离子化，不易透过血–脑屏障，进入中枢神经系统的量极少，无镇静作用，因而属于非镇静 H_1 受体拮抗剂。西替利嗪结构中含有手性中心，具有旋光性，左旋体活性比右旋体活性强，R–(–)–异构体左西替利嗪（levocetirizine）对 H_1 受体的亲和力约为右旋体的30倍，是西替利嗪的2倍。西替利嗪选择性作用于 H_1 受体，作用强而持久，对 M 胆碱受体和5–HT 受体的作用极小，临床用于过敏性鼻炎、过敏性结膜炎、荨麻疹及各种过敏性瘙痒性皮肤病。

	R_1	R_2	
	—Cl	$-CH_2CH_2OCH_2COOH$	西替利嗪
	—Cl	$-CH_3$	氯环利嗪
	—Cl	$-CH_2$—〈 〉$-C(CH_3)_3$	布克利嗪

（六）哌啶类 H_1 受体拮抗剂

哌啶类 H_1 受体拮抗剂是目前非镇静性抗组胺药的主要类型，是将乙二胺类、氨基醚类、丙胺类的结构中的一个 N 形成哌啶结构。第一个上市的哌啶类 H_1 受体拮抗剂特非那定（terfenadine）是在研究丁酰苯类抗精神病药物时发现的，其抗组胺作用强，选择性高，无中枢抑制作用，临床用于治疗常年性鼻炎、季节性鼻炎和过敏性皮肤病，效果良好。但此药可导致各种心律失常，如 Q–T 间期延长、扭转性室性心动过速（TDP），甚至死亡。由于其心脏毒性，已由 FDA 批准于1998年撤销。后又发现阿司咪唑

（astemizole，息斯敏），其选择性好，作用持续时间长，不具有中枢抑制作用，可口服和注射，曾是此类药中广泛使用的抗过敏药，但也因心脏毒性于 1999 年由 FDA 决定撤出市场。诺阿司咪唑（norastemizole）是阿司咪唑的活性代谢物，其作用强度是阿司咪唑的 40 倍，副作用小。

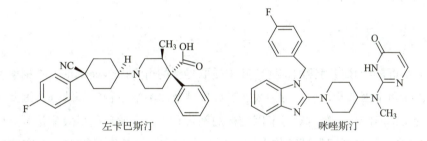

特非那定　　　　　　　　　　　　　　　　　阿司咪唑

目前在临床应用的哌啶类非镇静性抗组胺药还有左卡巴斯汀（levocabastine）和咪唑斯汀（mizolastine）等。左卡巴斯汀具有很强的 H_1 受体拮抗作用，起效快，专一性高，作用持续时间长，局部用药治疗过敏性鼻炎和结膜炎。咪唑斯汀于 1998 年在欧洲首次上市，对 H_1 受体具有高度特异性和选择性，具有起效快、强效和长效（能持续有效 24 小时）作用特点，并且不具有中枢镇静作用，不良反应极少，临床用于治疗过敏性鼻炎和慢性特发性荨麻疹。

左卡巴斯汀　　　　　　　　　　　　　　　　咪唑斯汀

即学即练 6-2

答案解析

属于氨基醚类的抗过敏药是（　　）

A. 盐酸赛庚啶　　　B. 盐酸异丙嗪　　　C. 盐酸曲吡那敏　　　D. 盐酸苯海拉明

二、H_1 受体拮抗剂的构效关系

H_1 受体拮抗剂属竞争性拮抗剂，其基本结构如下：

$$\begin{matrix} Ar_1 \\ Ar_2 \end{matrix} X-(CH_2)_n-N\begin{matrix} R_1 \\ R_2 \end{matrix}$$

（1）Ar_1 为苯环、杂环或取代杂环，Ar_2 为另一个芳环或芳甲基，Ar_1 和 Ar_2 可桥连成三环化合物。Ar_1 和 Ar_2 的亲脂性及它们的空间排列与活性有关，只有当两个芳（杂）环 Ar_1 和 Ar_2 不共平面时，药物才具较大的抗组胺活性，否则活性很低。

（2）X 分别为 N（乙二胺类）、CHO（氨基醚类）或 CH（丙胺类）等。$n = 2 \sim 3$，通常为 $n = 2$，即芳环与叔氮原子距离为 0.5 ~ 0.6 nm，呈现较好活性。

（3）NR_1R_2 一般是叔胺，也可以是环系的一部分，常见的是二甲氨基、四氢吡咯基、哌啶基和哌

嗪基。

实例分析 6-1

实例 司机小王，25岁，因过敏性鼻炎和荨麻疹到医院就诊，医生开具处方为盐酸西替利嗪胶囊口服、复方醋酸地塞米松乳膏外涂，并医嘱不要擅自服用其他抗过敏药物。

问题 1. 常用抗过敏药物有哪些，作用机制是什么？

2. 根据药物化学结构及理化性质，说明医生为什么为小王开具西替利嗪胶囊口服，且医嘱不要擅自服用其他抗过敏药物？

答案解析

第四节 局部麻醉药

局部麻醉药是作用于神经末梢及神经干，阻止神经冲动传导，使用药部位痛觉消失和知觉麻痹的药物。局部麻醉药用药方法简便，较全身麻醉药安全。局部麻醉药按化学结构可分为芳酸酯类、酰胺类、氨基醚类、氨基酮类及氨基甲酸酯类等结构类型。

一、芳酸酯类局部麻醉药

最早应用的局部麻醉药来自南美洲古柯树叶中提取得到的可卡因（cocaine，古柯碱），于1884年正式应用于临床。由于可卡因选择性差、毒性大、有成瘾性及水溶液不稳定等缺点，因此对其结构进行改造，以寻找更好的局部麻醉药。经过对可卡因结构的剖析和简化，发现苯甲酸酯是可卡因局麻作用的必要结构，在1890年合成了局部麻醉药苯佐卡因（benzocaine），但其水溶性差，不宜注射使用。后来于1904年合成出可制成注射剂的普鲁卡因（procaine）盐酸盐。其作用优良，无可卡因的不良反应，临床应用至今。

可卡因　　　　　　　　苯佐卡因　　　　　　　　普鲁卡因

 知识链接

可卡因的滥用及危害

大约在1880年，在美国和欧洲，可卡因被推荐作为一种全身强壮剂和医治花粉症（枯草热）的药物，亦曾被用作治疗吗啡毒瘾的药物，但应用不久即发现其治疗毒瘾的药理作用（主要是中枢兴奋作用）比应用吗啡的毒瘾还可怕而停止使用。除某些上市药品中含有可卡因以外，糖、酒、饮料及滋补品中亦掺有提纯的可卡因，从而造成可卡因的滥用。直到1914年，可卡因才与吗啡、海洛因一起受到管制。据研究，约70mg纯可卡因即可使70kg的成年人毙命，其毒性作用不愧为"毒品之王"的称号。每年6月26日是国际禁毒日，根据《中华人民共和国刑法》第357条规定，毒品是指鸦片、海洛因、甲基苯丙胺（冰毒）、吗啡、大麻、可卡因以及国家规定管制的其他能够使人形成瘾癖的麻醉药品和精神药品。

进一步改造普鲁卡因的结构，如苯环上引入取代基、侧链碳原子上引入甲基、酯键中的“O”用“S”取代等，得到其他芳酸酯类局部麻醉药，如氯普鲁卡因（chloroprocaine）因电子效应使酯基的水解减慢，局麻作用比普鲁卡因强两倍，毒性小约1/3，穿透力强，作用迅速、持久。丁卡因（tetracaine）作用比普鲁卡因强约10倍，毒性也较大，由于其使用剂量很小，故呈现出毒副作用比普鲁卡因低，且弥补了普鲁卡因不能用于表面麻醉的不足。阿米卡因（amylocaine）因立体位阻使酯键不易水解，麻醉作用时间延长。硫卡因（thiocaine）局麻作用比普鲁卡因大两倍，因脂溶性增大，起效时间缩短，但毒性也较大。用—NH—代替普鲁卡因酯基的—O—得到的普鲁卡因胺（procainamide）的局麻作用仅为普鲁卡因的1%，目前主要用于治疗心律失常。

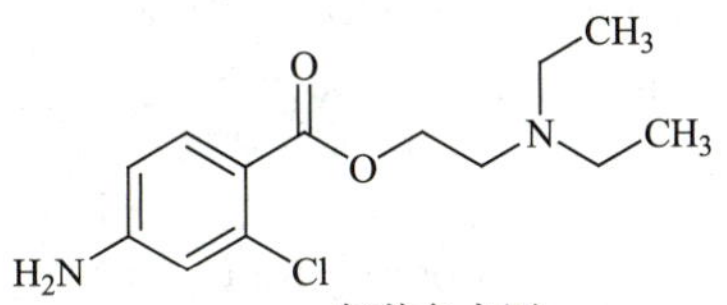

氯普鲁卡因

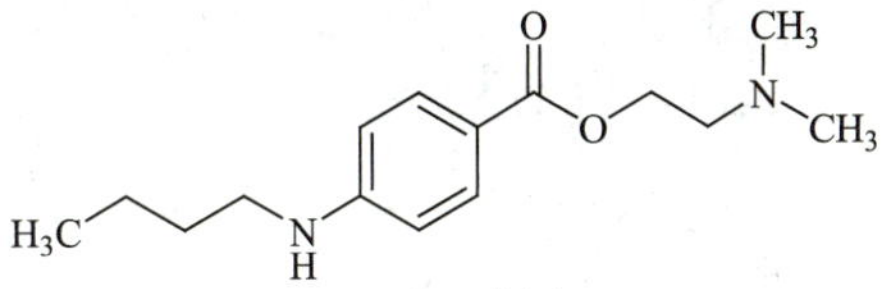

丁卡因

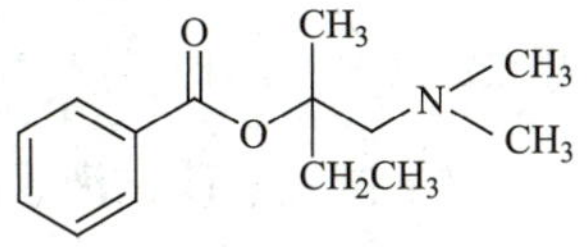

阿米卡因

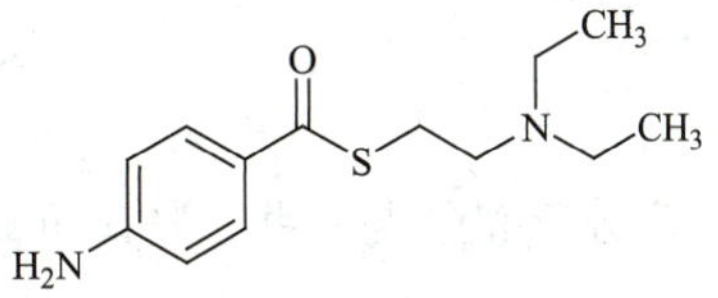

硫卡因

盐酸普鲁卡因 微课

Procaine Hydrochloride

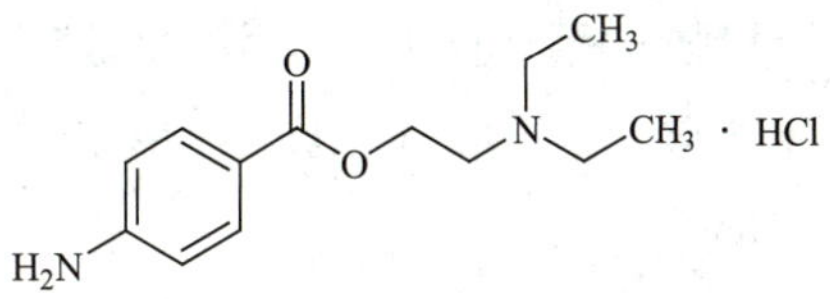

化学名为4-氨基苯甲酸-2-(二乙氨基)乙酯盐酸盐，又名盐酸奴佛卡因。

结构特征为芳香第一胺、酯键、叔胺。

本品为白色结晶或结晶性粉末；无臭。本品在水中易溶，在乙醇中略溶，在三氯甲烷中微溶，在乙醚中几乎不溶。其水溶液呈酸性，2%水溶液pH为5.0～6.5。熔点为154～157℃。

本品在干燥时较稳定，但分子中含有酯键，本品的氢氧化钠溶液加热后易水解失效，继续加热，产生的二乙氨基乙醇蒸气能使湿润的红色石蕊试纸变为蓝色，加盐酸酸化析出对氨基苯甲酸白色沉淀，此沉淀能在过量的盐酸中溶解。

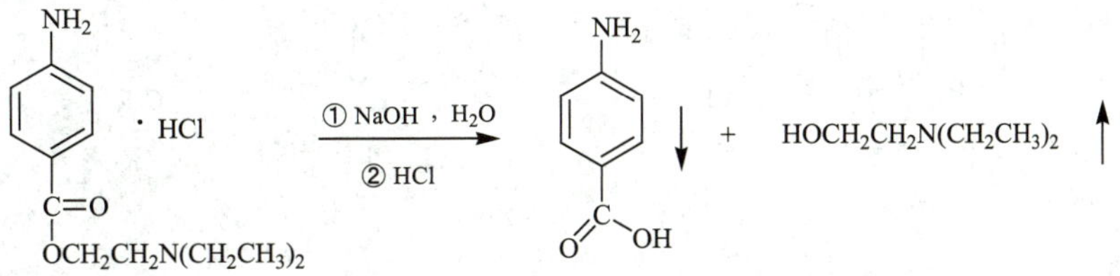

pH、温度对水解的影响较大，在碱性、中性及强酸性条件下（pH<2.5）易水解，在 pH3~3.5 时最稳定。在相同 pH 时，温度升高，水解速度加快。药典规定本品注射液 pH 为 3.5~5.0，灭菌以 100℃加热 30 分钟为宜。

本品结构中具有芳香第一胺，容易氧化变色，在碱性溶液中较易氧化，当 pH 大于 6.5 时，温度升高，加热时间延长则氧化愈甚，颜色变化愈深。紫外线、空气、重金属离子均可加速本品的氧化变色。本品应遮光、密封贮存。另外本品制备注射剂时，要控制最稳定的 pH 和温度，通入惰性气体，加入抗氧剂及金属离子掩蔽剂等稳定剂。

普鲁卡因结构中含有芳香第一胺，能发生重氮化-偶合反应，即在稀盐酸中与亚硝酸钠试液生成重氮盐，加碱性 β-萘酚试液，生成猩红色的偶氮化合物。

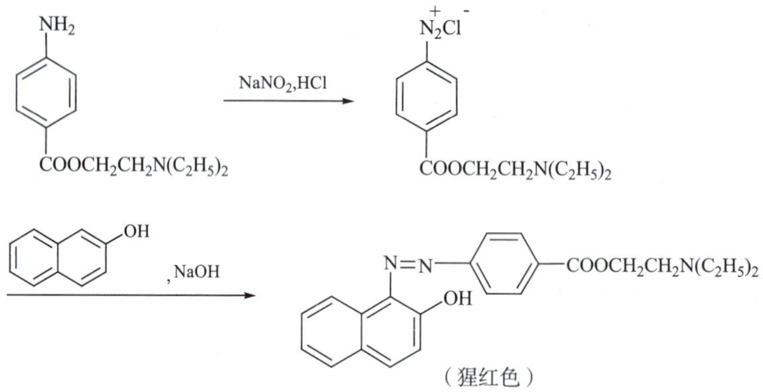

（猩红色）

本品具叔胺结构，其水溶液能与一些生物碱沉淀试剂如氯化金试液、碘试液、碘化汞钾试液或三硝基苯酚酸试液等反应生成沉淀。

药典规定本品注射液须检查水解产物对氨基苯甲酸（PABA）的含量，PABA 酸性较大，有刺激性，在一定条件下还会进一步脱羧形成有毒的苯胺。检查方法是利用对氨基苯甲酸在酸性溶液中与对二甲氨基苯甲醛缩合显色的原理，与对照品进行薄层层析比较测定。

本品为常用的局部麻醉药，作用较强，毒性较小，作用时间较短，且无成瘾性。但本品穿透力弱，不能作表面麻醉用。临床上用于浸润局麻、传导麻醉和局部封闭疗法。局麻作用可持续 45 分钟，若配以少量肾上腺素，作用可维持 1~2 小时。

二、酰胺类局部麻醉药

普鲁卡因的酯基不稳定，以致作用时间较短。研究发现用较不易水解的酰胺基取代酯基，于1946 年发现了酰胺类局部麻醉药利多卡因（lidocaine），其作用较普鲁卡因强而持久。因其邻位两甲基使酰胺键受空间位阻的保护而不易水解。改造利多卡因的结构，可获得作用时间更长的布比卡因（bupivacaine）等。

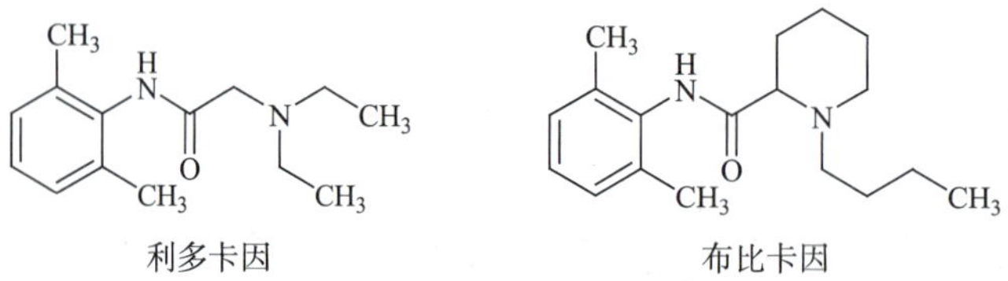

利多卡因   布比卡因

盐酸利多卡因
Lidocaine Hydrochloride

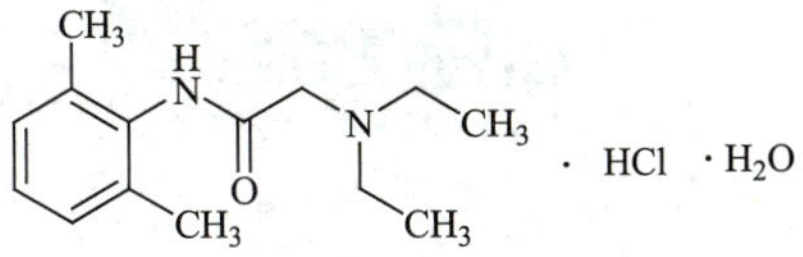

化学名为 N-(2,6-二甲苯基)-2-(二乙氨基)乙酰胺盐酸盐一水合物,又名盐酸赛洛卡因。

结构特征为酰胺键、叔胺。

本品为白色结晶性粉末;无臭。本品在水或乙醇中易溶,在三氯甲烷中溶解,在乙醚中不溶。本品的 0.5% 水溶液 pH 为 4.0~5.5。熔点为 75~79℃。

本品在空气中稳定,对酸、碱均较稳定,不易水解。这是因为本品结构中的酰胺键比酯键难以水解,同时受邻位两个甲基的空间位阻影响,使稳定性提高。

本品因具有叔胺结构,其水溶液加三硝基苯酚试液,即产生复盐沉淀,熔点为 228~232℃,熔融时同时分解。

本品酰胺键上的氮能与金属离子反应生成有色配合物,如与硫酸铜试液和碳酸钠试液反应显蓝紫色,加三氯甲烷振摇后放置,三氯甲烷层即显黄色;与氯化亚钴试液反应生成蓝绿色沉淀。

本品的麻醉作用比普鲁卡因约强 2 倍,起效快,穿透力强,维持时间长,刺激性小,用于各种麻醉,也可用于心律失常的治疗。

三、局部麻醉药的构效关系

局部麻醉药的化学结构类型较多,根据临床应用的大部分芳酸酯类和酰胺类局部麻醉药的结构,可以概括出该类药物的基本骨架结构为:

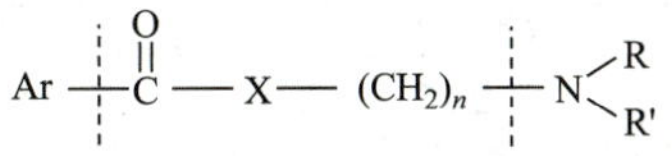

亲脂部分　　　中间链部分　　亲水部分

该骨架由三部分组成:即亲脂部分、中间链部分和亲水部分。良好的局部麻醉药的化学结构中要求亲脂部分与亲水部分有一定的平衡,亦即有合适的脂/水分配系数。

1. 亲脂部分　Ar 是局麻作用的必需结构,可为芳环或芳杂环,活性顺序为:

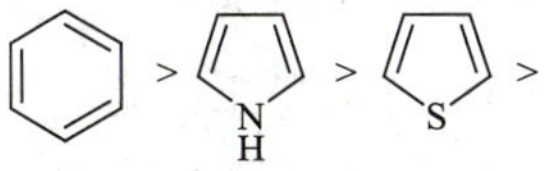

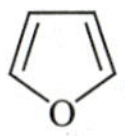

,以苯环最常见且作用较强。苯环的邻、对位由烷氧基或氨基取代,作用增强。若在芳环与羰基之间插入如—CH_2—、—O—等基团,破坏两性离子的形成,活性下降。若被引入可共轭的基团,如—CH=CH—等,则活性保持。

2. 中间链部分　此部分与局部麻醉药的作用时间及强度有关。若以 O、S、NH、CH_2 分别代入 X,则根据水解的难易,其麻醉维持时间为:—$COCH_2$— > —CONH— > —COS— > —COO—;麻醉作用强度为:—COS— > —COO— > —$COCH_2$— > —CONH—。此部分若为酰胺,经倒置形成酰苯胺类局部麻醉药,邻位有甲基时,空间位阻使酰胺键较难水解,这类局部麻醉药作用强而持久。n 以 2~3 为好,碳链增长,作用时间延长,但毒性增加。

3. 亲水部分 此部分通常为叔胺、仲胺或吡咯烷、哌啶、吗啉等，以叔胺最常见。

目标检测

答案解析

一、选择题

（一）A 型题（最佳选择题）

1. 化合物结构中具莨菪酸的特殊反应是（ ）

    A. 紫脲酸铵反应   B. 重氮化–偶合反应   C. Vitali 反应

    D. $FeCl_3$ 显色反应   E. 异羟肟酸铁反应

2. 硝酸毛果芸香碱易水解的基团是（ ）

    A. 亚甲基   B. 内酯环   C. 咪唑环

    D. HNO_3 E. 酮基

3. 阿托品与山莨菪碱的不同点是（ ）

    A. 前者有 Vitali 反应而后者无   B. 前者有一个羟基而后者有两个羟基

    C. 前者易水解而后者不易水解   D. 前者有酯键而后者无

    E. 前者有苯环而后者无

4. 溴新斯的明与碱共热后逸出使湿润红色石蕊试纸变蓝的气体是（ ）

    A.（CH_3）$_2$NH   B. NH_3 C.（C_2H_5）$_2NCH_2CH_2OH$

    D.（C_2H_5）$_2$NH   E. CH_3NH_2

5. 下列不能与 $FeCl_3$ 试液反应显色的药物是（ ）

    A. 麻黄碱   B. 肾上腺素   C. 去甲肾上腺素

    D. 异丙肾上腺素   E. 沙丁胺醇

6. 无儿茶酚胺结构的药物是（ ）

    A. 肾上腺素   B. 去甲肾上腺素   C. 异丙肾上腺素

    D. 多巴胺   E. 麻黄碱

7. 可以口服且作用时间最长的药物是（ ）

    A. 肾上腺素   B. 去甲肾上腺素   C. 麻黄碱

    D. 异丙肾上腺素   E. 多巴胺

8. 组胺 H_1 受体拮抗剂主要用于（ ）

    A. 抗溃疡   B. 抗高血压   C. 抗过敏

    D. 抗心律失常   E. 抗心绞痛

9. 普鲁卡因是从（ ）经结构改造得到的

    A. 咖啡因   B. 可待因   C. 可卡因

    D. 丁卡因   E. 海洛因

10. 下列最不稳定的局部麻醉药是（ ）

    A. 利多卡因   B. 普鲁卡因   C. 氯胺酮

    D. 丁卡因   E. 布比卡因

（二）B 型题（配伍选择题）

[11~12 共用备选答案]

A. H_1 受体拮抗剂　　　　　B. M 胆碱受体拮抗剂　　　　C. β 受体拮抗剂

D. N_2 胆碱受体拮抗剂　　　E. α 受体拮抗剂

11. 硫酸阿托品是（　　）

12. 氯化琥珀胆碱是（　　）

[13~15 共用备选答案]

A. 乙二胺类　　　　　　　　B. 氨基醚类　　　　　　　　C. 丙胺类

D. 哌啶类　　　　　　　　　E. 三环类

13. 氯苯那敏（　　）

14. 氯雷他定（　　）

15. 苯海拉明（　　）

（三）C 型题（综合分析选择题）

一名的士司机患有过敏性鼻炎，一天他到药店购买抗过敏药品，为了使该患者的鼻炎得到缓解，结合具体情况对患者进行有效的抗过敏治疗。

16. 根据实际情况，患者可选用的治疗过敏性鼻炎的药物有（　　）

A. 苯海拉明　　　　　　　　B. 曲吡那敏　　　　　　　　C. 西替利嗪

D. 异丙嗪　　　　　　　　　E. 马来酸氯苯那敏

17. 选用治疗药物的结构特征是（　　）

A. 乙二胺类　　　　　　　　B. 氨基醚类　　　　　　　　C. 三环类

D. 哌嗪类　　　　　　　　　E. 丙胺类

（四）X 型题（多项选择题）

18. 含有酯键结构的药物有（　　）

A. 利多卡因　　　　　　　　B. 普鲁卡因　　　　　　　　C. 毛果芸香碱

D. 阿托品　　　　　　　　　E. 溴新斯的明

19. 属于非镇静的 H_1 受体拮抗剂的药物是（　　）

A. 氯雷他定　　　　　　　　B. 西替利嗪　　　　　　　　C. 左卡巴斯汀

D. 异丙嗪　　　　　　　　　E. 阿伐斯汀

20. 下列关于盐酸普鲁卡因性质的叙述，正确的是（　　）

A. 可发生重氮化-偶合反应

B. 易氧化变质

C. 强氧化性

D. 水溶液在中性、碱性条件下易水解

E. 在酸性条件下不水解

二、综合问答题

1. 如何用化学方法区别苯海拉明和马来酸氯苯那敏？

2. 经典的 H_1 受体拮抗剂为什么有镇静作用？如何克服？

3. 在配制盐酸普鲁卡因注射液时，可采取哪些措施提高其稳定性？

三、实例解析题

一位有阿-斯综合征（心脑综合征）并伴有轻度酸中毒的患者，医生为其开具了下列处方：

盐酸异丙肾上腺素注射液　　1ml

5% NaHCO₃溶液　　　　　　250ml

5% 葡萄糖注射液　　　　　　500ml

上述药物混合后静脉滴注 40 ~ 50 滴/分钟　1 次/日

试分析处方中的盐酸异丙肾上腺素和 NaHCO₃分别具有什么作用？并分析上述处方是否合理？

书网融合……

知识回顾

微课

习题

（徐斯盛）

第七章　心血管系统药物

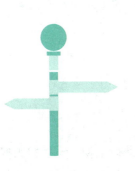

学习引导

心血管疾病是一类对人类健康造成极大威胁的疾病，在各类疾病的发病率和死亡率中，心血管疾病占第一位，被称为疾病的"头号杀手"。尤其是一些知名人士因心血管疾病突发死亡的事件报道后，更加引起人们的重视。临床有哪些有效的心血管系统药物？又该如何减少心血管系统疾病死亡率呢？

本章主要介绍调血脂药、抗心绞痛药、抗心律失常药、抗高血压药、抗心力衰竭药的作用机制，典型药物的化学结构、结构特征、理化性质及临床应用。

学习目标

1. **掌握**　调血脂药、抗心绞痛药、抗心律失常药、抗高血压药、抗心力衰竭药的分类和结构类型；典型药物非诺贝特、洛伐他汀、硝酸甘油、硝酸异山梨酯、硝苯地平、盐酸普鲁卡因胺、盐酸美西律、盐酸胺碘酮、利血平、卡托普利、氯沙坦钾、氢氯噻嗪、地高辛的化学结构、理化性质及临床用途。

2. **熟悉**　调血脂药、抗心绞痛药、抗心律失常药、抗高血压药、抗心力衰竭药的作用机制；典型药物的化学名称、结构特征、作用特点及代谢特点。

3. **了解**　心血管系统药物发展。

心血管系统药物是指作用于心脏或血管系统的药物，通过多种途径改进心脏与血管功能，调节心脏血液的总输出量，或改变循环系统各部分血液分配，以达到预防或治疗疾病的目的。本章主要介绍调血脂药、抗心绞痛药、抗心律失常药、抗高血压药和抗心力衰竭药。

第一节　调血脂药

血脂是指血浆或血清中的脂质，包括胆固醇、胆固醇酯、三酰甘油、磷脂等，它们在血液中不是单独存在的，而是与载脂蛋白结合形成各种可溶性的脂蛋白（lipoproteins）。血浆中的脂蛋白有乳糜微粒（CM）、极低密度脂蛋白（VLDL）、低密度脂蛋白（LDL）、中间密度脂蛋白（IDL）、高密度脂蛋白（HDL）。血浆中各种血脂需有基本恒定的浓度，维持相互之间的平衡。若比例失调，则表示脂代谢紊乱，其中 VLDL 和 LDL 的增多是造成动脉粥样硬化的主要原因。调血脂药（lipid regulators）又被称作动脉粥样硬化防治药，主要是影响血浆中胆固醇和三酰甘油的代谢而发挥作用，根据化学结构及作用机制不同调血脂药可分为苯氧烷酸类（贝特类）、羟甲戊二酰辅酶 A（HMG-CoA）还原酶抑制剂、烟酸类及其他类。

知识链接

高脂血症——沉默的杀手

临床上血浆总胆固醇高于6.2mmol/L和（或）三酰甘油高于2.3mmol/L统称为高脂血症。高脂血症没有任何临床症状，当血脂长期升高后，血脂及其分解产物将逐渐沉积于血管壁上，并伴有纤维组织生成，使血管通道变窄，弹性减小，最后可导致血管堵塞，常导致心脑及外周血管动脉硬化性疾病，后果严重，高脂血症常被称为“沉默的杀手”。应用调血脂药物可减少血脂的含量，缓解症状。因而调血脂药可被看作是心血管疾病的预防药物。

一、苯氧烷酸类

（一）概述

胆固醇在体内的生物合成是以乙酸为起始原料，因此人们合成大量的乙酸衍生物，干扰胆固醇的生物合成，以达到降低胆固醇的目的。结果在苯氧乙酸衍生物中找到了一些主要降低三酰甘油的药物，也具有一定的降胆固醇作用。1962年首先发现苯氧乙酸类化合物氯贝丁酯（clofibrate）有降低三酰甘油和VLDL的作用，氯贝丁酯为前体药物，在体内水解成氯贝丁酸而具有活性。后来，临床证明其不良反应较多。

在氯贝丁酯的结构改造中，又发现了许多效果更好的药物，如非诺贝特（fenofibrate），苯扎贝特（bezafibrate）、吉非罗齐（gemfibrozil）等。非诺贝特增加了苯甲酰基和甲基，脂溶性增加，活性增强。苯扎贝特引入对氯苯甲酰胺结构，降低三酰甘油的作用比降低胆固醇的强，也可使HDL升高，临床主要用于治疗高三酰甘油血症、高胆固醇血症、混合型高脂血症。吉非罗齐是一种非卤代的苯氧戊酸衍生物，特点是显著降低三酰甘油和总胆固醇，主要降低VLDL，而对LDL则较少影响，但可提高HDL，其作用比氯贝丁酯强而持久，临床用于治疗大多数原发性高脂血症，尤其是高三酰甘油血症、混合型高脂血症。

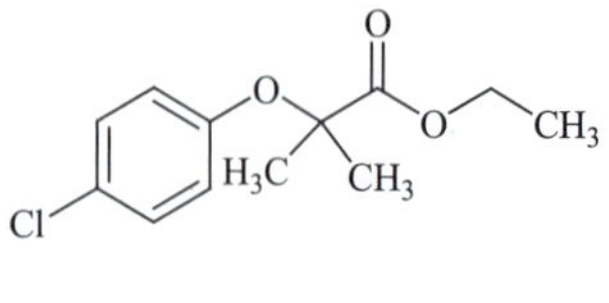

氯贝丁酯

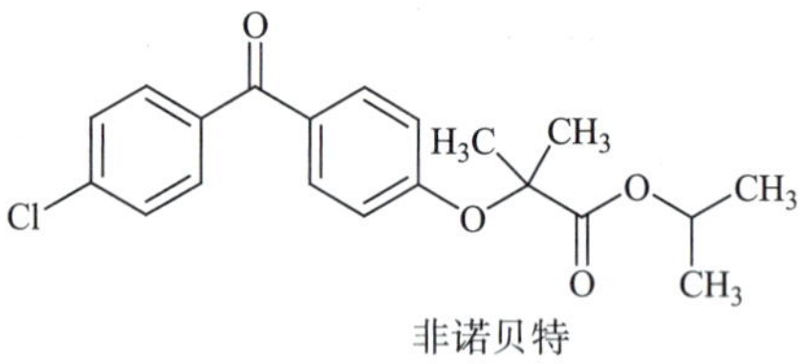

非诺贝特

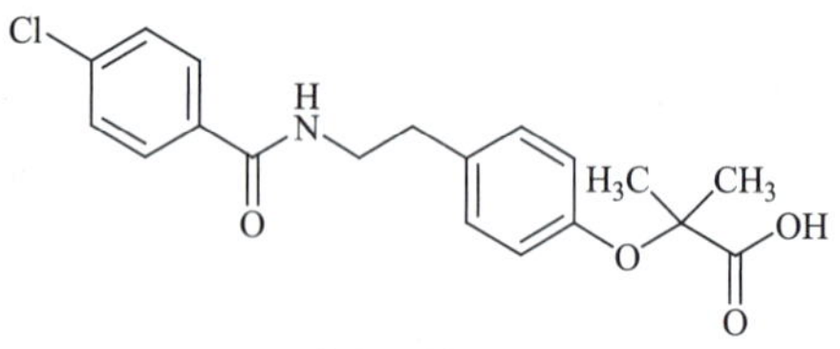

苯扎贝特

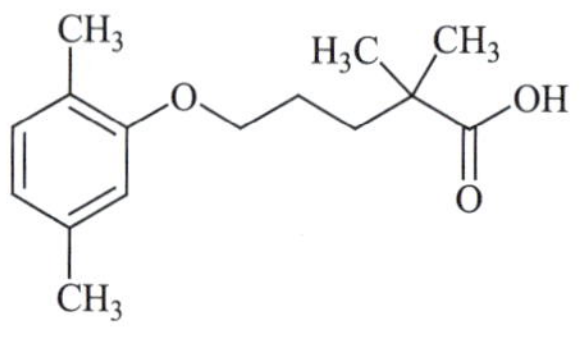

吉非罗齐

（二）典型药物

非诺贝特
Fenofibrate

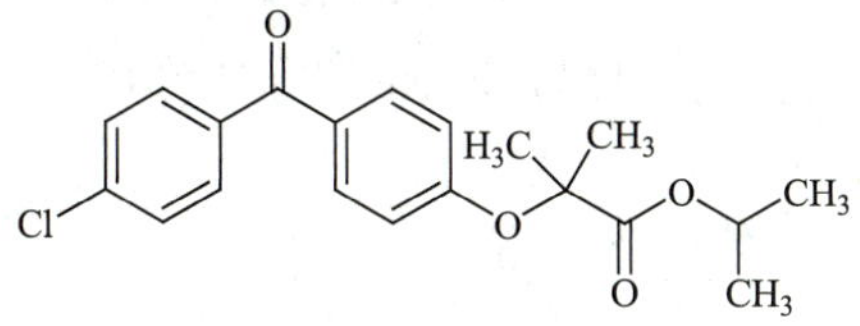

化学名为 2-甲基-2-[4-(4-氯苯甲酰基)苯氧基]丙酸异丙酯。

结构特征为有机氯原子、苯甲酰基、酯键、异丙基。

本品为白色或类白色结晶性粉末；无臭。本品在三氯甲烷中极易溶解，在丙酮或乙醚中易溶，在乙醇中略溶，在水中几乎不溶。熔点为 78～82℃。

本品含有机氯原子，经氧瓶燃烧法破坏变成无机氯离子后，其溶液显氯化物鉴别反应。

本品含有酯的结构，在体内经水解酶催化代谢为非诺贝特酸而发挥作用。

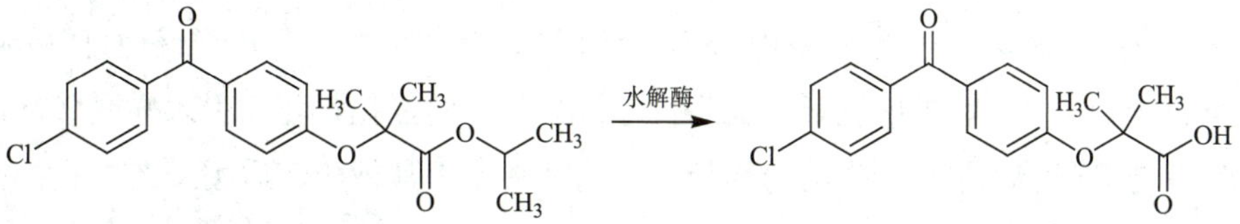

本品主要用于治疗各类型的高脂血症，具有口服吸收好、起效快、半衰期长、不良反应少等特点。

二、羟甲戊二酰辅酶 A 还原酶抑制剂

（一）概述

羟甲戊二酰辅酶 A（HMG-CoA）还原酶抑制剂又称为他汀类药物，为一类新型的调血脂药。HMG-CoA 还原酶是体内生物合成胆固醇的限速酶，他汀类药物是这种酶的抑制剂，所以能显著地降低血中胆固醇的水平。

无论是天然还是合成的他汀类药物，分子中都含有 3,5-二羟基羧酸药效团，3,5-二羟基羧酸的 5 位羟基有时会和羧基形成内酯，该内酯经水解后才能起效，故可看作是前体药物。

美伐他汀（mevastatin）的发现，开启了 HMG-CoA 还原酶抑制剂类调血脂药的新纪元，洛伐他汀（lovastatin）是于 1987 年第一个上市的他汀类药物，辛伐他汀（simvastatin）是在洛伐他汀六氢萘环的侧链上改造得到的药物，区别仅在于侧链上多一个甲基取代基，活性略高于洛伐他汀。洛伐他汀、辛伐他汀分子中具有内酯环结构，是生物前体药物，口服后经肝脏水解酶的作用代谢为 β-羟基酸活性产物而显效。

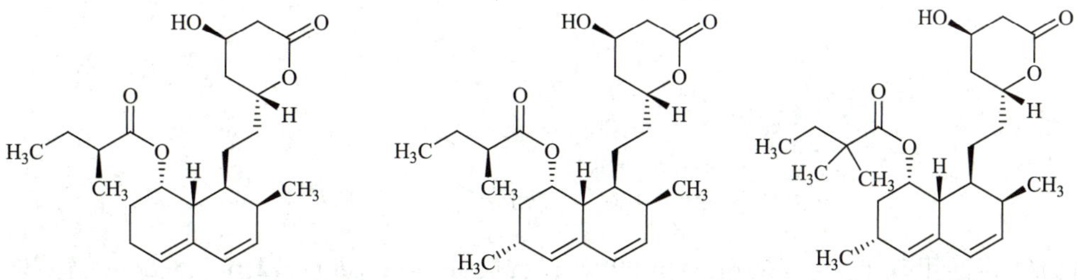

美伐他汀　　　　　　　洛伐他汀　　　　　　　辛伐他汀

普伐他汀（pravastatin）是在洛伐他汀化学结构的基础上，将内酯环开环成3,5-二羟基戊酸，通常与钠成盐，亲水性增大，减少了药物进入亲脂性细胞，对肝组织有更好的选择性，临床用于治疗高脂血症、家族性高胆固醇血症。氟伐他汀（fluvastatin）是第一个通过全合成得到的他汀类药物，用吲哚环替代洛伐他汀分子中的氢化萘环，并将内酯环打开与钠成盐后得到氟伐他汀钠，氟伐他汀钠水溶性好，口服吸收迅速而完全，与蛋白质结合率高，具有较强的降血脂作用。

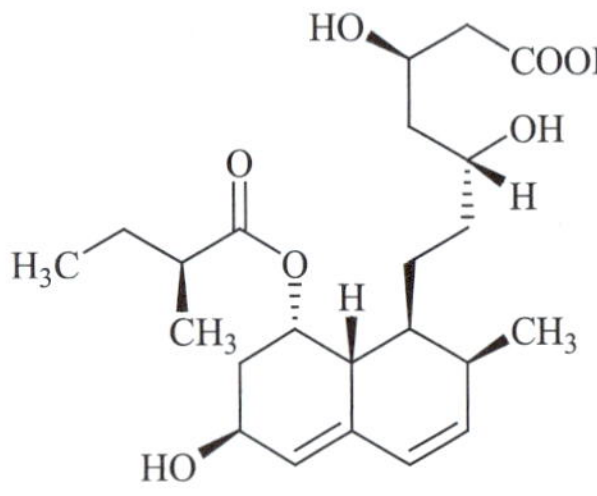

普伐他汀

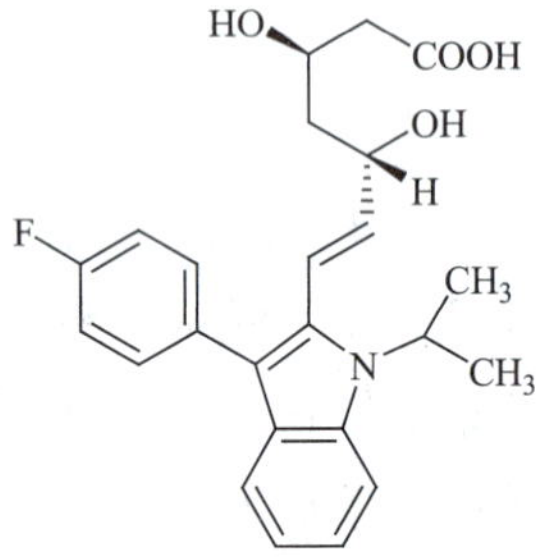

氟伐他汀

阿托伐他汀（atorvastatin）是全合成的HMG-CoA还原酶抑制剂，用吡咯环替代洛伐他汀分子中的氢化萘环，药用其钙盐，临床用于治疗高胆固醇血症和混合型高脂血症。瑞舒伐他汀（rosuvastatin）也是全合成他汀类药物，用多取代的嘧啶环替代洛伐他汀分子中的氢化萘环，引入磺酰胺基团，提高了药物的极性，避免了与CYP3A4结合产生的药物相互作用，临床用其钙盐，适用于经饮食控制和其他非药物治疗仍不能适当控制血脂异常的原发性高胆固醇血症或混合型血脂异常症。

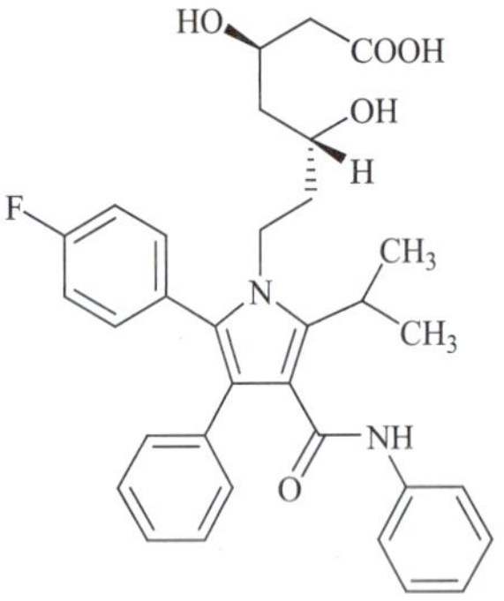

阿托伐他汀

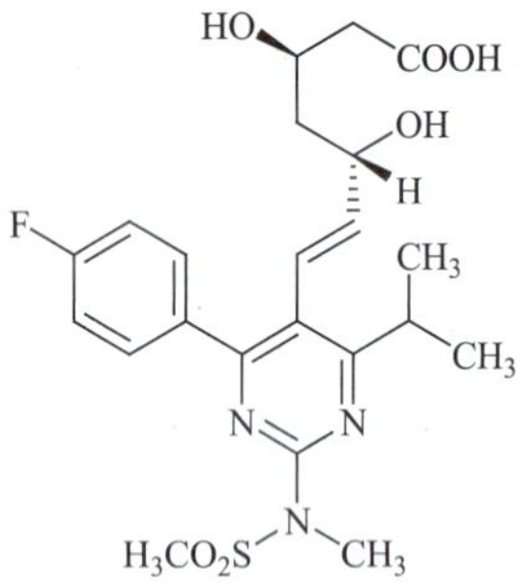

瑞舒伐他汀

（二）典型药物

洛伐他汀
Lovastatin

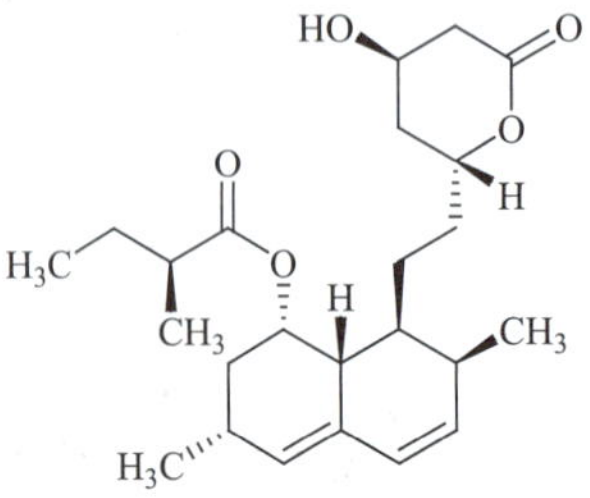

化学名为(S)-2-甲基丁酸-($4R$,$6R$)-6-[2-[($1S$,$2S$,$6R$,$8S$,$8aR$)-1,2,6,7,8,8a-六氢-8-羟基-2,6-二甲基-1-萘基]乙基]四氢-4-羟基-2H-吡喃-2-酮-8-酯，又名美降脂。

结构特征为多氢萘、内酯键、吡喃环、双酯结构、β-羟基、8 个手性碳原子。

本品为白色或类白色结晶或结晶性粉末；无臭、无味，略有引湿性。本品在三氯甲烷中易溶，在丙酮中溶解，在乙醇、乙酸乙酯或乙腈中略溶，在水中不溶。熔点为 174.5℃。在乙腈溶液（5mg/ml）中比旋度为 +325°至 +340°。

本品分子中的内酯环在酸性或碱性水溶液中能发生水解，生成较稳定的 β-羟基酸；而侧链酯键由于空间位阻效应而较稳定，不易水解。

$$H^+或OH^-$$

本品放置过程中，六元内酯环上的仲醇能发生氧化反应，生成二酮吡喃衍生物。故应遮光、密封保存。

本品能显著降低血浆中胆固醇含量，并且能增加高密度脂蛋白（HDL）的水平，用于高胆固醇血症和混合型高脂血症的治疗，也可用于缺血性脑卒中的防治。

知识链接

使用他汀类药物的风险——高血糖

随着他汀类药物的广泛使用，其可能产生的弊端也渐渐浮出水面。大剂量长期使用他汀类药物除了给患者带来经济上的负担，还有非常严重的安全隐患。他汀类药物（尤其是大剂量使用他汀类药物）可引起患者血糖异常，如引起空腹血糖水平升高、糖化血红蛋白水平升高、新发糖尿病或糖尿病血糖控制恶化等问题。使用他汀类药物进行心血管疾病的一级或二级预防时，临床医生应该向糖尿病高风险患者告知他汀类药物的风险，定期监测有无高血糖，并建议患者减肥和规律锻炼，以降低发生糖尿病的风险。

三、烟酸类及其他类

烟酸（nicotinic acid）又称维生素 B_3 或维生素 PP。1955 年，Altschul 等人发现大剂量的烟酸可以降低人体中的胆固醇和三酰甘油水平，可用于治疗高脂血症，但具有较大的刺激作用，故将烟酸的羧基酯化制成前药可降低其副作用。烟酸酯在体内逐渐水解为烟酸发挥作用，作用较持久，如肌醇烟酸酯（烟酸肌醇酯，inositol nicotinate）、烟酸戊四醇酯（niceritrol）。

| 烟酸 | 肌醇烟酸酯 | 烟酸戊四醇酯 |

R=

依折麦布（ezetimibe）为 β-内酰胺类化合物，第一个胆固醇吸收抑制剂，剂量小，可单用或与他汀类药物合用，用于杂合子家族性高胆固醇血症。考来烯胺（cholestyramine）为强碱性阴离子交换树脂（胆酸螯合剂），在肠道与胆酸结合排出体外，破坏了胆酸的肠肝循环，促进肝内胆固醇转化为胆酸，加速了胆固醇的代谢，降低了血中胆固醇的含量，本品副作用小，剂量大，不良反应发生于服用大剂量及超过 60 岁的患者。

依折麦布   考来烯胺

即学即练 7-1

以下哪些药物属于前药（   ）

A. 洛伐他汀   B. 普伐他汀

答案解析

C. 非诺贝特   D. 辛伐他汀

第二节　抗心绞痛药

心绞痛是冠状动脉粥样硬化性心脏病的常见症状，是冠状动脉供血不足，心肌急剧的、暂时的缺血和缺氧所引起的临床综合征。抗心绞痛药（antianginal drugs）能减轻心脏工作的负荷，以降低心肌耗氧量；或扩张冠状动脉，促进侧支循环的形成，以增加心肌供氧量，达到缓解和治疗的目的。抗心绞痛药按照化学结构和作用机制可分为硝酸酯及亚硝酸酯类、钙通道阻滞剂、β 受体拮抗剂及其他类。

一、硝酸酯及亚硝酸酯类

（一）概述

硝酸酯及亚硝酸酯类都是醇或多元醇与硝酸或亚硝酸而成的酯，通过生物转化形成一氧化氮（NO），NO 具有高度的脂溶性，能通过细胞膜，激活鸟苷酸环化酶，使血管平滑肌松弛，从而扩张冠状动脉，增加心肌供氧、供血量，缓解心绞痛症状，又称为 NO 供体药物。

1867 年亚硝酸异戊酯（isoamyl nitrite）最早用于临床，其作用时间短，副作用较多，现已少用。目前临床上使用的此类药物主要有硝酸甘油（nitroglycerin）、丁四硝酯（erythrityl tetranitrate）、硝酸异山梨酯（isosorbide dinitrate）、单硝酸异山梨酯（isosorbide mononitrate）等。硝酸异山梨酯有两个硝酸酯，脂溶性大，维持时间长，易透过血-脑屏障而具有头痛的副作用。单硝酸异山梨酯是在研究硝酸异山梨酯的体内代谢物中发现的，其作用与硝酸异山梨酯相同，但作用时间延长，水溶性增大，副作用降低，且无肝脏首过效应，生物利用度达 100%。临床用于预防和治疗心绞痛，与洋地黄、利尿剂合用治疗慢性心力衰竭。

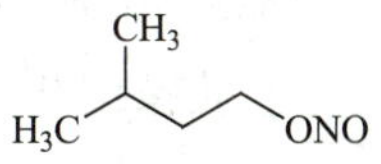

亚硝酸异戊酯 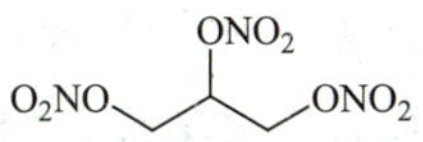　　　　　硝酸甘油 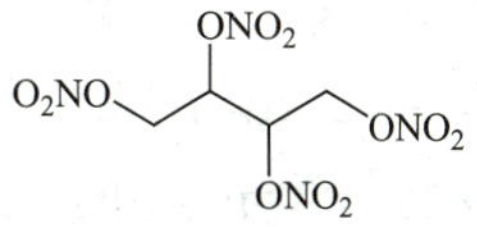　　　　　丁四硝酯

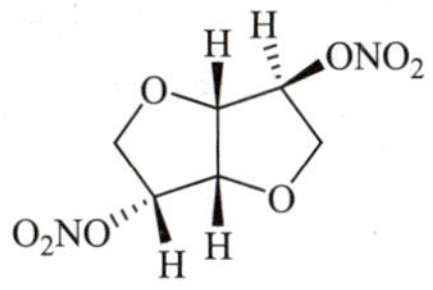

硝酸异山梨酯 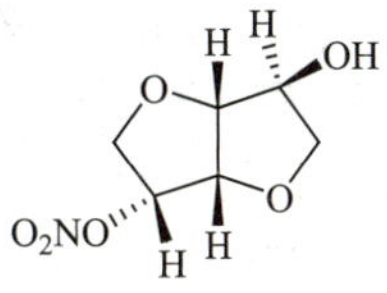　　　　　单硝酸异山梨酯

（二）典型药物

硝酸甘油
Nitroglycerin

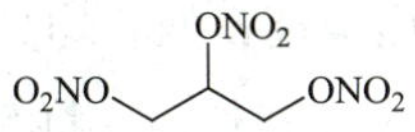

化学名为1,2,3-丙三醇三硝酸酯。

结构特征为3个硝酸酯结构。

本品为浅黄色无臭的油状液体，沸点为145℃。本品在乙醇中溶解，在丙酮、乙醚、冰醋酸、乙酸乙酯中混溶，在水中略溶。

本品有挥发性，能吸收空气中的水分子成塑胶状。在遇热或撞击下易爆炸，产生大量氮气和二氧化碳等气体，故一般配制成9.0%~11.0%的乙醇溶液，以便运输或贮存（本品不宜以纯品形式放置和运输）。

本品为硝酸酯类化合物，在中性和弱酸性条件下相对稳定，在碱性条件下迅速水解，如与氢氧化钠试液反应，水解生成甘油，再与硫酸氢钾作用，产生有刺激性臭味的丙烯醛气体。

本品加氢氧化钠试液，水浴加热，放冷，加硫酸酸化，再加二苯胺试液，即显深蓝色，用于药物鉴别。

本品能松弛血管平滑肌，扩张静脉与冠状动脉，具有吸收快、起效快的特点，主要用于治疗或预防心绞痛、充血性心力衰竭和心肌梗死。

硝酸异山梨酯
Isosorbide Dinitrate

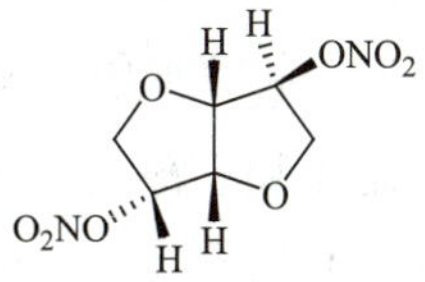

化学名为1,4:3,6-二脱水-D-山梨醇二硝酸酯，又名消心痛。

结构特征为四氢呋喃并四氢呋喃、2个硝酸酯。

本品为白色结晶性粉末；无臭。本品在丙酮或三氯甲烷中易溶，在乙醇中略溶，在水中微溶。熔点为68~72℃。在无水乙醇溶液（10mg/ml）中比旋度为+135°至+140°。

本品在强热或受到撞击时易发生爆炸。

本品干燥状态比较稳定，但在酸、碱性溶液中易水解，生成脱水山梨醇和亚硝酸。

本品加新制的20%儿茶酚溶液摇匀，加硫酸，水解生成亚硝酸，可使儿茶酚生成对亚硝基儿茶酚，在硫酸溶液中变成醌肟，再与过量的儿茶酚缩合生成暗绿色的靛酚类化合物。

本品加水和硫酸，混匀放冷，水解生成硝酸，缓慢加入硫酸亚铁试液，使成两液层，在接界面生成硫酸亚硝酰合铁而呈现棕色环。

本品口服生物利用度仅为3%，T_{max}为30~120分钟，多数在胃肠道和肝脏被破坏，进入人体后很快被代谢为2-单硝酸异山梨酯和5-硝酸异山梨酯，两者均具有抗心绞痛活性，半衰期分别为1.8~2小时和5~7.6小时。由于5-硝酸异山梨酯的半衰期长，现将5-硝酸异山梨酯开发为临床用药，名为单硝酸异山梨酯。

本品具有冠脉扩张作用，为一有效的长效抗心绞痛药，舌下含服用于急性心绞痛发作，口服用于预防心绞痛发作。临床用于冠心病长期治疗、心绞痛的预防、心肌梗死后持续心绞痛的治疗，与洋地黄、利尿剂联合用于慢性心力衰竭的治疗。

> **实例分析7-1**
>
> **实例** 患者，男，66岁，工人。胸痛反复发作两年，做剧烈活动后胸骨后区疼痛。前日因家庭琐事造成心情郁闷，突发胸骨后绞痛，面色苍白，头冒冷汗，舌下含服硝酸甘油片缓解。入院治疗，被诊断为稳定型心绞痛。
>
> **问题** 1. 抗心绞痛药物治疗心绞痛的作用机制是什么？
> 2. 写出硝酸甘油的化学结构，根据其结构分析硝酸甘油的理化性质。
>
>
> 答案解析

二、钙通道阻滞剂

（一）概述

钙通道阻滞剂通过抑制细胞外钙离子内流，扩张血管，减弱心肌的收缩，使心率减慢、心肌耗氧量降低，适用于各种类型心绞痛，也常用于高血压和心律失常等疾病的治疗。按化学结构可分为二氢吡啶类、苯烷基胺类、苯并硫氮䓬类和二苯基哌嗪类。

1. 二氢吡啶类 二氢吡啶类钙通道阻滞剂是20世纪60年代后期开发的一类新结构类型药物，该类药物是目前临床上特异性最高、作用最强的一类钙通道阻滞剂。

第一代二氢吡啶类钙通道阻滞剂硝苯地平（nifedipine）于1975年上市，该药起效快，作用时间短，使患者血压波动大。

第二代二氢吡啶类钙通道阻滞剂包括非洛地平（felodipine）、尼莫地平（nimodipine）、尼群地平

（nitrendipine）和尼索地平（nisoldipine）等。非洛地平含二氯苯结构，制成长效缓释片，临床用于治疗高血压、稳定型心绞痛。尼莫地平含间硝基苯结构，能透过血-脑屏障，作用于脑血管平滑肌，特别适合于治疗缺血性脑血管疾病、偏头痛、脑血管痉挛。尼群地平含间硝基苯结构，选择性作用于外周血管，作用温和持久，临床用于治疗冠心病及高血压。尼索地平含邻硝基苯结构，主要用于治疗高血压和冠心病，作用迅速。

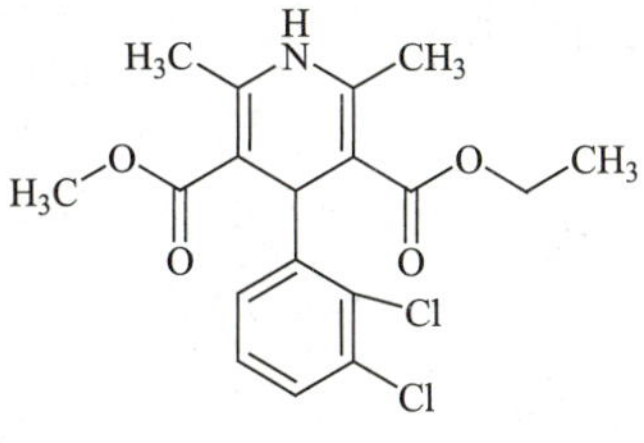

非洛地平

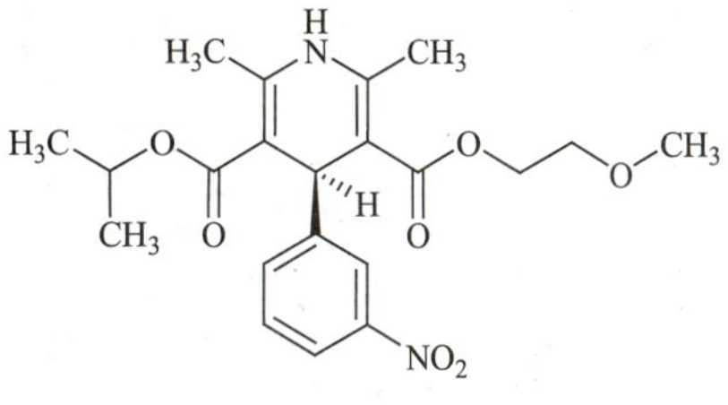

尼莫地平

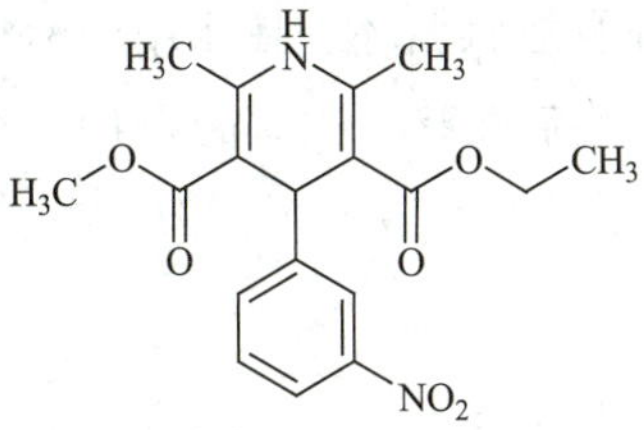

尼群地平

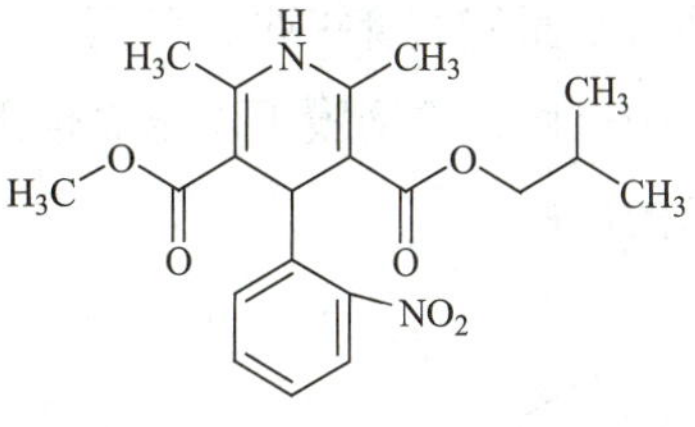

尼索地平

第三代二氢吡啶类钙通道阻滞剂包括氨氯地平（amlodipine）、拉西地平（lacidipine）等。氨氯地平含邻氯苯基和2-氨基乙氧甲基结构，4 位碳原子具有手性，降压作用左旋体是右旋体的 1000 倍，临床用其外消旋体和左旋体。氨氯地平具有高效和长效的作用特点，其用量小，活性高，起效较慢，但持续时间长，副作用轻，临床用于治疗高血压和心绞痛。利用氨氯地平 2 位伯氨基的碱性，可与苯磺酸、甲磺酸及马来酸成盐，其制剂有苯磺酸氨氯地平片、甲磺酸氨氯地平片、马来酸左旋氨氯地平片等。拉西地平苯环上的取代基为 3-（叔丁氧基）-3-氧代-1-丙烯基，是特异、强效、持久的二氢吡啶类钙通道阻滞剂，临床用于治疗高血压和心绞痛。

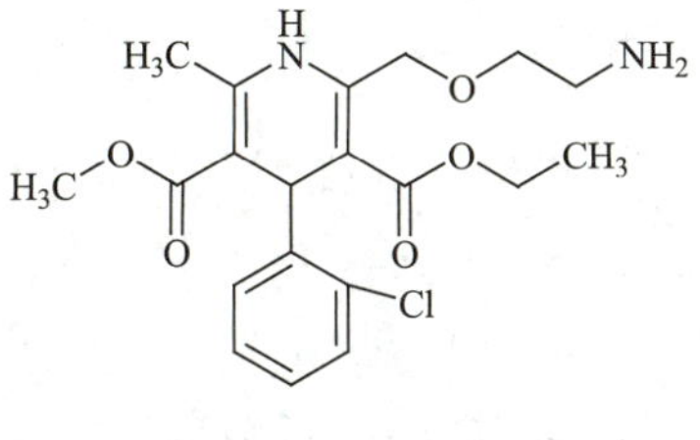

氨氯地平

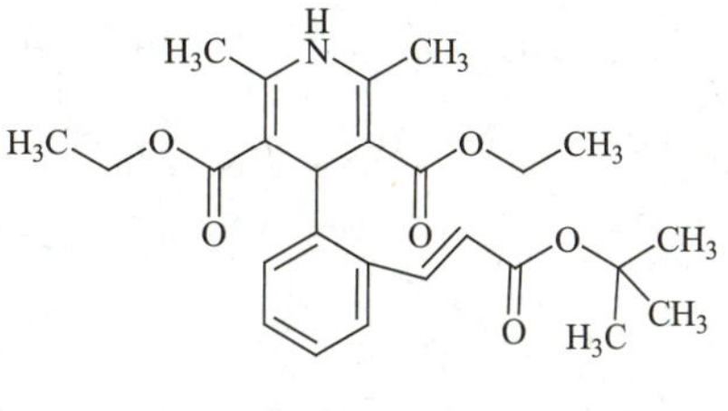

拉西地平

2. 苯烷基胺类 苯烷基胺类药物主要有维拉帕米（verapamil）等，是在对罂粟碱进行结构改造中发现的，可用于治疗心绞痛、室上性心律失常及原发性高血压。本品副作用小，分子中含有手性碳原子，右旋体比左旋体作用强，临床用其消旋体。

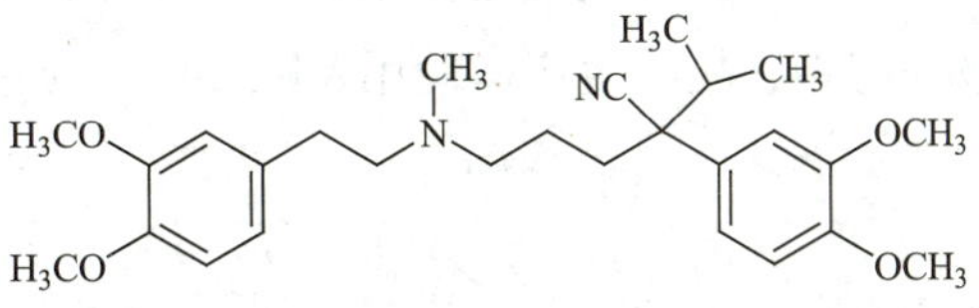

维拉帕米

3. 苯并硫氮䓬类　苯并硫氮䓬类药物主要有地尔硫䓬（diltiazem），为一种具有高选择性的钙通道阻滞剂，具有扩张血管作用，其副作用小，与 β 受体拮抗剂合用耐受性良好，用于治疗冠心病中各型心绞痛，也有降压作用。分子结构中有两个手性碳原子，具有四个立体异构体。临床用其顺式 D-异构体，即（2S,3S）异构体。

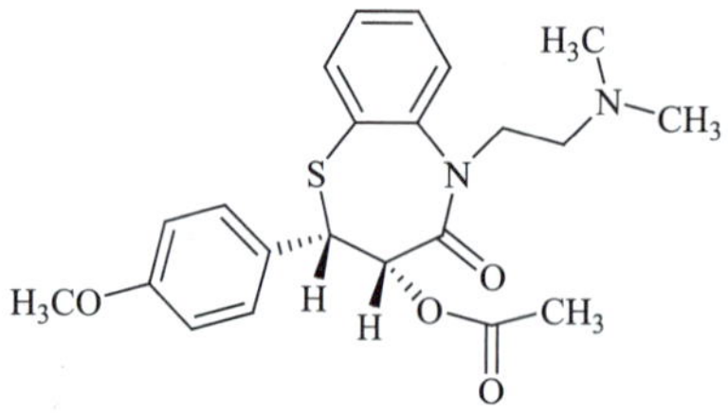

地尔硫䓬

4. 二苯基哌嗪类　二苯基哌嗪类药物主要有桂利嗪（cinnarizine）、氟桂利嗪（flunarizine）等。它们直接作用于血管平滑肌而使血管扩张，可明显改善脑循环及冠状循环。临床用于治疗脑血栓形成、脑栓塞、脑动脉硬化、脑出血、蛛网膜下腔出血恢复期、脑外伤后遗症、内耳眩晕症、冠状动脉硬化及由于末梢循环不良引起的疾病。

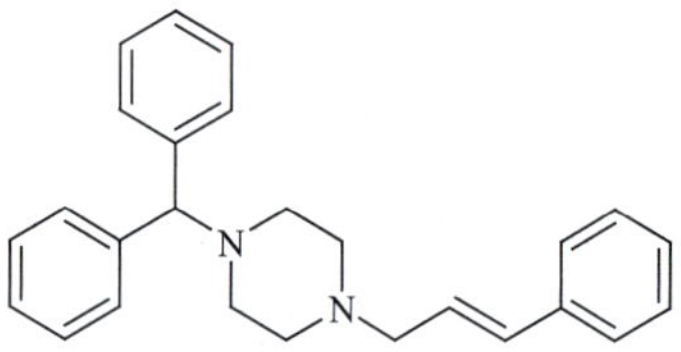

桂利嗪 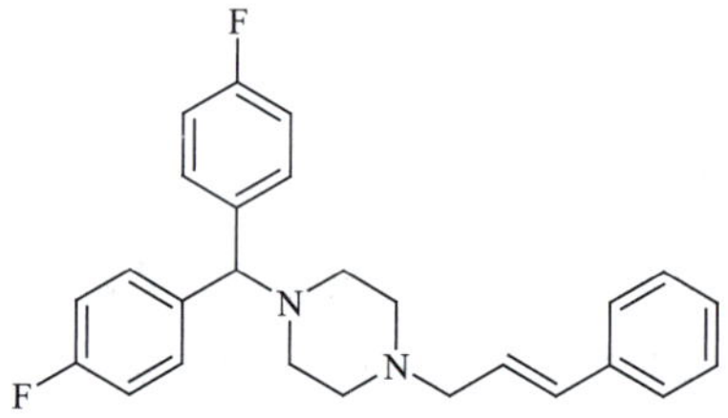　　　　　　　　　　　氟桂利嗪

（二）典型药物

硝苯地平

Nifedipine

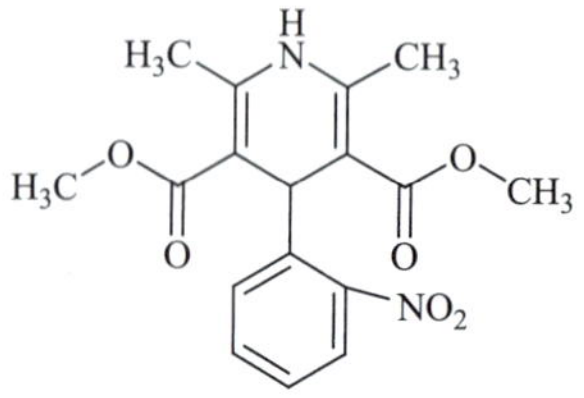

化学名为 2,6-二甲基-4-(2-硝基苯基)-1,4-二氢-3,5-吡啶二甲酸二甲酯，又名心痛定、硝苯啶。结构特征为 1,4-二氢吡啶、酯键、芳香硝基。

本品为黄色结晶性粉末；无臭；遇光不稳定。本品在丙酮或三氯甲烷中易溶，在乙醇中略溶，在水中几乎不溶。熔点为 171～175 ℃。

本品遇光和氧化剂极不稳定，分子内部可发生光催化的歧化反应，降解为硝基苯吡啶衍生物和亚硝基苯吡啶衍生物。后者对人体极为有害，故在生产、使用及贮存中，应注意遮光、密封保存。

本品含芳香硝基结构，其丙酮溶液加 20% 氢氧化钠溶液振摇后，溶液显橙红色。

本品口服吸收完全，1~2 小时内达到血药浓度峰值，有效作用时间持续 12 小时，经肝脏代谢，体内代谢物均无活性，80% 通过肾脏排泄。

本品主要用于预防和治疗心绞痛，也可用于治疗各型高血压。本品可制成缓释片，减少用药次数。

三、β 受体拮抗剂

β 受体拮抗剂的发现是抗心绞痛药物的一大进展，心肌缺血诱发心绞痛时，心肌局部的儿茶酚胺类物质释放增加，则激动 β 受体。本类药物的作用特点是阻止内源性儿茶酚胺类肾上腺素和去甲肾上腺素与受体结合，减慢心率，减弱心肌收缩力，并降低外周血管阻力，从而降低心肌耗氧量，缓解心绞痛。此外，本类药物还具有抗心律失常和抗高血压作用。常用药物有普萘洛尔（propranolol）、阿替洛尔（atenolol）等。详见第六章。

普萘洛尔　　　　　　　　　　　　　　　阿替洛尔

第三节　抗心律失常药

心律失常分心动过速型和心动过缓型两种类型，心动过缓型可用异丙肾上腺素或阿托品治疗。本节抗心律失常药（antiarrhythmic drugs）主要指用于治疗心动过速型心律失常的药物，通过影响心肌细胞 Na^+、Ca^{2+} 或 K^+ 等离子转运，纠正电生理异常而发挥减慢心率的作用。通常分为四类：Ⅰ 类为钠通道阻滞剂；Ⅱ 类为 β 受体拮抗剂；Ⅲ 类为钾通道阻滞剂；Ⅳ 类为钙通道阻滞剂。

一、钠通道阻滞剂

（一）概述

钠通道阻滞剂是一类能抑制 Na^+ 内流，从而抑制心肌细胞动作电位振幅及超射幅度，减慢传导，延长有效不应期的药物，因而具有良好的抗心律失常作用。钠通道阻滞剂分为 I_a、I_b 和 I_c 三种类型。

I_a 类抗心律失常药除抑制钠离子内流，还能延长心肌细胞的有效不应期，为广谱抗心律失常药。如奎尼丁（quinidine）、普鲁卡因胺（procainamide），适度阻滞钠通道，起到抗心律失常作用。奎尼丁是最早发现并用于临床的 I_a 类抗心律失常药，主要用于治疗阵发性心动过速、心房颤动和期前收缩等。普鲁卡因胺为局部麻醉药普鲁卡因的生物电子等排体，作用与奎尼丁相似，但更安全，可口服或注射给药。

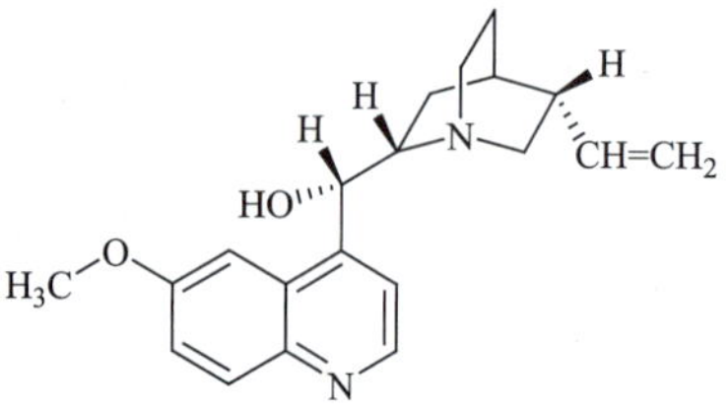

奎尼丁 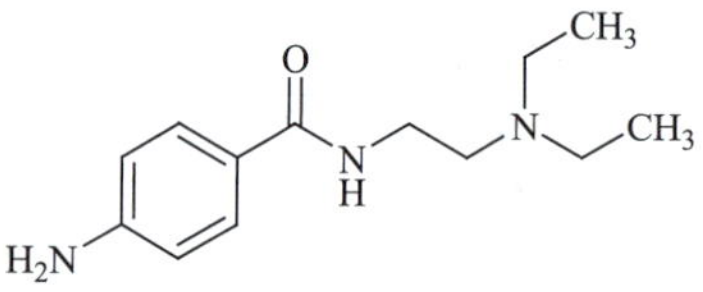　　　　　　　　　　　　普鲁卡因胺

I_b类抗心律失常药对钠离子内流抑制作用较弱，只对浦肯野纤维起作用，属于窄谱抗心律失常药。常用药物有利多卡因（lidocaine）、美西律（mexiletine）等，主要通过轻度阻滞钠通道，缩短复极化，提高颤动阈值而发挥抗心律失常的作用。利多卡因主要用于室性心律失常，对室上性心律失常效果较差，对急性心肌梗死并发室性心律失常是首选药。

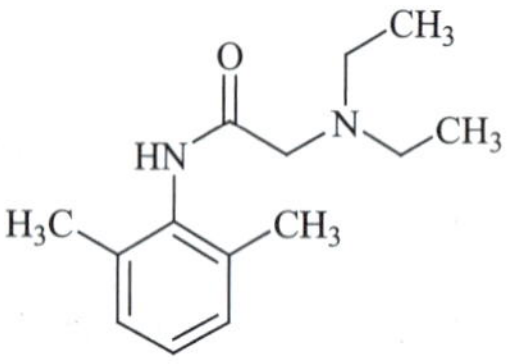

利多卡因 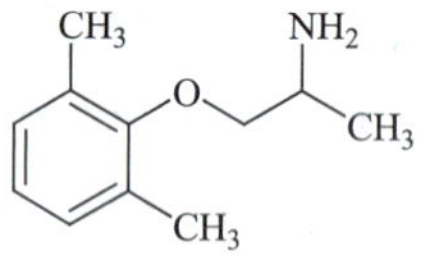　　　　　　　　　　　　美西律

I_c类抗心律失常药抑制钠通道作用最强，如普罗帕酮（propafenone）、氟卡尼（flecainide）等，明显阻滞钠通道，能有效地抑制心肌的自律性、延长有效不应期、减慢传导、减少折返，亦属广谱抗心律失常药。

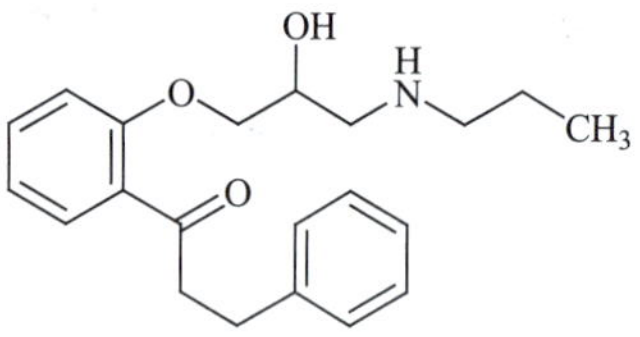

普罗帕酮 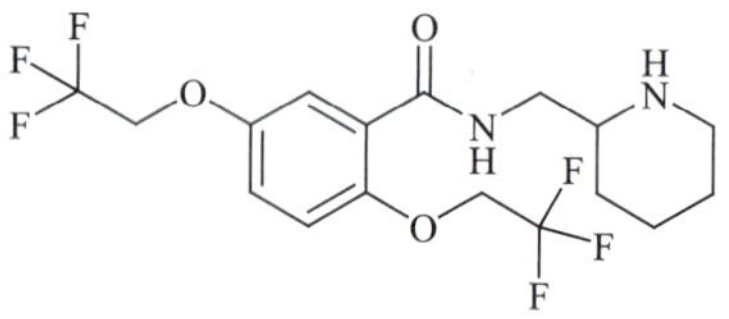　　　　　　　　　　　　氟卡尼

（二）典型药物

盐酸普鲁卡因胺

Procainamide Hydrochloride

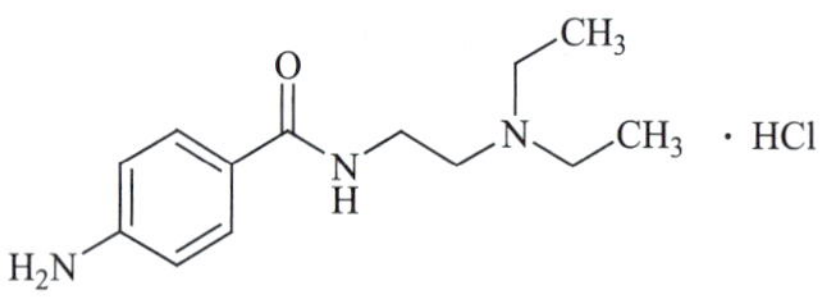

化学名为 N-[（2-二乙氨基）乙基]-4-氨基苯甲酰胺盐酸盐，又名奴佛卡因胺。

结构特征为芳香第一胺、芳酰胺、叔胺。

本品为白色至淡黄色结晶性粉末；无臭；有引湿性。本品在水中易溶，在乙醇中溶解，在三氯甲烷中微溶，在乙醚中极微溶解。熔点为 165～169℃。

本品在强酸、强碱溶液中或长期放置在潮湿空气中会发生水解，但其稳定性比普鲁卡因好，可制成片剂。

本品含有芳香第一胺结构，可发生重氮化-偶合反应。

本品分子中的芳酰胺基与浓过氧化氢溶液反应，生成异羟肟酸，再与三氯化铁试液作用生成异羟肟酸铁而显紫红色，随即变为暗棕色至棕黑色。

$$H_2N\!-\!\bigcirc\!\!-\!\overset{O}{C}\!-\!NHCH_2CH_2N(CH_2CH_3)_2 \xrightarrow{H_2O_2} H_2N\!-\!\bigcirc\!\!-\!\overset{O}{C}\!-\!NHOH$$

$$\xrightarrow{H^+,FeCl_3} \left[H_2N\!-\!\bigcirc\!\!-\!\overset{O}{C}\!-\!NHO \right]_3 Fe$$

本品的水溶液显氯化物的鉴别反应。

本品曾用于各种心律失常的治疗，因其促心律失常作用和其他不良反应，仅推荐用于静脉注射短期控制严重的、有症状的心律失常。

即学即练 7-2

盐酸普鲁卡因胺能发生重氮化-偶合反应，是因为结构中有（　　）结构

答案解析　A. 酰胺　　　B. 叔胺　　　C. 芳香第一胺　　　D. 仲胺

盐酸美西律
Mexiletine Hydrochloride

化学名为(±)-1-(2,6-二甲基苯氧基)-2-丙胺盐酸盐，又名慢心律、脉律定。

结构特征为伯氨基、1 个手性碳原子。

本品为白色或类白色结晶粉末；几乎无臭。本品在水或乙醇中易溶，在乙醚中几乎不溶。熔点为 200～204℃。

本品与碘试液反应，生成棕红色复盐沉淀。

本品主要用于治疗急、慢性室性心律失常。本品口服制剂用于慢性室性心律失常，静脉注射用于急性室性心律失常。

二、钾通道阻滞剂

（一）概述

钾通道阻滞剂，又称延长动作电位时程药。主要是通过抑制电位依赖性钾通道，延长动作电位时程，表现为延长复极过程而使有效不应期明显延长，从而具有抗心律失常的作用，如胺碘酮（amiodarone）是钾通道阻滞剂，但对钠、钙通道也有阻滞作用，对 α、β 受体也有非竞争性阻滞作用，为广谱抗心律失常药。胺碘酮结构与甲状腺素类似，含有碘原子，可影响甲状腺素代谢，引起甲状腺功能异常。

（二）典型药物

盐酸胺碘酮

Amiodarone Hydrochloride

化学名为(2-丁基-3-苯并呋喃基)〔4-〔2-(二乙氨基)乙氧基〕-3,5-二碘苯基〕甲酮盐酸盐。

结构特征为酮羰基、2个碘原子、叔胺。

本品为白色至微黄色结晶性粉末；无臭。本品在三氯甲烷中易溶，在乙醇中溶解，在丙酮中微溶，在水中几乎不溶。熔点为158～162℃，熔融时同时分解。

本品在242nm的波长处有最大吸收，在223nm的波长处有最小吸收。

本品分子中具有羰基结构，可与2,4-二硝基苯肼反应，生成黄色的胺碘酮-2,4-二硝基苯腙沉淀。

本品与硫酸共热，有紫色的碘蒸气产生。

本品口服吸收慢，生物利用度约为30%，蛋白结合率高达95%，因此起效极慢，一般在1周左右才出现作用，体内半衰期平均25天，体内分布广泛，由于含有碘原子，代谢较困难，易在体内产生蓄积，长期用药可导致心律失常。

本品用于室性和室上性心动过速、心房扑动、心房纤颤、预激综合征等。

第四节　抗高血压药

高血压为最常见的心血管疾病，它最终可引起冠状动脉粥样硬化和脑血管硬化而危及生命。应用抗高血压药（antihypertensive drugs）能降低血压，减少脑出血或肾、心功能丧失发生率，从而减少死亡率并延长寿命。抗高血压药按其作用部位和机制可分为作用于自主神经系统的药物、影响肾素-血管紧张素-醛固酮系统的药物、钙通道阻滞剂、利尿药、血管扩张药等。

📖 **知识链接**

高血压及北京降压"0号"的故事

根据世界卫生组织（WHO）国际诊断规定，人在安静休息时收缩压≥140mmHg和（或）舒张压≥90mmHg者即为高血压患者。高血压可分为原发性和继发性两类，原发性高血压发病原因不明，约占高血压患者的95%，继发性高血压又称症状性高血压，是某些疾病的症状之一，约占高血压患者的5%。洪昭光教授应用优选法和中医君臣佐使的合理配伍理念，自主研制出"一日一片，平稳降压"的复方利血平氨苯蝶啶片（别名北京降压0号），大大降低了高血压患者的治疗费用。

一、作用于自主神经系统的药物

（一）概述

作用于自主神经系统的药物主要包括中枢性降压药、去甲肾上腺素能神经末梢阻断药、肾上腺素受体拮抗剂和神经节阻断药。

1. 中枢性降压药　本类药物主要是作用于中枢性交感神经，激动中枢 α_2 受体和咪唑啉 I_1 受体，使外周交感神经活性降低，而使血压降低，如可乐定（clonidine）、甲基多巴（methyldopa）、莫索尼定（moxonidine）。可乐定对 α_2 受体和咪唑啉 I_1 受体均有作用，选择性小，也有明显的中枢性副作用；甲基多巴主要作用于 α_2 受体，有明显的中枢镇静、精神抑郁等副作用。莫索尼定选择性作用于咪唑啉 I_1 受体，降压作用强，镇静副作用小。

可乐定　　　　　　　甲基多巴　　　　　　　莫索尼定

2. 去甲肾上腺素能神经末梢阻断药　去甲肾上腺素能神经末梢阻断药主要是抑制肾上腺素、去甲肾上腺素、多巴胺和5-羟色胺等递质进入神经细胞内的囊泡中贮存，而导致这些神经递质被单胺氧化酶破坏，使神经末梢递质耗竭而温和、持久降压，如利血平（reserpine）。

3. 肾上腺素受体拮抗剂　肾上腺素受体拮抗剂包括 α_1 受体拮抗剂、β 受体拮抗剂、α、β 受体拮抗剂，主要是抑制肾上腺素、去甲肾上腺素等与 α、β 受体结合，降低外周血管阻力，使血压降低。α_1 受体拮抗剂如哌唑嗪、特拉唑嗪等，不作为高血压治疗的首选药，临床用于伴前列腺增生的高血压患者或与其他抗高血压药物联合用于顽固性高血压治疗。β 受体拮抗剂如普萘洛尔、美托洛尔和阿替洛尔等，适用于高血压合并缺血性心脏病的治疗。α、β 受体拮抗剂如拉贝洛尔、卡维地洛等，适用于原发性高血压。拉贝洛尔近年来更是成为妊娠高血压的首选降压药物。（上述药物详见第六章外周神经系统药物）。

4. 神经节阻断药　神经节阻断药主要是与乙酰胆碱竞争受体，切断神经冲动的传导，引起血管舒张、血压下降，如美卡拉明（mecamylamine）、潘必定（pempidine）等。神经节阻断药的降压作用强而可靠，但其对肾上腺素能神经和胆碱能神经均可产生较大作用，没有选择性，故副作用多，如口干、便秘、排尿困难及视力模糊等，现已少用。

（二）典型药物

利血平 微课

Reserpine

化学名为18β-(3,4,5-三甲氧基苯甲酰氧基)-11,17α-二甲氧基-3β,20α-育亨烷-16β-甲酸甲酯，又名利舍平。

结构特征为2个酯键、6个手性碳原子、仲胺、吲哚。

本品为白色至淡黄褐色的结晶或结晶性粉末；无臭，遇光色渐变深。本品在三氯甲烷中易溶，在丙酮中微溶，在水、甲醇、乙醇或乙醚中几乎不溶。本品具有旋光性，在三氯甲烷溶液（10mg/ml）中比旋度为 -115°至 -131°。本品具有弱碱性，pK_a为6.6。

本品在光和热的影响下，C-3位上能发生差向异构化反应，生成无效的3-异利血平（3-ireserpine）。

本品在光和氧的条件下可发生氧化反应，先生成黄色的3,4-二去氢利血平，具有黄绿色荧光；进一步氧化生成3,4,5,6-四去氢利血平，有蓝色荧光；再进一步氧化则生成无荧光的褐色或黄色聚合物，所以本品应遮光、密封保存。

3,4-二去氢利血平

3,4,5,6-四去氢利血平

本品及其水溶液都比较稳定，但在酸、碱条件下，两个酯键水解生成利血平酸。

本品为仲胺类生物碱，氮上氢原子可与亚硝酸发生加成反应，生成黄色的N-硝基仲胺类化合物。

本品具有生物碱的显色反应，遇0.1%钼酸钠的硫酸溶液立即显黄色，约5分钟后变蓝色。

本品具有吲哚的呈色反应，如加新制的香草醛试液约2分钟后，显玫瑰红色；加对二甲氨基苯甲醛及少量冰醋酸与硫酸溶液显绿色，再加冰醋酸则变为红色。

本品为兼有安定作用的抗高血压药，具有轻度降压作用，作用缓慢而持久，适用于轻度、中度的早期高血压，尤适用于伴精神紧张的患者。目前主要与双肼屈嗪、氢氯噻嗪等组成固定配比的复方制剂，如复方利血平、复方利血平氨苯蝶啶片（北京降压0号）等。

▶▶ 实例分析 7-2

实例 某药厂工作人员在药品入库时，发现利血平原料药的包装袋有破损，而且在破损处周围，药品颜色已变成了黄褐色。

问题 1. 利血平发生了什么变化？

2. 影响利血平稳定性的因素有哪些？利血平应如何贮存？

答案解析

二、影响肾素-血管紧张素-醛固酮系统的药物

（一）概述

肾素-血管紧张素-醛固酮系统（renin-angiotensin-aldosterone system，RAAS）是一种复杂、高效调节血流量、电解质平衡以及动脉血压所必需的系统。肾素是一种蛋白水解酶，它激活血浆中的血管紧张素原，释放出无活性的血管紧张素Ⅰ，血管紧张素Ⅰ在血管紧张素转化酶催化下，转变为血管紧张素Ⅱ，血管紧张素Ⅱ具有较强的血管收缩作用和促进醛固酮释放作用，从而引起血压升高。RAAS领域研究较多的是血管紧张素转化酶抑制剂（ACEI）和血管紧张素Ⅱ受体（AngⅡ）拮抗剂。

1. 血管紧张素转化酶抑制剂　其作用机制主要是抑制血管紧张素转化酶，减少血管紧张素Ⅱ的生成，使血压下降，如卡托普利（captopril）、依那普利（enalapril）、赖诺普利（lisinopril）、福辛普利（fosinopril）等。血管紧张素转化酶抑制剂抑制了缓激肽的降解，会引起干咳和血管神经性水肿不良反应。

2. 血管紧张素Ⅱ受体拮抗剂　其主要是选择性阻断血管紧张素Ⅱ与血管紧张素Ⅱ受体1（AT$_1$型）的结合发挥抗高血压作用，不影响缓激肽的降解，避免了缓激肽蓄积而引起的咳嗽。代表药物有氯沙坦（losartan）、缬沙坦（valsartan）、替米沙坦（telmisartan）、坎地沙坦酯（candesartan cilexetil）等。

目前这些药物均属临床上一线抗高血压药，常见药物见表7-1。

表7-1　常见的血管紧张素转化酶抑制剂和血管紧张素Ⅱ受体拮抗剂

药物名称	化学结构	结构及作用特点
卡托普利 captopril		为含巯基的 ACE 抑制剂，半衰期较短
依那普利 enalapril		为前药，口服吸收迅速，在体内水解为依那普利拉发挥作用。用于高血压或心力衰竭的治疗
赖诺普利 lisinopril		含两个羧基和碱性的赖氨酸基团，与卡托普利是当前仅有的两个非前药的 ACE 抑制剂，用于高血压及心力衰竭的治疗
福辛普利 fosinopril		为前药，是含膦酰基的 ACE 抑制剂，在体内经肝或肾双通道代谢为福辛普利拉发挥作用。用于高血压或心力衰竭的治疗，特别适用于肝或肾功能不良的患者

续表

药物名称	化学结构	结构及作用特点
缬沙坦 valsartan	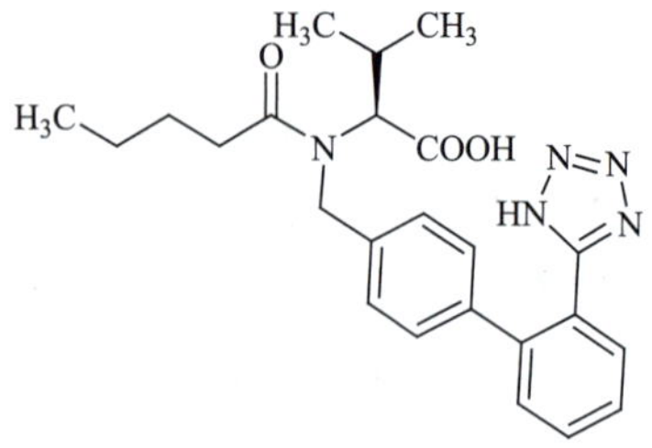	分子中酰胺基与氯沙坦咪唑环上的 N 为生物电子等排体，作用稍强于氯沙坦，用于各类轻、中度高血压，尤其适用于 ACE 抑制剂不耐受的患者
替米沙坦 telmisartan	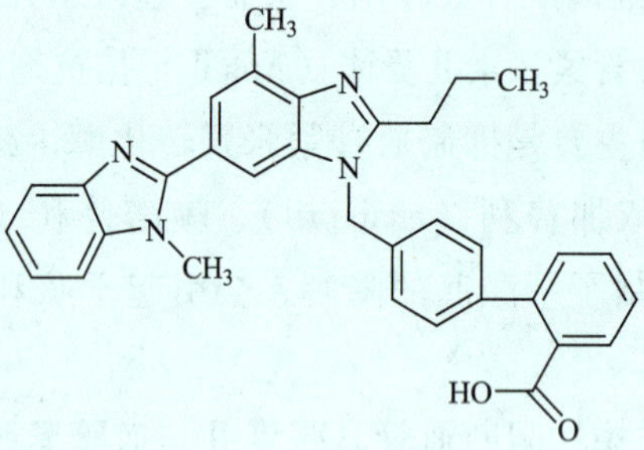	不含四氮唑，含苯并咪唑结构，是特异性血管紧张素 Ⅱ 受体 1（AT$_1$ 型）拮抗剂，半衰期最长（达 24 小时），用于原发性高血压的治疗
坎地沙坦酯 candesartan cilexetil	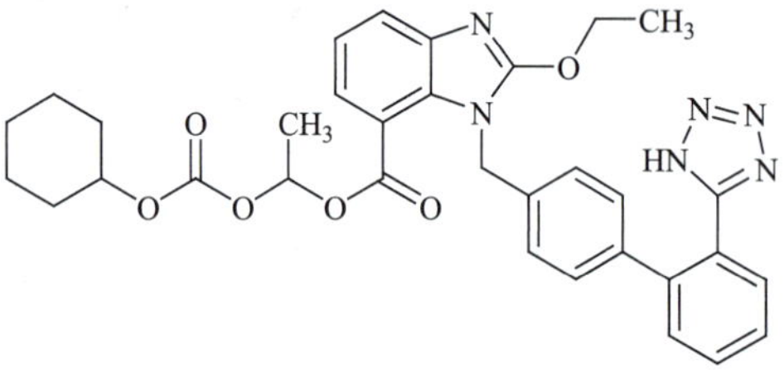	为前药，含苯并咪唑结构，在体内代谢成活性化合物坎地沙坦，用于原发性高血压的治疗

（二）典型药物

卡托普利
Captopril

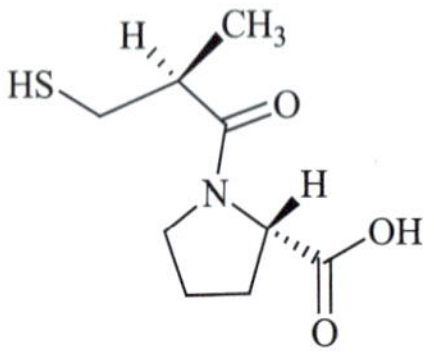

化学名为 1-[（2S）-2-甲基-3-巯基-丙酰基]-L-脯氨酸，又名开博通、巯甲丙脯酸。

结构特征为巯基、羧基、2 个手性碳原子。

本品为白色或类白色结晶性粉末；有类似蒜的特臭。本品在甲醇、乙醇或三氯甲烷中易溶，在水中溶解。熔点为 104 ~ 110℃。本品在乙醇溶液（20mg/ml）中比旋度为 -126°至 -132°。

卡托普利结构中有两个手性中心都是 S 构型。在生产过程中可出现 R、S 的异构体。

本品具有羧基，显酸性，巯基显极弱的酸性，可溶于稀碱溶液。

本品分子结构中含有巯基，具有还原性，其在水溶液中或遇光时，能发生自动氧化生成二硫化合物。也可被氧化剂氧化，如在酸性中被碘酸钾氧化。加入抗氧剂或螯合剂可延缓其氧化反应。

本品含硫醇结构，可与亚硝酸钠和稀硫酸作用生成亚硝酰硫醇酯，显红色，可供鉴别。

$$R—SH + HNO_2 \longrightarrow R—S—NO$$

本品分子中的巯基与皮疹和味觉障碍副作用有关，本品为第一个可以口服的 ACE 抑制剂，用于高血压和心力衰竭，其注射剂还可用于高血压急症。常与小剂量利尿药合用，可提高降压效果。

即学即练 7-3

下列对卡托普利的描述不正确的是（　　）

A. 有类似蒜的特臭味　　　　　B. 结构中含有巯基结构，具有氧化性

C. 属于 ACE 抑制剂　　　　　　D. 呈弱酸性

答案解析

氯沙坦钾
Losartan Potassium

化学名为 2-丁基-4-氯-1-[4-(2-1H-四唑-5-基苯基)苄基]咪唑-5-甲醇单钾盐。

结构特征为四氮唑、咪唑环、联苯。

本品为白色或类白色结晶性粉末，具有引湿性。本品在水、甲醇中易溶。

氯沙坦含四氮唑结构，显酸性，pK_a 为 5～6，能与钾离子成盐，临床用其钾盐。

本品分子结构含有四氮唑环、联苯和咪唑环。通过对其结构改造总结出其构效关系为：四氮唑酸性愈强活性愈高。咪唑环 2 位上必须是 3～4 个碳原子取代的正烷烃基，若为分支烷烃、环烷烃、芳环，活性均降低。4 位应为电负性高、体积大的亲脂性基团。5 位的取代基以能形成氢键的小基团为佳，如醇、醛、酸。联苯邻位上有其他取代基时活性下降。

本品为第一个非肽类且选择性强的 Ang Ⅱ 受体拮抗剂，无 ACE 抑制剂的干咳副作用，临床用于治疗原发性高血压。

三、钙通道阻滞剂

这类药物对高血压有很好的治疗效果，临床证明其疗效超过 β 受体拮抗剂。其中硝苯地平可用于轻、中、重度高血压；维拉帕米、地尔硫䓬、尼群地平等对高血压具有良好的疗效；氨氯地平治疗高血压，作用稳定而持久，为长效药物。

四、利尿药

（一）概述

利尿药（diuretic drugs）作用于肾脏，能减少肾小管的重吸收，促进水和电解质（特别是钠离子）的排出，使尿量增加，消除水肿，也常作为高血压病的辅助治疗药。按作用机制分为：①碳酸酐酶抑制剂，代表药物有乙酰唑胺（acetazolamide）等，目前主要用于治疗青光眼，以降低眼压；②Na⁺-K⁺-

$2Cl^-$ 同向转运抑制剂，代表药物有呋塞米（furosemide）等，呋塞米具有温和的降压作用；③Na^+-Cl^- 同向转运抑制剂，代表药物有氢氯噻嗪（hydrochlorothiazide）、吲达帕胺（indapamide）等，吲达帕胺在胃肠道中迅速被吸收，作用时间为 14～18 小时，临床上用于治疗高血压，可单用或与其他降压药合用，也可用于治疗充血性心力衰竭时的水钠潴留引发的水肿；④肾内皮细胞钠通道阻滞剂，代表药物有氨苯蝶啶（triamterene）和阿米洛利（amiloride），氨苯蝶啶抗高血压活性较弱，二者均为保钾利尿药；⑤盐皮质激素受体拮抗剂，代表药物有螺内酯（spironolactone），作用慢、弱，但持久，常与氢氯噻嗪合用，其保钾作用可对抗氢氯噻嗪缺钾的副作用。

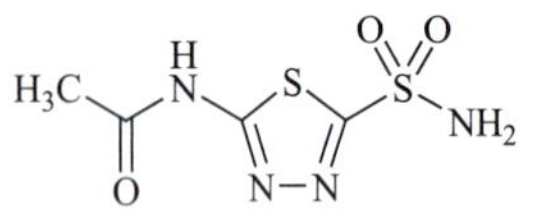

乙酰唑胺

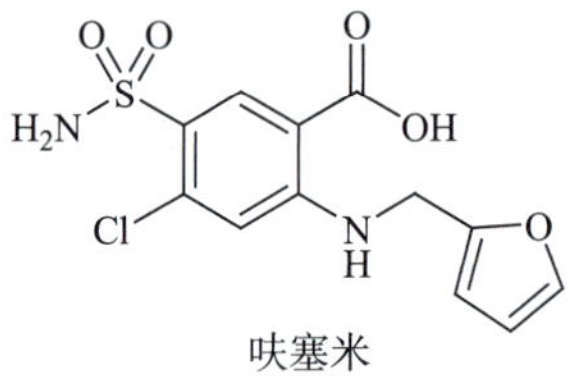

呋塞米

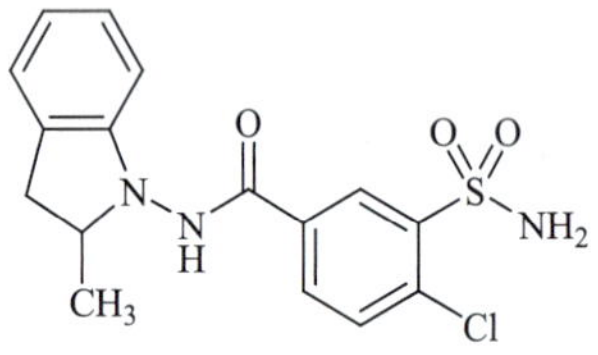

吲达帕胺

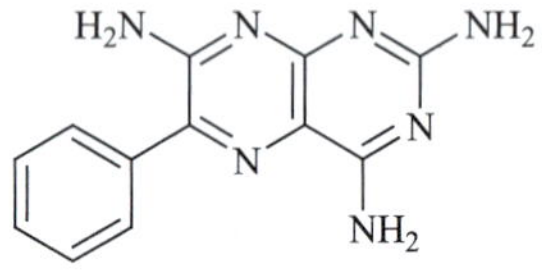

氨苯蝶啶

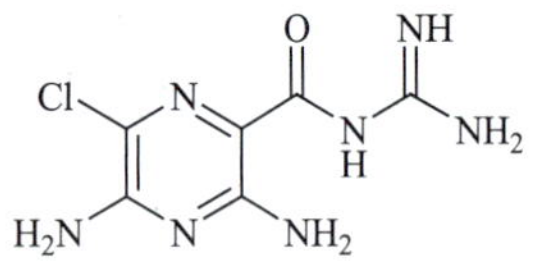

阿米洛利

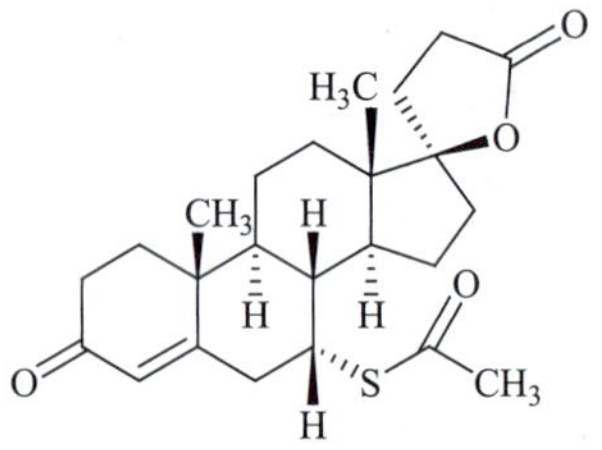

螺内酯

（二）典型药物

氢氯噻嗪
Hydrochlorothiazide

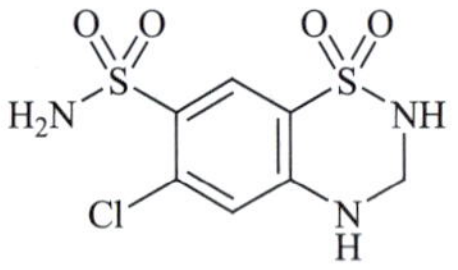

化学名为 6-氯-3,4-二氢-2H-1,2,4-苯并噻二嗪-7-磺酰胺-1,1-二氧化物。

结构特征为 2 个磺酰胺结构、氯取代基。

本品为白色结晶性粉末；无臭。本品在丙酮中溶解，在乙醇中微溶，在水、三氯甲烷或乙醚中不溶；在氢氧化钠试液中溶解。

本品结构中具有两个磺酰胺基，显酸性，其 pK_a 分别为 7.0 和 9.2，可与碱作用生成盐而溶于水制成注射剂，2 位氮上的氢原子酸性较强，故不宜与碱性药物配伍。

本品含内磺酰胺结构，不稳定，在碱性溶液中易水解，生成 5-氯-2,4-二氨磺酰基苯胺和甲醛。水解产物 5-氯-2,4-二氨磺酰基苯胺分子结构中含有芳香第一胺结构，可发生重氮化-偶合反应。水解产物甲醛，用浓硫酸酸化后，可与变色酸发生缩合反应，生成蓝紫色化合物，此反应为甲醛的专属反应。

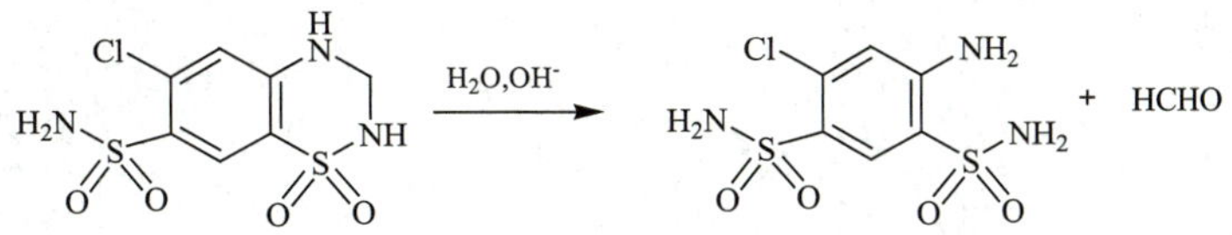

本品与无水碳酸钠混合炽灼后，放冷，加水加热溶解，过滤，滤液显氯化物的鉴别反应。

本品用于治疗各种类型水肿和高血压，常与其他降压药合用，大剂量或长期应用时应补钾。

五、血管扩张药

血管扩张药是一类不通过调节血压的交感神经和体液系统而直接松弛血管平滑肌的药物，此类药物具有较强的降压作用，但长期使用会引起血浆中儿茶酚胺水平和肾素活性升高，从而引起心律加快、心肌耗氧量增加以及体液潴留，因而诱发心绞痛及其削弱降压效果，与 β 受体拮抗剂或利尿药合用可加强其降压作用并抵消其副作用。常用药物有肼屈嗪（hydralazine）、双肼屈嗪（dihydralazine）等药物。

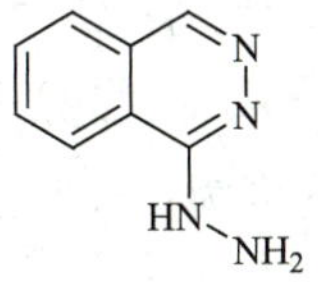

肼屈嗪 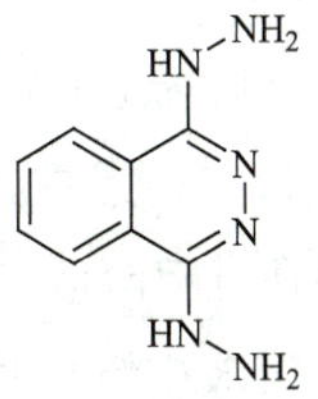　　　　双肼屈嗪

第五节　抗心力衰竭药

心力衰竭是一种心肌收缩力减弱的疾病。抗心力衰竭药可以加强心肌收缩力，又称正性肌力药。目前用于治疗充血性心力衰竭的药物主要有血管紧张素转化酶抑制剂、血管紧张素 Ⅱ 受体拮抗剂、醛固酮受体拮抗剂、β 受体拮抗剂、利尿剂、强心药等。

强心药是一类选择作用于心肌，加强心肌收缩力的药物，主要有强心苷类和非强心苷类等。

一、强心苷类

（一）概述

强心苷类为使用历史悠久的、经典的强心药，可抑制 Na^+,K^+-ATP 酶使钠泵失灵，使细胞内 Na^+ 浓度增高，兴奋 Na^+-Ca^{2+} 交换系统，促使 Na^+ 外流，Ca^{2+} 内流，从而增加心肌收缩力。该类药物的有效剂量和中毒剂量接近，安全范围小，作用强度不大，排泄慢，毒副反应多，临床用药时须进行血药浓度监测。主要药物有地高辛（digoxin）、洋地黄毒苷（digitoxin）等。

（二）典型药物

地高辛

Digoxin

化学名为 3β-[[O-2,6-二脱氧-β-D-核-己吡喃糖基-(1→4)-O-2,6-二脱氧-β-D-核-己吡喃糖基-(1→4)-2,6-二脱氧-β-D-核-己吡喃糖基]氧代]-12β,14β-二羟基-5β-甾-20(22)烯内酯，又名狄戈辛、异羟基洋地黄毒苷。

结构特征为不饱和内酯环、甾烯、3 个 β-D-核-己吡喃糖基（β-D-洋地黄糖基）。

本品为白色结晶或结晶性粉末；无臭。本品在吡啶中易溶，在稀醇中微溶，在三氯甲烷中极微溶解，在水或乙醚中不溶。本品在吡啶溶液（20mg/ml）中比旋度为 +9.5°至 +12.0°。

本品在三氯化铁的冰醋酸溶液中溶解后，沿管壁缓缓加入硫酸，成两液层，接界处显棕色；放置后，上层显靛蓝色。

本品不饱和内酯环上的 α-氢活泼，可与碱性的三硝基苯酚试液形成有色的配合物。

本品临床上主要用于治疗充血性心力衰竭，也可控制心房颤动、心房扑动引起的快速心室率，不宜与酸、碱类药物配伍。

二、非强心苷类

（一）磷酸二酯酶抑制剂

本类药物通过抑制磷酸二酯酶，阻碍心肌细胞内的 cAMP 降解，高浓度的 cAMP 激活多种蛋白酶，使心肌细胞膜上钙通道开放，Ca^{2+} 内流而增加心肌收缩力。本类化合物为吡啶联吡啶酮类，化合物性质相对稳定。如氨力农（amrinone）、米力农（milrinone），氨力农的不良反应严重，现已被米力农取代。

氨力农　　　　　　　　　米力农

（二）β 受体激动剂

β 受体激动剂通过提高心肌细胞内环磷腺苷（cAMP）水平，而增强心肌收缩力，并扩张外周血管，短期应用能改善血流动力学效应。如多巴胺（dopamine）、多巴酚丁胺（dobutamine）等，多巴胺主要用于急性心力衰竭，以及各种原因引起的休克。多巴酚丁胺对心肌 β_1 受体有选择性，不能口服，只能静脉给药。

多巴胺

多巴酚丁胺

目标检测

答案解析

一、选择题

（一）A 型题（最佳选择题）

1. 下列关于硝酸异山梨酯的叙述错误的是（　）

    A. 又名消心痛

    B. 具有右旋光性

    C. 遇强热或撞击会发生爆炸

    D. 在光作用下可被氧化变色，需遮光保存

    E. 含有酯键结构

2. 下列不属于抗心律失常的药物是（　）

    A. 美西律　　　　　　　B. 胺碘酮　　　　　　　C. 普鲁卡因胺

    D. 普罗帕酮　　　　　　E. 利血平

3. 结构中含有—SH，可被自动氧化生成二硫化合物的抗高血压药是（　）

    A. 硝苯地平　　　　　　B. 卡托普利　　　　　　C. 利血平

    D. 氯沙坦　　　　　　　E. 美西律

4. 下列调血脂药物中，哪一个不属于 HMG-CoA 还原酶抑制剂（　）

    A. 阿托伐他汀钙　　　　B. 洛伐他汀　　　　　　C. 辛伐他汀

    D. 非诺贝特　　　　　　E. 氟伐他汀

5. 能发生重氮化-偶合反应的药物是（　）

    A. 硝苯地平　　　　　　B. 胺碘酮　　　　　　　C. 普鲁卡因胺

    D. 肾上腺素　　　　　　E. 普萘洛尔

6. 利血平的水溶液在酸碱催化下，可使两个酯键断裂水解生成（　）

    A. 3-异利血平　　　　　B. 3,4-二去氢利血平　　C. 3,4,5,6-四去氢利血平

    D. 利血平酸　　　　　　E. 5,6-二去氢利血平

7. 硝苯地平的性质与下列哪条不符（　）

    A. 为黄色结晶性粉末

    B. 几乎不溶于水

    C. 遇光不稳定

    D. 与硫酸共热，有紫色的碘蒸气

E. 光歧化反应

8. 下列药物中哪个可与2,4-二硝基苯肼反应生成腙（　　）

    A. 硝苯地平　　　　　　　B. 胺碘酮　　　　　　　C. 肾上腺素

    D. 普萘洛尔　　　　　　　E. 普鲁卡因胺

9. 下列药物中哪个不是抗高血压药物（　　）

    A. 利血平　　　　　　　　B. 氢氯噻嗪　　　　　　C. 氯沙坦

    D. 地高辛　　　　　　　　E. 卡托普利

10. 属于血管紧张素Ⅱ受体拮抗剂的是（　　）

    A. 氯贝丁酯　　　　　　　B. 洛伐他汀　　　　　　C. 氯沙坦

    D. 卡托普利　　　　　　　E. 利血平

（二）B型题（配伍选择题）

[11～13 共用备选答案]

    A. 非诺贝特　　　　　　　B. 洛伐他汀　　　　　　C. 硝苯地平

    D. 硝酸甘油　　　　　　　E. 普萘洛尔

11. HMG-CoA 还原酶抑制剂类调血脂药（　　）

12. 硝酸酯类抗心绞痛药（　　）

13. β受体拮抗剂类抗心绞痛药（　　）

[14～15 共用备选答案]

    A. 盐酸羟胺饱和溶液　　　B. 新制儿茶酚溶液　　　C. 新制香草醛溶液

    D. 2,3-丁二酮溶液　　　　E. 2,4-二硝基苯肼

14. 可用于鉴别硝酸异山梨酯的试剂为（　　）

15. 利血平具吲哚结构，可与其显玫瑰红色的试剂为（　　）

（三）C型题（综合分析选择题）

    患者李某，男，65岁，三年前被诊断患有高血压，医生给他开具卡托普利来服用。

16. 卡托普利属于哪种类型的抗高血压药（　　）

    A. 血管紧张素转化酶抑制剂　B. 钙通道阻滞剂　　　　C. β受体拮抗剂

    D. 利尿药　　　　　　　　　E. 交感神经抑制药

17. 选用的治疗药物卡托普利的结构特征是（　　）

    A. 巯基　　　　　　　　　B. 酯键　　　　　　　　C. 酰胺基

    D. 酚羟基　　　　　　　　E. 吡唑酮类

（四）X型题（多项选择题）

18. 下列哪些药物属于钙通道阻滞剂（　　）

    A. 硝苯地平　　　　　　　B. 维拉帕米　　　　　　C. 胺碘酮

    D. 地尔硫䓬　　　　　　　E. 卡托普利

19. 下列哪些药物属于影响RAAS系统的降压药（　　）

    A. 卡托普利　　　　　　　B. 氯沙坦　　　　　　　C. 胺碘酮

    D. 氢氯噻嗪　　　　　　　E. 硝苯地平

20. 利血平被氧化生成的产物有（　　）

    A. 3,4-二去氢利血平　　　　B. 3,4,5,6-四去氢利血平　　C. 黄色聚合物

    D. 利血平酸　　　　　　　　E. 3-异利血平

二、综合问答题

1. 抗高血压药按作用机制可分为哪些类型？

2. 写出卡托普利的结构式，并根据结构推测可能有哪些理化性质？

三、实例解析题

如何用化学方法区别硝苯地平和卡托普利？

书网融合……

   知识回顾　　　　　微课　　　　　习题

（钟碧萍）

PPT

第八章　消化系统药物

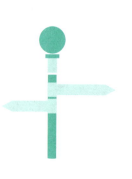

学习引导

恶心、呕吐、反酸、嗳气、腹痛是消化性溃疡常见的症状，用什么药物缓解这些症状呢？作为一名未来的药师，我们要学会应用药物化学专业知识为患者进行合理的用药指导，如西咪替丁具有轻度的抗雄激素副作用且能够影响许多药物的代谢速率，联合用药时需注意；奥美拉唑需遮光，密封，在干燥、冷处保存，这些均与药物的化学结构密切相关。

本章主要介绍消化系统药物的作用机制、药物结构分类与改造发展、构效关系；典型药物的化学结构、化学名称、结构特征、理化性质、体内代谢和临床应用。

学习目标

1. **掌握**　典型药物西咪替丁、盐酸雷尼替丁、奥美拉唑、多潘立酮、盐酸昂丹司琼的化学结构、理化性质及临床用途。
2. **熟悉**　抗溃疡药、促胃肠动力药和止吐药的类型、作用机制；典型药物的化学名称、结构特征、作用特点及代谢特点。
3. **了解**　消化系统药物发展状况及临床应用。

消化系统的疾病种类多而常见，且该疾病的治疗药物是临床常用药物之一，本章重点介绍抗溃疡药、促胃肠动力药和止吐药。

第一节　抗溃疡药

消化性溃疡是临床上的常见病和多发病，是由胃液的消化作用而引起的黏膜损伤。主要发生在胃幽门及十二指肠处，其溃疡的发生与攻击因子加强和防御因子削弱有关，攻击因子有胃酸、胃蛋白酶、幽门螺杆菌等；防御因子有黏液、HCO_3^-的分泌、黏膜屏障、胃黏膜血流等。由于胃酸分泌过多，黏膜的抵抗力下降，超过了胃分泌的黏液对胃的保护能力，导致胃黏膜损伤，进而形成溃疡。

抗溃疡药（anti-ulcer agents）主要是通过减少胃酸分泌和加强黏膜的抵抗力来治疗消化性溃疡，根据作用机制可分为中和过量胃酸的抗酸药、抑制胃酸分泌的抑酸药、加强胃黏膜抵抗力的黏膜保护药和抗幽门螺杆菌感染的药物。

抗酸药主要是一类碱性药物，通过中和胃酸发挥作用，只能缓解症状，不能减少胃酸分泌，且这些药物通常给药剂量大，会引起不适，已经逐渐被抑酸药所取代。抗酸药主要包括氢氧化铝、碳酸氢钠、碳酸钙等。目前，临床上常用的抗溃疡药有 M 受体拮抗剂、H₂ 受体拮抗剂（H₂ receptor antagonists）、胃泌素受体拮抗剂、质子泵抑制剂、胃黏膜保护剂和抗幽门螺杆菌药，本节主要介绍组胺 H₂ 受体拮抗剂和质子泵抑制剂。

 知识链接

胃酸分泌导致溃疡发病机制

胃酸分泌包括神经和激素调节两种途径。在胃黏膜细胞底膜表面存在组胺 H₂ 受体、乙酰胆碱 M 受体和胃泌素受体，它们与对应物质结合，受到刺激后，分别通过腺苷环化酶使 cAMP 浓度升高，引发胞内一系列生化过程，最后激活蛋白激酶和 H^+,K^+–ATP 酶（又称质子泵），最终由后者进行 H^+–K^+ 交换泵出胃酸。所以，抑制胃酸分泌过程和增强胃黏膜屏障作用是治疗消化性溃疡的有效途径。

一、H₂ 受体拮抗剂

20 世纪 60 年代，Black 和 Parsons 博士发现人类胃壁细胞中存在促进胃酸分泌的组胺 H₂ 受体，后来人们试图通过对组胺结构进行改造来寻找拮抗剂，其必须有组胺的某些特征，利于组胺受体识别，但在结构上不完全与组胺相同，于是发现了第一个 H₂ 受体拮抗剂西咪替丁（cimetidine），取代了传统的抗酸药，成为广泛应用的抗消化性溃疡药。后来一系列 H₂ 受体拮抗剂相继上市，目前临床常用的 H₂ 受体拮抗剂的结构类型主要有咪唑类、呋喃类、噻唑类、哌啶甲苯醚类。

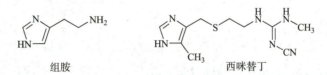

组胺　　　　　　　　　西咪替丁

即学即练 8-1

以下哪种不是目前临床常用的 H₂ 受体拮抗剂的结构类型（　　）

答案解析　A. 呋喃类　　B. 噻唑类　　C. 咪唑类　　D. 噻嗪类

（一）咪唑类 H₂ 受体拮抗剂

西咪替丁是通过合理药物设计得到的第一个高活性的治疗胃溃疡的 H₂ 受体拮抗剂。它是以组胺为先导化合物，保留其咪唑环，将侧链延长并在末端引入氰胍基，且把侧链中第二个亚甲基换成电负性较大的硫原子而得到的第一代 H₂ 受体拮抗剂。

西咪替丁 🅔 微课

Cimetidine

化学名为 1-甲基-2-氰基-3-[2-[[(5-甲基咪唑-4-基)甲基]硫代]乙基]胍，又名甲氰咪胍。

结构特征为咪唑环、氰基胍、含硫醚的四原子链。

本品为白色或类白色结晶性粉末；几乎无臭。本品在甲醇中易溶，在乙醇中溶解，在异丙醇中略溶，在水中微溶；在稀盐酸中易溶。

本品结构中具有碱性的咪唑环和胍基，其饱和水溶液呈弱碱性，与盐酸成盐后易溶于水。

本品固体性质较稳定，但因分子中具有氰基，在过量的稀盐酸中，可水解生成氨甲酰胍，加热则进一步水解生成胍。

本品的水溶液加氨试液少许和硫酸铜试液可生成蓝灰色沉淀，加过量氨试液，沉淀即溶解。可与一般的胍类化合物相区别。

本品分子结构中有硫原子，经灼烧后产生硫化氢气体，能使醋酸铅试纸显黑色（生成黑色硫化铅），为含硫化合物的鉴别反应。

本品口服吸收好，生物利用度为 70%。临床主要用于治疗胃及十二指肠溃疡、上消化道出血等。临床应用中，发现停药后复发率高，需维持治疗。另外具有抗雄激素副作用，可导致男性乳腺发育和阳萎等，停药后可消失。本品为细胞色素 P450 酶的抑制剂，能影响许多药物的代谢速率，联合用药时需注意。

> ▶▶ **实例分析 8-1**
>
> **实例**　患者，男，51 岁，平时有服用地西泮帮助睡眠的习惯，最近饮食后总是胃疼，胃镜显示胃部有轻微出血，服用了西咪替丁，但早上起来锻炼时感到头昏、乏力。
>
> **问题**　1. 早上起来锻炼时感到头昏、乏力是否跟用药有关？
>
> 　　　　2. 作为药师，在指导患者服用西咪替丁时有何建议？
>
>
>
> 答案解析

（二）呋喃类 H_2 受体拮抗剂

将西咪替丁的咪唑环用呋喃环替代，为保持碱性，在呋喃环上引入二甲氨基亚甲基；并且将氰基亚氨基换成硝基甲叉基，于 1979 年合成了雷尼替丁（ranitidine），其抑制胃酸分泌作用比西咪替丁强，无西咪替丁的抗雄激素作用和引起精神紊乱的副作用，称为第二代 H_2 受体拮抗剂。雷尼替丁与细胞色素 P450 酶的亲和力较西咪替丁小，与其他药物的相互作用也较小。

盐酸雷尼替丁

Ranitidine Hydrochloride

化学名为 N'-甲基-N-[2-[[[5-[（二甲氨基）甲基]-2-呋喃基]甲基]硫基]乙基]-2-硝基-1,1-乙烯二胺盐酸盐。

结构特征为呋喃环、叔胺、含硫醚的四原子链、硝基乙烯二胺、反式异构体。

本品为类白色至淡黄色结晶性粉末；有异臭；极易潮解，吸潮后颜色变深。本品在水或甲醇中易溶，在乙醇中略溶，在丙酮中几乎不溶。

本品具有含硫化合物的鉴别反应。本品经小火加热灼烧，能产生硫化氢气体，使湿润的醋酸铅试纸变为黑色。

本品口服吸收迅速，约50%发生首关效应，肌内注射的生物利用度为90%～100%。临床主要用于治疗胃及十二指肠溃疡、术后溃疡、反流性食管炎及胃泌素瘤。

雷尼替丁与枸橼酸铋形成的复盐为枸橼酸铋雷尼替丁，既具有雷尼替丁拮抗 H_2 受体的抑制胃酸分泌的作用，又具有胶体铋抗幽门螺杆菌和保护胃黏膜的作用。

（三）噻唑类 H_2 受体拮抗剂

以噻唑环代替西咪替丁结构中的咪唑环，得到了噻唑类 H_2 受体拮抗剂，代表药物有法莫替丁（famotidine）、尼扎替丁（nizatidine）。法莫替丁是用胍基噻唑环代替西咪替丁结构中的咪唑环，用氨磺酰脒基代替氰胍基得到的第三代 H_2 受体拮抗剂，作用强于西咪替丁及雷尼替丁，不良反应少，无雄激素拮抗活性，与肝药酶系统的细胞色素 P450 无相互作用，几乎不影响其他药物经该系统的代谢。尼扎替丁抗溃疡作用与雷尼替丁相似，亲脂性好，生物利用度高达95%，作用比西咪替丁强3～4倍，几乎无抗雄激素作用。

法莫替丁　　　　　　　　　　　　　尼扎替丁

（四）哌啶甲苯醚类 H_2 受体拮抗剂

哌啶甲苯醚类为新型 H_2 受体拮抗剂，用哌啶甲苯代替西咪替丁、雷尼替丁结构中的五元碱性杂环；以含氧四原子链替代含硫四原子链；将胍（或脒）的结构改为酰胺得到罗沙替丁（roxatidine），作用为西咪替丁的4～6倍，生物利用度高。将罗沙替丁分子中的羟基进行乙酰化，得到长效的前药乙酰罗沙替丁（pifatidine）。

罗沙替丁　　　　　　　　　　　　　乙酰罗沙替丁

知识链接

H_2 受体拮抗剂的构效关系

经研究 H_2 受体拮抗剂的结构主要由三部分组成，两个药效基团（碱性芳杂环或碱性基团取代的芳杂环、平面型的极性基团）和连接它们的易曲绕的四原子链状结构。

碱性芳杂环	易曲绕的四原子链	平面极性基团

（1）碱性芳杂环　为活性必需基团。如西咪替丁为咪唑环，雷尼替丁为碱性基团取代的呋喃环，法莫替丁为碱性基团取代的噻唑环等。

（2）平面极性基团　如西咪替丁对应基团为氰基胍，雷尼替丁为硝基乙烯二胺，法莫替丁为氨基磺酰脒基，这些基团都是平面的，在生理 pH 下，可部分离子化，保持其活性。

（3）易曲绕的四原子链　上述两个基团通过易曲绕的四原子链连接，链的长度为组胺的 2 倍（即 4 个原子），四原子链中以含硫原子的链为佳。

二、质子泵抑制剂

（一）概述

质子泵即 H^+,K^+-ATP 酶，是胃壁上的一种跨膜蛋白，被激活后，使胃壁细胞分泌 H^+，由 H^+ 泵泵入胃腔形成胃酸，同时进行 H^+-K^+ 交换，将胃内的 K^+ 转入胃壁细胞。质子泵抑制剂（proton pump inhibitor，PPI）即 H^+,K^+-ATP 酶抑制剂，通过抑制 H^+ 与 K^+ 的交换，阻止胃酸的形成。质子泵仅存在于胃壁细胞表面，而 H_2 受体不但存在于胃壁细胞，还存在于其他组织。因此，与 H_2 受体拮抗剂相比，质子泵抑制剂具有专一性强、选择性高、副作用较小等优点，已成为抑制胃酸分泌和防治消化性溃疡的最有效药物。

质子泵抑制剂根据与 H^+,K^+-ATP 酶的结合方式分为可逆性质子泵抑制剂和不可逆性质子泵抑制剂。可逆性质子泵抑制剂与细胞膜外侧 H^+,K^+-ATP 酶上的 K^+ 结合位点以离子键结合，通过抑制 K^+ 与酶的结合而抑制胃酸的分泌，又称为钾竞争性酸阻滞剂或酸泵抑制剂，对 H^+,K^+-ATP 酶的抑制作用是可逆的。其具有亲脂性强、碱性弱、解离常数高和在低 pH 时稳定的特点。比传统的 PPI 或 H_2 受体拮抗剂起效更快，升高 pH 的作用更强，已成为抑酸药研发的热点，目前已上市的有瑞普拉生（revaprazan）。不可逆性质子泵抑制剂通过共价键与 H^+,K^+-ATP 酶结合，作用是不可逆的。不可逆性质子泵抑制剂由吡啶环、甲基亚磺酰基和苯并咪唑环三部分组成。常见的不可逆性质子泵抑制剂见表8-1。

表 8-1　常见的不可逆性质子泵抑制剂

药物名称	药物结构	结构及作用特点
奥美拉唑 omeprazole		具有苯并咪唑结构，为前药，体外无活性，主要用于胃和十二指肠溃疡、反流性食管炎、卓-艾综合征、幽门螺杆菌感染
艾司奥美拉唑 esomeprazole		为奥美拉唑的 S-异构体，又名左旋奥美拉唑，活性强，代谢慢，作用时间长，疗效优于奥美拉唑
兰索拉唑 lansoprazole		本品的苯并吡唑环上无取代，吡啶环 4 位引入三氟乙氧基，质子泵抑制活性比奥美拉唑强，稳定性、生物利用度也优于奥美拉唑。其右旋体为右兰索拉唑，已单独使用
泮托拉唑 pantoprazole		本品的苯并吡唑环的 5 位引入二氟甲氧基，呈弱碱性，通常使用其钠盐，活性强于奥美拉唑，选择性高，用于治疗消化性溃疡、反流性食管炎和卓-艾综合征

续表

药物名称	药物结构	结构及作用特点
雷贝拉唑 rabeprazole		本品的吡啶环 4 位延长了侧链，为不完全依赖 CYP2C19 酶代谢的质子泵抑制剂，具有高效、速效、安全的特点，还具有极强的幽门螺杆菌抑制活性

（二）典型药物

奥美拉唑
Omeprazole

化学名为 5-甲氧基-2-[[(4-甲氧基-3,5-二甲基-2-吡啶基)甲基]亚硫酰基]-1H-苯并咪唑，又名洛赛克。

结构特征为苯并咪唑环、吡啶环和连接这两个环系的甲基亚磺酰基。

本品为白色或类白色结晶性粉末；无臭；遇光易变色。本品在二氯甲烷中易溶，在甲醇或乙醇中略溶，在丙酮中微溶，在水中不溶；在 0.1mol/L 氢氧化钠溶液中溶解。

本品亚砜上的硫原子为手性原子，存在一对对映异构体，药用其外消旋体，奥美拉唑的 S-异构体被开发为药物艾司奥美拉唑上市，是第一个上市的光学活性质子泵抑制剂，药效比奥美拉唑强而持久。

本品为两性化合物，具有苯并咪唑环，显弱碱性；含亚磺酰基显弱酸性。本品不稳定，在酸性水溶液中快速分解，需遮光、密封、在干燥、冷处保存。

本品在氢氧化钠溶液中溶解后，加硅钨酸试液和稀盐酸，即产生白色絮状沉淀。

本品为第一个上市的不可逆性质子泵抑制剂，为前药，在体外无活性，口服后迅速被吸收，主要用于胃及十二指肠溃疡、应激性溃疡、卓-艾综合征等。本品的活性代谢产物具有抑制和根除幽门螺杆菌的作用，与阿莫西林、甲硝唑等合用，能有效地杀灭幽门螺杆菌。

 知识链接

奥美拉唑的代谢特点

经研究表明奥美拉唑进入胃壁细胞后，受质子催化影响，重排转化为两种不易通过膜的活性形式次磺酸和次磺酰胺。活性代谢产物与 H^+,K^+-ATP 酶上的巯基形成以二硫键连接的 H^+,K^+-ATP 酶-抑制剂复合物。通过这种共价结合方式抑制酶的活性，从而抑制胃酸分泌。H^+,K^+-ATP 酶-抑制剂复合物可以被谷胱甘肽和半胱氨酸等具有巯基的内源性活性物质还原得到巯基化合物，再经第二次重排反应生成硫醚化合物，后者在肝脏中经氧化再转化为奥美拉唑，形成了循环过程，这一体内循环过程是一有趣而特殊的现象，具有很重要的理论意义，使其血药浓度与其抑酸作用无相关性。即使血药浓度明显降低，甚至很难测出时，其抑制胃酸分泌作用却持久存在，推究其原因可能与作用机制有关。

第二节 促胃肠动力药和止吐药

一、促胃肠动力药

（一）概述

促胃肠动力药（prokinetics）是指促进胃肠蠕动，促使胃肠道内容物向前移动，加速胃排空和运转，协调胃肠运动规律的药物。临床上用于治疗胃肠道动力障碍的疾病，如反流症状、反流性食管炎、消化不良、肠梗阻等。常用药物有甲氧氯普胺（metoclopramide）、多潘立酮（domperidone）、西沙必利（cisapride）、莫沙必利（mosapride）和伊托必利（itopride）等。

甲氧氯普胺为第一个用于临床的中枢及外周多巴胺 D_2 受体拮抗剂，同时还具有 $5-HT_4$ 受体激动效应和对 $5-HT_3$ 有轻微抑制作用，具有促胃肠动力和止吐作用以及锥体外系反应的副作用。多潘立酮是外周性多巴胺 D_2 受体拮抗剂，极性较大，不能透过血-脑屏障，故较少出现甲氧氯普胺的中枢神经系统的副作用（锥体外系症状）。西沙必利为 $5-HT_4$ 受体激动剂，但具有可延长心脏 Q-T 间期，导致室性心律失常的副作用。莫沙必利为强效、选择性 $5-HT_4$ 受体激动剂，由于从分子结构上进行了优化，克服了西沙必利的心脏副作用，用于治疗功能性消化不良等。伊托必利具有阻断多巴胺 D_2 受体活性和抑制乙酰胆碱酯酶活性的双重活性，在中枢神经系统分布少，选择性高，不良反应少，无甲氧氯普胺的锥体外系副作用，无西沙必利的致室性心律失常的不良反应，安全性更高，适用于功能性消化不良引起的各种症状。

甲氧氯普胺

西沙必利

莫沙必利

伊托必利

📱 知识链接

关于多潘立酮的重要安全性信息

2014 年 4 月，欧洲药品管理局（EMA）药物警戒风险评估委员会（PRAC）完成了对含多潘立酮药物的一项评估工作，建议在全欧盟（EU）范围内变更其使用适应证，主要包括多潘立酮仅用于缓解恶心和呕吐症状、在儿童使用中限制剂量并根据体重谨慎调整剂量。减少使用剂量和缩短疗程被认为是其风险最小化的关键措施。2015 年 1 月 20 日加拿大卫生部发布通告，称多潘立酮会小幅增加严重室性心律失常或心源性猝死的风险。2016 年 9 月，国家食品药品监督管理总局（CFDA）发布了《关于修订多潘立酮制剂说明书的公告》，提出对多潘立酮说明书内容进行重新修订的要求，现多潘立酮说明书中的不良反应中修订为老年患者和那些有心脏疾病或心脏疾病史的患者应慎用本品。

（二）典型药物

多潘立酮

Domperidone

化学名为5-氯-1-[1-[3-(2,3-二氢-2-氧代-1H-苯并咪唑-1-基)丙基]-4-哌啶基]-1,3-二氢-2H-苯并咪唑-2-酮，又名吗丁啉。

结构特征为两个苯并咪唑-2-酮、哌啶。

本品为白色或类白色结晶性粉末；无臭。本品在甲醇中极微溶解，在水中几乎不溶；在冰醋酸中易溶。

本品和无水碳酸钠混合后，经炽灼显氯化物的鉴别反应。

本品为较强的外周性多巴胺 D_2 受体拮抗剂，具有较强的促胃肠动力和止吐作用，可促进胃肠道的蠕动，促进胃排空，抑制恶心、呕吐。本品临床用于消化不良、腹胀、嗳气、恶心、呕吐、腹部胀痛。

二、止吐药

（一）概述

止吐药（antiemetics）是一类通过不同环节防止或减轻恶心和呕吐的药物。止吐药包括以下几类：①多巴胺受体拮抗剂，如甲氧氯普胺、多潘立酮；②乙酰胆碱受体拮抗剂，如东莨菪碱；③组胺 H_1 受体拮抗剂，如苯海拉明；④5-HT_3 受体拮抗剂，如昂丹司琼（ondansetron）、格拉司琼（granisetron）、托烷司琼（tropisetron）等；⑤神经激肽（NK_1）受体拮抗剂，如阿瑞匹坦（aprepitant）。本节主要介绍5-HT_3 受体拮抗剂。

5-HT_3 受体主要分布在肠道，癌症化疗药物及放射治疗作用于胃肠道的黏膜，使胃肠的类嗜铬细胞释放多巴胺及5-HT，5-HT 与5-HT_3 受体结合，通过神经反射，作用于呕吐中枢而引起恶心呕吐。5-HT_3 受体拮抗剂可有效地防止癌症放化疗引起的恶心、呕吐，与其他类止吐药相比，具有疗效更好、不良反应更小等优点。格拉司琼是高选择性的5-HT_3 受体拮抗剂，由于其剂量小、半衰期长，每日仅需注射一次，无锥体外系反应等副作用。托烷司琼对外周和中枢神经系统内的5-HT_3 受体具有高选择性拮抗作用，主要用于癌症放、化疗引起的恶心和呕吐。

格拉司琼　　　　　　　　托烷司琼　　　　　　　　阿瑞匹坦

（二）典型药物

盐酸昂丹司琼

Ondansetron Hydrochloride

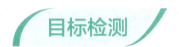 ·HCl·2H₂O

化学名为2,3-二氢-9-甲基-3-[(2-甲基咪唑-1-基)甲基]-4(1*H*)咔唑酮盐酸盐二水合物。

结构特征为咔唑环、1个手性碳原子、咪唑。

本品为白色或类白色结晶性粉末；无臭。本品在甲醇中易溶，在水中略溶，在丙酮中微溶；在0.1mol/L盐酸溶液中略溶。熔点为175～180℃，熔融时同时分解。

本品咔唑环上的3位碳原子为手性碳原子，其中*R*-异构体的活性较大，临床上使用其外消旋体。

本品的水溶液遇碘化铋钾试液，生成猩红色沉淀。

本品为强效、高选择性5-HT₃受体拮抗剂。可用于治疗癌症患者的恶心、呕吐症状，辅助癌症患者的药物治疗，无锥体外系的副作用，毒副作用极小；还可用于预防和治疗手术后的恶心和呕吐。

目标检测

答案解析

一、选择题

（一）A型题（最佳选择题）

1. H₂受体拮抗剂主要用于（　　）

    A. 抗溃疡　　　　　　　B. 抗高血压　　　　　　C. 抗过敏

    D. 解痉　　　　　　　　E. 心律失常

2. 属于质子泵抑制剂的是（　　）

    A. 西咪替丁　　　　　　B. 多潘立酮　　　　　　C. 奥美拉唑

    D. 法莫替丁　　　　　　E. 盐酸雷尼替丁

3. 盐酸昂丹司琼是（　　）

    A. 组胺受体拮抗剂　　　B. 多巴胺受体拮抗剂　　C. 胆碱受体拮抗剂

    D. 5-HT₃受体拮抗剂　　E. 质子泵抑制剂

4. 与铜离子结合生成蓝灰色沉淀的药物是（　　）

    A. 西咪替丁　　　　　　B. 多潘立酮　　　　　　C. 奥美拉唑

    D. 甲氧氯普胺　　　　　E. 盐酸雷尼替丁

5. 从药物的结构分析，药物显弱碱、弱酸性的是（　　）

    A. 盐酸普鲁卡因　　　　B. 法莫替丁　　　　　　C. 奥美拉唑

    D. 西咪替丁　　　　　　E. 雷尼替丁

6. 以下哪个药物为不可逆性质子泵抑制剂（　　）

    A. 法莫替丁　　　　　　B. 瑞普拉生　　　　　　C. 多潘立酮

D. 盐酸昂丹司琼　　　　　E. 奥美拉唑

7. 下列药物哪个是前体药物（　　）

    A. 西咪替丁　　　　　　　B. 法莫替丁　　　　　　　C. 奥美拉唑

    D. 盐酸昂丹司琼　　　　　E. 盐酸雷尼替丁

8. 以下哪个药物属于哌啶甲苯醚类 H_2 受体拮抗剂（　　）

    A. 法莫替丁　　　　　　　B. 雷尼替丁　　　　　　　C. 尼扎替丁

    D. 罗沙替丁　　　　　　　E. 西咪替丁

9. 下列药物，具有光学活性的是（　　）

    A. 盐酸雷尼替丁　　　　　B. 多潘立酮　　　　　　　C. 法莫替丁

    D. 奥美拉唑　　　　　　　E. 西咪替丁

10. 又名吗丁啉的药物是哪个（　　）

    A. 西咪替丁　　　　　　　B. 奥美拉唑　　　　　　　C. 多潘立酮

    D. 盐酸昂丹司琼　　　　　E. 西沙必利

（二）B 型题（配伍选择题）

［11～15 共用备选答案］

    A. 奥美拉唑　　　　　　　B. 西咪替丁　　　　　　　C. 雷尼替丁

    D. 甲氧氯普胺　　　　　　E. 法莫替丁

11. 结构中含有咪唑环的药物是（　　）

12. 结构中含有呋喃环的药物是（　　）

13. 结构中含有噻唑环的药物是（　　）

14. 结构中含有苯并咪唑环的药物是（　　）

15. 结构中含有芳香第一胺的药物是（　　）

（三）C 型题（综合分析选择题）

    一名男性患者，33 岁，冬春季发作性节律性胃部疼痛 5 年，近 1 周来疼痛剧烈，半夜最严重，胃镜检查显示十二指肠后壁有溃疡，周围充血水肿。为迅速缓解症状，选用作用较强的抑酸药物。

16. 下列何种药物的抑酸作用最强（　　）

    A. 西咪替丁　　　　　　　B. 雷尼替丁　　　　　　　C. 法莫替丁

    D. 奥美拉唑　　　　　　　E. 多潘立酮

（四）X 型题（多项选择题）

17. 属于 H_2 受体拮抗剂的有（　　）

    A. 西咪替丁　　　　　　　B. 苯海拉明　　　　　　　C. 雷尼替丁

    D. 法莫替丁　　　　　　　E. 奥美拉唑

18. 临床应用外消旋体的药物是（　　）

    A. 西咪替丁　　　　　　　B. 盐酸昂丹司琼　　　　　C. 奥美拉唑

    D. 甲氧氯普胺　　　　　　E. 盐酸雷尼替丁

19. 关于奥美拉唑的叙述，下列哪项是正确的（　　）

    A. 为质子泵抑制剂　　　　B. 在酸、碱溶液中均稳定　　　C. 结构中含有亚磺酰基

    D. 在酸性水溶液中快速分解　　E. 本身无活性，为前体药物

20. 经炽灼、遇醋酸铅试纸生成黑色硫化铅沉淀的药物有（　　）

　　A. 多潘立酮　　　　　　　B. 西咪替丁　　　　　　　C. 雷尼替丁

　　D. 盐酸昂丹司琼　　　　　E. 西沙必利

二、综合问答题

1. 试述抗消化性溃疡的药物有哪几类？并举例。

2. 试从化学结构上分析多潘立酮比甲氧氯普胺有较小中枢副作用的原因。

三、实例解析题

　　一位40岁男性患者，患消化性溃疡，自行将西咪替丁与铝碳酸镁同服，作为药师的你，试分析这样用药是否合理，并分析原因。

书网融合……

　　知识回顾　　　　　　微课　　　　　　习题

（王松伟）

PPT

第九章 呼吸系统药物

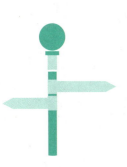

学习引导

呼吸系统疾病是一种常见病、多发病，主要病变在气管、支气管、肺部及胸腔，病变轻者多咳嗽、胸痛、呼吸受影响，重者有呼吸困难、缺氧症状，甚至会呼吸衰竭而致死。针对呼吸系统疾病常见的咳、痰、喘等症状，患有呼吸道疾病的患者该如何合理用药？该类药物在生产、分析和贮存中应该注意哪些问题？这都与本章的学习紧密相连。

本章主要介绍镇咳药、祛痰药和平喘药的作用机制、药物结构分类与改造发展、构效关系；典型药物的化学结构、化学名称、结构特征、理化性质、体内代谢和临床应用。

学习目标

1. **掌握** 典型药物磷酸可待因、氢溴酸右美沙芬、枸橼酸喷托维林、盐酸溴己新、盐酸氨溴索、乙酰半胱氨酸、羧甲司坦、硫酸沙丁胺醇、盐酸克仑特罗、茶碱的化学结构、理化性质及临床应用。

2. **熟悉** 镇咳药、祛痰药和平喘药的分类及作用机制；典型药物的化学名称、结构特征、作用特点及代谢特点。

3. **了解** 呼吸系统药物的发展。

咳、痰、喘是呼吸系统疾病常见症状，各症状可单独出现，也可同时并存，合理使用镇咳药（antitussives）、祛痰药（expectorants）和平喘药（antiasthmatic drugs）对有效控制症状和防止并发症具有重要的意义。本章主要介绍镇咳药、祛痰药和平喘药。

第一节 镇咳药

一、概述

咳嗽是由多种原因所引起的一种临床症状，是一种保护性反射活动，具有促进呼吸道痰液和异物排出、保持呼吸道清洁与通畅的作用。在咳嗽频繁、剧烈且无痰或少痰时适宜应用镇咳药。

目前临床上常用的镇咳药根据其作用机制分为两类：①中枢性镇咳药，直接抑制延髓咳嗽中枢而发挥镇咳作用，这类药物包括吗啡的衍生物如可待因（codeine）、吗啡喃结构的右美沙芬（dextromethorphan，右甲吗喃）、醚类的氯哌斯汀（cloperastine，咳平）和酯类的喷托维林（pentoxyverine，咳必清）；

②外周性镇咳药，通过抑制咳嗽反射弧中的感受器、传入神经、传出神经或效应器中任何一环节而发挥镇咳作用，如苯丙哌林（benproperine）。其中喷托维林和苯丙哌林兼有中枢和外周两种作用。

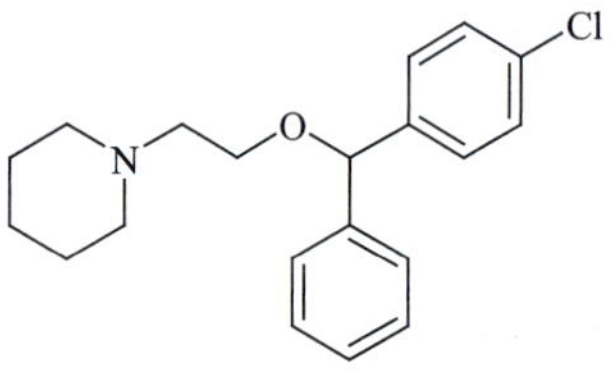

氯哌斯汀

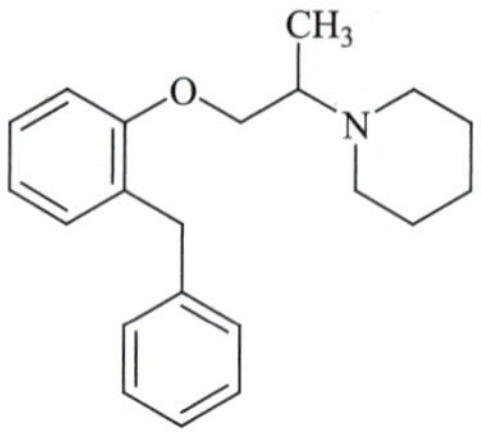

苯丙哌林

二、典型药物

磷酸可待因 微课

Codeine Phosphate

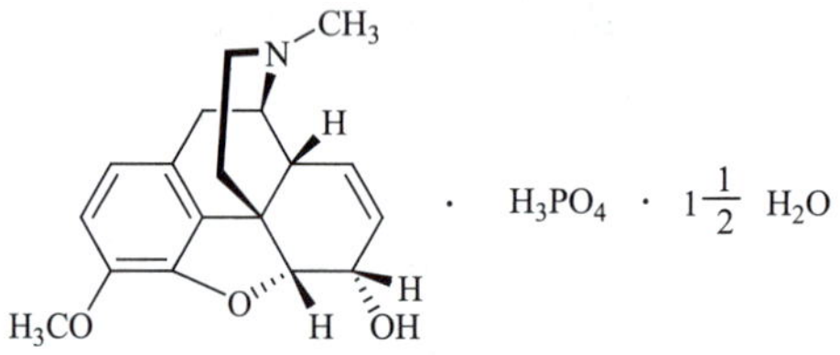

$$\cdot \ H_3PO_4 \cdot 1\frac{1}{2} \ H_2O$$

化学名为17-甲基-3-甲氧基-4,5α-环氧-7,8-二去氢吗啡喃-6α-醇磷酸盐倍半水合物。

结构特征为去氢吗啡喃结构、哌啶环、醚键、叔胺结构、5个手性碳原子。

本品为白色细微的针状结晶性粉末；无臭；有风化性。本品在水中易溶，在乙醇中微溶，在三氯甲烷或乙醚中极微溶解。本品的水溶液显酸性。

本品加氢氧化钠溶液可出现白色沉淀，白色沉淀物的熔点为154～158℃。而本品的水溶液滴加氨试液不生成沉淀。

本品与甲醛-硫酸试液反应显红紫色；与亚硒酸-硫酸试液反应显绿色，渐变为蓝色。

本品显磷酸盐的特殊反应。

本品为吗啡的3位甲醚衍生物，镇咳作用强而迅速，镇痛作用弱于吗啡，体内代谢在肝脏中进行，约有8%的可待因代谢后生成吗啡，可产生成瘾性，需对其使用加强管理。本品用于各种原因引起的剧烈干咳。

即学即练 9-1

答案解析

关于可待因描述错误的是（　　）

A. 体内可以部分代谢为吗啡　　　　B. 结构中含有哌啶环、酯键和叔胺

C. 临床常用其磷酸盐　　　　D. 具有镇咳作用，镇痛作用弱于吗啡

氢溴酸右美沙芬
Dextromethorphan Hydrobromide

化学名为3-甲氧基-17-甲基-(9α,13α,14α)-吗啡喃氢溴酸一水合物。

结构特征为吗啡喃、醚键、叔胺结构、右旋体。

本品为白色或类白色的结晶性粉末，无臭。本品在乙醇中易溶，在三氯甲烷中溶解，在水中略溶，在乙醚中不溶。在0.1mol/L盐酸溶液（20mg/ml）中比旋度为+28.0°至+30.0°。

本品的水溶液，遇硝酸溶液和硝酸银试液产生黄色沉淀。

本品为吗啡喃类左吗喃甲基醚的右旋异构体，其镇咳强度与可待因相等或略强，无镇痛作用，主要用于干咳，适用于感冒、急性或慢性支气管炎、支气管哮喘、咽喉炎、肺结核以及其他上呼吸道感染时的咳嗽。

枸橼酸喷托维林
Pentoxyverine Citrate

化学名为1-苯基环戊烷羧酸-2-（2-二乙氨基乙氧基）乙酯枸橼酸盐。

结构特征为酯键、醚键、叔胺结构。

本品为白色或类白色的结晶性或颗粒性粉末；无臭。本品在水中易溶，在乙醇中溶解，在乙醚中几乎不溶。

本品在盐酸溶液中，与亚铁氰化钾反应生成亚铁氰酸盐的黄白色晶形沉淀；与重铬酸钾反应生成黄色的重铬酸盐沉淀。

本品显枸橼酸盐的鉴别反应。

本品为人工合成的非成瘾性中枢镇咳药，有轻度的阿托品样作用和局麻作用，还可使痉挛的支气管平滑肌松弛，降低气道阻力，兼有外周镇咳作用。镇咳作用强度约为可待因的1/3，临床用于各种原因引起的干咳。

 知识链接

止咳糖浆的使用与管理

复方磷酸可待因糖浆，因其镇咳作用强，很多患者感冒咳嗽后就会选择该类药品。但需要注意的是，可待因仅适用于无痰性干咳，不能长期服用，否则可成瘾。我国2015年将含可待因复方口服液体制剂（包括口服溶液剂和糖浆剂）列入第二类精神药品管理，并就有关此类药品的生产、经营和使用事宜作出具体规定，以保证医疗需求，防止流入非法渠道。2018年国家药品监督管理局对含有可待因感冒药的药品说明书做了修改，明确18岁以下青少年儿童禁用该类药品。使用该类药品时，必须严格按照诊疗规范明确治疗指征方可使用。使用时，要严格遵守医嘱或药品说明书。

第二节　祛痰药

一、概述

痰是呼吸道炎症的产物，可刺激呼吸道黏膜引起咳嗽，并加重感染。祛痰药按其作用机制可分为四类：①恶心性祛痰药，如愈创木酚甘油醚（guaifenesin）等；②刺激性祛痰药，如氯化铵等；③黏痰溶解剂，如溴己新（bromhexine）、氨溴索（ambroxol）、乙酰半胱氨酸（acetylcysteine）等；④黏液稀释剂，如羧甲司坦（carbocysteine）等。

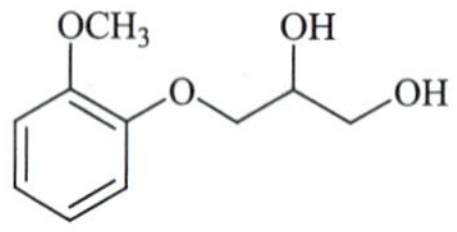

愈创木酚甘油醚

二、典型药物

盐酸溴己新
Bromhexine Hydrochloride

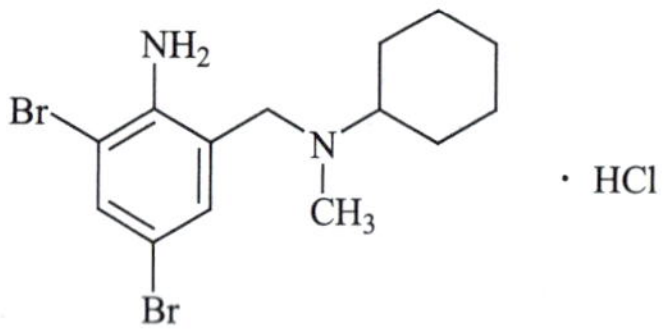

化学名为 N-甲基-N-环己基-2-氨基-3,5-二溴苯甲胺盐酸盐。

结构特征为芳香第一胺、溴取代、叔胺、环己烷。

本品为白色或类白色的结晶性粉末；无臭。本品在甲醇中略溶，在乙醇中微溶，在水中极微溶解。

本品的水溶液显芳香第一胺的鉴别反应。

本品的水溶液经有机破坏后显溴化物的鉴别反应。

本品用于慢性支气管炎、哮喘及支气管扩张等引起的黏痰不易咳出的患者。

即学即练9-2

可直接用芳香第一胺反应进行鉴别的药物是（　）

答案解析　　A. 维生素 E　　　B. 对乙酰氨基酚　　　C. 肾上腺素　　　D. 盐酸溴己新

盐酸氨溴索

Ambroxol Hydrochloride

化学名为反式-4-[（2-氨基-3,5 二溴苄基）氨基]环己醇盐酸盐。

结构特征为芳香第一胺、溴取代、仲胺、环己烷羟基化。

本品为白色至微黄色结晶性粉末；几乎无臭。本品在甲醇中溶解，在水中略溶，在乙醇中微溶。

本品的水溶液显氯化物的鉴别反应。

本品为溴己新在体内的活性代谢产物，口服吸收迅速，祛痰作用比溴己新强，还具有一定的镇咳作用，镇咳作用为可待因的 1/2，临床用于急、慢性呼吸道疾病引起的痰液黏稠、咳痰困难者。

乙酰半胱氨酸

Acetylcysteine

化学名为 N-乙酰基-L-半胱氨酸。

结构特征为巯基、羧基、酰胺键。

本品为白色或类白色结晶性粉末；有类似蒜的臭气；有引湿性。本品在水或乙醇中易溶。熔点为 104～110℃。

本品含有巯基，易被氧化，应密封，凉暗处保存。

本品的氢氧化钠溶液，与醋酸铅试液反应，生成黑色硫化铅沉淀。

本品的氢氧化钠溶液与亚硝基铁氰化钠试液作用，即显深红色，渐变为黄色。

本品结构中的巯基（—SH）可使痰液中糖蛋白多肽链中的二硫键（—S—S—）断裂，降低痰液的黏度，具有较强的黏液溶解作用，作用在 pH 7 时最大，酸性下作用弱。

本品用于治疗分泌大量浓稠痰液的慢性阻塞性肺病、慢性支气管炎、肺气肿等慢性呼吸系统感染。

羧甲司坦

Carbocysteine

化学名为 S-（羧甲基）半胱氨酸。

结构特征为羧基、硫醚、伯氨基。

本品为白色结晶性粉末；无臭。本品在热水中略溶，在水中极微溶解，在乙醇或丙酮中不溶；在酸或碱溶液中易溶。在水和 5mol/L 氢氧化钠溶液（5g/20ml）中，用 2mol/L 盐酸中和 pH 为 6.0，比旋度为 -32.5°至 -36.0°。

本品在氢氧化钠试液中，与醋酸铅试液反应，生成黑色沉淀。

本品用于治疗慢性支气管炎、支气管哮喘等疾病引起的痰液黏稠、咳痰困难患者。

第三节　平喘药

支气管哮喘是因过敏或在嗜酸性粒细胞、肥大细胞、T 淋巴细胞等多种炎症性细胞参与下，引起支气管痉挛，气道黏膜肿胀、分泌物增加，导致支气管腔变窄，而出现喘息、呼吸困难、胸闷或咳嗽等症状为特征的疾病。平喘药是一类能解除支气管平滑肌痉挛、预防和缓解喘息症状的药物，按作用机制可分为 β_2 受体激动剂、M 胆碱受体拮抗剂、磷酸二酯酶抑制剂、吸入性糖皮质激素、炎症递质阻释剂和拮抗剂。

一、β_2 受体激动剂

β_2 受体激动剂主要是通过激动呼吸道的 β_2 受体，激活腺苷酸环化酶，使细胞内的环磷腺苷（cAMP）含量增加，游离 Ca^{2+} 减少，从而松弛支气管平滑肌，抑制炎性细胞释放过敏反应介质，增强纤毛运动与黏液清除，降低血管通透性，减轻呼吸道水肿，而发挥平喘作用。临床常用的 β_2 受体激动剂有沙丁胺醇（salbutamol）、特布他林（terbutaline）、克仑特罗（clenbuterol）、沙美特罗（salmeterol）、班布特罗（bambuterol）、福莫特罗（formoterol）及丙卡特罗（procaterol）等。这些药物绝大多数都具有 β-苯乙胺的基本结构，即苯基与氨基以二碳链相连，碳链增长或缩短均使作用降低，见表 9-1。

表 9-1　常见的 β_2 受体激动剂

药物名称	化学结构	结构及作用特点
沙丁胺醇 salbutamol		将异丙肾上腺素苯环 3 位的酚羟基用羟甲基取代，N 原子上的异丙基用叔丁基取代得到沙丁胺醇，β_2 受体的选择性增强，不易被代谢失活，化学稳定性增加，因而口服有效，临床常用其硫酸盐
特布他林 terbutaline		将异丙肾上腺素中的邻二羟基改为间二羟基得到特布他林，对支气管 β_2 受体选择性较高，对心脏 β_1 受体的作用仅为异丙肾上腺素的 1/100，不易被 COMT、MAO 或硫酸酯酶代谢，化学稳定性提高，可口服，作用持久
克仑特罗 clenbuterol		苯环的 3 位和 5 位被氯原子取代，不被 COMT 代谢，口服有效，为强效的选择性 β_2 受体激动剂，松弛支气管平滑肌作用强而持久，对心血管系统影响较少。支气管扩张作用约为沙丁胺醇的 100 倍，用药量极小

续表

药物名称	化学结构	结构及作用特点
沙美特罗 salmeterol	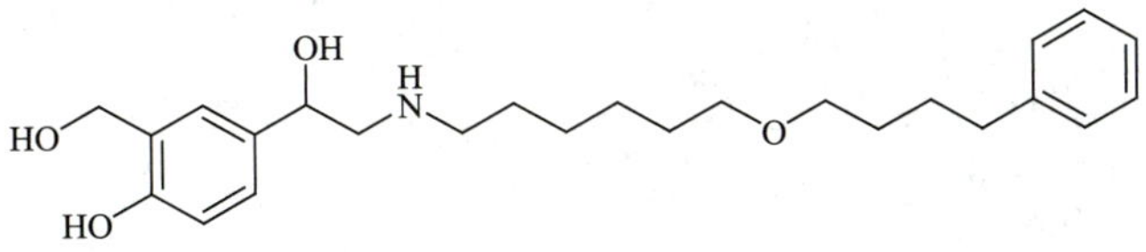	将沙丁胺醇的侧链 N 原子上的叔丁基用长链的亲脂性取代基取代得到沙美特罗，是长效 β₂ 受体激动剂，作用时间长达 12 小时
班布特罗 bambuterol	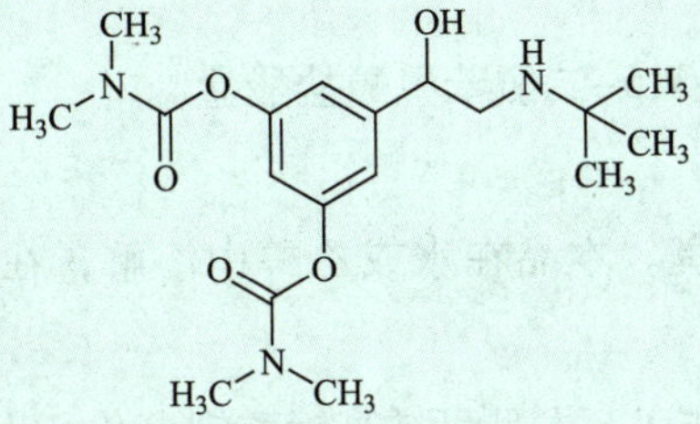	将特布他林苯环上两个酚羟基酯化制成的双二甲氨基甲酸酯前药，吸收后在体内经肝脏代谢为有活性的特布他林而发挥作用
福莫特罗 formoterol	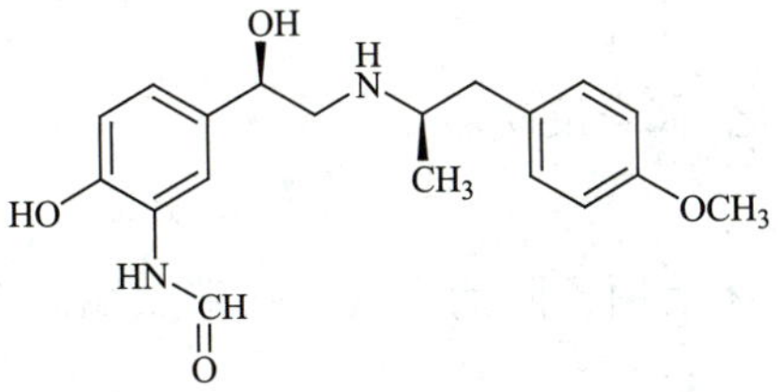	含有 3′-甲酰氨基-4′-羟基苯环以及烷氧基苯乙基的脂溶性结构，脂溶性比沙美特罗略小，作用持续时间相同（12 小时），是长效 β₂ 受体激动剂
丙卡特罗 procaterol	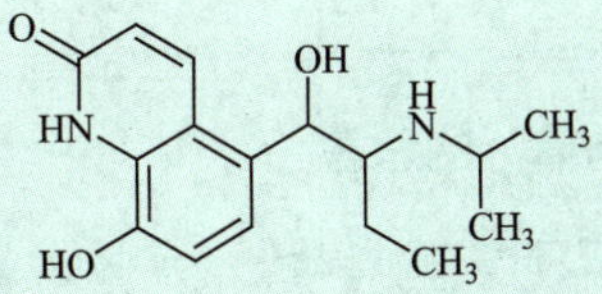	对支气管的 β₂ 受体具有高度选择性，扩张支气管作用为沙丁胺醇的 3～10 倍，用药量小且作用持久，口服 10～30 分钟即起平喘作用，可维持 10～12 小时，同时还有祛痰镇咳作用

硫酸沙丁胺醇

Salbutamol Sulfate

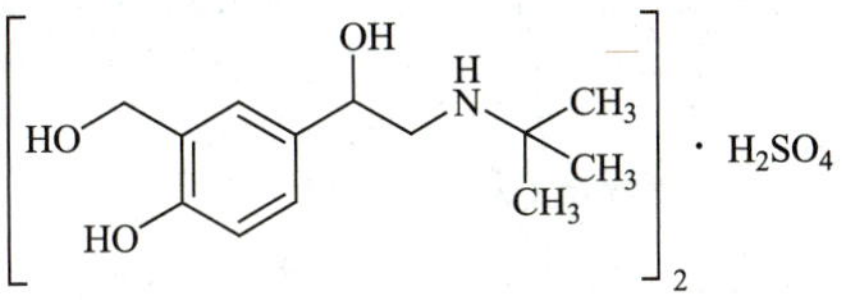

化学名为 4-羟基-α′-[(叔丁氨基)甲基]-1,3-苯二甲醇硫酸盐，又名舒喘灵。

结构特征为酚羟基、苯乙醇胺、硫酸盐。

本品为白色或类白色的粉末；无臭。本品在水中易溶，在乙醇中极微溶解，在三氯甲烷或乙醚中几乎不溶。

本品具有酚羟基，其水溶液与三氯化铁试液反应显紫色；与碳酸氢钠试液反应生成橙黄色浑浊。

本品的 0.4% 硼砂溶液在弱碱性溶液中被铁氰化钾氧化，然后与 4-氨基安替比林生成橙红色缩合物，加三氯甲烷振摇，放置分层，三氯甲烷层显橙红色。

本品的水溶液显硫酸盐的鉴别反应。

本品能选择性兴奋支气管平滑肌的 β₂ 受体，有较强的支气管扩张作用。临床上主要用于支气管哮喘、喘息型支气管炎和肺气肿患者的支气管痉挛等。

盐酸克仑特罗
Clenbuterol Hydrochloride

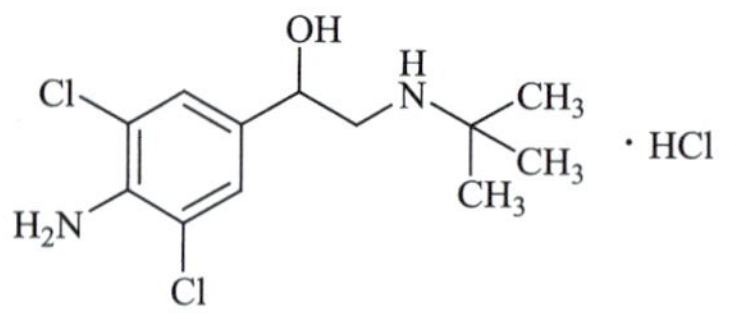

化学名为 α-[(叔丁氨基)甲基]-4-氨基-3,5-二氯苯甲醇盐酸盐。

结构特征为芳香第一胺、苯乙醇胺。

本品为白色或类白色的结晶性粉末；无臭。本品在水或乙醇中溶解，在丙酮中微溶，在乙醚中不溶。熔点为172~176℃，熔融时同时分解。

本品较稳定，遇空气、日光、热不易被破坏。本品可被高锰酸钾氧化，生成3,5-二氯-4-氨基苯甲醛，后者与2,4-二硝基苯肼可生成苯腙。

本品含有芳香第一胺结构，可发生重氮化-偶合反应。

本品水溶液显氯化物的鉴别反应。

本品为强效的选择性β_2受体激动剂，临床上用于防治支气管哮喘及喘息型慢性支气管炎、肺气肿等呼吸系统疾病所致的支气管痉挛等。

知识链接

"瘦肉精"的危害

20世纪80年代初，美国一家公司意外地发现了"瘦肉精"，市场上常见的"瘦肉精"主要有克仑特罗、莱克多巴胺等。随后，这一发现被一些国家应用于养殖业。"瘦肉精"进入动物机体后具有分布快、代谢慢的特点，容易沉积于动物体内。人食用含有"瘦肉精"的肉制品后，不仅会影响正常的生长发育，还可对心脏造成很大的损害。1997年，我国原农业部发文禁止在饲料和畜牧生产中使用"瘦肉精"，商务部自2009年12月9日起，禁止进出口莱克多巴胺和盐酸莱克多巴胺。

二、M 受体拮抗剂

M 受体拮抗剂可阻断节后迷走神经通路，降低迷走神经兴奋性，产生松弛支气管平滑肌作用，并减少痰液分泌。目前用作平喘的 M 受体拮抗剂有异丙托溴铵（ipratropium bromide）和噻托溴铵（tiotropium bromide）。

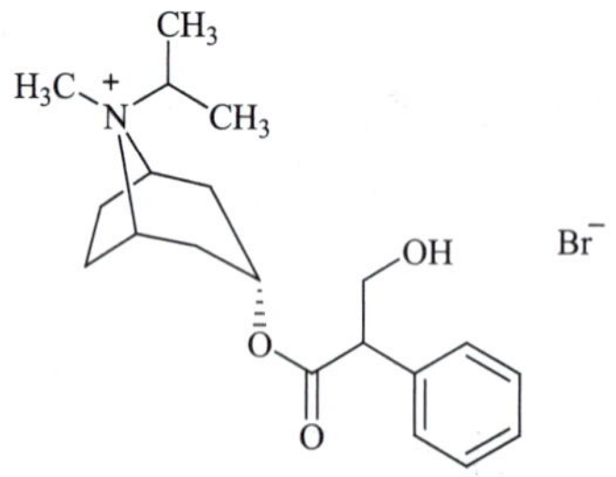

异丙托溴铵

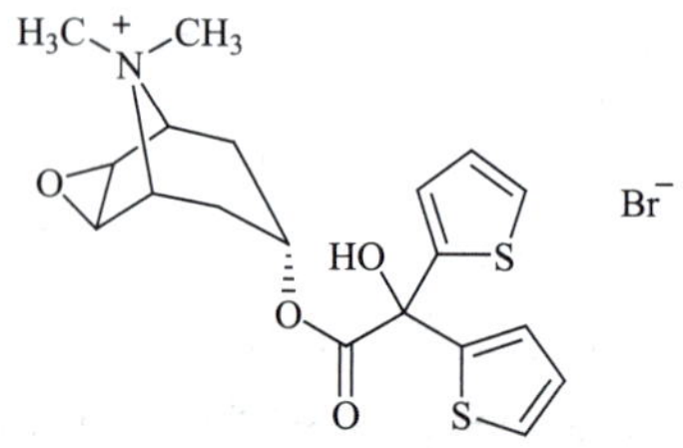

噻托溴铵

　　这两个药物分子中有季铵药效团，可有效防止该类药物进入中枢神经系统，减少对中枢的作用，噻托溴铵是将东莨菪碱季铵化，并将其托品酸改造为二噻吩羟基乙酸而衍生出的药物。异丙托溴铵是将阿托品季铵化得到的季铵盐。

三、磷酸二酯酶抑制剂

　　该类药物主要为茶碱及其衍生物。茶碱能抑制磷酸二酯酶活性，使细胞中的 cAMP 破坏减少，细胞中的 cAMP 水平增高，阻断腺苷受体，增加内源性儿茶酚胺的释放和干扰气道平滑肌的钙离子转运，从而松弛支气管平滑肌发挥平喘作用。临床上常用的磷酸二酯酶抑制剂平喘药有茶碱（theophylline）、氨茶碱（aminophylline）、二羟丙茶碱（diprophylline）及多索茶碱（doxofylline）等，见表 9-2。

表 9-2　常见的磷酸二酯酶抑制剂平喘药

药物名称	化学结构	结构及作用特点
氨茶碱 aminophylline		是茶碱与乙二胺的复盐，含茶碱 77% ~ 83%。乙二胺增加其水溶性，可作为注射剂使用，本品用于支气管哮喘、哮喘性支气管炎、阻塞性肺气肿和心源性哮喘等疾病
二羟丙茶碱 diprophylline		是茶碱 7 位二羟基丙基取代的衍生物，在体内不能被代谢成茶碱，其药理作用与茶碱类似，平喘作用较茶碱稍弱，对心脏和神经系统的影响较小，尤其适用于伴心动过速的哮喘患者
多索茶碱 doxofylline		是甲基黄嘌呤的衍生物，可直接作用于支气管，松弛支气管平滑肌。临床用于支气管哮喘、喘息性慢性支气管炎及其他支气管痉挛引起的呼吸困难

茶碱
Theophylline

　　化学名为 1,3-二甲基-3,7-二氢-1H-嘌呤-2,6-二酮一水合物或无水物。

　　本品为白色结晶性粉末；无臭。本品在乙醇或三氯甲烷中微溶，在水中极微溶解，在乙醚中几乎不溶；在氢氧化钾溶液或氨溶液中易溶。

　　本品结构特征为嘌呤环。

　　本品为黄嘌呤类生物碱，具有紫脲酸铵反应，即与盐酸、氯酸钾置水浴上蒸干，所得残渣遇氨气即变为紫色；再加氢氧化钠试液数滴，紫色即消失。

本品在氢氧化钠试液中与新制的重氮苯磺酸试液作用，生成红色的偶氮化合物。

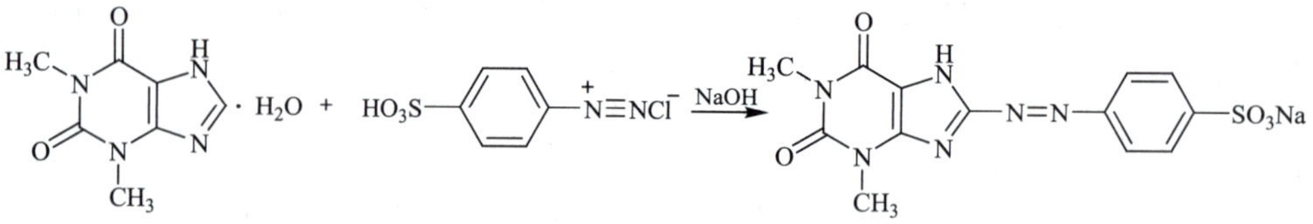

本品在氨-氯化铵缓冲液中，与铜吡啶试液作用，再加三氯甲烷振摇后，三氯甲烷层显绿色。

本品的氨水溶液与硝酸银试液作用，生成白色茶碱银沉淀。

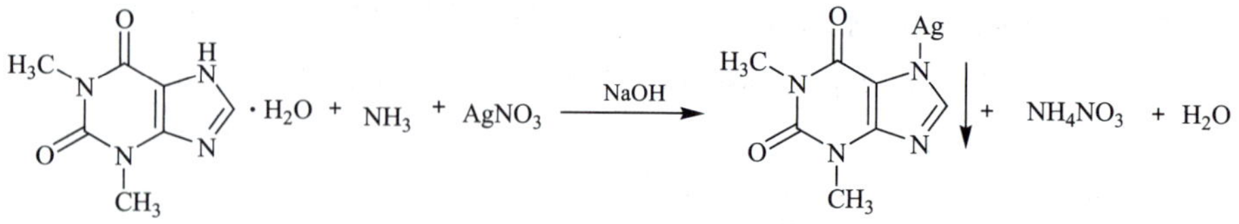

本品为支气管平滑肌松弛药，临床用于缓解支气管哮喘、喘息型支气管炎、阻塞性肺气肿等喘息症状，也可用于心源性肺水肿引起的哮喘。同时还具有一定的抗炎和免疫调节作用。

四、吸入性糖皮质激素

哮喘的病理基础是慢性非特异性炎症，目前哮喘的控制主要采用以糖皮质激素为主的长期综合治疗，吸入性糖皮质激素有丙酸倍氯米松（beclometasone dipropionate）、丙酸氟替卡松（fluticasone propionate）和布地奈德（budesonide），见表9-3。

表9-3 常见的吸入性糖皮质激素

药物名称	化学结构	结构及作用特点
丙酸倍氯米松 beclometasone dipropionate	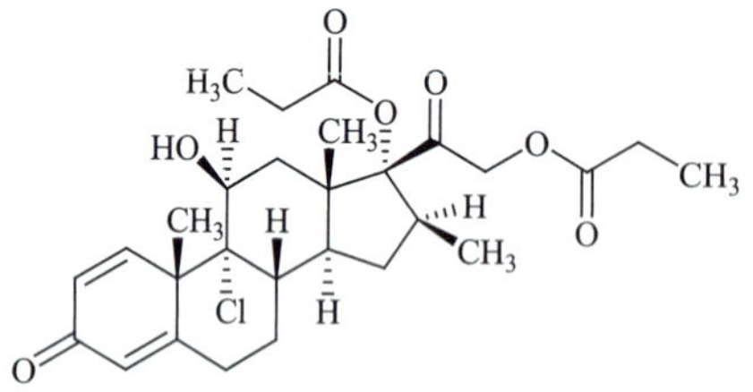	本品吸入后迅速自肺吸收，生物利用度为10%～25%，可有部分残留在口腔，其中75%咽下后，经胃肠道吸收。主要在肝脏代谢，代谢为无活性的倍氯米松。本品气雾剂临床用于慢性或过敏性哮喘及过敏性鼻炎等
丙酸氟替卡松 fluticasone propionate	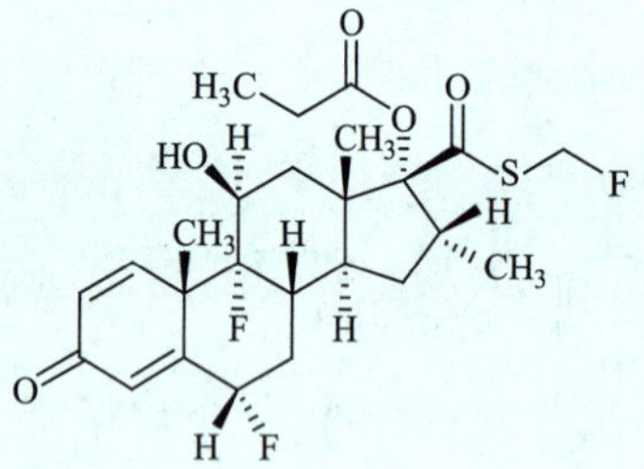	为17β-羧酸酯的衍生物，吸入给药，水解后失去活性，能避免糖皮质激素的全身作用。临床用于哮喘的预防性治疗。鼻喷剂用于预防和治疗季节性过敏性鼻炎（包括花粉症）及常年性过敏性鼻炎
布地奈德 budesonide	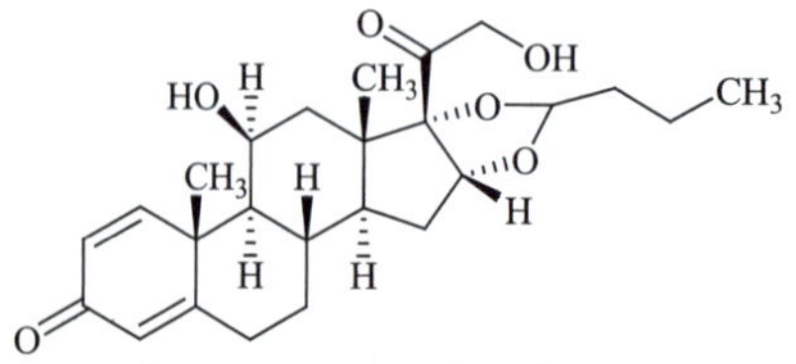	本品经吸收进入肝脏后，由P450（CYP3A4）酶迅速代谢为16α-羟基泼尼松和16β-羟基布地奈德，代谢产物活性为原药的1%。临床用于支气管哮喘等慢性可逆性气道阻塞性疾病

实例分析 9-1

　　实例　学生李想，16岁，患有哮喘，医生给他开具了丙酸氟替卡松吸入气雾剂。李想对该药物非常感兴趣，查阅得知此类为激素类药物，吸入给药，水解后，能避免糖皮质激素的全身作用。

　　问题　1. 该类药物结构中哪一个部分可以发生水解？

　　　　　　2. 在有些药物设计时，在结构中会引入酯键而把药物制成前药，什么是前药，前药设计的目的有哪些？

答案解析

五、炎症递质阻释剂和拮抗剂

　　炎症递质阻释剂和拮抗剂的作用机制与其他平喘药不同，主要是通过稳定肥大细胞膜，抑制靶细胞释放过敏介质而发挥平喘作用；对过敏性支气管哮喘有减轻其严重程度及预防哮喘发作的作用。临床常用的药物有孟鲁司特（montelukast）、扎鲁司特（zafirlukast）、曲尼司特（tranilast）、色甘酸钠（sodium cromoglicate）等，可制成气雾剂，局部给药，临床应用较广，不良反应小，见表9-4。

表 9-4　常见的炎症递质阻释剂和拮抗剂

药物名称	化学结构	结构及作用特点
孟鲁司特 montelukast		是选择性白三烯受体拮抗剂，口服吸收迅速而完全，生物利用度为64%，几乎完全被代谢，并全部从胆汁排泄。临床用于15岁至15岁以上成人哮喘的预防和长期治疗，治疗对阿司匹林敏感的哮喘患者以及预防运动诱发的支气管收缩
扎鲁司特 zafirlukast		是白三烯受体拮抗剂，消除半衰期为10小时，与食物同服，生物利用度降低。临床适用于支气管哮喘的预防和长期治疗
曲尼司特 tranilast		是过敏介质阻滞剂，半衰期为8.26小时左右，代谢产物主要从尿中排出。临床用于异位性皮炎、荨麻疹、皮肤瘙痒症、瘢痕疙瘩等，也用于预防和治疗支气管哮喘、变应性鼻炎（过敏性鼻炎）等
齐留通 zileuton		是 N-羟基脲类 5-脂氧酶抑制剂，其两个对映体活性相同，N-羟基脲是活性基团，苯并噻嗪提供亲脂性，本品口服吸收迅速，血浆蛋白结合率为93%，主要在肝脏代谢。临床用于预防和维持治疗成人及 12 岁以上少年的慢性哮喘

续表

药物名称	化学结构	结构及作用特点
色甘酸钠 sodium cromoglicate	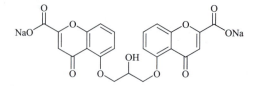	是肥大细胞的稳定剂，含有苯并吡喃双色酮结构，双色酮是活性基团，且必须保持共平面才有活性。色甘酸钠在肺部吸收约为8%，在眼部约为0.07%，在胃肠道为1%，所以采用气雾剂。临床用于治疗过敏性哮喘

目标检测

答案解析

一、选择题

（一）A型题（最佳选择题）

1. 下列哪一个药物是吗啡的衍生物（　）

   A. 磷酸可待因　　　　　　B. 茶碱　　　　　　C. 苯丙哌林

   D. 溴己新　　　　　　　　E. 右美沙芬

2. 孟鲁司特为（　）

   A. M受体拮抗剂　　　　　B. 磷酸二酯酶抑制剂　　　　C. 白三烯受体拮抗剂

   D. 白三烯受体激动剂　　　E. β₂受体激动剂

3. 下列哪一个药物具有风化性（　）

   A. 硫酸沙丁胺醇　　　　　B. 乙酰半胱氨酸　　　　　C. 磷酸可待因

   D. 盐酸溴己新　　　　　　E. 盐酸氨溴索

4. 分子中含有吗啡喃母核的药物是（　）

   A. 沙丁胺醇　　　　　　　B. 茶碱　　　　　　C. 可待因

   D. 溴己新　　　　　　　　E. 右美沙芬

5. 下列哪一个药物的水解产物可发生重氮化-偶合反应（　）

   A. 可待因　　　　　　　　B. 曲尼司特　　　　　　C. 溴己新

   D. 茶碱　　　　　　　　　E. 吗啡

6. 结构中含有巯基的药物是（　）

   A. 乙酰半胱氨酸　　　　　B. 羧甲司坦　　　　　C. 溴己新

   D. 茶碱　　　　　　　　　E. 吗啡

7. 在氢氧化钠溶液中能与亚硝基铁氰化钠试液作用，显深红色渐变为黄色的药物是（　）

   A. 乙酰半胱氨酸　　　　　B. 羧甲司坦　　　　　C. 溴己新

   D. 茶碱　　　　　　　　　E. 吗啡

8. 能直接发生重氮化-偶合反应的药物是（　）

   A. 乙酰半胱氨酸　　　　　B. 羧甲司坦　　　　　C. 溴己新

   D. 茶碱　　　　　　　　　E. 吗啡

9. 药物的水溶液滴加氨试液不生成沉淀，而加入氢氧化钠溶液则可出现白色沉淀（　）

A. 磷酸可待因　　　　　　B. 盐酸溴己新　　　　　　C. 硫酸沙丁胺醇

D. 茶碱　　　　　　　　　E. 吗啡

10. 沙丁胺醇为（　　）

A. M 受体拮抗剂　　　　　B. 磷酸二酯酶抑制剂　　　C. 白三烯受体拮抗剂

D. 白三烯受体激动剂　　　E. β_2 受体激动剂

（二）B 型题（配伍选择题）

[11 ~ 15 共用备选答案]

A. 磷酸可待因　　　　　　B. 喷托维林　　　　　　　C. 羧甲司坦

D. 倍氯米松　　　　　　　E. 茶碱

11. 具有成瘾性的中枢性镇咳药（　　）

12. 祛痰药（　　）

13. 兼具有中枢和外周作用的镇咳药是（　　）

14. 磷酸二酯酶抑制药（　　）

15. 糖皮质激素（　　）

（三）C 型题（综合分析选择题）

男性，65 岁，突然呼吸困难、喘息、大汗、咳嗽、肺有哮鸣音及湿性啰音，心电图示左心室肥厚劳损，诊断为心源性哮喘。

16. 根据病情表现，可选用的治疗药物是（　　）

A. 曲尼司特　　　　　　　B. 氨茶碱　　　　　　　　C. 孟鲁司特

D. 福莫特罗　　　　　　　E. 异丙托溴铵

17. 选用治疗药物的结构特征是（　　）

A. 水杨酸类　　　　　　　B. 苯胺类　　　　　　　　C. 黄嘌呤类

D. 哌嗪类　　　　　　　　E. 吡唑酮类

（二）X 型题（多项选择题）

18. 能产生紫脲酸铵反应的药物有（　　）

A. 茶碱　　　　　　　　　B. 可待因　　　　　　　　C. 氨茶碱

D. 二羟丙茶碱　　　　　　E. 吗啡

19. 具有平喘作用的药物是（　　）

A. 沙丁胺醇　　　　　　　B. 可待因　　　　　　　　C. 丙卡特罗

D. 茶碱　　　　　　　　　E. 乙酰半胱氨酸

20. 具有祛痰作用的药物是（　　）

A. 沙丁胺醇　　　　　　　B. 可待因　　　　　　　　C. 溴己新

D. 苯丙哌林　　　　　　　E. 乙酰半胱氨酸

二、综合问答题

1. 平喘药按其作用机制分为哪几类？

2. 氨茶碱是由哪两种化合物组成，其水溶液在空气中久置为什么会出现混浊？

三、实例解析题

患者，女，60 岁，诊断为心源性哮喘，医生开具了如下处方：请分析该处方是否合理？

氨茶碱注射液	2ml	
维生素 C 注射液	5ml	静脉推注
10% 的葡萄糖溶液	50ml	

书网融合……

知识回顾　　　　微课　　　　习题

（宗　杨）

PPT

第十章　合成抗菌药和抗病毒药

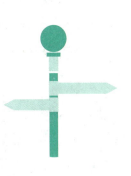
学习引导

　　人的一生会有多次被细菌、病毒、真菌等各种病原微生物感染的风险，如肺炎、流感、尿路感染、细菌性痢疾、脑膜炎、足癣及肠道寄生虫病等感染性疾病的发生。这些疾病的发病率高，传播速度快，遍布临床各科室，对人民健康及社会造成了极大的危害，因此在人类与感染性疾病的斗争中，抗感染药物得到了广泛应用和快速发展，是临床上非常重要的一大类药物。

　　本章主要介绍合成抗菌药和抗病毒药的发展、作用机制、构效关系、药物分类；典型药物的化学结构、化学名称、结构特征、理化性质、体内代谢和临床应用。

📖 学习目标

　　1. 掌握　喹诺酮类抗菌药和磺胺类药物的理化通性、构效关系与作用机制；抗结核病药、抗真菌药和抗病毒药的分类；典型药物诺氟沙星、磺胺嘧啶、磺胺甲噁唑、甲氧苄啶、利福平、异烟肼、对氨基水杨酸钠、甲硝唑、两性霉素B、阿昔洛韦、齐多夫定的化学结构、理化性质和临床用途等。

　　2. 熟悉　典型药物左氧氟沙星、盐酸乙胺丁醇、盐酸小檗碱、硝酸咪康唑、酮康唑、氟康唑、利巴韦林、盐酸金刚烷胺等的化学结构和理化性质；喹诺酮类抗菌药的发展；磺胺类药物与抗菌增效剂、抗真菌药的作用机制；典型药物的化学名称、结构特征、作用特点及代谢特点。

　　3. 了解　磺胺类药物、抗病毒药等的发展及现状。

　　抗微生物感染药（antimicrobial agents）是一类能抑制或杀灭病原微生物，防治感染性疾病的药物。自人类发现磺胺类药物和青霉素以来，该类药物迅速发展，品种繁多。抗微生物感染药包括合成抗微生物感染药和抗生素，本章主要介绍喹诺酮类抗菌药、磺胺类药物及抗菌增效剂、抗结核病药、其他抗菌药、抗真菌药等合成抗菌药和抗病毒药，抗生素另章介绍。

第一节　喹诺酮类抗菌药

一、概述

（一）发展

　　喹诺酮类抗菌药（quinolone antimicrobial agents）是一类具有1,4-二氢-4-氧代喹啉（或氮杂喹啉）-

3-羧酸基本结构的合成抗菌药。自从 1962 年第一个喹诺酮类药物萘啶酸（nalidixic acid）问世以来，此类药物发展极为迅速，这类药物具有抗菌谱广、活性强、生物利用度高的特点，与多数药物间无交叉耐药性，在临床上广泛用于消化系统、呼吸系统及泌尿系统感染等疾病的治疗。此类药物的发展可以分为四代。

第一代（1962～1969 年）：以萘啶酸、吡咯酸（piromidic acid）为代表，其特点是对大肠埃希菌、痢疾杆菌等大多数革兰阴性菌有抗菌作用，而对革兰阳性菌和铜绿假单胞菌几乎无作用。其口服吸收差，易产生耐药性，在体内易被代谢，作用时间短，中枢毒性较大，现已少用。

第二代（1970～1977 年）：在萘啶酸及其衍生物结构基础上，7 位引入哌嗪基，代表药为吡哌酸（pipemidic acid），其抗菌活性大大增加，抗菌谱也从革兰阴性菌扩大到革兰阳性菌，并且对铜绿假单胞菌及变形杆菌也有效，耐药性降低，不良反应较少，在体内较稳定，但抗菌谱仍窄，适应证仅限于尿路感染及肠道感染，目前应用不多，已逐步被第三代喹诺酮类药物取代。

萘啶酸　　　　　吡咯酸　　　　　吡哌酸

第三代（1978～1996 年）：代表药物有诺氟沙星（norfloxacin）、环丙沙星（ciprofloxacin）、氧氟沙星（ofloxacin）、依诺沙星（enoxacin）、洛美沙星（lomefloxacin）、司帕沙星（sparfloxacin）等，此代喹诺酮类药物在结构上 6 位引入氟原子、7 位多为哌嗪基或甲基哌嗪基，因此也称为氟喹诺酮类药物。依诺沙星为诺氟沙星的萘啶酮类似物，生物利用度明显高于诺氟沙星。洛美沙星 8 位 F 原子的引入可提高口服生物利用度和增加其光毒性，7 位引入体积较大的 3-甲基哌嗪，可使消除半衰期增至 7～8 小时，可一天给药一次。司帕沙星是 5 位引入氨基、8 位引入 F 原子产生的衍生物，抗菌活性强，但具有较强的光毒性。第三代喹诺酮类药物抗菌谱进一步扩大，对革兰阴性菌、革兰阳性菌均有较强的抑菌作用，对支原体、衣原体、军团菌以及分枝杆菌也有效，组织渗透性好，除在脑组织和脑脊液分布外，在各种组织和体液中均有较好的分布，耐药性低，毒副作用小，是目前最常用的合成抗菌药。

诺氟沙星　　　　　环丙沙星　　　　　氧氟沙星

依诺沙星　　　　　洛美沙星　　　　　司帕沙星

第四代（1997 年至今）：以莫西沙星（moxifloxacin）、加替沙星（gatifloxacin）和贝西沙星

（besifloxacin）为代表，主要是在母核结构的 8 位引入甲氧基或氯原子的衍生物。此代药物除对革兰阴性菌有强大的抗菌作用，也增强了抗革兰阳性菌、支原体、衣原体、军团菌以及结核分枝杆菌的活性，为喹诺酮类药物的临床应用打开了更广阔的空间。

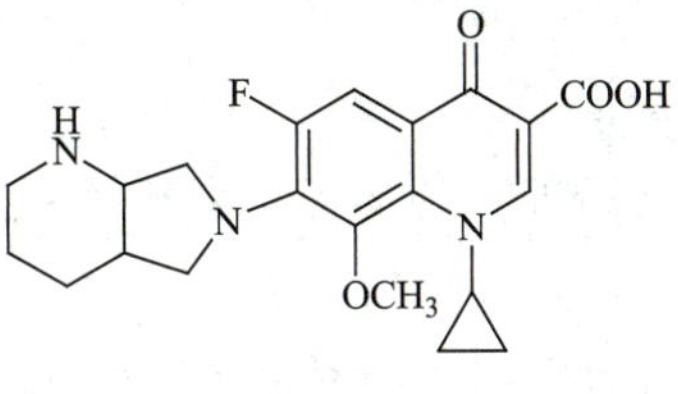

莫西沙星 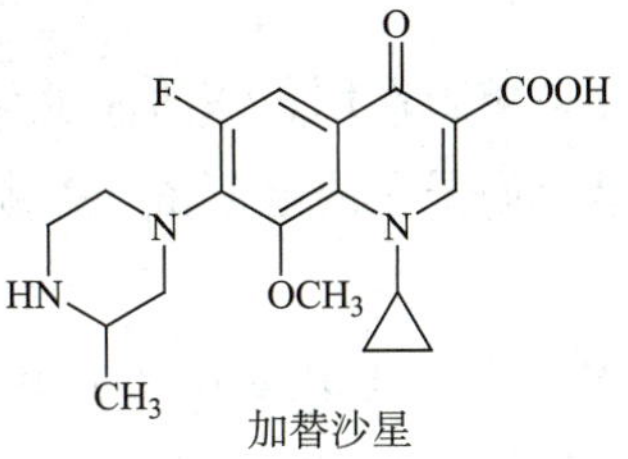　　　　　　　　　　加替沙星 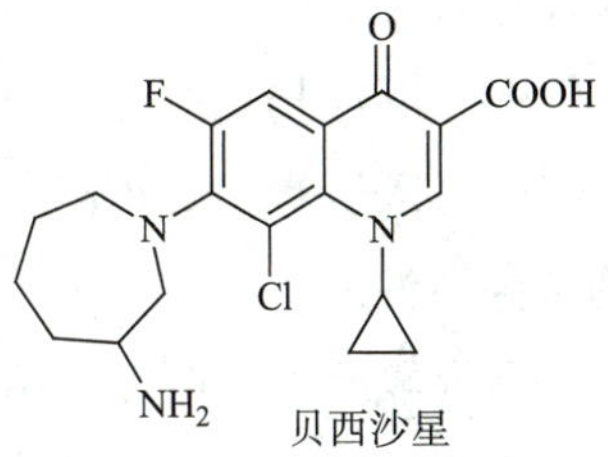　　　　　　　　　贝西沙星

（二）作用机制

喹诺酮类抗菌药作用的靶酶为细菌的 DNA 螺旋酶（拓扑异构酶Ⅱ）和拓扑异构酶Ⅳ，该类药物以氢键与以上两个酶形成稳定的 DNA 螺旋酶（或拓扑异构酶Ⅳ）-DNA-药物三重复合物，抑制了酶的活性，使细菌 DNA 超螺旋过程受阻，干扰细菌细胞的 DNA 复制而呈现杀菌作用。

（三）理化性质

（1）喹诺酮类抗菌药一般为白色或微黄色结晶性粉末，极微溶于水或乙醇，溶于酸和碱溶液。

（2）该类药物结构中一般含有吡啶（或含氮杂环）和叔胺显碱性，有游离的羧基显酸性，故显酸碱两性。

（3）该类药物结构中 3-羧基和 4-酮羰基，极易和金属离子如钙、镁、铁、锌等形成螯合物，不仅降低了药物的抗菌活性，也使体内的金属离子流失，因此在制剂和临床应用时，需加以注意。

（4）该类药物遇光可分解，可对病人产生光毒性反应，使用前后均应避光。

（5）含氟的喹诺酮类抗菌药，经有机破坏后，具有氟离子的特征反应，可用于鉴别反应。

> ### 实例分析 10-1
>
> **实例**　李大爷，66 岁，因患尿路感染，连续服用喹诺酮类制剂一段时间后，小便呈现了浑浊现象，且外出后皮肤出现了红斑，并伴有水疱产生。
>
> **问题**　1. 请根据所学的知识解释为什么会出现这种现象？
>
> 　　　　2. 服用喹诺酮类药物期间，如何避免此类现象发生？
>
>
>
> 答案解析

（四）构效关系

通过对大量的喹诺酮类药物结构和生物活性研究，归纳其构效关系如下：

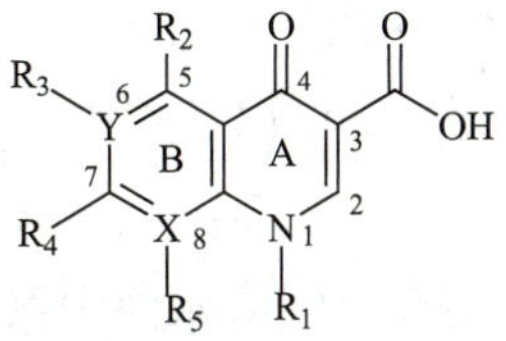

（1）吡啶酮酸的 A 环是抗菌作用的基本药效基团，变化较小，其中 3 位羧基和 4 位酮羰基是抗菌活性必需基团，若被其他取代基取代则活性消失。

（2）B 环可以作较大的改变。可以是苯环（X＝CH，Y＝CH）、吡啶环（X＝N，Y＝CH）、嘧啶环（X＝N，Y＝N）等。

（3）1 位 N 上取代基为脂肪烃基或脂环烃基活性较佳，其中以乙基或与乙基体积相近的氟乙基或环丙基的取代活性较好。1 位 N 上也可以为苯基或其他芳香基团取代，其中以 2,4-二氟苯基取代较佳，对革兰阳性菌作用较强。

（4）2 位引入取代基，由于空间立体位阻作用，使活性减弱或消失。

（5）5 位可引入氨基，使 4 位羰基氧原子上的电荷密度提高，增加了药物与靶点的结合力，从而增强了药物的抗菌活性。

（6）6 位引入氟原子，增加喹诺酮类药物与靶酶 DNA 螺旋酶的作用，也增加了对细菌细胞壁的穿透性，可使抗菌活性增强。引入其他不同取代基对抗菌活性贡献的大小顺序为：—F＞—Cl＞—CN≥—NH₂≥—H。

（7）7 位引入五元或六元杂环，抗菌活性均增强，以哌嗪基最好。哌嗪基取代增加对 DNA 螺旋酶的亲和力，它的碱性使得整个分子的碱性和水溶性增加，从而使抗菌活性增强，但哌嗪基的引入增加了对 GABA（γ-氨基丁酸）受体的亲和力，因而产生中枢副作用。

（8）8 位以氟、甲氧基取代或与 1 位成环，可使抗菌活性增强，甲氧基取代可增加抗厌氧菌活性，氟取代使光毒性增加。

二、典型药物

诺氟沙星
Norfloxacin

化学名为 1-乙基-6-氟-1,4-二氢-4-氧代-7-(1-哌嗪基)-3-喹啉羧酸，又名氟哌酸。

结构特征为吡啶酮羧酸、氟原子、哌嗪环。

本品为类白色至淡黄色结晶性粉末；无臭；有引湿性。本品在 *N*,*N*-二甲基甲酰胺中略溶，在水或乙醇中极微溶解；在醋酸、盐酸或氢氧化钠溶液中易溶。熔点为 218～224℃。

本品含有 3-羧基（酸性）、1-叔胺和 7-哌嗪环（碱性），为酸碱两性化合物。7-哌嗪环光照下易开环分解，开环产物在光照下进一步氧化，颜色变深。本品在酸性条件下回流可发生脱羧反应，得到 3-脱羧产物。故本品应遮光，密封，干燥处保存。

本品的 3 位羧基和 4 位酮羰基极易与金属阳离子（Ca^{2+}、Fe^{3+}、Zn^{2+}）发生配合反应。长期大剂量使用，会导致体内金属离子流失，出现缺钙、贫血以及缺锌等症状。

本品具有有机氟化物的反应。

本品具有叔胺结构，与丙二酸和醋酐在 80～90℃水浴中保温 5～10 分钟，显红棕色。

本品为最早用于临床的第三代喹诺酮类药物，具有良好的组织渗透性，抗菌谱广，对革兰阴性菌和阳性菌均有较好的抑制作用，特别是对铜绿假单胞菌在内的革兰阴性菌的作用大于氨基糖苷类的庆大霉素，临床用于治疗敏感菌所致泌尿道、肠道、妇科、外科和皮肤科等感染性疾病。

左氧氟沙星

Levofloxacin

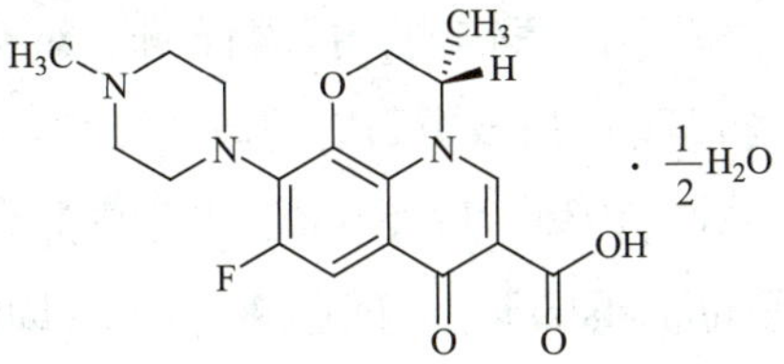

化学名为(-)-(S)-3-甲基-9-氟-2,3-二氢-10-(4-甲基-1-哌嗪基)-7-氧代-7H-吡啶并[1,2,3-de]-1,4-苯并噁嗪-6-羧酸半水合物，又名氟嗪酸。

结构特征为氟代苯并噁嗪、吡啶酮羧酸、甲基哌嗪基、1个手性碳原子。

本品为类白色至淡黄色结晶性粉末；无臭。本品在水中微溶，在乙醇中极微溶解，在乙醚中不溶；在冰醋酸中易溶，在0.1mol/L盐酸溶液中略溶。熔点为218~220℃。在甲醇（10mg/ml）溶液中比旋度为-92°至-99°。

本品在常温常压下稳定，避免与强氧化剂接触，应遮光、密封保存。

本品结构中含有一个手性碳原子，其消旋体为氧氟沙星。本品的抗菌活性是氧氟沙星的2倍，是右旋体的8~128倍。

本品的水溶性好，是氧氟沙星的8倍，更易制成注射剂。本品口服吸收完全，耐药性好，毒副作用小，是已上市喹诺酮类抗菌药中毒副作用最小的一个。

本品为第三代氟喹诺酮类广谱抗菌药物，主要用于治疗呼吸道、泌尿道、皮肤软组织、肠道感染等。也可广泛应用于妇科、外科、五官科感染等。

第二节　磺胺类药物及抗菌增效剂

一、概述

（一）发展

磺胺类药物（sulfonamides，sulfa-drugs）是一类具有对氨基苯磺酰胺结构的人工合成的抗菌药，具有抗菌谱广、性质稳定、使用简便等优点，它的发现和应用，使死亡率很高的细菌性传染病得到了控制，开创了化学治疗的新纪元。同时对此类药物作用机制的阐明，开辟了一条从代谢拮抗寻找新药的途径，为抗代谢学说奠定了基础，对药物化学的发展起到了重要作用。

磺胺类药物是从偶氮染料工业发展而来的，早在1908年磺胺类药物的母体对氨基苯磺酰胺（简称磺胺，sulfanilamide）作为偶氮染料的重要中间体已被合成，但其医疗价值无人注意。1932年多马克（Domagk）发现偶氮染料百浪多息（prontosil）对链球菌和葡萄球菌有很好的抑制作用。1933年报道了用百浪多息治疗因葡萄球菌感染而引起的败血症，引起了世界范围的广泛兴趣。

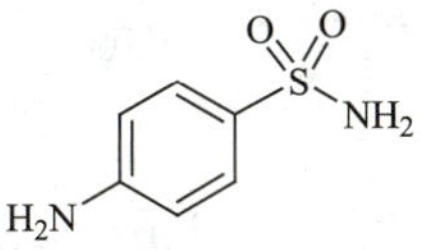

对氨基苯磺酰胺 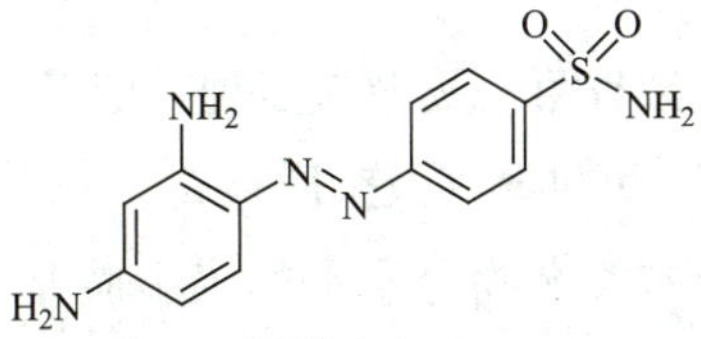　　　　　　　　百浪多息

当时人们认为百浪多息起药效作用的结构是偶氮基团，后来发现只有含磺酰胺结构的偶氮化合物才有抑菌作用，于是动摇了偶氮基团为"药效团"的说法。其后又发现百浪多息体外无效，只有进入机体后经代谢产生对氨基苯磺酰胺而发挥其抑菌作用，接着证明了对氨基苯磺酰胺在体内外均有抑菌作用，由此确立对氨基苯磺酰胺（简称磺胺）是该类药物的基本结构。

此后，磺胺类药物的发展极为迅速，1935～1946 年的 11 年中共合成了 5500 多种磺胺类化合物，其中临床上常用的药物有磺胺醋酰（sulfacetamide）、磺胺噻唑（sulfathiazole）、磺胺嘧啶（sulfadiazine）等 20 余种。由于磺胺类药物逐渐表现出的较多副作用，大部分磺胺类药物已经退出了临床。随着其他类型抗菌药物缺点的暴露，磺胺类药物的研究再度受到关注，从而使其发展进入一个新时期。

磺胺醋酰　　　　　　　　　　磺胺噻唑

（二）理化通性 ⓔ微课

磺胺类药物多为白色或微黄色结晶性粉末，无臭；难溶于水，易溶于丙酮、乙醇；具有一定熔点。

1. 酸碱两性　因本类药物分子中有芳香第一胺，呈弱碱性；有磺酰胺结构，显弱酸性。故本类药物呈酸碱两性，可与酸或碱（氢氧化钠）成盐而溶于水。但其酸性比碳酸弱，所以磺胺类药物钠盐水溶液遇 CO_2 会析出沉淀，配制其钠盐注射液的注射用水要预先煮沸，其钠盐注射液在临床使用中要避免与酸性药物配伍。

2. 还原性　磺胺类药物的芳香第一胺易被空气中的氧气氧化，在日光及重金属条件下，可加速氧化反应，特别是其钠盐在碱性条件下更易被氧化，氧化产物主要为偶氮化合物和氧化偶氮化合物。因此，本类药物应遮光、密封保存。

3. 重氮化-偶合反应　磺胺类药物含芳香第一胺，在酸性条件下，与亚硝酸钠作用，可进行重氮化反应生成重氮盐，重氮盐在碱性条件下与 β-萘酚偶合，生成橙红色或猩红色偶氮化合物，可作为本类药物的鉴别反应。

橙红色或猩红色

4. 与芳醛缩合反应　芳香第一胺能与多种芳醛（如对二甲氨基苯甲醛、香草醛等）在酸性溶液中缩合成具有颜色的希夫碱，可供鉴别及杂质检查。

5. 与金属离子反应　本类药物分子中的磺酰胺基上的氢原子，可被金属离子（如铜、银、钴等）取代，生成不同颜色的难溶性金属盐沉淀，可用于鉴别。如磺胺醋酰的钠盐水溶液与硫酸铜试液反应生成蓝绿色沉淀。

6. 苯环上的反应 本类药物分子结构中的苯环因受芳香第一胺的影响，在酸性条件下可发生卤代反应，如易发生溴代反应，生成白色或黄白色的溴化物沉淀。

7. N^1、N^4 上取代基的反应 主要是 N^1 上取代基的反应，取代基为含氮杂环的可与生物碱沉淀试剂反应生成沉淀。

（三）构效关系

根据大量磺胺类药物的结构与药理作用和临床疗效的研究结果，对该类药物的构效关系总结如下：

1. 对氨基苯磺酰胺是抗菌作用必需的基本结构，即苯环上的氨基与磺酰胺基必须处于对位，而邻位或间位异构体无抑菌活性。

2. 芳香第一胺的 N^4 上的 H 若被取代，则抑菌作用丧失。多数磺胺类药物 N^4 上没有取代基，如有取代基者，必须在体内易被酶分解或还原为游离的氨基才能恢复活性。

3. 磺酰胺基 N^1 单取代可使抑菌作用增强，以杂环（嘧啶、噻唑、异噁唑等）取代时抑菌作用明显增强，而 N,N-双取代化合物一般丧失活性。

4. 苯环被其他芳环取代或在苯环上引入其他基团，抑菌活性降低或完全丧失。

5. 磺胺类药物的酸性解离常数（pK_a）与抑菌作用强度有密切关系，当 pK_a 值在 $6.5 \sim 7.0$ 时，抑菌作用最强。

（四）作用机制

磺胺类药物的作用机制有多种学说，其中 Wood-Fields 学说被人们所公认。该学说认为磺胺类药物分子与细菌生长繁殖所必需的对氨基苯甲酸（PABA）分子的形状、大小及电荷分布相似，它能与 PABA 产生竞争性拮抗，取代 PABA 与二氢叶酸合成酶结合，抑制二氢叶酸合成酶的活性，使细菌不能合成二氢叶酸，导致细菌生长受阻而产生抑菌作用。

二、典型药物

磺胺嘧啶

Sulfadiazine

化学名为 N-2-嘧啶基-4-氨基苯磺酰胺，简称 SD。

结构特征为芳香第一胺、磺酰胺、嘧啶。

本品为白色或类白色的结晶或粉末；无臭；遇光色渐变暗。本品在乙醇或丙酮中微溶，在水中几乎不溶；在氢氧化钠试液或氨试液中易溶，在稀盐酸中溶解。

本品具有磺胺类药物的通性。酸碱两性；能发生重氮化-偶合反应，生成橙红色沉淀；与硫酸铜试液反应生成黄绿色沉淀，放置后为紫色；易被氧化，在日光及重金属催化下，氧化反应加速进行，其钠盐或在碱性条件下更易被氧化，因此本品的盐类注射液需加 0.1% 硫代硫酸钠溶液作抗氧剂，安瓿内充入惰性气体如氮气以隔绝空气，并且遮光、密封保存。

本品的钠盐水溶液能吸收空气中的二氧化碳，析出磺胺嘧啶沉淀；与硝酸银反应生成的磺胺嘧啶银具有抗菌和收敛作用，用于烧伤、烫伤创面的抗感染，对铜绿假单胞菌有抑制作用。

本品具有广谱及较强抗菌活性，对革兰阳性及阴性菌均有抑制作用，可用于脑膜炎双球菌、肺炎球菌、淋球菌、溶血链球菌感染的治疗，能通过血-脑屏障进入脑脊液，为治疗流行性脑膜炎的首选药。

磺胺甲噁唑
Sulfamethoxazole

O O
‖ ‖
H₂N—⬡—S—NH—(异噁唑)—CH₃

化学名为 *N*-（5-甲基-3-异噁唑基）-4-氨基苯磺酰胺，又名磺胺甲基异噁唑、新诺明，简称 SMZ。

结构特征为芳香第一胺、磺酰胺、甲基异噁唑。

本品为白色结晶性粉末；无臭。本品在水中几乎不溶；在稀盐酸、氢氧化钠试液或氨试液中易溶。熔点为 168～172℃。本品具有磺胺类药物的理化通性，与硫酸铜试液反应生成草绿色沉淀。

本品代谢时，芳香第一胺发生乙酰化率较高（60%），生成的乙酰化物在酸性环境的尿中溶解度降低，易在泌尿系统形成结晶，造成尿路损伤，引起血尿、结晶尿、闭尿甚至形成泌尿系统结石，因此，长期服用本品应与小苏打同服，多饮水，提高其在尿中的溶解度。

本品主要用于尿路感染、外伤及软组织感染、呼吸道感染等，常与甲氧苄啶（TMP）按磺胺甲噁唑∶甲氧苄啶 =5∶1 的比例合用制成复方新诺明，抗菌作用增强，是目前临床应用较广的磺胺类抗菌药。

即学即练 10-1

长期服用复方磺胺甲噁唑应与（　　）同服，以碱化尿液，提高其在尿中的溶解度

A. NaCl   B. Na₂CO₃   C. NaHCO₃   D. NH₄HCO₃

答案解析

三、抗菌增效剂

抗菌增效剂（antibacterial synergists）是指与抗菌药配伍使用后，能通过不同的作用机制增强抗菌药抗菌活性的药物。目前临床上使用的抗菌增效剂不多，按增效机制不同可分为三类：①本身具有抗菌活性，与其他抗菌药合用可增强其他抗菌药的抗菌活性，如甲氧苄啶（trimethoprim，TMP）；②本身不具有抗菌活性或抗菌活性很弱，与其他抗菌药合用可增强其他抗菌药的抗菌活性，如克拉维酸；③本身不具有抗菌活性，与其他抗菌药合用时通过影响其代谢可增强其他抗菌药的抗菌活性，如丙磺舒。

甲氧苄啶为广谱抗菌药,主要作为抗菌增效剂使用。其作用机制是可逆性地抑制二氢叶酸还原酶,阻碍二氢叶酸还原成四氢叶酸,影响辅酶 F 的形成,从而影响微生物 DNA、RNA 及蛋白质的合成,抑制其生长繁殖。当磺胺类药物与抗菌增效剂甲氧苄啶(TMP)合用时,使得细菌的代谢受到双重抑制,如图 10-1 所示。

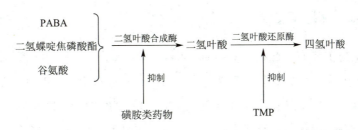

图 10-1　磺胺类药物与抗菌增效剂甲氧苄啶作用机制

甲氧苄啶
Trimethoprim

化学名为 5-[(3,4,5-三甲氧基苯基)甲基]-2,4-嘧啶二胺,又名甲氧苄氨嘧啶,简称 TMP。

结构特征为甲氧基、苄基、二氨基嘧啶。

本品为白色或类白色结晶性粉末;无臭。本品在乙醇或丙酮中微溶,在水中几乎不溶;在冰醋酸中易溶。熔点为 199～203℃。

本品具有弱碱性,用温热乙醇溶解,加稀硫酸酸化,再加入碘试液,产生棕褐色沉淀。

本品具芳香第一胺结构,在空气中易发生自动氧化,在日光及重金属催化下,氧化加速。因此,本品应遮光、密封保存。

本品为二氢叶酸还原酶抑制剂,常与磺胺类药物合用治疗尿路感染、呼吸道感染、肠道感染、脑膜炎和败血症等,对伤寒、副伤寒疗效不低于氨苄西林。

第三节　抗结核病药

结核病是由结核分枝杆菌引起的一种慢性传染病,结核病可以发生在身体的任何部分,最常见的是肺结核。抗结核病药按其来源分为抗生素类抗结核病药和合成抗结核病药两大类。

 知识链接

耐药结核病及其治疗药物

结核病仍然是全球十大死因之一,由于细菌变异、治疗方案不合理、药物滥用和抗结核新药匮乏等原因导致细菌耐药情况越来越严重,耐药结核病已经威胁到了全人类的健康安全。

近年来,耐药结核病治疗药物研究取得了较大进展,除了先后上市的治疗耐多药肺结核的新药贝达喹啉、德拉马尼和 PA-824（pretomanid）外，还有针对结核分枝杆菌的约 17 种新化合物正处于不同的临床试验阶段。我国自主研发的抗结核新药舒达吡啶（WX-081）进入 Ⅱ 期临床试验阶段。未来将有望为耐药结核病患者提供我国自主研发、质优价廉的抗结核药，为世界终止结核病流行贡献中国智慧。

一、抗生素类抗结核病药

抗生素类抗结核病药主要有硫酸链霉素（streptomycin sulfate）和利福霉素（rifamycins）等。利福霉素是链丝菌发酵所产生的一类抗生素。天然的利福霉素有利福霉素 A、B、C、D、E 等碱性物质，由于性质不稳定且难分离，仅利福霉素 B 分离得到了纯品，其化学结构为 27 个碳原子的大环内酰胺类抗生素。利福霉素 B 的抗菌作用很弱，经氧化、水解、还原得到利福霉素 SV（现将菌株经变异处理，已能直接生产 SV），将利福霉素 SV 的 3 位引入潜在的醛基，最后再与 1-甲基-4-氨基哌嗪缩合形成腙，得利福平（rifampicin），其抗结核活性比利福霉素高 32 倍，但缺点是细菌对其产生耐药性较快。以利福平为基础，进一步合成了新的衍生物，如利福喷汀（rifapentine）等，见表 10-1。

表 10-1　利福霉素的衍生物

基本结构	药物的名称
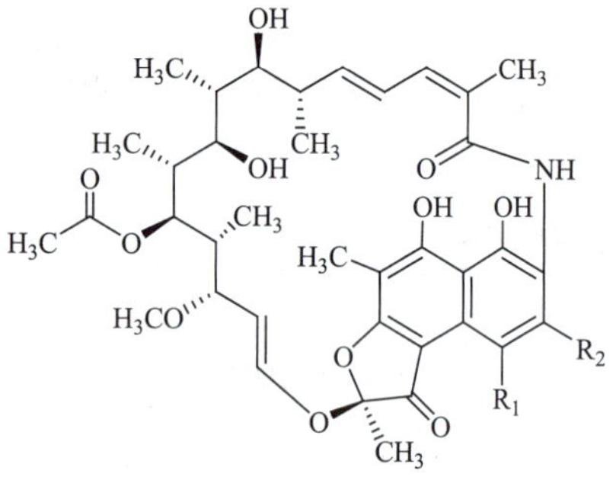	$R_1 =$ —OCH$_2$COOH $R_2 =$ —H 利福霉素 B
	$R_1 =$ —OH $R_2 =$ —H 利福霉素 SV
	$R_1 =$ —OH $R_2 =$ —CH=N—N$\bigcirc$N—CH$_3$ 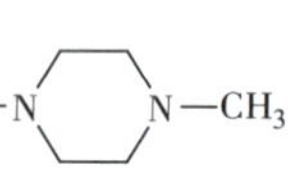 利福平
	$R_1 =$ —OH $R_2 =$ —CH=N—N$\bigcirc$N—环戊基 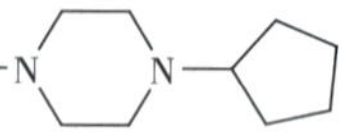 利福喷汀

利福平

Rifampicin

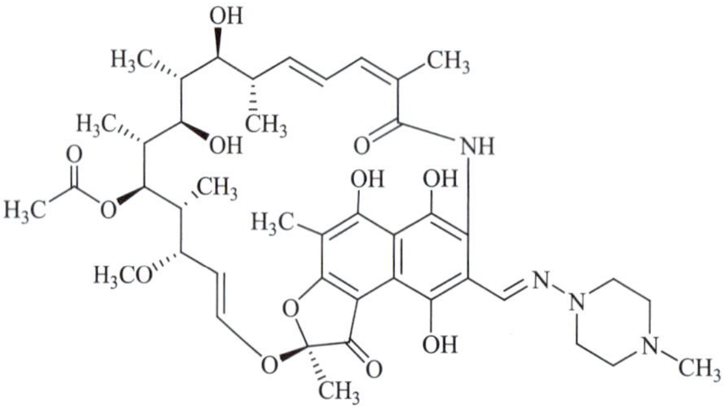

化学名为 3-[[(4-甲基-1-哌嗪基)亚氨基]甲基]利福霉素，又名甲哌利福霉素。

结构特征为 1,4-萘二酚、醛缩氨基哌嗪、酯键、大环内酰胺。

本品为鲜红色或暗红色的结晶性粉末；无臭。本品在甲醇中溶解，在水中几乎不溶。

本品分子结构中含有 1,4-萘二酚结构，具有还原性，在碱性条件下易被氧化成醌型化合物使效价降低。

本品的醛缩氨基哌嗪在强酸中易在 C═N 处分解，成为缩合前的醛和 1-氨基-4-甲基哌嗪两个化合物。在弱酸性下较稳定，故本品酸度应控制在 pH 4.0~6.5 范围内。

本品体内代谢主要发生在 C-25 位酯键水解，生成去乙酰基利福霉素，利福平的另一代谢物为 3-醛基利福霉素 SV，利福平的代谢物均仍有抗菌活性，但都比利福平低。本品代谢物具有色素基团，因而尿液、粪便、唾液、泪液、痰液及汗液等常呈橘红色。本品在肠道中吸收迅速，食物可以干扰药物的吸收。因此，使用该药时，应空腹服用。

本品临床用于肺结核及其他结核病的治疗，与异烟肼、乙胺丁醇合用有协同作用。

二、合成抗结核病药

1944 年发现苯甲酸和水杨酸能促进结核杆菌的呼吸，根据代谢拮抗原理，寻找其他的抗结核病治疗药，终于在 1946 年找到了对结核杆菌有选择性抑制作用的对氨基水杨酸钠（sodium aminosalicylate）。1952 年在研究异烟醛缩氨硫脲时，意外地发现了中间体异烟肼（isoniazid）具有强大的抑制和杀灭结核杆菌的作用，成为抗结核病首选药物之一。1962 年采用随机筛选的方法又发现了盐酸乙胺丁醇（ethambutol hydrochloride），结构中含有两个手性碳原子，药用为其右旋体。在研究烟酰胺时发现了抗结核杆菌药物吡嗪酰胺（pyrazinamide），吡嗪酰胺为烟酰胺的生物电子等排体，单独用药已出现耐药性，但在联合用药中可发挥较好作用。乙硫酰胺（ethionamide）为吡嗪酰胺的衍生物，分子中的乙基被丙基取代，即为丙硫异烟胺（protionamide），两者对结核杆菌都具有较好的活性。乙硫酰胺为前体药物，在体内经过氧化酶氧化成亚砜化合物才具有抗结核活性，可与异烟肼合用，减少其耐药性。

吡嗪酰胺　　　　　乙硫酰胺　　　　　丙硫异烟胺

异烟肼
Isoniazid

化学名为 4-吡啶甲酰肼，又名雷米封。

结构特征为酰肼、吡啶环。

本品为无色结晶，白色或类白色结晶性粉末；无臭；遇光渐变质。本品在水中易溶，在乙醇中微溶，在乙醚中极微溶解。熔点为 170~173℃。

本品含有酰肼结构，不稳定，在酸或碱存在下，均水解生成异烟酸和游离的肼，后者毒性较大，故变质后的异烟肼不可供药用。水、重金属离子、温度、pH 等都可影响水解速度，故常制成片剂或粉针剂。

本品结构中的肼基具有还原性，可被多种弱的氧化剂氧化，在酸性条件下，可与溴、硝酸银、溴酸钾等反应，生成异烟酸，同时放出氮气。如与氨制硝酸银作用有银镜生成；在酸性溶液中与溴酸钾作用生成异烟酸、溴化钾，并放出氮气。

$$\text{(CONHNH}_2\text{-pyridine)} \xrightarrow[\text{H}_2\text{O}]{4AgNO_3} \text{(COOH-pyridine)} + 4Ag\downarrow + N_2\uparrow + 4HNO_3$$

$$3\,\text{(CONHNH}_2\text{-pyridine)} \xrightarrow{2KBrO_3} 3\,\text{(COOH-pyridine)} + 2KBr + 3N_2\uparrow + 3H_2O$$

即学即练 10-2

异烟肼注射液制成粉针剂的原因是其在酸或碱性条件下均易发生（　　）反应

A. 还原　　　　B. 氧化　　　　C. 水解　　　　D. 异构化

答案解析

本品的水溶液加香草醛的乙醇溶液，生成异烟腙，析出黄色结晶，可用于鉴别反应。异烟腙也具有较好的抗结核杆菌活性。

$$\text{(CONHNH}_2\text{-pyridine)} + \text{OHC-(OCH}_3\text{,OH-benzene)} \longrightarrow \text{(CONHN=CH-(OCH}_3\text{,OH-benzene))}$$

黄色

本品可以与铜离子、铁离子、锌离子等金属离子发生配合反应，如与铜离子在酸性条件下生成一分子螯合物，呈红色；在 pH 7.5 时，生成两分子螯合物。微量金属离子的存在可使异烟肼溶液变色，故配制其注射液时，避免与金属器皿接触。

一分子螯合物　　　　　　两分子螯合物

本品结构中含有吡啶环，与生物碱沉淀试剂可以发生沉淀反应，如其酸性水溶液与碘化铋钾试液反应生成棕红色沉淀。

本品具有疗效好、用量小、易于口服等优点，用于各种类型的结核病，常与链霉素、对氨基水杨酸钠联合应用，以增加疗效和避免细菌产生耐药性。本品口服后迅速被吸收，食物及耐酸性药物可干扰或延误其吸收，特别是含有铝的耐酸药物（如氢氧化铝凝胶），因此应空腹使用。

对氨基水杨酸钠

Sodium Aminosalicylate

$$\cdot\,2H_2O$$

化学名为 4-氨基-2-羟基苯甲酸钠盐二水合物。

结构特征为芳香第一胺、酚羟基。

本品为白色或类白色的结晶或结晶性粉末。本品在水中易溶，在乙醇中略溶。

本品的水溶液不稳定，在酸性条件下见光或遇热，结构中的羧基易脱去生成间氨基苯酚，后者易被氧化成醌，从而使颜色变深，可显淡黄、黄或红棕色，所以注射用对氨基水杨酸钠须制成粉针剂，临用前配制，遮光使用。

本品结构中含酚羟基，可与三氯化铁试液反应生成紫红色配位化合物。

本品具有芳香第一胺的性质，即与亚硝酸钠、盐酸和碱性 β-萘酚发生重氮化-偶合反应，可用于鉴别反应。本品显钠盐的鉴别反应。

本品在体内与对氨基苯甲酸竞争抑制二氢叶酸合成酶，使二氢叶酸生成发生障碍，蛋白质合成受阻，致使结核杆菌不能繁殖和生长。本品抗结核作用较弱，很少单独使用，多与链霉素、异烟肼合用，用于治疗各种结核病。

盐酸乙胺丁醇
Ethambutol Hydrochloride

化学名为 $[2R,2[S-(R^*,R^*)]-R]-(+)2,2'-(1,2-乙二基二亚氨基)-双-1-丁醇二盐酸盐$。

结构特征为有两个手性碳原子、乙二胺、丁醇。

本品为白色结晶性粉末；无臭或几乎无臭；略有引湿性。本品在水中极易溶解，在乙醇中略溶，在三氯甲烷中极微溶解，在乙醚中几乎不溶。在水溶液（0.10g/ml）中比旋度为 +6.0°至 +7.0°。

本品结构中有两个手性碳原子，因为分子的对称性，有右旋体、左旋体和内消旋体三种旋光异构体。右旋体的活性是内消旋体的 12 倍，是左旋体的 200～500 倍，药用其右旋体。

本品的水溶液，加硫酸铜试液，再加氢氧化钠试液，生成深蓝色配合物，可用于鉴别反应。

本品的水溶液与三硝基苯酚（苦味酸）试液反应生成三硝基苯酚盐沉淀。

本品的抗菌机制可能为与二价金属离子 Mg^{2+} 结合，干扰细菌 RNA 的合成。本品单用可以产生耐药性，与其他抗结核病药之间无交叉耐药性，常与异烟肼、链霉素或利福平合用，可增强疗效并延缓耐药性的产生，用于治疗各型结核病。

第四节　其他类型抗菌药

其他类型抗菌药按照化学结构分为异喹啉类、硝基咪唑类、硝基呋喃类和噁唑烷酮类抗菌药。

一、异喹啉类抗菌药

异喹啉类抗菌药的典型代表是盐酸小檗碱（berberine hydrochloride），为黄连和三颗针等植物的抗菌成分，具有抗菌活性强、毒性小、副作用少及应用广等特点，主要用于肠道感染，现已发现还具有阻断 α 受体和抗心律失常的作用。

知识链接

盐酸小檗碱的降血糖作用

盐酸小檗碱不仅可有效改善胰岛 B 细胞的功能，促进内源性胰岛素分泌，提高胰岛素的敏感性，改善胰岛素抵抗，还能通过增加细胞葡萄糖的消耗而降低血糖，作用与二甲双胍类似，属于胰岛素增敏剂，具有较好的降血糖效果。此外，盐酸小檗碱也可有效防治糖尿病的并发症，改善糖尿病肾病，防治糖尿病性神经病变，保护脑组织，调节血脂，减轻体重，较适合用于胰岛素抵抗为优势的糖尿病前期和 2 型糖尿病早期阶段。

盐酸小檗碱

Berberine Hydrochloride

化学名为 5,6-二氢-9,10-二甲氧苯并[g]-1,3-苯并二氧戊环[5,6-a]喹嗪盐酸盐二水合物，又名氯化小檗碱、盐酸黄连素。

结构特征为异喹啉、喹嗪、二氧环戊烷。

本品为黄色结晶性粉末；无臭。本品在热水中溶解，在水或乙醇中微溶，在乙醚中不溶。

游离小檗碱以三种形式存在，即季铵碱式、醇式和醛式。其中季铵碱式最稳定，亲水性强，能溶于水。

| 季铵碱式 | 醇式 | 醛式 |

本品加热至 220℃ 左右，可分解为棕红色的小檗红碱。本品可被高锰酸钾氧化生成小檗酸、小檗醛和去氢小檗碱。

本品属于生物碱类，可与多种生物碱沉淀试剂反应，如与钒钼酸试液作用呈紫色；与三硝基苯酚试液作用，生成三硝基苯酚小檗碱沉淀；与碘化钾溶液作用生成碘化小檗碱黄色沉淀。

本品的水溶液，加氢氧化钠试液和丙酮，即发生浑浊。

本品加稀盐酸和少量漂白粉，即显樱红色。

本品口服生物利用度低。临床主要用于由痢疾杆菌、葡萄球菌和链球菌所致的菌痢及胃肠炎；也可外用治疗眼结膜炎、化脓性中耳炎等。

二、硝基咪唑类抗菌药

硝基咪唑类抗菌药的代表药主要是甲硝唑（metronidazole）、替硝唑（tinidazole）、奥硝唑

（ornidazole）、塞克硝唑（secnidazole），均具有硝基咪唑环的基本结构，可抗厌氧菌感染，临床上还用于抗滴虫和抗阿米巴原虫。奥硝唑为第三代硝基咪唑类药物，比甲硝唑、替硝唑抗感染优势更为明显，持续时间长，副作用小。奥硝唑含带有羟基的手性碳原子，研究发现其左旋体左奥硝唑（levornidazole）不良反应仅为奥硝唑 1/15，目前已在我国上市。塞克硝唑（secnidazole）是第四代硝基咪唑类抗菌药，作用与甲硝唑相似，口服吸收迅速，生物利用度较高。

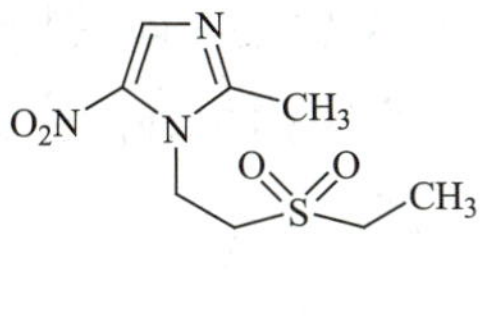

替硝唑 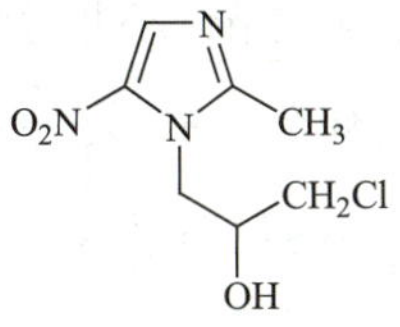　　　　奥硝唑 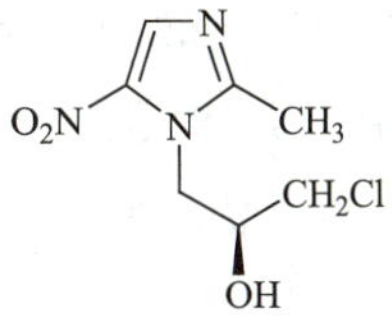　　　　左奥硝唑 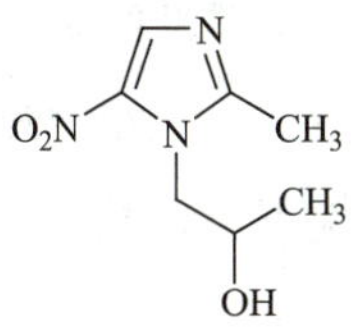　　　　塞克硝唑

甲硝唑
Metronidazole

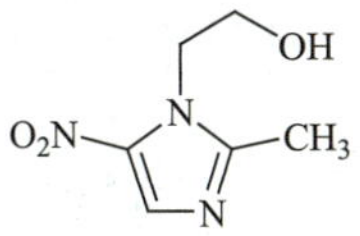

化学名为 2-甲基-5-硝基咪唑-1-乙醇，又名灭滴灵。

结构特征为咪唑、硝基。

本品为白色至微黄色的结晶或结晶性粉末；有微臭。本品在乙醇中略溶，在水中微溶，在乙醚中极微溶解。熔点为 159～163℃。

本品加入氢氧化钠试液温热后，即显紫红色；加稀盐酸成酸性后，即变成黄色；再加过量的氢氧化钠试液则变成橙红色，此为芳香性硝基化合物的一般鉴别反应。

本品结构中具有含氮杂环，显碱性，加硫酸溶解后，可与三硝基苯酚试液反应生成黄色沉淀。

本品分子中的硝基，经锌与盐酸还原成氨基后，可发生重氮化-偶合反应。

本品对大多数厌氧菌有抑制作用，可用于厌氧菌引起的系统和局部感染，同时还是最常用的抗滴虫病和抗阿米巴病药物。

三、硝基呋喃类抗菌药

硝基呋喃类抗菌药的代表药有呋喃妥因（nitrofurantoin）和呋喃唑酮（furazolidone），是一类具有 5-硝基呋喃甲醛缩氨结构的衍生物，结构中的硝基是产生抗菌作用的必需基团，主要作用于微生物酶系统，抑制乙酰辅酶 A，干扰微生物的糖代谢而起抑菌作用。在临床上，呋喃妥因主要用于治疗大肠埃希菌、变形杆菌等引起的泌尿道感染；呋喃唑酮主要用于肠道内的感染。

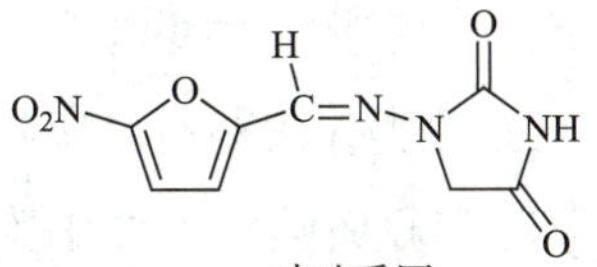

呋喃妥因 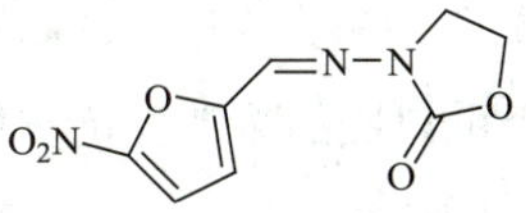　　　　　　　　　　呋喃唑酮

四、噁唑烷酮类抗菌药

噁唑烷酮类抗菌药是一类新型的治疗细菌性感染的抗菌药，可抑制细菌蛋白质合成的起始阶段并很少出现交叉耐药性，对革兰阳性菌和部分厌氧菌具有很强的活性，由于具有独特的作用机制而备受关注。利奈唑胺（linezolid）是第一个应用于临床的该类药物，主要用于治疗皮肤软组织感染、社区获得性肺炎、医院获得性肺炎、耐甲氧西林的葡萄球菌感染和耐万古霉素肠球菌感染。磷酸特地唑胺（tedizolid phosphate）是特地唑胺的前药，口服或静脉给药后，通过磷酸酯酶转化成特地唑胺。特地唑胺是第二代噁唑烷酮类抗菌药，与利奈唑胺相比，具有更长的半衰期。

利奈唑胺　　　　　　　　　　　　　　磷酸特地唑胺

第五节　抗真菌药

真菌感染疾病是危害人类健康的重要疾病之一。真菌感染一般分为浅表真菌感染（发生在皮肤、毛发、指甲、黏膜、皮下组织的感染）和深部真菌感染（侵害人体黏膜深处、内脏器官、泌尿系统、脑和骨髓等的感染）两大类。浅表真菌感染是一种传染性强的常见病和多发病，占真菌感染患者的 90%，深部真菌感染的危害性大，严重者可导致死亡。

目前临床上使用的抗真菌药按结构不同分为唑类抗真菌药、抗生素类抗真菌药和其他抗真菌药。

一、唑类抗真菌药

唑类抗真菌药始于 20 世纪 60 年代末，克霉唑（clotrimazole）是这类药物的先驱，随后，大量唑类药物被开发，该类药物不仅可以治疗浅表性真菌感染，还可口服治疗全身性真菌感染，是目前临床上治疗真菌感染的主要药物。唑类抗真菌药物的结构特征是有一个五元芳香杂环，该环含有两个或三个氮原子，含有两个氮原子为咪唑类、三个氮原子为三氮唑类。唑环的 1 位氮原子通过中心碳原子与芳烃相连，芳烃上一般有一个或两个卤素取代。

根据结构特征唑类抗真菌药分为咪唑类和三氮唑类。咪唑类抗真菌药物的代表为咪康唑（miconazole）、益康唑（econazole）和酮康唑（ketoconazole）等，咪康唑、益康唑为广谱抗真菌药，作用优于克霉唑；酮康唑是第一个可口服的咪唑类抗真菌药物。三氮唑类代表药有氟康唑（fluconazole）、伊曲康唑（itraconazole）和伏立康唑（voriconazole）等。伊曲康唑和氟康唑对人体细胞色素 P450 的亲和力低，对肝药酶影响较轻，均可口服，抗真菌谱更广，作用更强，毒性更低。其他唑类抗真菌药物见表 10-2。

表 10-2　其他唑类抗真菌药

药物名称	药物结构	作用特点
克霉唑 clotrimazole	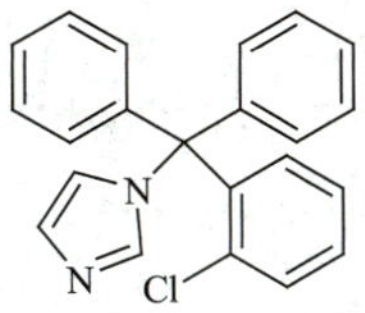	广谱抗真菌药，对念珠菌、曲霉菌、隐球菌等均有抑制作用，临床上主要外用治疗皮肤癣症及阴道霉菌病，本品毒性大，口服有胃肠道反应等
益康唑 econazole	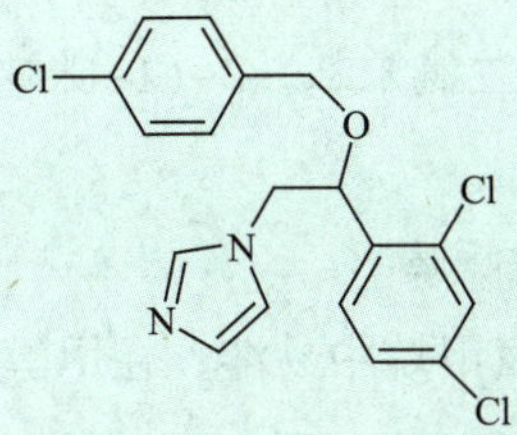	广谱抗真菌药，毒副作用小，疗效较好，临床上主要用于治疗念珠菌阴道炎和皮肤及黏膜真菌感染，如体癣、手足癣、花斑癣
伊曲康唑 itraconazole	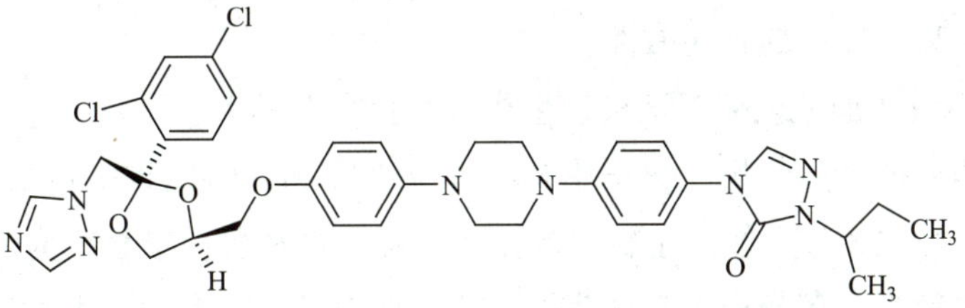	抗真菌作用比酮康唑强 5～100 倍，除了能治疗芽生菌病、球孢子菌病、组织胞浆菌病外，对烟曲霉菌也有抑制作用
伏立康唑 voriconazole	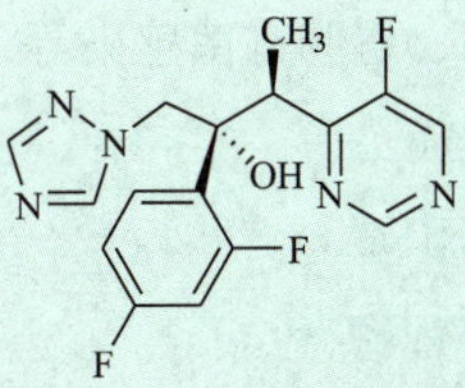	广谱抗真菌药，是为改善氟康唑水溶性设计得到的衍生物，是 CYP2C19、CYP2C9 和 CYP3A4 的抑制剂，因此药物相互作用发生率高于氟康唑

硝酸咪康唑

Miconazole Nitrate

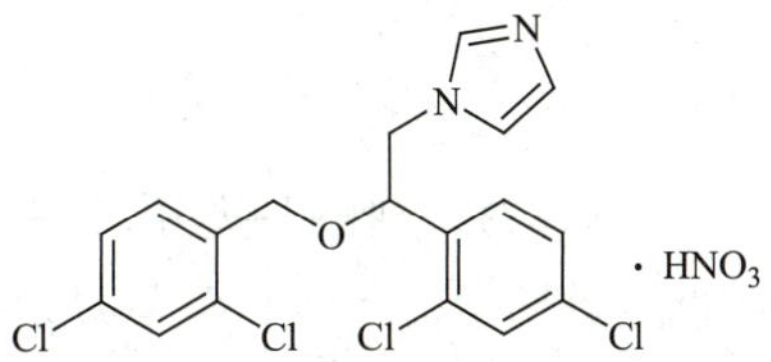

化学名为 1-[2-(2,4-二氯苯基)-2-[(2,4-二氯苯基)甲氧基]乙基]-1H-咪唑的硝酸盐。

结构特征为乙醇的取代物、2,4-二氯苯甲醚、C-1 位有二氯苯基取代、C-2 位通过 N 与咪唑基连接，1 个手性碳原子。

本品为白色或类白色的结晶或结晶性粉末；无臭或几乎无臭。本品在甲醇中略溶，在乙醇中微溶，在水或乙醚中不溶。熔点为 178～184℃，熔融时同时分解。

本品 C-1 是手性碳原子，具有旋光性，临床用其消旋体。

本品结构中具有咪唑环，显弱碱性，pK_a 为 6.65。

本品加二苯胺试液，应显深蓝色。

本品口服吸收差，半衰期约为 2.1 小时，血清蛋白结合率为 90%。

本品为广谱抗真菌药，对五官、阴道、皮肤等部位的真菌感染有显著疗效。

酮康唑

Ketoconazole

化学名为(±)-顺-1-乙酰基-4[4-[[2-(2,4-二氯苯基)-2-(1-咪唑-1-甲基)-1,3-二氧戊-4-环基]甲氧基]苯基]哌嗪。

结构特征为咪唑、二氧环戊烷（缩酮）、乙酰哌嗪。

本品为类白色结晶性粉末；无臭。本品在三氯甲烷中易溶，在甲醇中溶解，在乙醇中微溶，在水中几乎不溶。熔点为147~151℃。

本品结构中含有乙酰哌嗪、咪唑环，具有弱碱性。

本品的盐酸（0.1mol/L）溶液，加碘化铋钾试液，生成橙红色沉淀。

本品是第一个可口服的咪唑类抗真菌药物，分子中含有乙酰哌嗪和缩酮结构，增加了代谢稳定性。本品口服生物利用度较好，亲脂性比较小，能产生较高的血药浓度，血清蛋白结合率为90%以上。

本品为广谱抗真菌药，对多种浅表真菌和深部真菌均有效，临床可用于多种浅表真菌和深部真菌感染，如皮肤真菌感染、指甲癣、阴道白色念珠菌病、胃肠霉菌感染等，以及白色念珠菌等引起的全身感染。此外本品还可用于雄激素依赖性前列腺癌的骨痛。

氟康唑

Fluconazole

化学名为α-(2,4-二氟苯基)-α-(1H-1,2,4-三唑-1-基甲基)-1H-1,2,4-三唑-1-基乙醇。

结构特征为两个三氮唑、二氟苯基。

本品为白色或类白色结晶或结晶性粉末；无臭或微带特异臭。本品在甲醇中易溶，在乙醇中溶解，在二氯甲烷、水或醋酸中微溶，在乙醚中不溶。熔点为137~141℃。

本品显有机氟化物的鉴别反应。本品应密封、在干燥处保存。

本品是以三氮唑替代咪唑环后得到的具有较高生物利用度并能进入中枢的抗真菌药物。本品结构中含有两个碱性的三氮唑环和亲脂性的2,4-二氟苯基，提高了药物的脂溶性。本品口服吸收好，与蛋白结合率较低，生物利用度高，并具有穿透中枢的特点。它对新型隐性球菌、白色念珠菌及其他念珠菌、黄曲菌、烟曲菌、皮炎芽生菌、粗球孢子菌、荚膜组织胞质菌等均有作用。既可治疗浅表真菌感染，如各种皮肤癣症，又可治疗深部真菌感染。

答案解析

即学即练 10-3

下列内容哪些与氟康唑相符（　　）

A. 结构中含有咪唑环　　　　　　B. 结构中含有三氮唑环

C. 口服不易吸收　　　　　　　　D. 为广谱抗真菌药

二、抗生素类抗真菌药

抗生素类抗真菌药分为多烯和非多烯两类。非多烯类抗生素主要有灰黄霉素（griseofulvin）和西卡宁（siccanin），它们对深部真菌感染有抑制作用，但由于其生物利用度低和毒副作用大，不宜长期服用，一般外用较多，故主要用于浅表真菌感染，且现已少用。多烯类抗生素的分子内都含有大环内酯结构及氨基糖，使这类药物亲脂性较强，在水中的溶解度较小；结构中有共轭多烯基团，故此类药物性质不稳定，遇光、热、氧等迅速被破坏。常见的多烯类抗生素有两性霉素 B（amphotericin B）、制霉菌素（nystatin）等，主要用于深部真菌感染。

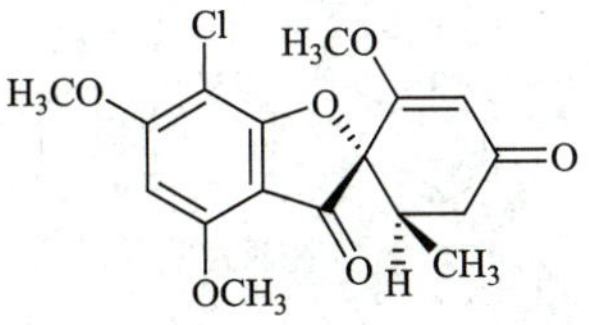

灰黄霉素

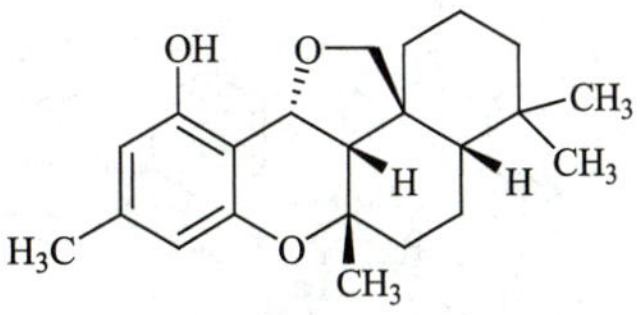

西卡宁

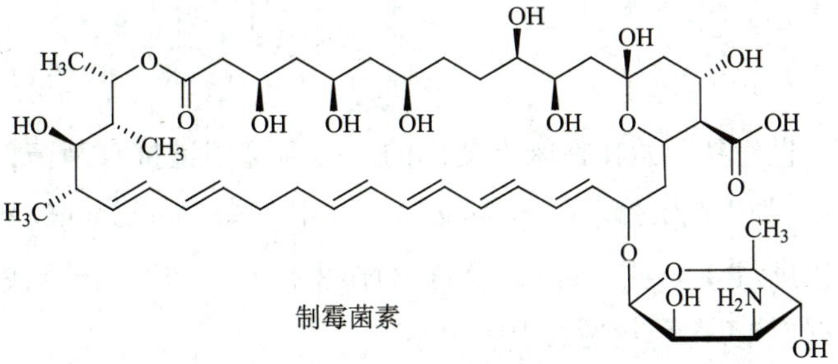

制霉菌素

两性霉素 B

Amphotericin B

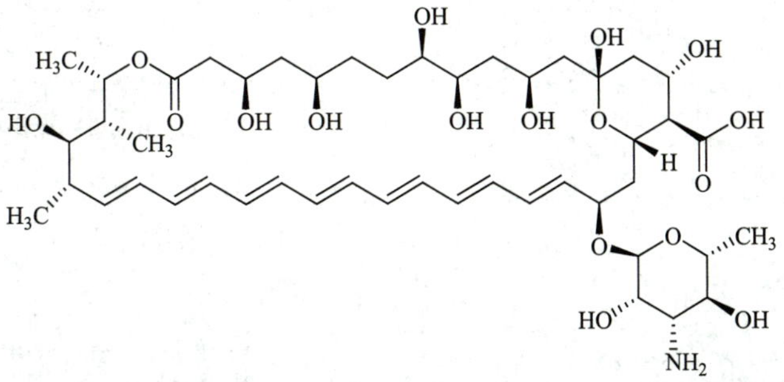

结构特征为共轭多烯、羧基、氨基糖、大环内酯。

本品为黄色至橙黄色粉末；无臭或几乎无臭；有引湿性，在日光下易破坏失效。本品在二甲基亚砜中溶解，在 N,N-二甲基甲酰胺中微溶，在甲醇中极微溶解，在水、无水乙醇或乙醚中不溶。

本品结构中含有氨基和羧基，故兼有酸碱两性。

本品在 pH4～10 时稳定，遇光、热、强酸和强碱均不稳定，在日光下易被破坏失效。

本品主要用于深部真菌感染，疗效较好，但毒性（肾毒性）较大，限制了其使用。

三、其他抗真菌药

1981 年发现的烯丙胺类化合物萘替芬（naftifine）是一类新型抗真菌药，具有较高的抗真菌活性，由于其良好的抗真菌活性和新颖的结构特征而受到重视。随后又发现抗真菌活性更高，毒性更低的一些化合物，如特比萘芬（terbinafine）。

1991 年上市的二甲吗啉类广谱抗真菌药阿莫罗芬（amorolfine），具有抗浅表真菌的长效作用，用于指甲癣可一周一次。

胞嘧啶的衍生物氟胞嘧啶（flucytosine），原为抗肿瘤药，后发现有抗霉菌活性，它对念珠菌、隐球菌等感染有较好的疗效。

托萘酯（tolnaftate）为最早上市的硫代氨基甲酸酯类抗真菌药，用于手足癣、体癣、股癣等浅表真菌感染。托萘酯穿透力不强，难于透入毛根和指甲内，对其进行结构改造得到托西拉酯（tolciclate）和利拉萘酯（liranaftate），抗菌作用增强。

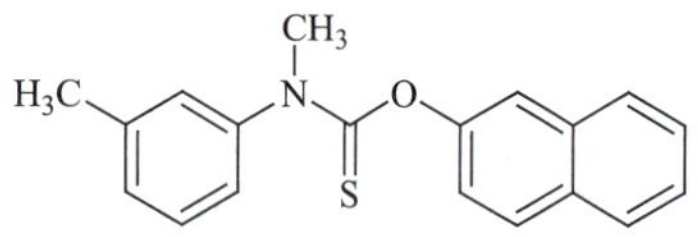

托萘酯 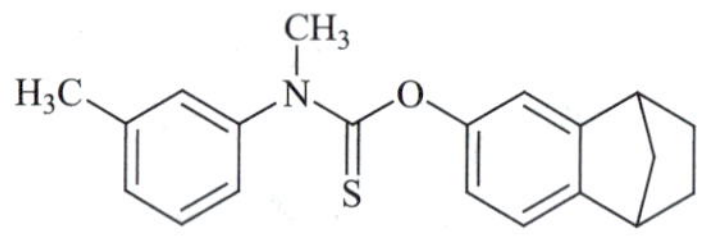　　　　　　　　　　　　　　　　托西拉酯

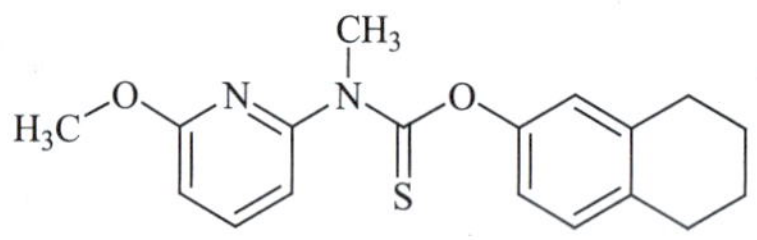

利拉萘酯

棘白菌素类药物是 21 世纪初开始在临床上使用的一类新型广谱抗真菌药，对耐氟康唑的念珠菌及曲霉菌等均有较好的活性。如卡泊芬净（caspofungin）、米卡芬净（micafungin）、阿尼芬净（anidulafungin），均为天然或半合成的脂肽，该类药物具有独特的作用机制，与其他药物的相互作用较少，是一类发展前景较好的药物。其他抗真菌药物见表 10-3。

表 10-3　其他抗真菌药

药物名称	药物结构	作用特点
萘替芬 naftifine	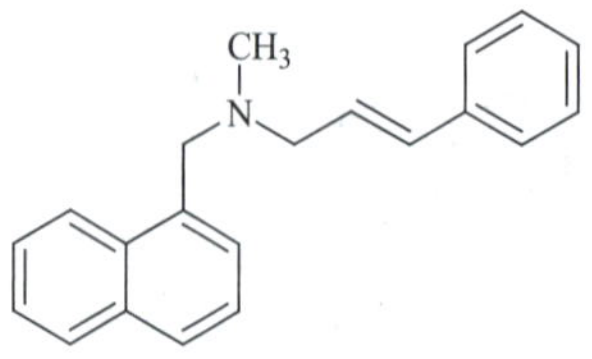	局部用药治疗皮肤真菌感染效果优于克霉唑和益康唑，治疗白色念珠菌效果同克霉唑
特比萘芬 terbinafine	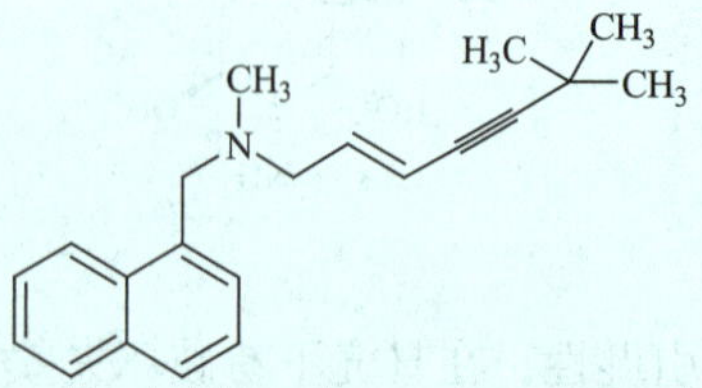	与萘替芬相比，其抗菌谱更广，抗菌活性更强，不仅可以外用，还可以口服

续表

药物名称	药物结构	作用特点
阿莫罗芬 amorolfine	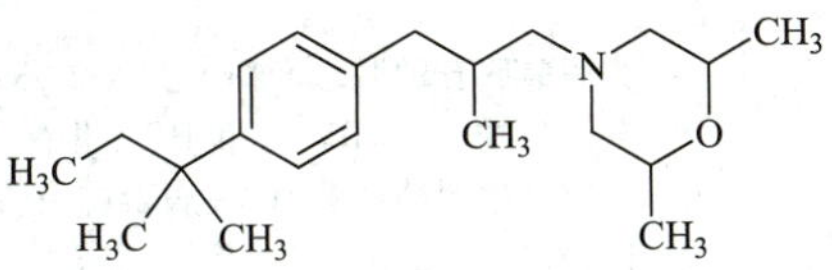	用于治疗白癣症、甲癣等真菌感染，抗浅表真菌有长效作用，为较理想的抗浅表真菌药物
氟胞嘧啶 flucytosine	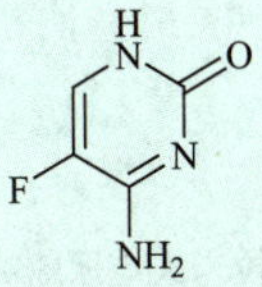	对念珠菌、隐球菌等有较好的疗效。常与两性霉素 B 一起合用

第六节　抗病毒药

病毒感染性疾病是严重危害人民生命健康的传染病，病毒可侵犯不同组织器官、感染细胞引起疾病。由病毒引起的常见疾病有流行性感冒、麻疹、脑炎、腮腺炎、病毒性肝炎、小儿麻痹、艾滋病、脊髓灰质炎、狂犬病、严重急性呼吸综合征（SARS）及禽流感等。某些病毒感染的疾病危害极大，致死率很高，如现今流行的新型冠状病毒肺炎已经蔓延全球，影响到了全世界人类的生命安全。此外，病毒与肿瘤、某些心脏病、先天性畸形等也有一定关系。

抗病毒药（antiviral agents）是指用于预防和治疗病毒感染性疾病的药物。依据化学结构的不同，将常用的一些抗病毒药分为核苷类、三环胺类和其他类。

一、核苷类抗病毒药

核苷类抗病毒药是目前抗病毒药物中数量最多、发展最快、临床应用最广的一类，它们是天然核苷的抑制剂，作用于 RNA 病毒的逆转录酶或 DNA 病毒的 DNA 聚合酶，抑制病毒复制。根据其结构特点，该类药物可分为开环类和非开环类，主要有利巴韦林（ribavirin）、齐多夫定（zidovudine）、拉米夫定（lamivudine）、司他夫定（stavudine）、阿昔洛韦（aciclovir）、伐昔洛韦（valacyclovir）、泛昔洛韦（fam-ciclovir）等，见表 10-4。

表 10-4　其他常用核苷类抗病毒药

药物名称	药物结构	作用特点
拉米夫定 lamivudine	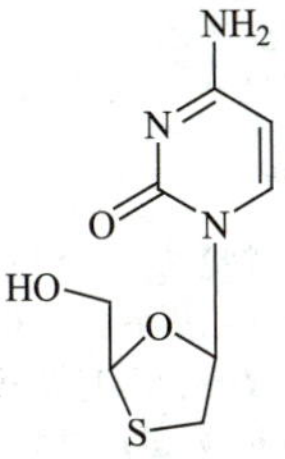	为双脱氧硫代胞苷化合物，抗病毒作用强而持久，且能提高机体免疫功能，还具有抗乙型肝炎病毒作用，临床上可单用或与齐多夫定合用治疗恶化的晚期 HIV 感染病人

续表

药物名称	药物结构	作用特点
司他夫定 stavudine	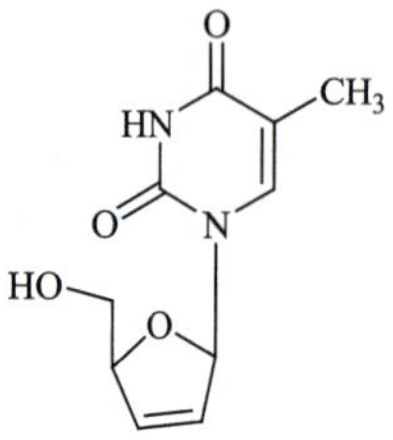	为脱氧胸苷的脱水产物，引入 2′,3′-双键，是不饱和的胸苷衍生物，对 HIV-Ⅰ 和 HIV-Ⅱ 有同等抑制作用，对齐多夫定产生耐药性的 HIV-病毒株有抑制作用，对骨髓毒性比齐多夫定低 10 倍以上
恩曲他滨 emtricitabine	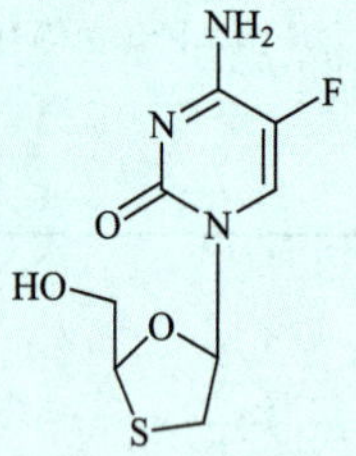	是在拉米夫定尿嘧啶碱基的 5 位以氟取代得到的衍生物，用于艾滋病及相关综合征的治疗
伐昔洛韦 valacyclovir	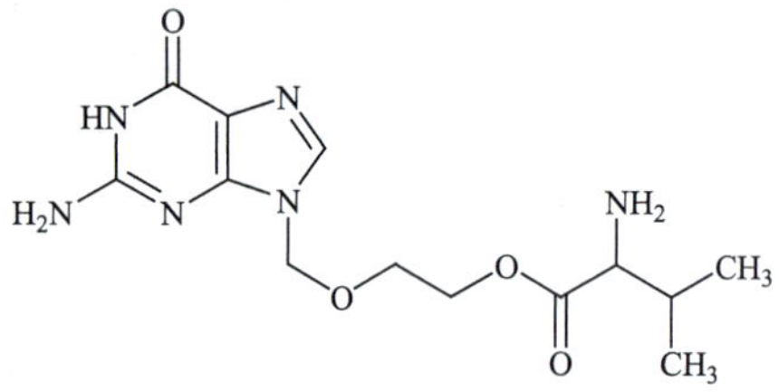	为阿昔洛韦与缬氨酸形成的酯类前药。口服吸收迅速并在体内很快转化为阿昔洛韦而发挥抗病毒作用。对哺乳动物宿主细胞的毒性很低
更昔洛韦 ganciclovir	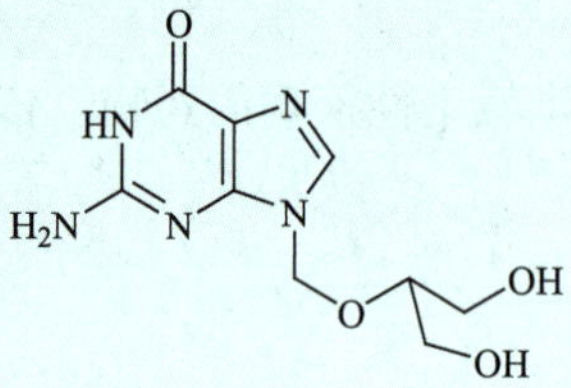	开环脱氧鸟苷衍生物，对巨细胞病毒的作用比阿昔洛韦强，是第一个治疗人体巨细胞病毒感染的抗病毒药
喷昔洛韦 penciclovir	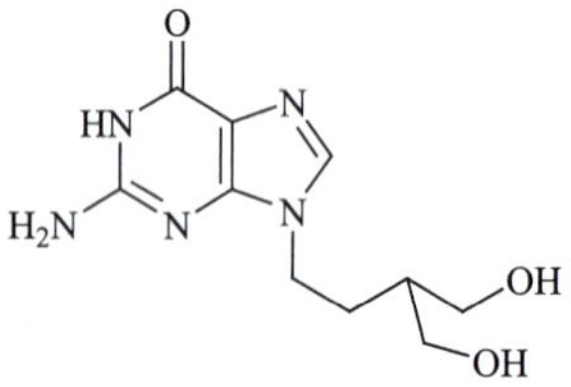	是更昔洛韦的生物电子等排体，与阿昔洛韦有相同的抗病毒谱，但生物利用度较低
泛昔洛韦 famciclovir	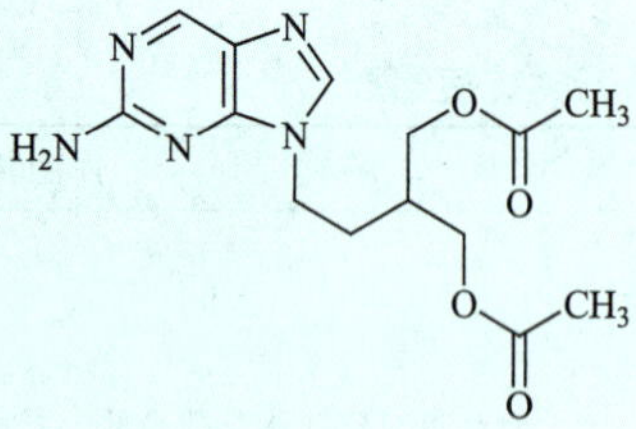	是喷昔洛韦鸟嘌呤环的 6-脱氧脱氧化合物，且侧链羟基为双乙酯，是喷昔洛韦的前药
阿德福韦 adefovir	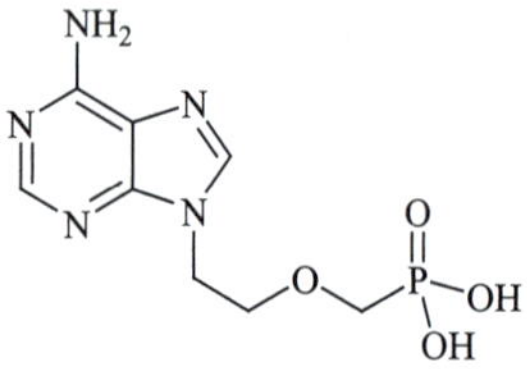	是腺嘌呤的非环状核苷衍生物，它的前药为临床上用于治疗慢性乙型肝炎，对晚期艾滋病患者能延长其存活时间，且无致畸、诱变等毒性。本品的前药为阿德福韦酯（adefovir dipivoxil），用于治疗乙型肝炎活动复制期，并伴有 ALT 或 AST 持续升高或肝脏组织学活动性病变的肝功能代偿的成年慢性乙型肝炎患者

利巴韦林
Ribavirin

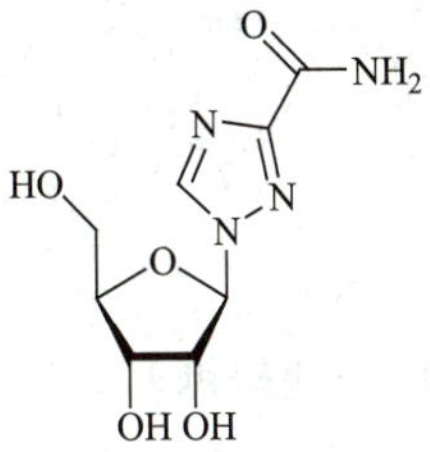

化学名为 1-β-D-呋喃核糖基-1*H*-1,2,4-三氮唑-3-羧酰胺，又名三氮唑核苷、病毒唑。

结构特征为呋喃、三氮唑、酰胺。

本品为白色或类白色结晶性粉末；无臭。本品在水中易溶，在乙醇中微溶，在乙醚或二氯甲烷中不溶。在水溶液（40mg/ml）中比旋度为 -35.0° 至 -37.0°。

本品的水溶液加入氢氧化钠试液，加热至沸，即产生氨气，能使湿润的红色石蕊试纸变蓝色。

本品在常温下稳定，但在光照下易变质，宜遮光，密封保存。

本品为广谱抗病毒药物，疗效好，毒副作用小。临床上用于治疗病毒性上呼吸道感染、麻疹、水痘、腮腺炎等疾病，还对疱疹病毒引起的角膜炎、结膜炎、口炎、带状疱疹等有治疗效果。本品在体内经磷酸化，能抑制病毒的 RNA 聚合酶和 mRNA 合成，也可抑制免疫缺陷病毒（HIV）感染者的前期症状。

阿昔洛韦
Aciclovir

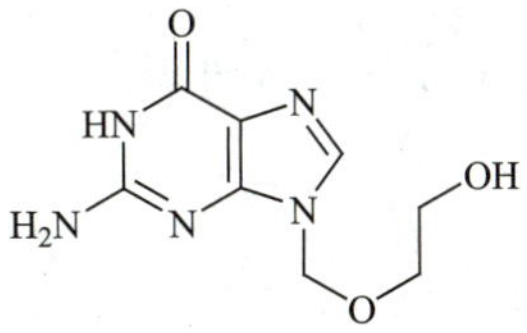

化学名为 9-(2-羟乙氧甲基)鸟嘌呤，又名无环鸟苷，缩写 ACV。

结构特征为鸟嘌呤的开环核苷。

本品为白色结晶性粉末；无臭。本品在冰醋酸或热水中略溶，在乙醚或二氯甲烷中几乎不溶；在氢氧化钠试液中易溶。

本品 1 位氮上的氢因具有酸性可制成钠盐，易溶于水，供配制注射剂用。本品宜遮光，密封保存。

本品为去氧鸟苷的类似物，由于与其他核苷类抗病毒药结构不同，使其具有独特的作用机制，本品可选择性地被感染细胞摄取，进而抑制病毒的 DNA 多聚酶，并将自身掺入到正在延伸的病毒 DNA 链中，从而使病毒 DNA 的复制中断。

本品为第一个上市的开环核苷类抗病毒药，系广谱抗病毒药物，毒性低，现已作为抗疱疹病毒首选药，广泛用于疱疹性角膜炎、生殖器疱疹、全身性带状疱疹、疱疹性脑炎及病毒性乙型肝炎的治疗。本品除局部给药外，还可口服及静脉滴注。

齐多夫定
Zidovudine

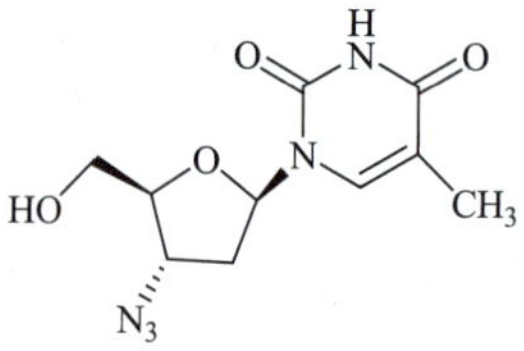

化学名为1-(3-叠氮-2,3-二脱氧-β-D-呋喃核糖基)-5-甲基嘧啶-2,4(1H,3H)-二酮，又名叠氮胸苷，缩写AZT。

结构特征为叠氮基、嘧啶二酮、氢化呋喃。

本品为白色至浅黄色结晶性粉末。本品在甲醇、N,N-二甲基甲酰胺或二甲基亚砜中易溶，在乙醇中溶解，在水中略溶。熔点为122～126℃。在乙醇溶液（10mg/ml）中比旋度为+60.5°至+63.0°。

本品对光、热敏感，应在15～25℃以下，遮光密封保存。

本品为脱氧胸苷的类似物，在其脱氧核糖部分的C-3′位上以叠氮基取代，它可以对艾滋病病毒和引起T细胞白血病的DNA肿瘤病毒有抑制作用，成为"鸡尾酒"疗法最基本的组合成分，是美国FDA批准的第一个用于抗艾滋病及相关症状的药物。

 知识链接

鸡尾酒疗法

鸡尾酒疗法，原指"高效抗逆转录病毒治疗"（HAART），由美籍华裔科学家何大一于1996年提出，是通过3种或3种以上的抗病毒药物联合使用来治疗艾滋病。该疗法的应用可以减少单一用药产生的耐药性，最大限度地抑制病毒的复制，使被破坏的机体免疫功能部分甚至全部恢复，从而延缓病程进展，延长患者生命，提高生活质量。该疗法将蛋白酶抑制剂与多种抗病毒的药物混合使用，从而使艾滋病得到有效控制。

二、三环胺类抗病毒药

三环胺类抗病毒药可以抑制病毒颗粒穿入宿主细胞，抑制病毒的早期复制，阻断病毒的脱壳及核酸向宿主细胞的侵入，代表药物主要有金刚烷胺（amantadine）和金刚乙胺（rimantadine）。

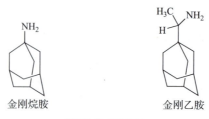

金刚烷胺　　　　　　金刚乙胺

盐酸金刚烷胺
Amantadine Hydrochloride

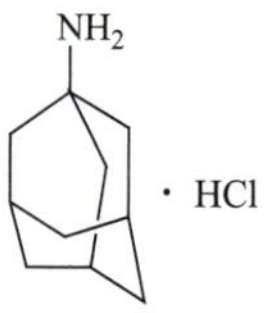

化学名为三环[3.3.1.1^{3,7}]癸烷-1-胺盐酸盐。

结构特征为对称的三环状胺。

本品为白色结晶或结晶性粉末；无臭。本品在水或乙醇中易溶，在三氯甲烷中溶解。

本品的水溶液显氯化物的鉴别反应。

本品在酸性条件下，可与生物碱沉淀试剂硅钨酸试液反应生成白色沉淀。

本品在临床上常用来预防和治疗各种 A 型流感病毒的感染，尤其是亚洲流感病毒 A_2 型毒株的感染，另外对德国水痘病毒、B 型流感病毒、一般流感病毒、呼吸合胞体病毒和某些 RNA 病毒也具有一定活性。

三、其他类抗病毒药

膦甲酸钠（foscarnet sodium）是结构最简单的抗病毒药，可抑制所有的疱疹病毒。神经氨酸酶抑制剂是近年来新研制的一类抗流感病毒药，代表药有奥司他韦（oseltamivir），能有效抑制各种流感病毒株的复制和传播过程，对流感的预防和治疗发挥重要的作用。奈韦拉平（nevirapine）是非核苷类逆转录酶抑制剂，这类药物不抑制细胞 DNA 聚合酶，毒性小，但易产生耐药性，临床上该类药物通常不单独使用，而是和核苷类药物一起用于治疗成年晚期 HIV 感染病人。蛋白酶抑制剂全称是免疫缺陷病毒（HIV）蛋白酶抑制剂，此类药物有沙奎那韦（saquinavir）等，属于拟多肽衍生物，这是一类治疗艾滋病的药物。

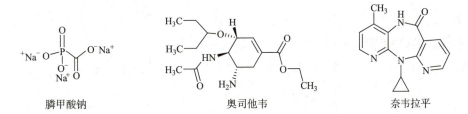

膦甲酸钠 奥司他韦 奈韦拉平

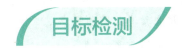

答案解析

一、选择题

（一）A 型题（最佳选择题）

1. 喹诺酮类药物影响儿童对钙离子吸收的结构因素是（ ）

　　A. 1 位上的脂肪烃基　　　　B. 6 位的氟原子　　　　C. 3 位的羧基和 4 位的酮羰基

　　D. 7 位的脂肪杂环　　　　E. 1 位氮原子

2. 复方新诺明是由下列哪组药物组成的（ ）

　　A. 磺胺嘧啶和磺胺甲噁唑　　　　B. 甲氧苄啶和磺胺甲噁唑

　　C. 磺胺嘧啶和甲氧苄啶

　　D. 磺胺甲噁唑和丙磺舒

　　E. 甲氧苄啶和克拉维酸

3. 磺胺嘧啶可发生重氮化-偶合反应，原因是结构中具有（ ）

　　A. 芳香第一胺　　　　B. 氨基　　　　C. 磺酰胺基

　　D. 嘧啶基　　　　E. 苯环

4. 具有旋光性，药用其右旋体的是（　　）

    A. 异烟肼　　　　　　　　B. 利福平　　　　　　　　C. 乙胺丁醇

    D. 链霉素　　　　　　　　E. 诺氟沙星

5. 异烟肼的水解产物中，毒性较大的是（　　）

    A. 异烟酸　　　　　　　　B. 游离肼　　　　　　　　C. 氮气

    D. 吡啶　　　　　　　　　E. 烟酸

6. 下列抗真菌药中属于咪唑类的是（　　）

    A. 伊曲康唑　　　　　　　B. 特比萘芬　　　　　　　C. 两性霉素 B

    D. 氟康唑　　　　　　　　E. 咪康唑

7. 下列药物中具有较高生物利用度，并能进入中枢的三氮唑抗真菌药物是（　　）

    A. 酮康唑　　　　　　　　B. 特比萘芬　　　　　　　C. 氟康唑

    D. 克霉唑　　　　　　　　E. 咪康唑

8. 具有多烯结构的抗真菌抗生素类是（　　）

    A. 硫酸链霉素　　　　　　B. 利福平　　　　　　　　C. 对氨基水杨酸钠

    D. 灰黄霉素　　　　　　　E. 两性霉素 B

9. 下列哪种药物不属于核苷类抗病毒药（　　）

    A. 更昔洛韦　　　　　　　B. 阿昔洛韦　　　　　　　C. 金刚烷胺

    D. 阿德福韦　　　　　　　E. 齐多夫定

10. 下列具有叠氮基的抗病毒药是（　　）

    A. 阿昔洛韦　　　　　　　B. 利巴韦林　　　　　　　C. 齐多夫定

    D. 金刚烷胺　　　　　　　E. 奈韦拉平

（二）B 型题（配伍选择题）

[11～13 共用备选答案]

    A. 硝基咪唑类抗菌药　　　B. 抗生素类抗真菌药　　　C. 喹诺酮类抗菌药

    D. 抗乙肝病毒药　　　　　E. 抗菌增效剂

11. 环丙沙星（　　）

12. 阿德福韦酯（　　）

13. 两性霉素 B（　　）

[14～15 共用备选答案]

    A. 环丙沙星　　　　　　　B. 氟康唑　　　　　　　　C. 异烟肼

    D. 阿昔洛韦　　　　　　　E. 奥司他韦

14. 作用细菌 DNA 螺旋酶和拓扑异构酶Ⅳ的药物（　　）

15. 神经氨酸酶抑制剂的是（　　）

（三）C 型题（综合分析选择题）

    一名结核病患者，服用了医生给开的抗结核病药一段时间后，患者的尿液、粪便、汗液呈现橘红色。

16. 根据患者服用后的情况，医生开的抗结核病药应该是（　　）

    A. 异烟肼　　　　　　　　B. 利福平　　　　　　　　C. 对氨基水杨酸钠

D. 盐酸乙胺丁醇   E. 链霉素

17. 对于该药物描述错误的是（   ）

A. 具有大环内酰胺类结构   B. 结构中含有1,4-萘二酚结构

C. 为氨基糖苷类抗生素   D. 代谢产物具有色素基团

E. 代谢产物仍具有抗菌活性

（四）X型题（多项选择题）

18. 左氧氟沙星具有哪些结构特征和作用特点（   ）

A. 结构中具有一个手性碳原子

B. 结构中含有吡啶并嘧啶羧酸

C. 抗菌活性是氧氟沙星的2倍

D. 水溶性比氧氟沙星大，更易制成注射剂

E. 是已上市喹诺酮类抗菌药中毒副作用最小的药物

19. 下列具有抗厌氧菌作用的药物是（   ）

A. 甲硝唑   B. 盐酸小檗碱   C. 替硝唑

D. 阿昔洛韦   E. 磺胺嘧啶

20. 对阿昔洛韦描述正确的是（   ）

A. 又名无环鸟苷   B. 易溶于水   C. 宜遮光，密封保存

D. 1位氮上的氢因具有酸性可制成钠盐   E. 已作为抗疱疹病毒首选药物

二、综合问答题

1. 如何合理使用喹诺酮类抗菌药物？

2. 核苷类抗病毒药的作用机制是什么？

三、实例解析题

一位静脉配液人员，用煮沸、放冷数天后的注射用水配制磺胺嘧啶钠注射液，出现了浑浊现象，作为药师的你，试分析其原因。

书网融合……

知识回顾   微课   习题

（林大专）

PPT

第十一章　抗生素

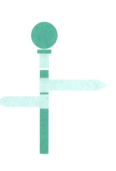

学习引导

抗生素在人类与疾病抗争中发挥着极其重要的作用，尤其是在抗感染、抗肿瘤等方面成效显著，挽救了数以万计的生命。但随着人类对抗生素的大量使用和过度依赖，抗生素的滥用和耐药成为了当今社会关注的焦点问题。如何科学合理的使用抗生素，是药学工作者的重要工作职责，通过本章学习，为该类药物在制剂、质量检测、贮存保管、调剂使用等方面的应用奠定理论和实践基础。

本章主要介绍 β-内酰胺类抗生素、大环内酯类抗生素、氨基糖苷类抗生素、四环素及其他类抗生素的作用机制、药物结构分类与改造发展、构效关系；典型药物的化学结构、化学名称、结构特征、理化性质、体内代谢和临床应用。

📖 学习目标

1. **掌握**　典型药物青霉素钠、苯唑西林钠、阿莫西林、头孢氨苄、头孢噻肟钠、红霉素、硫酸链霉素、氯霉素等的化学结构、理化性质及临床用途。

2. **熟悉**　氨曲南、舒巴坦、罗红霉素、阿奇霉素、克拉霉素、麦迪霉素、乙酰螺旋霉素、硫酸阿米卡星、盐酸多西环素等的化学结构；抗生素的结构类型、作用机制；典型药物的化学名称、结构特征、作用特点及代谢特点。

3. **了解**　抗生素的发展及现状。

抗生素（antibiotics）是某些微生物（如细菌、放线菌、真菌等）的次生代谢产物或用化学方法合成或半合成的化合物，它能以极低的浓度对某些病原微生物产生强有力的抑制或杀灭作用，而对宿主则不会产生严重的毒副作用。临床上抗生素主要用于治疗细菌感染性疾病，还可以用于抗恶性肿瘤、抗寄生虫病和抗病毒；部分抗生素还具有刺激植物生长和调节免疫的作用。抗生素按化学结构可分为 β-内酰胺类、大环内酯类、氨基糖苷类、四环素类和其他类。

▶▶ 实例分析 11-1

实例　张女士，因患感冒，出现黄绿色鼻涕、咽喉红肿等症状，她从家里的药箱里翻出两颗以前吃剩下的某头孢类抗生素。结果服药不到 20 分钟，就出现了恶心、呕吐、头晕的现象。随后，她到医院进行了检查，医生说可能是对该抗生素过敏，而考虑到陈女士从未对该类药物出现过过敏情况，怀疑她吃的抗生素是否已经过期或变质。陈女士回家后查看了自己所服用的抗生素，发现药品虽在有效期内，但说明书上写着贮藏温度不能超过 20℃，可这盒抗生素已经存放了整整一年，而且一直是放在常温环境中。

答案解析

问题　1. 头孢类抗生素属于什么结构类型的抗生素？

　　2. 请您查阅相关资料后分析该抗生素是否已经变质，其变质的原因可能是什么，为什么变质后可能导致患者过敏？

第一节　β-内酰胺类抗生素

　　β-内酰胺类抗生素是指分子结构中具有四元的 β-内酰胺环的抗生素。β-内酰胺环是该类抗生素发挥生物活性的必需结构，其由四个原子组成，环的张力较大，化学性质不稳定，容易开环而导致失活。根据 β-内酰胺环是否并合其他杂环以及所连接杂环的化学结构，β-内酰胺类抗生素又可被分为：青霉素类（penicillins）、头孢菌素类（cephalosporins）及非经典的 β-内酰胺类抗生素。非经典的 β-内酰胺类抗生素主要有碳青霉烯类（carbapenems）、青霉烯类（penems）、氧青霉烷类（oxapenams）、单环 β-内酰胺类（monobactams）等。

（结构式图）

X=-H或-OCH₃
青霉素类　　　　　X=-H或-OCH₃
头孢菌素类　　　　碳青霉烯

青霉烯　　　　　氧青霉烷　　　　　单环 β-内酰胺

　　β-内酰胺类抗生素共同结构特点是：①分子内都具有一个四元的 β-内酰胺环，为一平面型结构，通过 N 原子和相邻第三碳原子与另一个五元或六元环相稠合，这些稠合环都不共平面；②绝大部分 β-内酰胺类抗生素 C-2 位上连有一个羧基，显酸性，能与碱成盐增大水溶性；③β-内酰胺环羰基 α-碳上都有一个酰胺基侧链，通过引入不同的取代基（R），可调节抗菌谱、理化性质、对酶的作用方式和抗菌作用的强度；④含有手性碳原子，均有旋光性。

　　β-内酰胺类抗生素不同的结构特点见表11-1。

表 11-1　β-内酰胺类抗生素不同的结构特点

不同点	青霉素类	头孢菌素类
结构母核	β-内酰胺环与五元的氢化噻唑环稠合	β-内酰胺环与六元的氢化噻嗪环稠合
手性碳原子	有 3 个（2S，5R，6R）	有 2 个（6R，7R）
稳定性	较差，β-内酰胺环中的羰基与氮原子的孤电子对不能共轭	较高，C-2 位与 C-3 位间的双键与 N-1 上未共用电子对形成共轭，且氢化噻嗪环张力小于青霉素的氢化噻唑环

 知识链接

β-内酰胺类抗生素的作用机制与耐药性

　　β-内酰胺类抗生素的作用机制主要有两个方面：一是 β-内酰胺类抗生素通过与肽聚糖转肽酶的结合阻碍了细菌细胞壁的合成，从而导致细菌死亡；二是 β-内酰胺类抗生素可以促进细胞壁自溶酶活化，最终导致细菌菌体裂解和死亡。

　　β-内酰胺类抗生素产生耐药性主要有以下几个原因：①细菌产生水解酶即β-内酰胺酶；②β-内酰胺类抗生素作用靶点（PBPs）的结构变化；③β-内酰胺类抗生素滞留在细胞膜外不能到达作用靶点，形成"牵制机制"；④细菌细胞壁或外膜通透性改变；⑤细菌缺少自溶酶；⑥药物外排量的增加。

一、青霉素及半合成青霉素类

（一）天然青霉素

　　青霉素包括天然青霉素和半合成青霉素，天然青霉素是霉菌属青霉菌所产生的一类抗生素的总称。目前已知的利用生物合成途径获得的天然青霉素主要有7种，分别是青霉素 G、K、X、V、N、F 及双氢青霉素 F，其中以青霉素 G 和青霉素 V 的疗效最好，但在酸性溶液中，青霉素 V 的稳定性比青霉素 G 好，所以青霉素 V 耐酸，可口服给药。

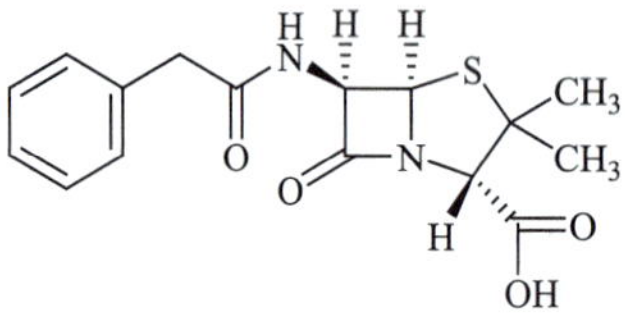

青霉素G 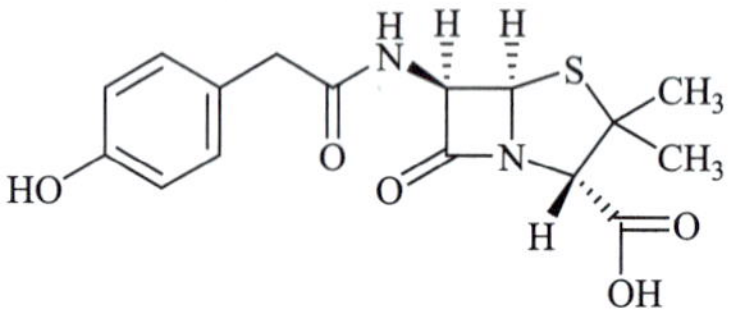　　　　　　　　　　青霉素X

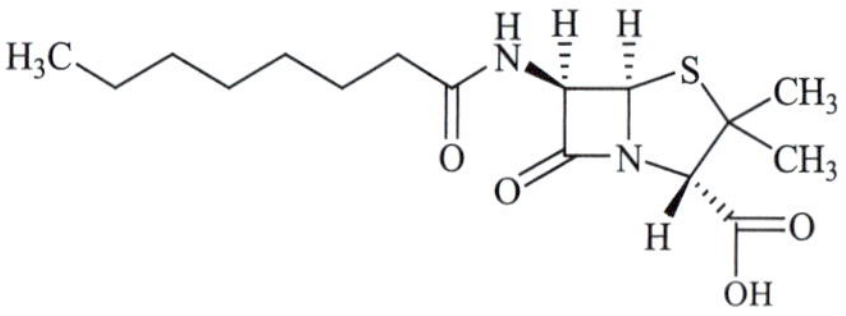

青霉素K 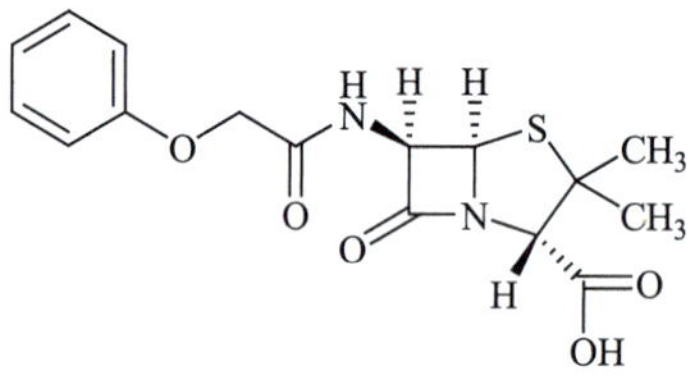　　　　　　　　　　青霉素V

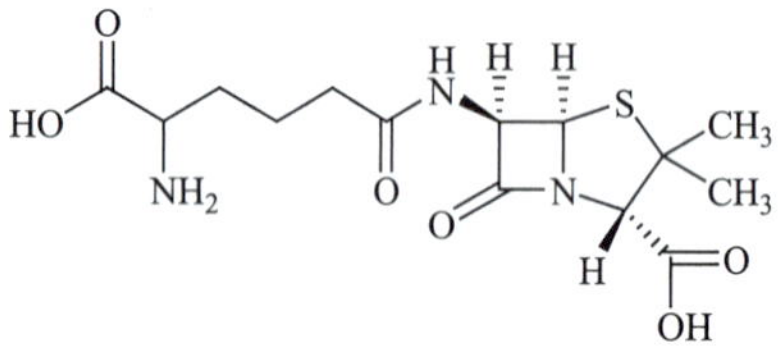

青霉素N 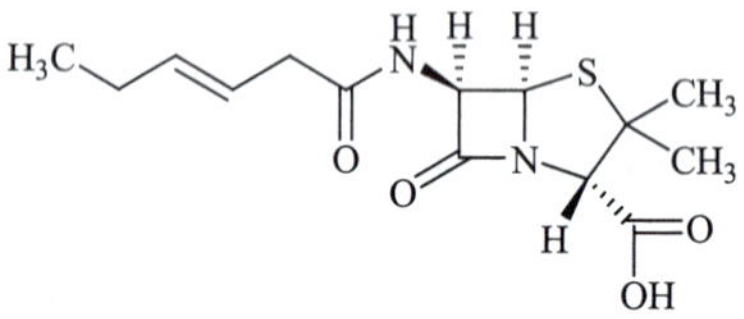　　　　　　　　　　青霉素F

📱 知识链接

严谨·科学·坚持——青霉素发现的启示 📱微课

　　1928 年，苏格兰细菌学家弗莱明，偶然注意到意外落入培养皿中一簇青霉菌能杀死所有靠近它们的葡萄球菌，经反复试验，证实是青霉菌分泌出的化学物质青霉素（Penicillin），可在几小时内使周围的葡萄球菌死亡并溶解。1929 年，弗莱明发表了他的研究，认为只要能保证浓度和剂量，青霉素就能用于治疗金黄色葡萄球菌所致的感染，遗憾的是当时人们对他的研究结果没有引起足够的重视。但弗莱明始终都没有放弃用青霉素治疗疾病的希望，为之进行了各种努力和尝试。1939 年，澳大利亚科学家弗罗里教授（Howard Walter Florey）和他的同事钱恩（Ernst Boris Chain），根据弗莱明的发现，开始探索青霉素有效成分以及青霉素批量生产研究。1942 美国制药企业实现了对青霉素进行大批量生产，临床应用证明对控制伤口感染非常有效。弗莱明、钱恩及弗罗里三人于1945年被授予诺贝尔奖，表彰他们为人类开启了一个抗菌史上的新纪元。

青霉素钠
Benzylpenicillin Sodium

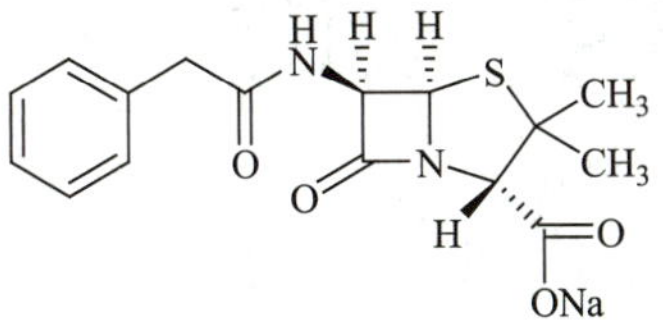

化学名为(2S,5R,6R)-3,3-二甲基-6-(2-苯乙酰氨基)-7-氧代-4-硫杂-1-氮杂双环[3.2.0]庚烷-2-甲酸钠盐，又名苄青霉素钠、青霉素 G 钠。

结构特征为 3 个手性碳原子、β-内酰胺环、氢化噻唑环、酰胺侧链、6-APA、有机弱酸的钠盐。

本品为白色结晶性粉末；无臭或微有特异性臭；有引湿性；遇酸、碱或氧化剂等即迅速失效，水溶液在室温放置易失效。故青霉素钠制成粉针剂，注射前用注射用水新鲜配制。本品在水中极易溶解，在乙醇中溶解，在脂肪油或液状石蜡中不溶。

青霉素 G 的稳定性极差，其原因是四元环和五元环的张力较大且两个环不共平面，致使β-内酰胺环上的羰基与氮上的孤对电子未形成共轭，在酸性、碱性条件下，容易受到亲核性或亲电性试剂的进攻，使β-内酰胺环破裂而失效，温度、金属离子和氧化剂均可加速此反应。

青霉素 G 在碱性条件下或在β-内酰胺酶的作用下，碱性基团或酶结构中的亲核基团可进攻β-内酰胺环羰基上的碳原子，导致β-内酰胺环破裂，生成青霉酸。青霉酸加热时易失去二氧化碳，生成青霉噻唑酸，遇二氯化汞后，青霉噻唑酸进一步分解为青霉醛和青霉胺。

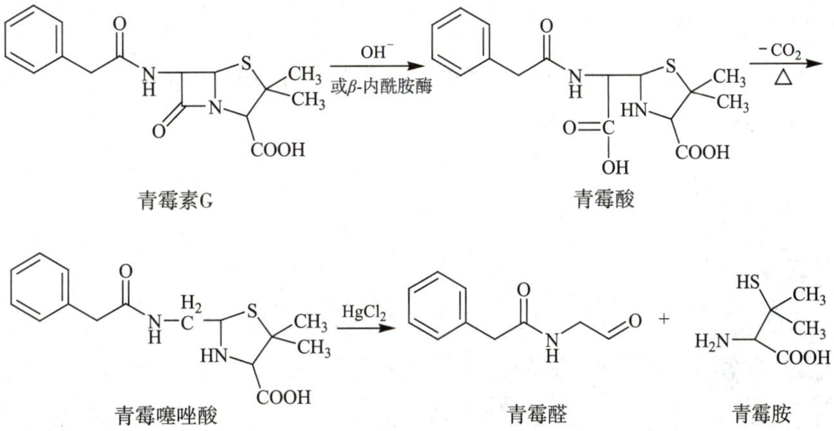

青霉素 G 在酸性条件下的分解反应比较复杂，在强酸溶液中（pH2.0）或 $HgCl_2$ 的作用下，发生分解，生成青霉酸和青霉醛酸。但青霉醛酸不稳定，释放出二氧化碳，生成青霉醛。在稀酸溶液中（pH4.0），于室温条件下，侧链羰基氧原子上的孤对电子作为亲核试剂攻击β-内酰胺环，再经分子重排生成青霉二酸，进一步分解生成青霉醛和青霉胺。故青霉素钠不能口服，只能注射给药，也不能与酸性药物配伍使用。

青霉素 G 是一种有机弱酸（pK_a 为 2.65～2.70），不溶于水，故青霉素钠的水溶液遇稀盐酸，即可生成白色沉淀；该沉淀能在乙醇、三氯甲烷、乙酸乙酯、乙醚或过量的盐酸中溶解。

青霉素钠或钾盐经注射给药后，很快以游离酸的形式经肾脏排出。为延长青霉素 G 在体内作用的时间，减慢青霉素 G 在体内的排泄速度，可将其与丙磺舒（probenecid，抗痛风药）合用；为了减小青霉素 G 对皮肤的刺激性，可将青霉素 G 与分子量较大的胺制成难溶性盐，如普鲁卡因青霉素（procaine benzylpenicillin）；还可通过将青霉素 G 的游离羧基酯化，在体内缓慢释放，从而提高其生物利用度，如青霉素 G 双酯（又名培那西林，penamecillin）。

本品临床上主要用于革兰阳性菌所引起的局部或全身的严重感染。本品应贮存于严封或熔封的灭菌干燥容器内，置凉暗干燥处保存。

即学即练 11-1

青霉素钠具有下列哪些特点（   ）

A. 在酸性介质中稳定 B. 遇碱使 β-内酰胺环破裂

C. 溶于水不溶于有机溶剂 D. 对革兰阳性菌、阴性菌均有效

答案解析

（二）半合成青霉素

1. 概述　天然青霉素 G 在临床使用过程中存在以下缺点：①对酸不稳定，只能注射给药，不能口服；②抗菌谱较窄，对革兰阳性菌效果较好；③在使用过程中细菌产生分解酶对青霉素产生耐药性；④有严重的过敏反应。为了克服青霉素 G 的这些缺点，人们以 6-氨基青霉烷酸（6-aminopenicillanic acid，6-APA）母核结构为靶标，对青霉素的结构进行了修饰，通过 6 位上不同的酰基取代制得了一系列耐酸、耐酶及广谱的半合成青霉素。

（1）耐酸青霉素　在青霉素 V 的化学结构启发下，发现侧链酰胺的 α-碳上多了电负性较强的氧原

子，通过吸电子诱导效应，阻碍了青霉素 V 在酸性溶液中的电子转移重排，使其对酸稳定，于是以 6-APA 为原料，合成了一系列耐酸可口服的半合成青霉素，如非奈西林（pheneticillin）、阿度西林（azidocillin）等。

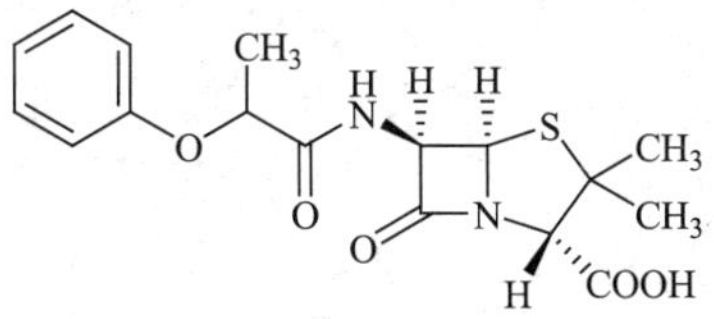

非奈西林 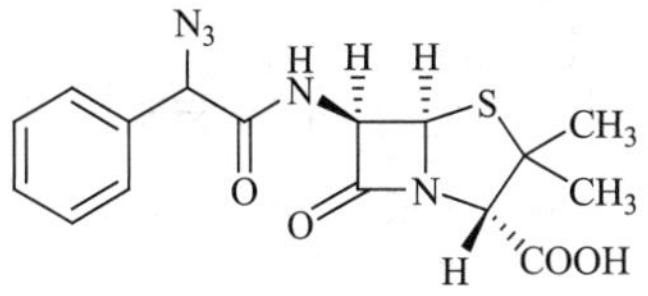   阿度西林

（2）耐酶青霉素　在对半合成青霉素的研究过程中，科学家们发现侧链引入三苯甲基可产生较大的空间位阻，能有效阻碍三苯甲基青霉素与 β-内酰胺酶或青霉素酶等的活性中心结合，从而提高了 β-内酰胺环的稳定性。虽然三苯甲基青霉素对酶非常稳定，但是抗菌活性较低，根据酰胺侧链空间位阻效应这一启发，合成了大量的类似物应用于临床，如苯唑西林（oxacillin）、氯唑西林（cloxacillin）、甲氧西林（methicillin）、替莫西林（temocillin）等。替莫西林在 β-内酰胺环 6 位有甲氧基取代，对 β-内酰胺酶较稳定。

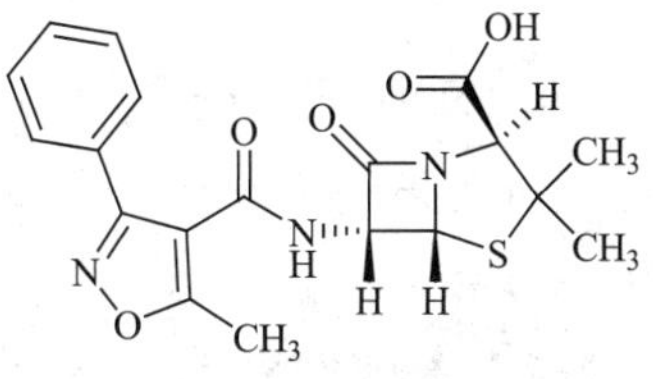

苯唑西林 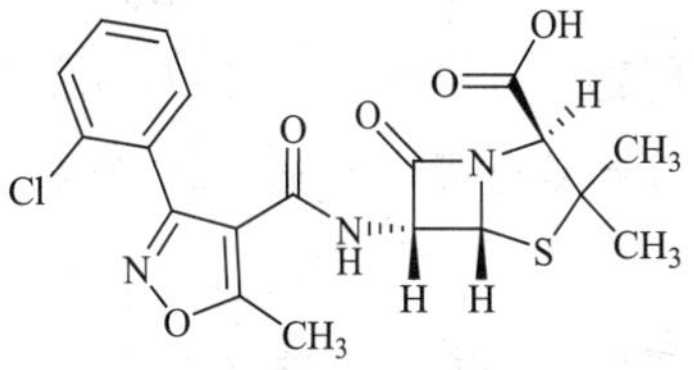   氯唑西林

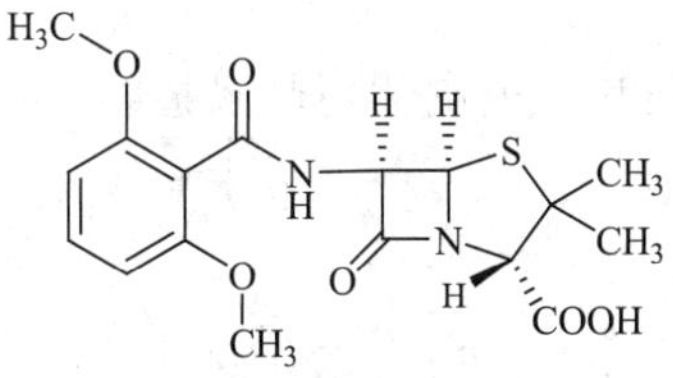

甲氧西林 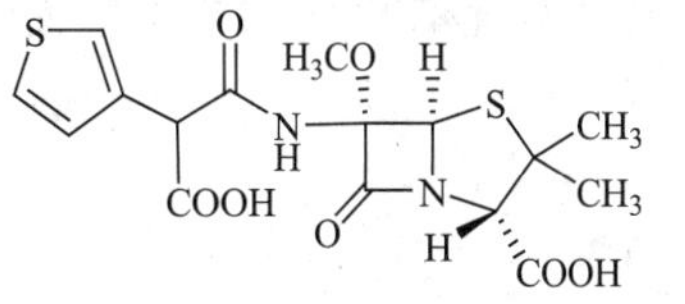   替莫西林

（3）广谱青霉素　青霉素 N 侧链上含有极性基团—NH_2，发现它对革兰阳性菌的作用远低于青霉素 G，但对革兰阴性菌的活性优于青霉素 G。在此启发下，将青霉素 G 的 6 位侧链酰胺基的 α-碳原子上引入亲水性基团，可扩大抗菌谱，得到广谱抗生素，如氨苄西林（ampicillin）、羧苄西林（carbenicillin）等。而在氨苄西林苯环对位上引入羟基，可得到口服的阿莫西林（amoxicillin）。在氨苄西林侧链的氨基上引入极性较大的哌嗪二酮，使抗菌谱改变，具有抗假单胞菌活性，对铜绿假单胞菌和变形杆菌作用强，如哌拉西林（piperacillin）。

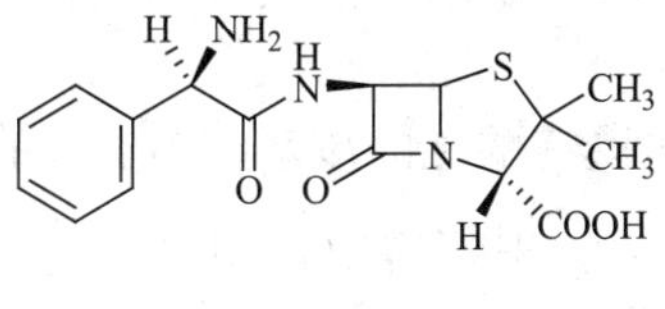

氨苄西林 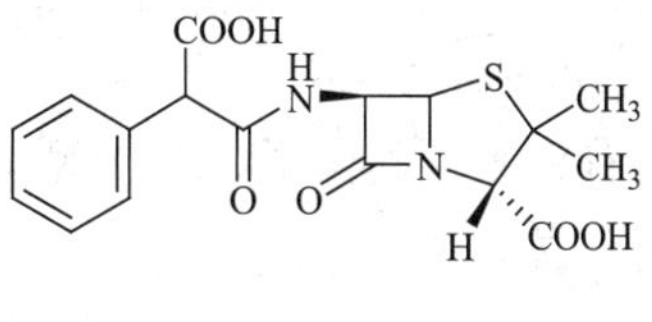   羧苄西林

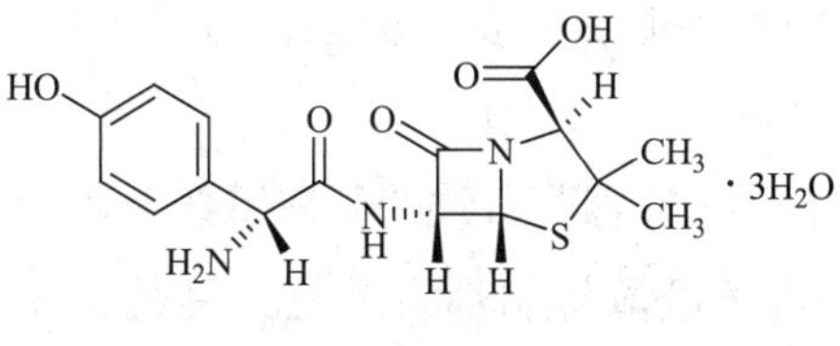

阿莫西林 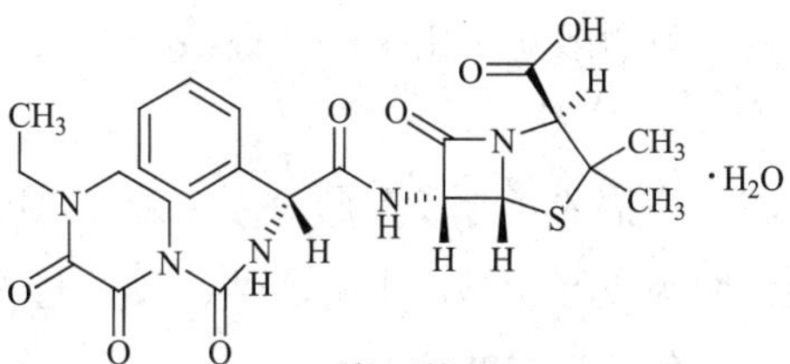   哌拉西林

2. 典型药物

苯唑西林钠
Oxacillin Sodium

化学名为(2S,5R,6R)-3,3-二甲基-6-(5-甲基-3-苯基-4-异噁唑甲酰氨基)-7-氧代-4-硫杂-1-氮杂双环[3.2.0]庚烷-2-甲酸钠盐一水合物。

结构特征为苯基、异噁唑基、β-内酰胺环、氢化噻唑环、3 个手性碳原子、6-APA。

本品为白色粉末或结晶性粉末；无臭或微臭。本品在水中易溶，在丙酮或丁醇中极微溶解，在乙酸乙酯或石油醚中几乎不溶。在水溶液（10mg/ml）中比旋度为 +195°至 +214°。

本品的水溶液 pH 为 5.0 ~ 7.0，游离酸的 pK_a 为 2.8。

苯唑西林是利用生物电子等排原理以异噁唑取代侧链苯环，同时在其 C-3 位和 C-5 位上分别以苯基和甲基取代，而苯基兼有吸电子和空间位阻的作用。苯唑西林为第一个发现的耐酶、耐酸的半合成青霉素。

苯唑西林在弱酸性水溶液中，水浴加热半个小时后，经分子重排得到苯唑青霉烯酸，照分光光度法，在 399nm 波长处有最大吸收。

本品主要用于治疗耐青霉素 G 的金黄色葡萄球菌感染和抗表皮葡萄球菌感染。

阿莫西林
Amoxicillin

化学名为(2S,5R,6R)-3,3-二甲基-6-[(R)-(-)-2-氨基-2-(4-羟基苯基)乙酰氨基]-7-氧代-4-硫杂-1-氮杂双环[3.2.0]庚烷-2-甲酸三水合物，又名为羟氨苄青霉素。

结构特征为 α-氨基、酚羟基、β-内酰胺环、氢化噻唑环、4 个手性碳原子、6-APA。

本品为白色或类白色结晶性粉末。本品在水中微溶，在乙醇中几乎不溶。在水溶液（2mg/ml）中比旋度为 +290°至 +315°。

本品临床应用为右旋体，其构型为 R 构型。本品结构中既有酸性的羧基、弱酸性的酚羟基，又有碱性的氨基，故阿莫西林具有三个 pK_a，分别为 2.4、7.4 和 9.6。其水溶液在 pH6 时比较稳定。

本品侧链 α-氨基具有强亲核性，易进攻另一分子的 β-内酰胺环上的羰基，从而发生聚合反应。阿莫西林水溶液若含有磷酸盐、山梨醇、硫酸锌、二乙醇胺等时，会发生分子内成环反应，生成2,5-吡嗪二酮。

本品为耐酸、广谱的半合成青霉素，临床主要用于治疗敏感菌所致的泌尿系统、呼吸系统、胆道等的感染。本品口服吸收好，易产生耐药性，故常与 β-内酰胺酶抑制剂组成复方制剂，如阿莫西林克拉维酸钾分散片、注射用阿莫西林舒巴坦钠。

二、头孢菌素及半合成头孢菌素类

（一）概述

头孢菌素（cephalosporins）是从青霉菌近源的头孢菌属真菌中分离得到的抗生素，其化学结构中均含有 β-内酰胺环并合氢化噻嗪环，天然的头孢菌素有三种，即头孢菌素 C、头孢菌素 N 和头孢菌素 P，其中头孢菌素 C 对酸稳定，能抑制产生青霉素酶的金黄色葡萄球菌，对革兰阴性菌亦有活性。

头孢菌素C

在头孢菌素 C 分子结构中，由于 C-3 位乙酰氧基是一个较好的离去基团，与 C-2、C-3 间的双键及 N-1 形成一个较大的共轭体系，易受到亲核试剂对 β-内酰胺羰基的进攻，乙酰氧基带着负电离去，并导致 β-内酰胺环破裂，导致头孢菌素活性降低。C-7 位侧链含—NH$_2$、—COOH，亲水性过强。所以，必须进行结构改造。

从头孢菌素 C 的结构出发对其进行结构改造，即以 7-氨基头孢烷酸（7-aminocephalosporanic acid，7-ACA）或 7-氨基-3-去乙酰氧基头孢烷酸（7-ADCA）为母核结构进行结构改造，得到一系列抗菌活性强、抗菌谱广及耐酶的半合成头孢菌素（表11-2）。可以改造的位置有 4 处：（Ⅰ）7-酰基部分，是抗菌谱的决定性基团，对扩大抗菌谱、提高抗菌活性有至关重要的作用；（Ⅱ）7α-氢原子，它能影响对 β-内酰胺酶的稳定性；（Ⅲ）环中的硫原子，影响其抗菌效力；（Ⅳ）3 位取代基，可改变抗菌活性和药代动力学性质。

表11-2 主要的头孢菌素类代表药物

药物名称		药物结构	结构及作用特点
第一代头孢菌素类抗生素	头孢唑林 cefazolin		C-3 位甲基连有 5-甲基-2-硫基-1,3,4-噻二唑的杂环，C-7 位有四氮唑乙酰基，耐酸、耐酶，注射给药，半衰期比一般的第一代头孢菌素类药物长
	头孢羟氨苄 cefadroxil		C-3 位乙酰氧甲基换成甲基，侧链苯基的 C-4 位引入羟基，在酸性条件下稳定，可口服和注射给药，血药浓度高且持久
	头孢拉定 cefradine		C-3 位为甲基，对耐药金黄色葡萄球菌和耐药杆菌感染疗效好，可口服和注射给药

药物名称		药物结构	结构及作用特点
第二代头孢菌素类抗生素	头孢孟多 cefamandole	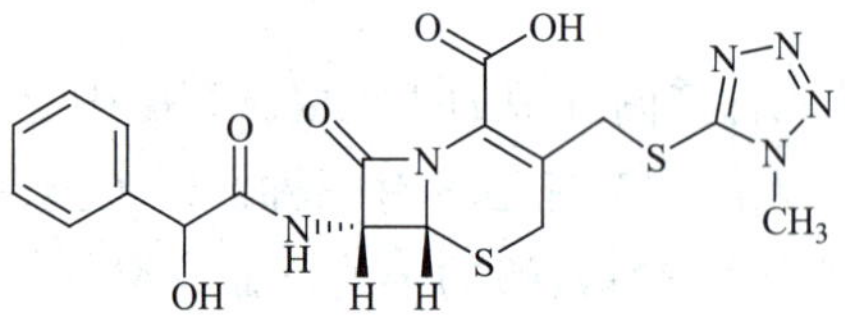	C-3 位甲基上引入硫代甲基四氮唑杂环，对革兰阴性菌有效，需注射给药
	头孢呋辛 cefuroxime	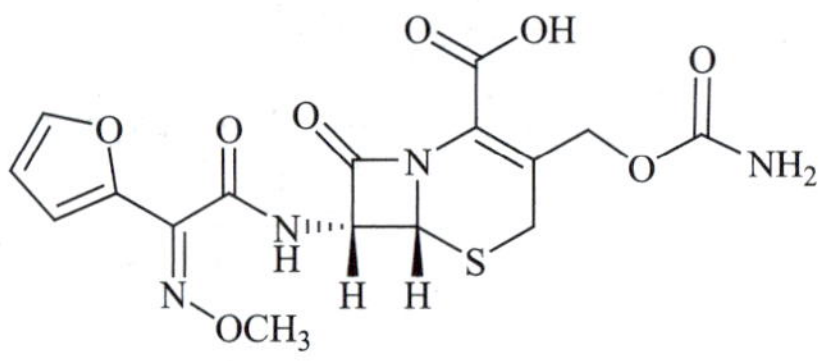	C-7 位的氨基连有顺式的甲氧肟基呋喃乙酰基侧链，对 β-内酰胺酶稳定，C-3 位为氨基甲酸酯，极性较大，其钠盐注射给药。将分子中的羧基与 1-乙酰氧基乙醇成酯得到头孢呋辛酯，提高了脂溶性，成为可以口服的药物
	头孢西丁 cefoxitin	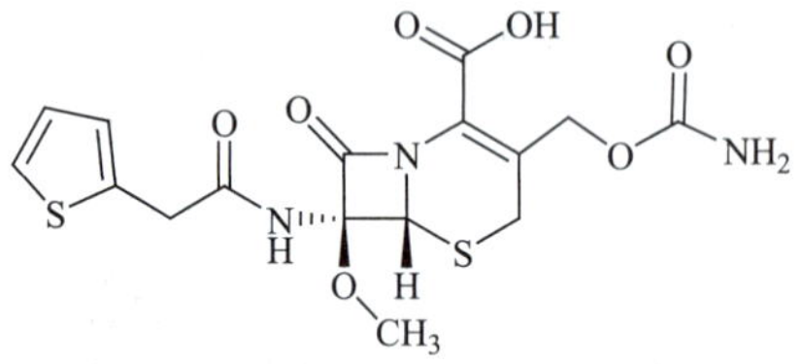	C-7 位有甲氧基，C-3 位为氨基甲酸酯，对革兰阴性菌活性强，但与多数头孢菌素类药物有拮抗作用
	头孢克洛 cefaclor	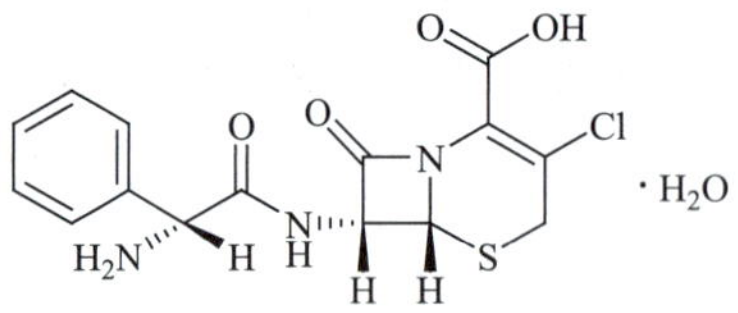	C-3 位为氯原子，亲脂性比头孢氨苄的甲基强，口服吸收好，抗菌活性与头孢唑林相似，对胃酸稳定，可口服给药
第三代头孢菌素类抗生素	头孢哌酮 cefoperazone	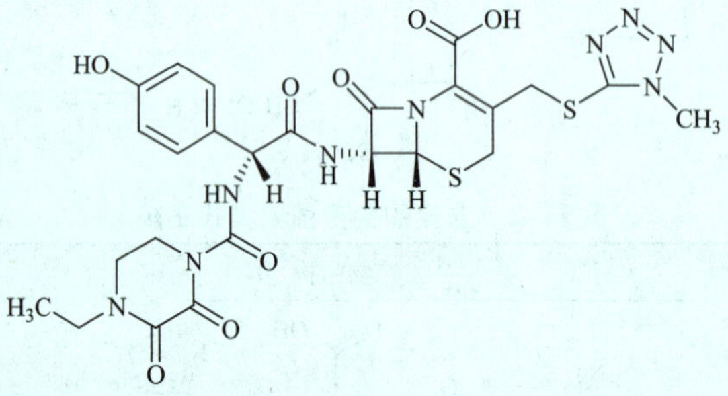	C-3 位甲基上引入硫代甲基四氮唑杂环，此杂环的芳香性和亲水性可提高其抗菌活性，并有良好的药代动力学性质，血药浓度较高。C-7 位侧链上引入乙基哌嗪二酮，抗菌谱扩大，对铜绿假单胞菌的作用较强。本品注射给药
	头孢曲松 ceftriaxone	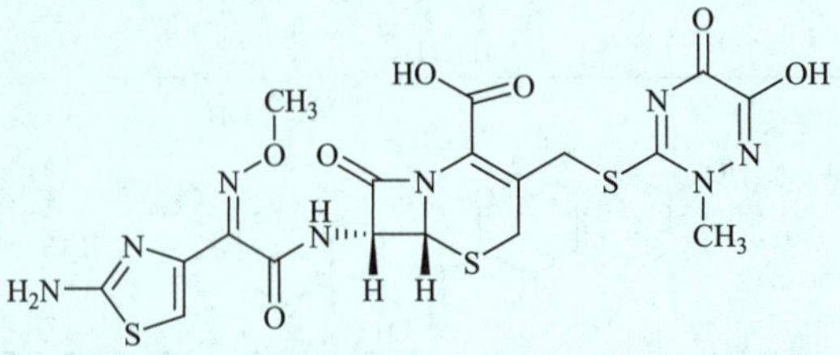	C-3 位引入酸性较强的 6-羟基-1,2,4-三嗪-5-酮，具有独特非线性剂量依赖性药代动力学性质，分布广泛，可透过血-脑屏障，以钠盐形式注射给药，在人体内不被代谢

续表

药物名称		药物结构	结构及作用特点
第三代头孢菌素类抗生素	头孢他啶 ceftazidime	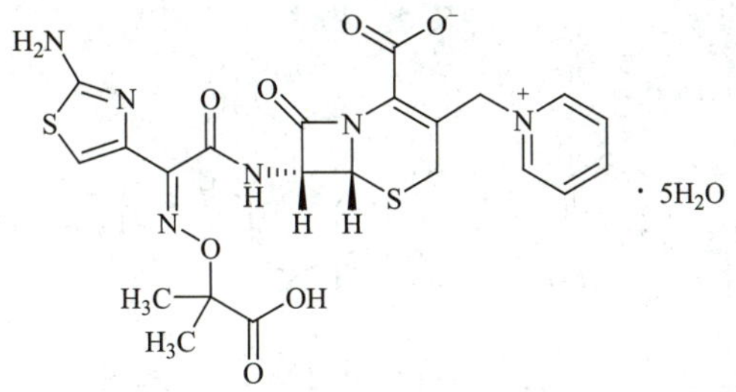 ·5H₂O	C-7 位侧链上有顺式的异丁酸氧肟基，对革兰阴性菌活性突出，尤其对抗铜绿假单胞菌感染的效果比其他抗生素强
	头孢克肟 cefixime	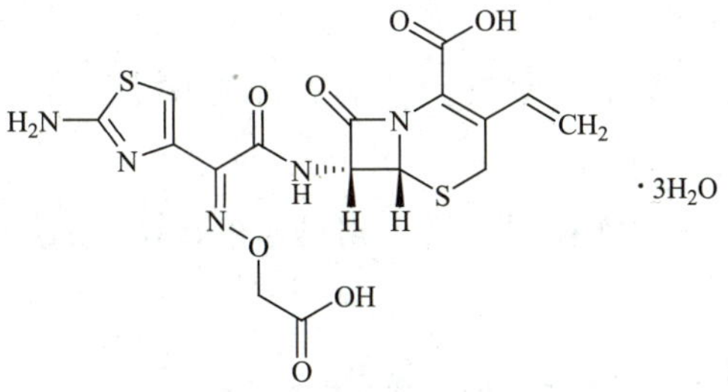 ·3H₂O	C-7 位侧链上连有顺式的乙酸氧肟基，C-3 位为乙烯基，对 β-内酰胺酶非常稳定，主要用于链球菌、肺炎球菌、大肠埃希菌、淋球菌等感染。本品口服给药
第四代头孢菌素类抗生素	头孢吡肟 cefepime	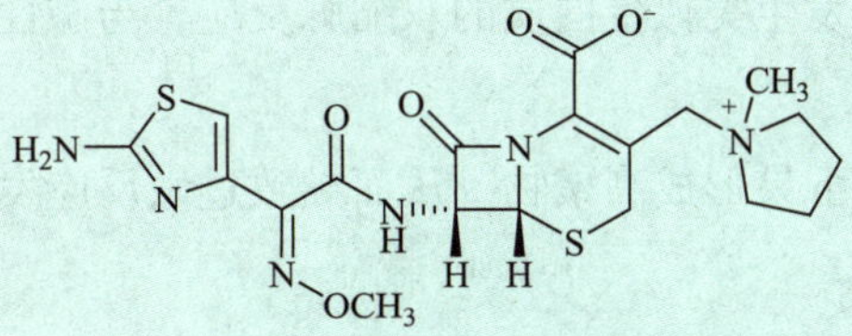	C-3 位含有季铵基团，对 β-内酰胺酶稳定，可注射给药
	头孢匹罗 cefpirome	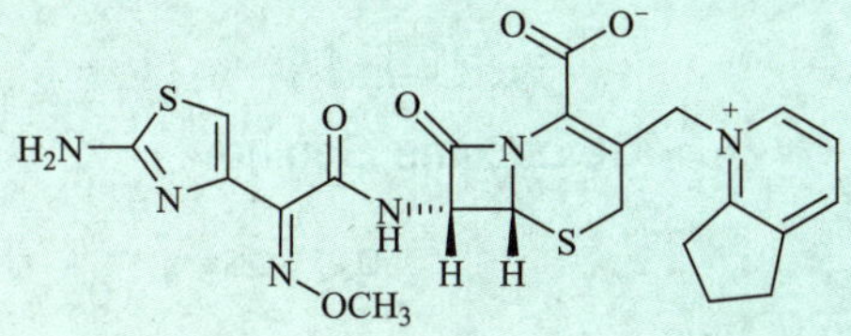	C-3 位含有季铵基团，对多数耐抗生素的病原菌都有较好的疗效

　　第一代头孢菌素耐青霉素酶，但不耐 β-内酰胺酶，主要用于耐青霉素酶的金黄色葡萄球菌等敏感革兰阳性球菌和某些革兰阴性球菌的感染。第二代头孢菌素对多数 β-内酰胺酶稳定，抗菌谱较第一代广，对革兰阴性菌的作用较第一代强，但抗革兰阳性菌的作用较第一代弱。第三代头孢菌素在 C-7 位的氨基侧链上以 2-氨基噻唑-α-甲氧亚氨基乙酰基取代居多，对多数 β-内酰胺酶高度稳定，抗菌谱更广，对革兰阴性菌的活性强，但对革兰阳性菌的活性比第一代弱，部分药物抗铜绿假单胞菌活性较强。第四代头孢菌素是在第三代的基础上在 C-3 位引入季铵基团，含有正电荷的季铵基团能使头孢菌素类药物迅速穿透细菌的细胞壁并与细菌细胞 1 个或多个青霉素结合蛋白（PBPs）结合，对大多数革兰阳性菌和革兰阴性菌产生高度活性，与第三代比，增强了抗革兰阳性菌的活性，特别是对链球菌、肺炎球菌有很强的活性，对 β-内酰胺酶稳定，半衰期长。

（二）典型药物

头孢氨苄
Cefalexin

化学名为(6R,7R)-3-甲基-7-[(R)-2-氨基-2-苯基乙酰氨基]-8-氧代-5-硫杂-1-氮杂双环[4.2.0]辛-2-烯-2-甲酸一水合物，又名先锋霉素Ⅳ、头孢力新。

结构特征为苯甘氨酸与7-ACA的缩合衍生物、3位甲基取代、3个手性碳。

本品为白色至微黄色结晶性粉末；微臭。本品在水中微溶，在乙醇或乙醚中不溶。在水溶液（5mg/ml）中比旋度为+149°至+158°。

本品干燥状态下较稳定。但水溶液在pH9以上则迅速被破坏，加热、强酸、强碱和光均能加速其分解。

本品加入含硝酸的硫酸溶液，可被氧化而呈黄色。

本品具有α-氨基酸结构，与茚三酮试液反应生成蓝紫色化合物。

本品具有苯甘氨酸结构，能发生类似蛋白质的双缩脲反应，与碱性酒石酸铜试液反应，生成紫色配合物。

本品在高温和高湿度的条件下易形成高聚物，从而导致过敏反应发生，故对青霉素有过敏史的患者必须进行相应的过敏反应试验。

本品为第一代头孢菌素，可口服给药。临床上主要用于大肠埃希菌、链球菌等敏感菌所引起的呼吸道、咽喉、扁桃体、泌尿道、皮肤、软组织等部位感染的治疗。

头孢噻肟钠
Cefotaxime Sodium

化学名为(6R,7R)-3-[(乙酰氧基)甲基]-7-[2-(2-氨基噻唑-4-基)-2-(甲氧亚氨基)乙酰氨基]-8-氧代-5-硫杂-1-氮杂双环[4.2.0]辛-2-烯-2-甲酸钠盐。

结构特征为C-7位顺式的甲氧肟基、7-ACA、氨基噻唑。

本品为白色至微黄色结晶或粉末；无臭或微有特殊臭。本品在水中易溶，在乙醇中微溶。在水溶液（10mg/ml）中比旋度为+58°至+64°。

本品酰胺侧链α位的甲氧肟基通常为顺式构型，对β-内酰胺酶有高度的稳定作用，其顺式异构体的抗菌活性为反式异构体活性的40～100倍，而2-氨基噻唑基可以增加药物与细菌青霉素结合蛋白的亲和力。这两个基团的存在使本品具有耐酶、广谱的特点。

本品在光照下会发生顺式异构体向反式异构体的转化，致使活性降低，故通常需严封，在凉暗处保存，在临用前加灭菌注射用水溶解后立即使用。

本品为第三代头孢菌素，临床主要用于治疗敏感菌所致的全身性和局部感染、呼吸道感染及泌尿道感染等。

 知识链接

β-内酰胺类抗生素的稳定性与过敏反应

β-内酰胺类抗生素在生产过程中，若转变成钠盐，经冷冻或喷雾干燥时非常容易发生分子间聚合，形成高分子聚合物，这是青霉素过敏的主要过敏原，聚合程度越高则致敏性越强。温度、糖类、pH、多元醇及高聚物均能影响β-内酰胺类抗生素的稳定性。如20%和10%的氨苄西林溶液，在室温下放置30~60分钟，会有0.1%的聚合物产生。头孢噻肟的聚合主要受温度影响，冰箱贮存不聚合，室温条件下聚合速度明显增加。

青霉素G本身并不引发过敏反应，其引发过敏反应的杂质分内源性和外源性两类。内源性过敏原源于生产过程中的成盐、干燥、温度及pH调节等环节，β-内酰胺在上述环节中开环后形成聚合物，聚合度越高过敏反应越强。外源性过敏原源于发酵过程中，青霉素裂解后生成的一些青霉噻唑酸与体内蛋白多肽类杂质结合形成的青霉噻唑蛋白抗原。

三、非经典β-内酰胺类抗生素和β-内酰胺酶抑制剂

非经典β-内酰胺类抗生素主要包括：碳青霉烯类、青霉烯类、氧青霉烷类和单环β-内酰胺类。

大多数的β-内酰胺酶抑制剂也均属于非经典β-内酰胺抗生素。β-内酰胺酶是由细菌产生的一种能水解β-内酰胺环上酰胺键的保护性酶，该酶的作用可使细菌对β-内酰胺类抗生素产生耐药性。临床常用的β-内酰胺酶抑制剂根据化学结构可分为氧青霉烷类和青霉烷砜类。常见代表药物见表11-3。

表11-3　非经典β-内酰胺类抗生素和β-内酰胺酶抑制剂的代表药物

药物名称	药物结构	结构及作用特点
氨曲南 aztreonam		全合成单环β-内酰胺类抗生素。主要用于革兰阴性菌包括铜绿假单胞菌所致的感染，对各种β-内酰胺酶稳定，能通过血-脑屏障，副反应少。口服吸收少，宜注射给药。与青霉素和头孢菌素不发生交叉过敏反应
亚胺培南 imipenem		碳青霉烯类抗生素。具有抗菌活性高、广谱、耐酶等特点。单独使用时，在体内易受肾肽酶的降解而失去活性，在临床上常与肾肽酶抑制剂西司他丁钠（cilastatin sodium）合并使用，以增加疗效，减少肾毒性
美罗培南 meropenem		C-4位有甲基的碳青霉烯类抗生素。不被肾肽酶分解，对大多数β-内酰胺酶稳定

续表

药物名称	药物结构	结构及作用特点
克拉维酸钾 clavulanate potassium		氧青霉烷类β-内酰胺酶抑制剂，又称棒酸，是第一个用于临床的β-内酰胺酶抑制剂。易接受β-内酰胺酶中亲核基团的进攻，进行不可逆的烷化，使β-内酰胺酶彻底失活，是一种"自杀性"的酶抑制剂，具有广谱的抑酶作用。常与青霉素类药物配伍使用，以提高疗效。口服、注射均可
舒巴坦 sulbactam		青霉烷砜类β-内酰胺酶抑制剂。广谱，活性比克拉维酸低，但稳定性比克拉维酸高。可与青霉素类、头孢菌素类合用，口服吸收差，宜注射给药

📱 **知识链接**

β-内酰胺酶抑制剂的联合用药

β-内酰胺酶抑制剂多数单用时无效，常与β-内酰胺类抗生素联合使用以提高疗效，并可以有效减少β-内酰胺类抗生素产生耐药性。如阿莫西林克拉维酸钾（可使阿莫西林增效130倍）、注射用氨苄西林钠舒巴坦钠、注射用头孢哌酮钠舒巴坦钠等，其抗菌活性均显著增强。

即学即练 11-2

关于亚胺培南的描述下面正确的是（　　）

A. 青霉烷酸类抗生素　　　　　　　B. 头孢烷酸类抗生素

C. β-内酰胺酶抑制剂　　　　　　　D. 碳青霉烯类抗生素

答案解析

第二节　大环内酯类抗生素

　　大环内酯类抗生素（macrolide antibiotics）是由链霉菌产生的一类弱碱性抗生素，对革兰阳性菌、某些革兰阴性菌、支原体等有较强的作用。其结构特征是分子中含有一个十四元、十五元或十六元的内酯环，并通过内酯环上的羟基与6-去氧糖或去氧氨基糖缩合成碱性苷，因此它们多为弱碱性抗生素。十四元大环内酯类抗生素主要是红霉素类（erythromycins）及其衍生物；十五元大环内酯类抗生素主要有阿奇霉素（azithromycin）；十六元大环内酯类抗生素主要有麦迪霉素（midecamycin）、螺旋霉素（spiramycin）等。

一、概述

　　红霉素是从红色链丝菌培养液中分离提纯而得，包括红霉素A、B和C，其中红霉素A为抗菌主要成分，而B和C不仅活性弱且毒性高，无药用价值，被视为杂质，因此通常所说的红霉素是指红霉素A。

　　红霉素类药物水溶性差，且易被胃酸破坏，生物利用度低。为了增加其在水中的溶解性，将其与乳糖醛酸成盐，可供注射使用。为了增加药物的稳定性，将红霉素与硬脂酸成盐，得到硬脂酸红霉素（erythromycin stearate），不溶于水，但在酸中较红霉素稳定，适于口服。将红霉素 C-5 位的氨基糖-2′-OH 与酸成酯修饰，制成各种酯的衍生物（表 11-4），如可配成混悬剂供儿童服用的红霉素碳酸乙酯（erythromycin ethylcarbonate）、可使红霉素苦味消失并可口服的琥乙红霉素（erythromycin ethylsuccinate）、在酸中稳定并适合口服的依托红霉素（erythromycin estolate）。

表 11-4　红霉素成酯衍生物

基本结构	取代基	药物名称
	R＝H	红霉素 erythromycin
	R＝—COOCH₂CH₃	红霉素碳酸乙酯 erythromycin ethylcarbonate
	R＝H A＝CH₃(CH₂)₁₆COOH	硬脂酸红霉素 erythromycin stearate
	R＝—CO(CH₂)₂COOCH₂CH₃	琥乙红霉素 erythromycin ethylsuccinate
	R＝—COCH₂CH₃ A＝CH₁₂H₂₅SO₃H	依托红霉素 erythromycin estolate

红霉素在酸性条件下主要发生 C-9 羰基和 C-6 羟基脱水环合，导致进一步反应而失活。通过改变 C-6 羟基、C-9 羰基及 C-8 氢，阻断降解反应的发生来提高药物对酸的稳定性，得到一系列红霉素的半合成衍生物。见表 11-5。

表 11-5　红霉素的半合成衍生物

药物名称	药物结构	结构及作用特点
克拉霉素 clarithromycin		将红霉素 6 位羟基甲基化，使其不能与 9 位羰基形成半缩酮而表现为耐酸性。体内活性比红霉素强 2～4 倍，毒性低，血药浓度高而持久，对需氧菌、厌氧菌、支原体、衣原体均有效。对细胞色素 P450 酶有抑制作用，和其他药物一起使用时需注意。与其他药物联合用于幽门螺杆菌感染的治疗
罗红霉素 roxithromycin		将红霉素 9 位羰基转化成肟，再对其进行醚化。本品化学稳定性好，口服吸收迅速，副作用小，抗菌活性是红霉素的 6 倍，在组织中分布较广，尤其是在肺组织中浓度较高

续表

药物名称	药物结构	结构及作用特点
氟红霉素 flurithromycin	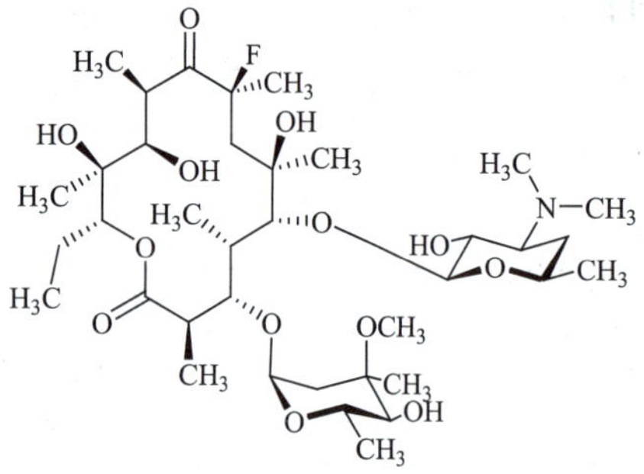	利用生物电子等排原理，在红霉素的 8 位上引入电负性较强的氟原子，使 C-9 位羰基的活性降低，阻止 C-8 位与 C-9 位的脱水反应。其对酸稳定，半衰期长，对肝无损害
阿奇霉素 azithromycin	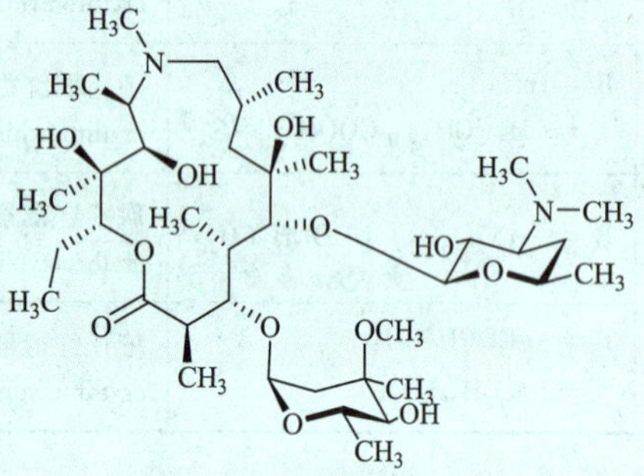	是红霉素肟经贝克曼重排后得到的扩环产物，是第一个环内含氮的十五元大环内酯类抗生素。内酯环上 9 位 N 原子的引入，使其易透过细菌细胞壁，对许多革兰阴性杆菌有较大活性，具有独特的药代动力学性质，在组织中浓度较高，半衰期较长（68～76 小时）。抗菌谱比红霉素更广，作用更强，对淋球菌等的感染有特效，对某些难对付的细菌具有杀菌作用，还可治疗艾滋病患者的分枝杆菌感染

麦迪霉素（midecamycin）是碳霉胺糖和碳霉糖与十六元的内酯缩合而成的碱性苷。天然的麦迪霉素是麦迪霉素 A_1、A_2、A_3、A_4 的混合物，但因 A_1 含量最高，为主要的抗菌活性成分。对革兰阳性菌、奈瑟菌和支原体有较好的抗菌活性，临床上主要用于敏感菌所致的呼吸道、皮肤、软组织感染。

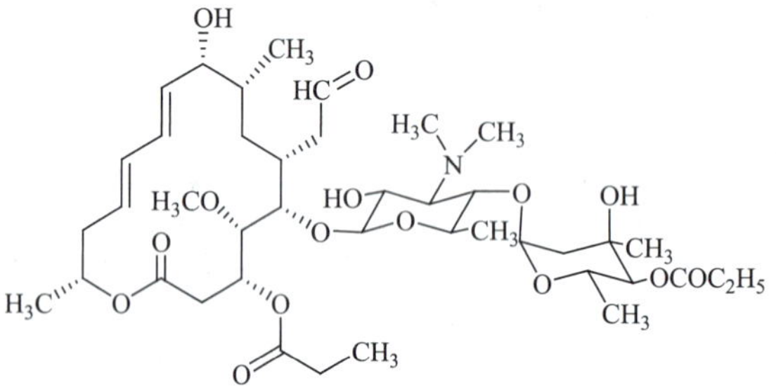

麦迪霉素A₁

螺旋霉素是由螺旋杆菌新种产生的一类含有双烯结构的大环内酯类抗生素，为多组分抗生素，主要有螺旋霉素Ⅰ、Ⅱ和Ⅲ三种，国产螺旋霉素主要为螺旋霉素Ⅱ和Ⅲ，国外螺旋霉素主要为螺旋霉素Ⅰ。螺旋霉素口服吸收差，体内易降解而导致活性较低，故将螺旋霉素碳霉糖的 C-3 和 C-4 位上的羟基进行乙酰化即得乙酰螺旋霉素（acetylspiramycin），国外乙酰螺旋霉素以碳霉糖的 C-4 位单乙酰化合物为主，国内的乙酰螺旋霉素是以碳霉糖的 C-3 和 C-4 位上双乙酰化合物为主，引入乙酰基后，提高了亲脂性，使乙酰螺旋霉素对酸稳定，口服吸收好，抗菌作用增强。临床主要用于呼吸道、皮肤、软组织感染、肺炎、丹毒等的治疗。

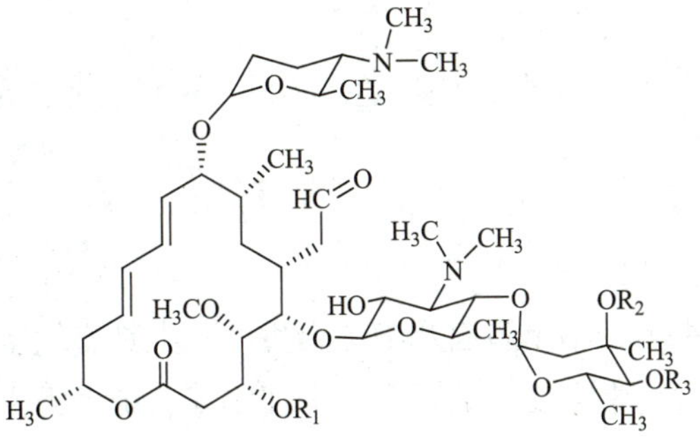

$R_1=$ —H	$R_2=$ —H	$R_3=$ —COCH$_3$	乙酰螺旋霉素 Ⅰ
$R_1=$ —COCH$_3$	$R_2=$ —H	$R_3=$ —COCH$_3$	乙酰螺旋霉素 Ⅱ
$R_1=$ —COCH$_2$CH$_3$	$R_2=$ —COCH$_3$	$R_3=$ —COCH$_3$	乙酰螺旋霉素 Ⅲ

二、典型药物

红霉素

Erythromycin

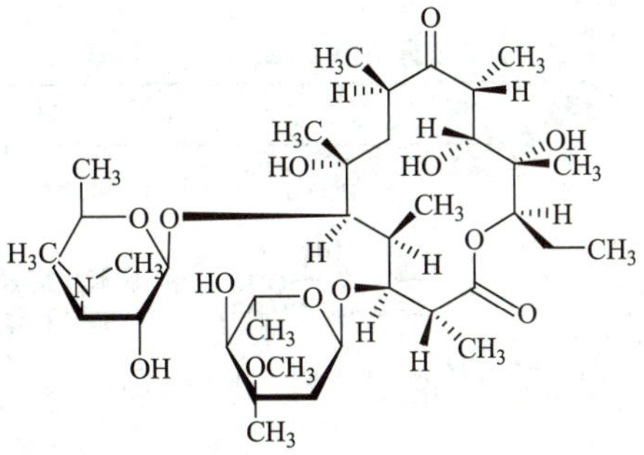

结构特征为 14 元内酯环、氨基糖、苷键、偶数碳上 6 个甲基、5 个羟基、9 位羰基。

本品为白色或类白色的结晶或粉末；无臭；微有引湿性。本品在甲醇、乙醇或丙酮中易溶，在水中极微溶解。在无水乙醇溶液（20mg/ml）中比旋度为 −71°至 −78°。

红霉素是由红霉内酯与去氧氨基糖及克拉定糖（红霉糖）缩合而成。其中 C-3 位上的羟基与克拉定糖相连，C-5 位上的羟基与去氧氨基糖连接。

本品含有氨基糖结构，具有碱性，能与酸成盐，临床用其乳糖醛酸盐供注射用。

本品在干燥状态时稳定，其水溶液在中性稳定；过酸、过碱则苷键或内酯均易被水解。

在酸性溶液中，红霉素 C-6 位上的羟基与 C-9 位上的酮基形成半缩酮的羟基，再与 C-8 位上的氢消去一分子水，形成脱水化合物，并进一步加成、环合、脱水并同时水解成红霉胺和克拉定糖，使其失效。

本品加硫酸，即显红棕色；本品的丙酮溶液加入盐酸，即显橙黄色，逐渐变为紫红色，转入三氯甲烷中显蓝色。

本品对各种革兰阳性菌有很强的抗菌活性，对某些革兰阴性菌如百日咳杆菌、流感杆菌、淋球菌等也有效，对支原体亦有较强的作用，并与其他抗生素之间无交叉耐药性；它是治疗耐青霉素的金黄色葡萄球菌和溶血性链球菌引起感染的首选药物。

第三节 氨基糖苷类抗生素

一、概述

氨基糖苷类抗生素是由链霉菌、小单胞菌及细菌产生的一类具有氨基糖苷结构的抗生素，为广谱抗生素。临床常用的氨基糖苷类抗生素主要有链霉素、卡那霉素、庆大霉素、新霉素、巴龙霉素、核糖霉素、阿米卡星、依替米星和奈替米星等。见表11-6。

氨基糖苷类抗生素是由碱性多元环己醇与氨基糖缩合而成，形成了本类抗生素的母核结构，故本类药物有共同的理化通性：①分子结构中含有苷键，易发生水解反应；②因该类抗生素含多个羟基，为极性化合物，水溶性较高，故在胃肠道吸收差，需注射给药；③分子结构中含碱性基团，可与硫酸、盐酸成盐等。

本类抗生素毒性较大，主要作用于第八对脑神经，可引起不可逆的听力损害，甚至耳聋，对儿童的毒性更大；本类药物与血浆蛋白结合率低，绝大多数在体内不代谢失活，主要以原药经肾小球滤过排出，对肾脏产生毒性。细菌产生的钝化酶（磷酸转移酶、核苷转移酶、乙酰转移酶）是这类抗生素产生耐药性的重要原因。

表11-6 常用氨基糖苷类抗生素

药物名称	药物结构	作用特点
卡那霉素 A kanamycin A	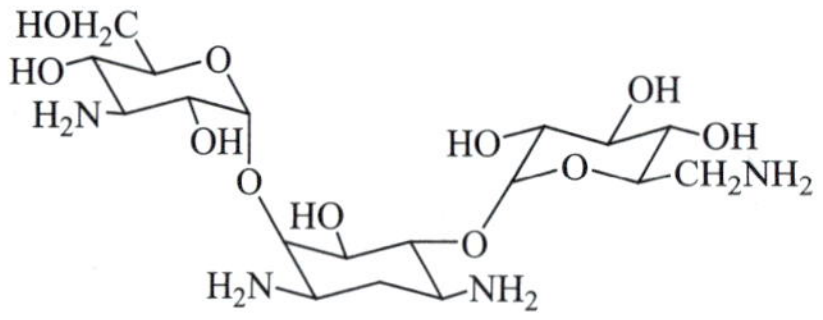	是卡那霉素临床使用的主要组分，广谱抗生素，对革兰阴性杆菌、阳性菌和结核杆菌均有效
庆大霉素 C_1 gentamicin C_1	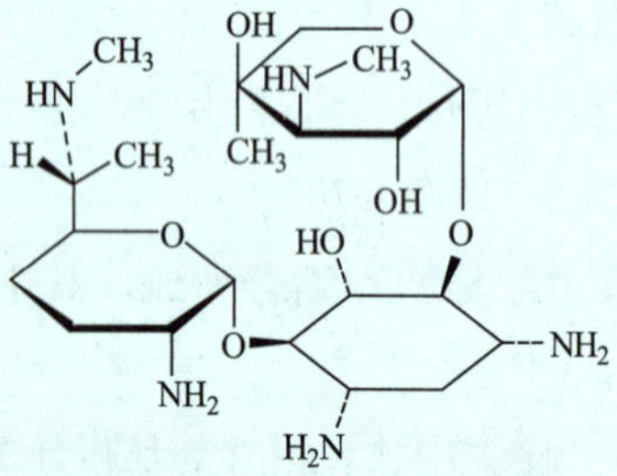	广谱抗生素，尤其对铜绿假单胞菌、大肠埃希菌、痢疾杆菌、肺炎杆菌等革兰阴性菌有较强作用，主要用于尿路感染、脑膜炎、烧伤感染和败血症
依替米星 etimicin	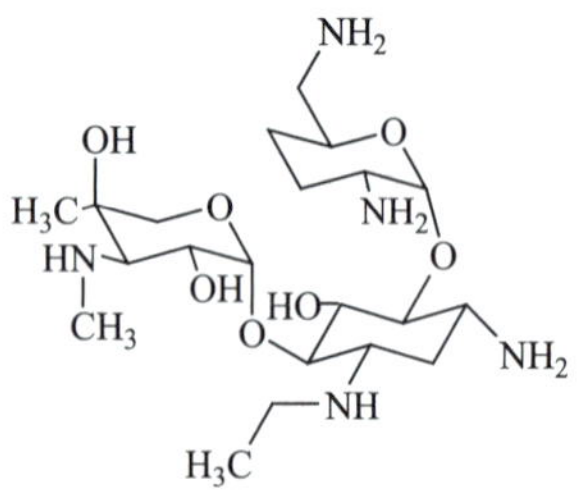	为新一代半合成氨基糖苷类抗生素，为我国自主研发的一类新药，抗菌谱似庆大霉素，具有抗菌谱广、抗菌活性强、抗交叉耐药性好等特点。耳、肾毒性发生率和严重程度与奈替米星相似

续表

药物名称	药物结构	作用特点
奈替米星 netilmicin	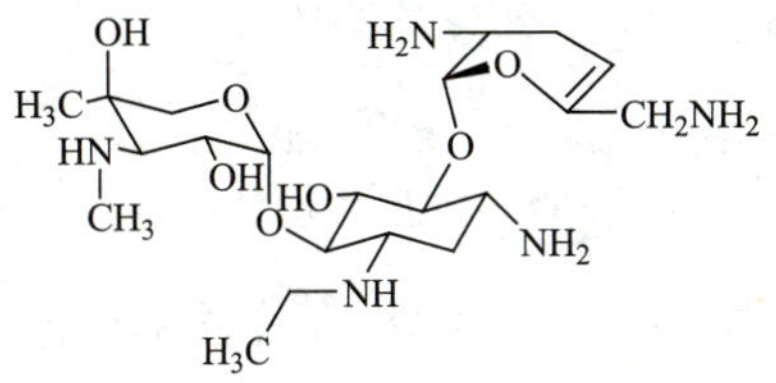	N-乙基保护不被各种转移酶破坏，对耐药菌特别敏感，但仍会被氨基糖苷乙酰化酶破坏，用于严重革兰阴性杆菌感染，常与 β-内酰胺类抗生素联用。耳毒性发生率低，程度轻

二、典型药物

硫酸链霉素
Streptomycin Sulfate

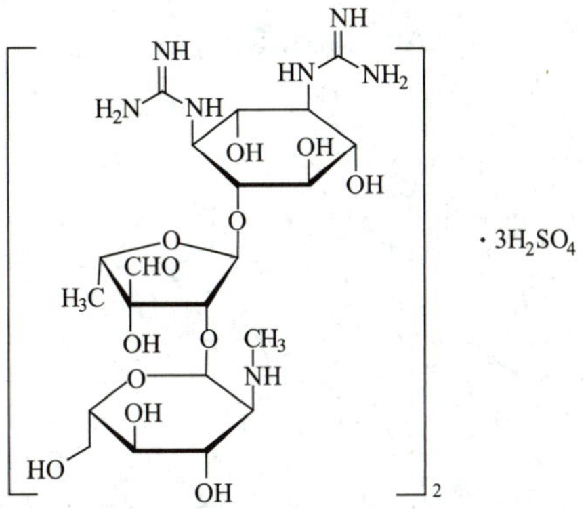

化学名为 O-2-甲氨基-2-脱氧-α-L-葡吡喃糖基-（1→2）-O-5-脱氧-3-C-甲酰基-α-L-来苏呋喃糖基-（1→4）-N^1,N^3-二脒基-D-链霉胺硫酸盐。

结构特征为链霉胍、链霉糖、N-甲基葡萄糖胺、苷键、2 个脒基。

本品为白色或类白色的粉末；无臭或几乎无臭；有引湿性。本品在水中易溶，在乙醇中不溶。

链霉素是由链霉胍和链霉双糖胺缩合而成的碱性苷，其分子结构中含有三个碱性中心。

在酸性条件下，链霉素可分步水解，首先水解生成链霉胍和链霉双糖胺，然后链霉双糖胺进一步水解为链霉糖和 N-甲基葡萄糖胺。

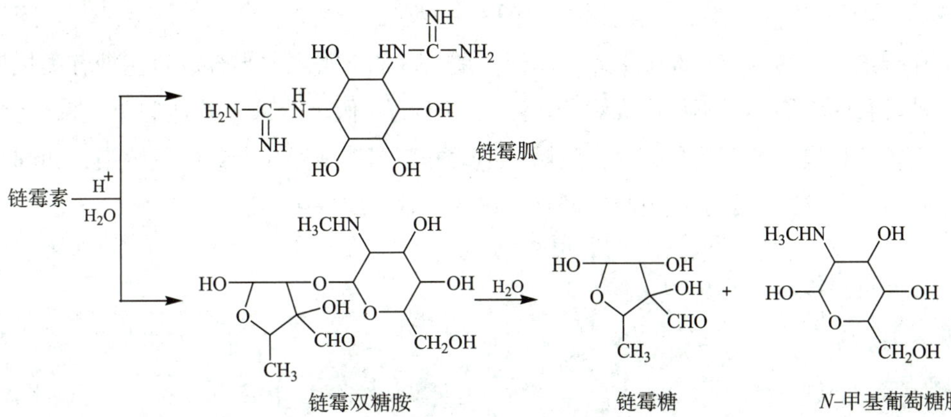

在碱性条件下，链霉素可快速水解，生成的链霉糖经脱水重排为麦芽酚。麦芽酚在酸性溶液中，与

229

三价铁离子（硫酸铁铵）生成紫红色配位化合物，此为麦芽酚反应。

麦芽酚 + Fe³⁺ →(H⁺) 紫红色配位化合物

本品加入氢氧化钠试液，水解生成的链霉胍与8-羟基喹啉和次溴酸钠试液反应，呈橙红色，此为坂口反应。

本品分子结构中含有醛基，遇氧化剂（如高锰酸钾、氯酸钾、过氧化氢等）易被氧化成链霉素酸而失效；遇还原剂（如抗坏血酸、葡萄糖、半胱氨酸等）易被还原成双氢链霉素而使毒性增强。

本品的水溶液显硫酸盐的鉴别反应。

本品主要用于治疗各种结核病，但易产生耐药性，多与其他合成抗结核药联合使用。

硫酸阿米卡星
Amikacin Sulfate

$n=1.8$或2

化学名为 O-3-氨基-3-脱氧-α-D-葡吡喃糖基-(1→4)-O-[6-氨基-6-脱氧-α-D-葡吡喃糖基-(1→6)]-N^3-(4-氨基-2-羟基-1-氧代丁基)-2-脱氧-L-链霉胺硫酸盐，又名硫酸丁胺卡那霉素。

结构特征为氨基糖、苷键、羟基丁酰胺结构。

本品为白色或类白色粉末或结晶性粉末；几乎无臭。本品在水中极易溶解，在甲醇、丙酮或乙醚中几乎不溶。在水溶液（20mg/ml）中比旋度为+76°至+84°。

本品与蒽酮的硫酸试液反应，呈蓝紫色。

本品在碱性溶液中与硝酸钴试液反应，生成蓝紫色絮状沉淀。

本品结构中引入的 α-羟基丁酰胺结构中含有手性碳原子，药用为 L-(−)型；若为 D-(+)型，则抗菌活性大大减低；若为 DL-(±)型，抗菌活性只有 L-(−)型的一半。

本品是卡那霉素分子的链霉胺部分引入氨基羟丁酰胺基侧链得到的半合成氨基糖苷类抗生素，有立体位阻，对各种转移酶都稳定，不易形成耐药。主要用于铜绿假单胞菌及其他假单胞菌、大肠埃希菌、变形杆菌属、克雷伯菌属、肠杆菌属、沙雷菌属、不动杆菌属等敏感菌所致严重感染，如细菌性心内膜炎，以及下呼吸道、骨关节、胆道、腹腔、尿路、皮肤、软组织等感染。

即学即练 11-3

下列关于硫酸链霉素的描述正确的是（　　）

A. 不溶于水　　　　　　　　B. 为大环内酯类抗生素

C. 可被氧化也可被还原　　　D. 在酸性条件下分步水解，并可发生麦芽酚反应

答案解析

第四节　四环素类抗生素

一、概述

四环素类抗生素是由放线菌属产生的具有氢化并四苯基本结构的一类广谱抗生素，主要有天然四环素类和半合成四环素类抗生素。天然四环素类抗生素有四环素（tetracycline）、金霉素（chlortetracycline）、土霉素（oxytetracycline），它们易产生耐药性，作用时间短，临床应用较少。对天然四环素的C-6位、C-7位进行结构修饰得到半合成四环素类抗生素，如多西环素（doxycycline）、美他环素（metacycline）、米诺环素（minocycline）等。见表11-7。

表11-7　天然四环素和部分半合成四环素药物

药物名称	药物结构	结构及作用特点
四环素 tetracycline	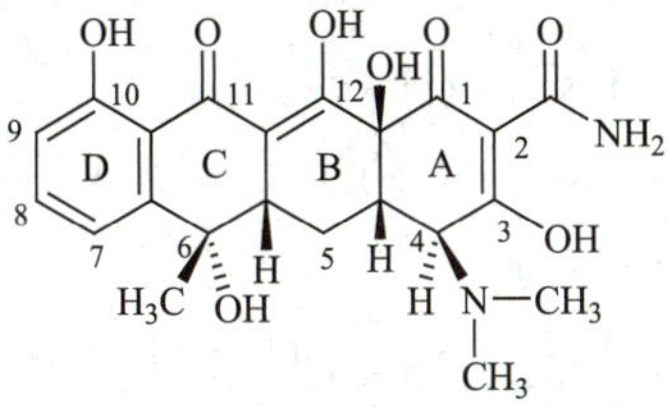	目前多数细菌已对其产生耐药性。是立克次体病、支原体感染、衣原体感染、回归热、霍乱、鼠疫等的首选药，也用于对青霉素过敏的破伤风、梅毒、淋病患者
金霉素 chlortetracycline	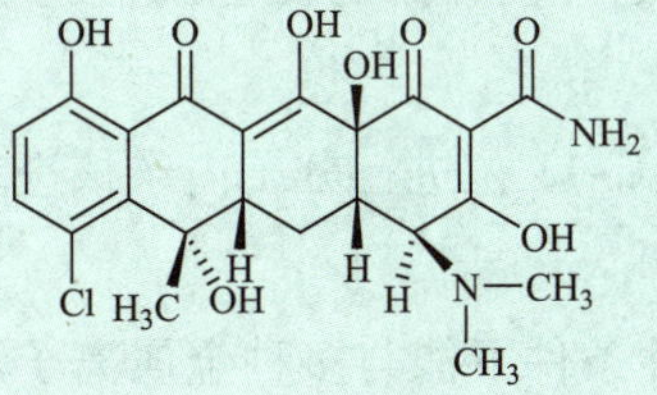	C-7位氯取代的四环素，抗菌谱与四环素相似。但因刺激性较大，现已不作内服或注射，多为外用药
土霉素 oxytetracycline	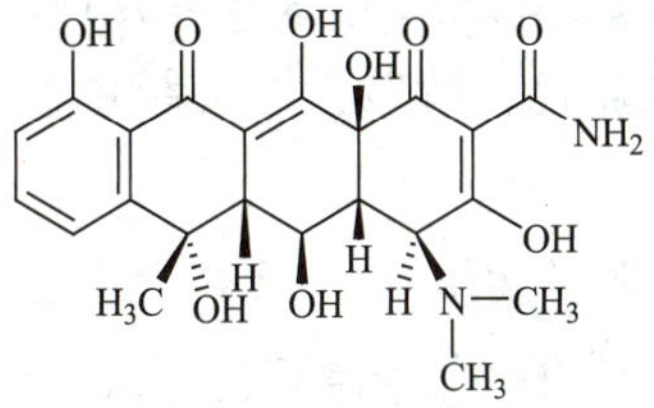	C-5位羟基取代的四环素，用途与四环素相同
多西环素 doxycycline	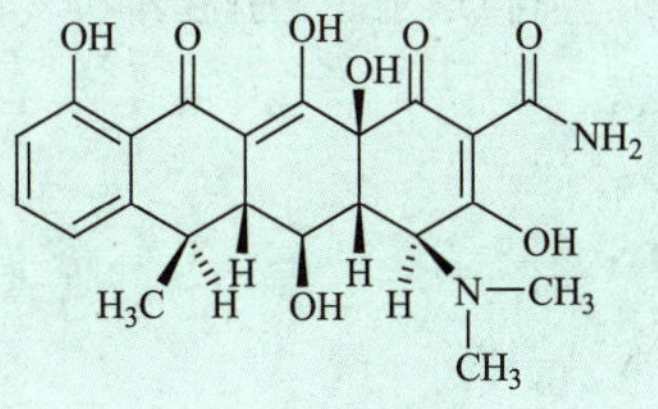	将土霉素6位羟基除去，稳定性提高，半衰期延长，抗菌作用增强
美他环素 metacycline	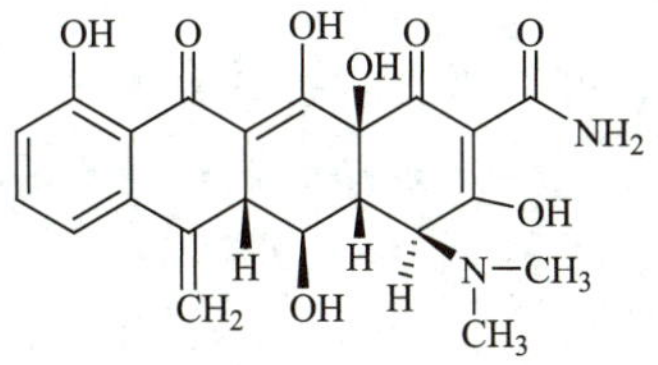	为土霉素6位甲基与6位羟基脱水衍生物，稳定性较好，又名甲烯土霉素，口服吸收良好，血药浓度维持时间长，活性比四环素强

续表

药物名称	药物结构	结构及作用特点
米诺环素 minocycline		为四环素脱去6位甲基和6位羟基，同时7位引入二甲氨基得到的衍生物，又名二甲胺四环素，是目前治疗活性中最好的四环素，具有高效、速效、长效的特点

四环素类抗生素含有共同的基本结构，因此具有类似的理化性质。

（1）此类抗生素绝大部分为黄色结晶性粉末，水溶性差。

（2）含有酸性的烯醇式羟基和酚羟基、碱性的二甲氨基，故该类抗生素都为酸碱两性化合物，在临床使用其盐酸盐。

（3）本类药物在干燥时较稳定，遇光渐变色，故须遮光、密封、干燥处保存。

（4）本类药物在酸、碱性溶液中均不稳定，从而失去活性。

在强酸（pH<2）条件下，C-6位上的羟基和C-5a位上的氢发生反式消除反应，生成无活性的橙黄色脱水物。

在酸性（pH2~6）条件下，C-4位上的二甲氨基易发生差向异构化，生成无活性的差向异构体，毒性增大。磷酸根离子、醋酸根离子等阴离子可促进差向异构化反应的速度。差向异构化的顺序为金霉素 > 四环素 > 土霉素。

在碱性（pH>7.5）条件下，C-6位上羟基向C-11位进行分子内亲核进攻，使C环破裂，生成含内酯结构的异构体。

（5）含多个羟基、烯醇羟基和羰基，在近中性条件下能与多种金属离子形成不溶性螯合物。与钙或镁离子形成不溶性的钙盐和镁盐；与铁离子形成红色配合物；与铝离子形成黄色配合物。

（6）均与浓硫酸发生显色反应。如金霉素初显蓝色，后转为橄榄绿色；土霉素显深朱红色；四环素显深紫色。

（7）本类药物的盐酸盐显较强酸性，如盐酸金霉素pH2.3~3.3；盐酸土霉素pH2.3~2.9；盐酸四环素pH1.8~2.8；盐酸多西环素pH2.0~3.0。故与碱性药物配伍时，可析出沉淀，使用时应注意。

上述共同性质中，C-6上的羟基发生脱水反应或重排成内酯是引起本类药物不稳定的主要因素，故改造此部位可以得到对酸、碱较稳定的半合成四环素。

 知识链接

"梅花K"事件

"梅花K"牌黄柏胶囊是我国某制药集团于2001年生产的，主要用于治疗泌尿系统疾病，但很多患者服用该药后出现呕吐、腹泻、消化道出血等中毒症状，严重者甚至出现肾功能衰竭、心脏骤停等。经分析检测表明，该产品是因为添加了变质的四环素，而四环素降解产物的限量远远超出国家允许的安全范围，从而引发了震惊全国的"梅花K"事件。

二、典型药物

盐酸多西环素
Doxycycline Hyclate

$$\cdot \text{HCl} \cdot \frac{1}{2}C_2H_5OH \cdot \frac{1}{2}H_2O$$

化学名为6-甲基-4-(二甲氨基)-3,5,10,12,12a-五羟基-1,11-二氧代-1,4,4a,5,5a,6,11,12a-八氢-2-并四苯甲酰胺盐酸盐半乙醇半水合物,又名盐酸脱氧土霉素、盐酸强力霉素。

结构特征为烯醇式羟基、酚羟基、酮羰基、酰胺键、二甲氨基。

本品为淡黄色至黄色结晶性粉末;无臭。本品在水或甲醇中易溶,在乙醇或丙酮中微溶。本品减压干燥到100℃时失去结晶水和结晶醇。在盐酸(9→100)的甲醇(1→100)溶液(10mg/ml)中比旋度为 −105°至 −120°。

本品在室温下较稳定,遇光易变质。

本品在干燥状态下较稳定,在酸、碱溶液中酰胺键易发生水解反应。

本品临床上主要用于治疗呼吸道、慢性支气管炎、肺炎、泌尿系统等感染,抗菌活性比四环素强,对四环素耐药菌有效。对支原体肺炎、霍乱和出血热等也具有较好的疗效。

> **知识链接**
>
> #### 儿童"四环素牙"
>
> 四环素类药物因可与多种金属离子形成不溶性有色配合物,故不宜与含金属离子的药物一起使用,如中和胃酸的含铝制剂及治疗缺铁性贫血的药物等。因为在牙齿发育的矿化期,四环素可与牙体组织内的钙结合,形成非常稳定的配合物,进而沉积于牙体组织中,致使牙着色。故药师建议:从胚胎(约4个月后)到儿童(7~8周岁)换牙期前,禁用四环素类药物。妊娠期和哺乳期的妇女,也不宜使用。

第五节 其他类抗生素

一、概述

抗生素种类繁多,结构类型也十分复杂,除本章前面介绍的几大类别的抗生素外,目前应用的其他类别的抗生素主要还有:氯霉素类、利福霉素类、磷霉素类、环孢菌素类、林可酰胺类等。

二、典型药物

氯霉素
Chloramphenicol

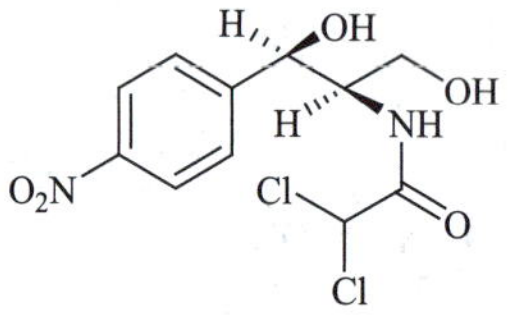

化学名为 D-苏式-(-)-N-[α-(羟基甲基)-β-羟基-对硝基苯乙基]-2,2-二氯乙酰胺。

结构特征为 2 个手性碳原子、有机氯、酰胺、硝基。

本品为白色至微带黄绿色的针状、长片状结晶或结晶性粉末。本品在甲醇、乙醇及丙酮或丙二醇中易溶，在水中微溶。熔点为 149~153℃。在无水乙醇溶液（50mg/ml）中比旋度为 +18.5°至 +21.5°。

本品分子结构中含有两个手性碳原子，有四个光学异构体。临床使用的仅（1R,2R）(-) 或称 D-(-)苏阿糖型有抗菌活性。

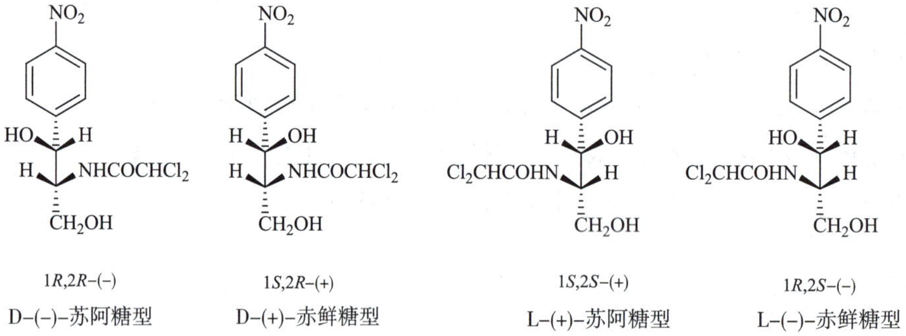

本品性质较稳定，尤其是对热稳定，固体在干燥条件下可保持抗菌活性 5 年以上，水溶液可冷藏几个月，即使煮沸 5 小时亦不影响抗菌活性。

本品在中性或弱酸性溶液中（pH 4.5~7.5）较稳定，但在强酸（pH 2 以下）或强碱性（pH 9 以上）的水溶液中，结构中对应的酰胺键或二氯键均可水解而失效。

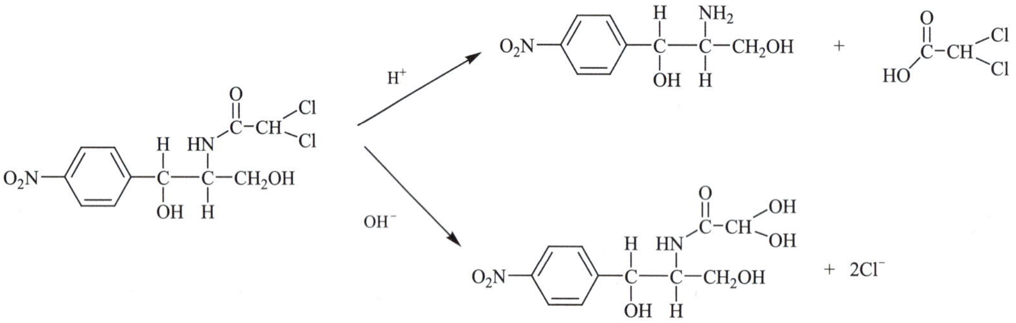

本品分子结构中的硝基经锌粉和氯化钙还原成羟胺衍生物，在醋酸钠存在下和苯甲酰氯反应，生成的酰化物在弱酸性条件下与三氯化铁试液反应，生成紫红色配合物。

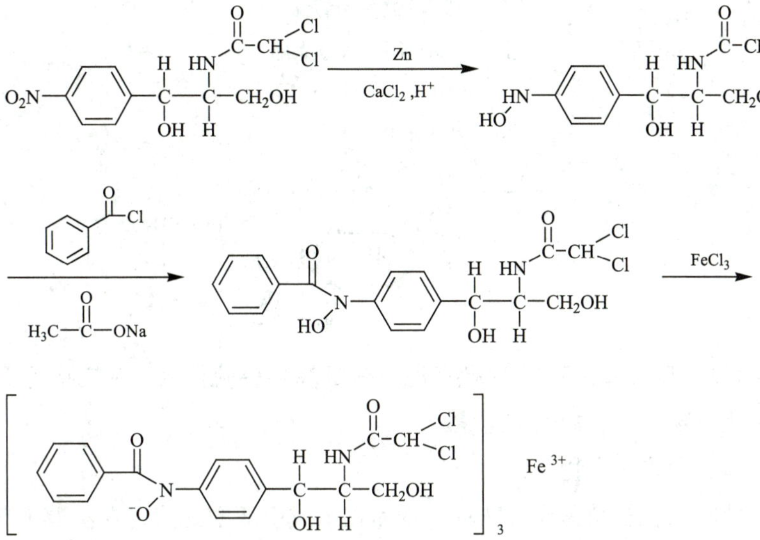

本品长期和多次应用可损害骨髓的造血功能，引起再生障碍性贫血。为了克服氯霉素毒性大、水溶性小、味苦等不足，对其进行了结构改造，合成了琥珀氯霉素和棕榈氯霉素，前者水溶性大，后者消除了苦味，又名无味氯霉素，尤其适合于儿童用药。

本品对革兰阴性菌的活性比对革兰阳性菌强。临床上主要用于伤寒、副伤寒、斑疹伤寒的治疗，曾是控制伤寒、斑疹伤寒的首选药，对百日咳、沙眼、细菌性痢疾、尿道感染等有效。此外，对衣原体、支原体感染有特效，是其他抗生素无法替代的药物。

环孢素
Ciclosporin

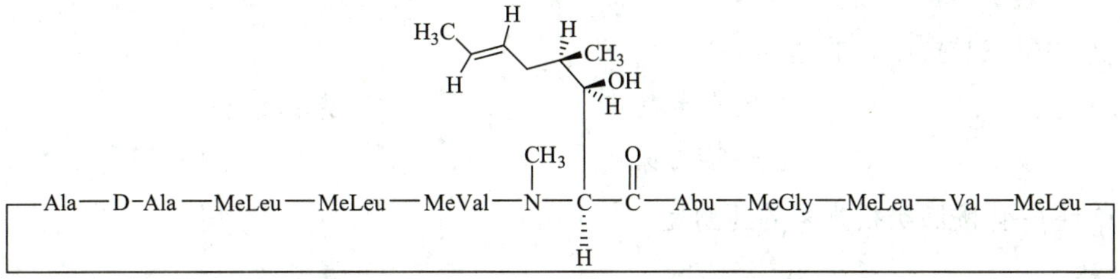

化学名为环［［(E)-(2S,3R,4R)-3-羟基-4-甲基-2-(甲氨基)-6-辛烯酰]-L-2-氨基丁酰-N-甲基甘氨酰-N-甲基-L-亮氨酰-L-缬氨酰-N-甲基-L-亮氨酰-L-丙氨酰-D-丙氨酰-N-甲基-L-亮氨酰-N-甲基-L-亮氨酰-N-甲基-L-缬氨酰]，又名环孢菌素 A。

结构特征为双键、反式异构体。

本品为白色或类白色粉末；无臭。本品在甲醇、乙醇或乙腈中极易溶解，在乙酸乙酯中易溶，在丙酮或乙醚中溶解，在水中几乎不溶。在甲醇溶液（10mg/1ml）中比旋度为 -185°至 -193°。

本品的甲醇溶液，与高锰酸钾试液作用，可使高锰酸钾试液的紫红色逐渐消失。

本品主要用于预防和治疗同种异体器官移植或骨髓移植后的排斥反应及移植物抗宿主反应。也可用于经其他免疫抑制剂治疗无效的狼疮肾炎、难治性肾病综合征等疾病的治疗。

盐酸林可霉素
Lincomycin Hydrochloride

化学名为6-(1-甲基-反-4-丙基-L-2-吡咯烷甲酰氨基)-1-硫代-6,8-二脱氧-D-赤式-α-D-半乳辛吡喃糖甲苷盐酸盐一水合物，又名盐酸洁霉素。

结构特征为酰胺键、含硫化合物。

本品为白色结晶性粉末；有微臭或特殊臭。本品在水或甲醇中易溶，在乙醇中略溶。

本品为林可酰胺类抗生素，其4-丙基-N-甲基吡咯烷酸与氨基辛硫代甲苷通过酰胺键相连，在酸、碱性溶液中及氧化剂存在的条件下，可发生降解反应。

本品临床上主要用于治疗败血症及呼吸道、五官等感染。制成口服制剂时，吸收较差，易受食物影响，可制成注射液。

目标检测

答案解析

一、选择题

（一）A 型题（最佳选择题）

1. 下列属于 β-内酰胺类抗生素的是（ ）
   A. 克林霉素　　　　　　B. 阿米卡星　　　　　　C. 克拉霉素
   D. 土霉素　　　　　　　E. 哌拉西林

2. 下列属于单环 β-内酰胺类抗生素的药物是（ ）
   A. 苯唑西林　　　　　　B. 舒巴坦　　　　　　　C. 氨曲南
   D. 克拉维酸　　　　　　E. 青霉素钠

3. 属于大环内酯类抗生素的药物是（ ）
   A. 多西环素　　　　　　B. 罗红霉素　　　　　　C. 阿米卡星
   D. 克拉维酸　　　　　　E. 青霉素钠

4. 青霉素在强酸条件下的最终分解产物为（ ）
   A. 青霉噻唑酸　　　　　B. 青霉烯酸　　　　　　C. 青霉二酸
   D. 青霉醛和青霉胺　　　E. 碳青霉烯

5. 在碱性条件下能够发生麦芽酚反应的药物是（ ）
   A. 青霉素钠　　　　　　B. 链霉素　　　　　　　C. 卡那霉素
   D. 红霉素　　　　　　　E. 苯唑西林

6. 氯霉素有两个手性碳原子，四个光学异构体，临床应用为（ ）
   A. D-(-)-苏阿糖型　　　B. L-(+)-苏阿糖型　　　C. D-(+)-赤藓糖型

D. L-(-)-赤藓糖型　　　　　E. DL-(-)-苏阿糖型

7. 半合成青霉素的原料是（　　）

    A. 6-ACA　　　　　　　　B. 7-APA　　　　　　　　C. 6-APA

    D. 7-ACA　　　　　　　　E. 7-CAC

8. 阿米卡星属于（　　）

    A. 大环内酯类　　　　　　B. 氨基糖苷类　　　　　　C. 磷霉素类

    D. 四环素类　　　　　　　E. β-内酰胺类

9. 细菌对青霉素产生耐药性的原因是细菌产生一种酶使（　　）

    A. 噻唑环开环　　　　　　B. β-内酰胺环开环　　　C. 酰胺侧链水解

    D. 噻唑环氧化　　　　　　E. 噻嗪环开环

10. 下列属于14元大环内酯类抗生素的药物是（　　）

    A. 红霉素　　　　　　　　B. 阿奇霉素　　　　　　　C. 麦迪霉素

    D. 螺旋霉素　　　　　　　E. 庆大霉素

（二）B 型题（配伍选择题）

[11～13 共用备选答案]

    A. 舒巴坦钠　　　　　　　B. 亚胺培南　　　　　　　C. 替莫西林

    D. 氨曲南　　　　　　　　E. 克拉维酸钾

11. 为青霉烷砜类药物的是（　　）

12. 为氧青霉烷类的药物是（　　）

13. 为碳青霉烯类的药物是（　　）

[14～15 共用备选答案]

    A. 琥乙红霉素　　　　　　B. 红霉素　　　　　　　　C. 罗红霉素

    D. 阿奇霉素　　　　　　　E. 螺旋霉素

14. 结构中含有16元内酯环的是（　　）

15. 结构中含有15元内酯环的是（　　）

（三）C 型题（综合分析选择题）

    王先生，39岁，发热数日，经医生诊断为肺部感染，并出现代谢性酸中毒。医生拟用青霉素钠与5%碳酸氢钠合用静滴治疗。试分析该用药是否合理。

16. 青霉素钠属于下列哪一类抗生素（　　）

    A. 大环内酯类　　　　　　B. 氨基糖苷类　　　　　　C. β-内酰胺类

    D. 四环素类　　　　　　　E. 其他类

17. 分析该用药是否合理（　　）

    A. 合理　　　　　　　　　B. 因配伍禁忌，故不合理

    C. 因重复用药，故不合理

    D. 因青霉素钠对该疾病治疗无效，故不合理

    E. 应肌内注射，故不合理

（四）X 型题（多项选择题）

18. 具有酸碱两性的抗生素是（　　）

    A. 多西环素   B. 卡那霉素   C. 头孢氨苄

    D. 氨苄西林   E. 阿莫西林

19. 天然青霉素的缺点有 （　　）

    A. 对胃酸不稳定   B. 易发生过敏反应   C. β-内酰胺环易开环

    D. 易产生耐药性   E. 毒性小

20. 含酰胺结构的抗生素药物有 （　　）

    A. 头孢菌素类   B. 青霉素类   C. 大环内酯类

    D. 氯霉素类   E. 氨基糖苷类

二、综合简答题

1. 为什么天然青霉素 G 不能口服？青霉素钠应制成什么剂型，为什么？

2. 试分析耐酸、耐酶、广谱青霉素的结构特点，并各举一例。

三、实例解析题

    王某，50 岁，两周前因急性阑尾炎入院手术治疗，出院后发现伤口部位红肿，有触痛感，并可挤出大量黄色脓液，送检验科做革兰染色试验，结果发现，脓液中有大量的革兰阳性球菌，但微生物检测试验必须 3 天后才有结果。因王某工作繁忙，不能住院治疗，医生决定用青霉素类药物（如青霉素 G、氨苄西林、氯唑西林等）进行治疗。

    若您是药师，请根据病人的病情，并结合药物的性质与作用特点，提出您的用药治疗建议。

书网融合……

知识回顾

微课

习题

（兰作平）

第十二章 抗肿瘤药物 e 微课

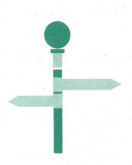

学习引导

世界卫生组织国际癌症研究机构（IARC）发布了 2020 年全球 185 个国家 36 种癌症类型的最新发病率、死亡率，以及癌症发展趋势，2020 年全球男性新发癌症占总数的 52%，女性占总数的 48%。其中男性肺癌位列首位，女性乳腺癌远超女性其他癌症类型，而中国新发癌症人数及癌症死亡人数均位列全球第一。平均每天约 1.25 万人被确诊为癌症，每分钟 8.7 人被确诊为癌症，可见癌症负担非常沉重。

本章主要介绍抗肿瘤药的作用机制、药物结构分类与改造发展、构效关系；典型药物的化学结构、化学名称、结构特征、理化性质、体内代谢和临床应用。

📖 学习目标

1. **掌握** 抗肿瘤药物的分类、作用机制及结构类型；典型药物环磷酰胺、塞替派、氟尿嘧啶、巯嘌呤、甲氨蝶呤的化学结构、理化性质及临床用途。

2. **熟悉** 典型药物的化学名称、结构特征、作用特点及代谢特点；典型药物卡莫司汀、白消安、顺铂、盐酸阿糖胞苷的化学结构和理化性质。

3. **了解** 抗肿瘤药物的发展。

肿瘤是指机体在各种致瘤因素作用下，局部组织的细胞异常增生而形成的新生物。肿瘤分良性肿瘤（benign tumor）和恶性肿瘤（malignant tumor）。良性肿瘤容易清除干净，一般不转移、不复发，对器官、组织只有挤压和阻塞作用。但恶性肿瘤可以破坏组织、器官的结构和功能，引起坏死、出血合并感染，患者最终可能由于器官功能衰竭而死亡。肿瘤的治疗方法有手术治疗、放射治疗和药物治疗（化学治疗，简称化疗），其中药物治疗是最主要的治疗方法。

抗肿瘤药物（antineoplastic agents）主要通过抑制癌细胞的分裂繁殖发挥作用。抗肿瘤药物按作用机制分为：①直接影响 DNA 结构和功能的药物，如烷化剂、金属配合物、喜树碱及其衍生物、抗生素类；②干扰核酸生物合成的药物，如抗代谢药；③抑制蛋白质合成与功能的药物（干扰有丝分裂的药物），如长春碱类、紫杉烷类；④调节体内激素平衡的药物，如雌激素调节剂、雄激素拮抗剂等；⑤靶向抗肿瘤药，如酪氨酸激酶抑制剂。本章按照药物的作用机制和来源分类，重点讨论生物烷化剂、抗代谢药物、天然产物类抗肿瘤药物、抗生素类抗肿瘤药物、调节体内激素平衡的药物及靶向抗肿瘤药物。

第一节 生物烷化剂

生物烷化剂（bioalkylating agents）又被称为烷化剂，是一类在体内能形成缺电子活泼中间体或其他具有活泼亲电性基团的化合物，它能与生物大分子（如 DNA、RNA 或某些重要的酶类）中含有丰富电子的基团（如氨基、巯基、羟基、羧基、磷酸基等）进行亲电反应，发生共价结合，使其丧失活性或使 DNA 分子发生断裂，从而抑制恶性肿瘤细胞的生长。烷化剂属于细胞毒类药物，在抑制和毒害增生活跃的肿瘤细胞同时，对增生较快的正常细胞，如骨髓细胞、肠上皮细胞、毛发细胞和生殖细胞也同样产生抑制作用，因而会产生许多严重的不良反应，如恶心、呕吐、骨髓抑制、脱发等。由于容易产生耐药性而失去治疗作用，故临床上多采用合并用药。

目前临床使用的烷化剂药物按化学结构可分为氮芥类、亚硝基脲类、乙撑亚胺类、甲磺酸酯及多元醇类、金属铂配合物等。

 知识链接

氮芥类药物源于"毒气之王"——芥子气

芥子气

化学名为 β,β'-二氯二乙硫醚，号称"毒气之王"，第一次世界大战期间使用过该化学武器，造成大规模伤亡。其最毒的方面是到今天依然没有特效药物治疗，受害者会终生痛苦。1943 年 12 月 2 日夜，一艘携带 100 吨芥子气的美国军用货船被德国空军击沉，芥子气喷到亚得里亚海的巴里港和巴里镇，酿成一次毒气泄漏事件，史称"巴里灾难"。事后，美国海军陆战队中校亚历山大被派去调查，结果发现芥子气破坏了受害者的大部分白细胞。亚历山大想，如果芥子气能影响白细胞分裂，同样也有可能减慢癌细胞分裂。后来美国耶鲁大学两位著名的药理学家使用芥子气治疗白血病，但芥子气毒性太大，病人无法接受治疗。为了改进芥子气的毒性，德法两国的化学家发现，以氮原子取代硫原子后形成的氮芥，可供临床注射使用。对于战争来说，生化武器"诚可贵"，但人类生命"价更高"，共建团结协作的国际环境，共筑和平家园是全世界人民的美好愿望。

一、氮芥类

（一）基本结构和分类

氮芥类药物是 β-氯乙胺类化合物的总称，其中 β-氯乙胺是产生烷基化的关键药效基团。氮芥类药物的结构可分为两部分：烷基化部分和载体部分。载体部分可以改善该类药物在体内的吸收、分布等药代动力学性质，提高药物的选择性、稳定性和抗肿瘤活性，同时还能降低药物的毒性。

$$R-N \begin{array}{l} CH_2CH_2Cl \\ CH_2CH_2Cl \end{array}$$

载体部分 烷基化部分

📖 **知识链接**

氮芥类药物的作用机制

氮芥类的抗癌作用，是由于氮芥分子中氯原子位于氮原子的 β 位置。以脂肪氮芥为例，在游离状态和生理条件（pH =7.4）下，易使分子内成环，形成活性极强的乙撑亚胺离子，极易与细胞成分的亲核中心（X^-，Y^-）起烷化反应。

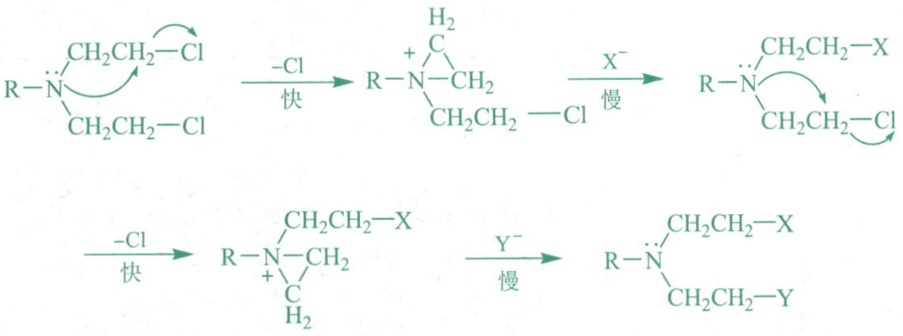

根据载体的不同，氮芥类药物又可分为脂肪氮芥、芳香氮芥、氨基酸氮芥、杂环氮芥和甾体氮芥。临床常见的氮芥类药物见表 12-1。

表 12-1　临床常见的氮芥类药物

药物名称	化学结构	结构特点	作用特点
盐酸氮芥 chlormethine hydrochloride	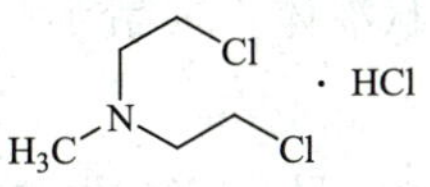	脂肪氮芥	第一个用于临床的氮芥类药物，主要用于恶性淋巴瘤、网状细胞肉瘤的治疗，毒性大，选择性差，不能口服
苯丁酸氮芥 chlorambucil	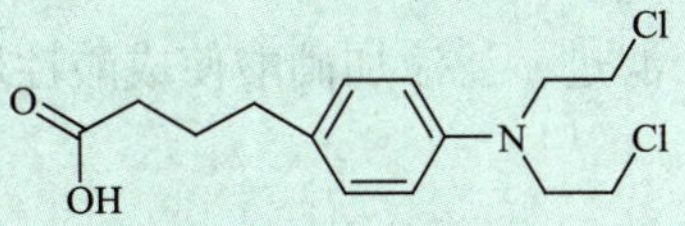	芳香氮芥	主要用于慢性淋巴细胞白血病治疗，口服有效
美法仑 melphalan	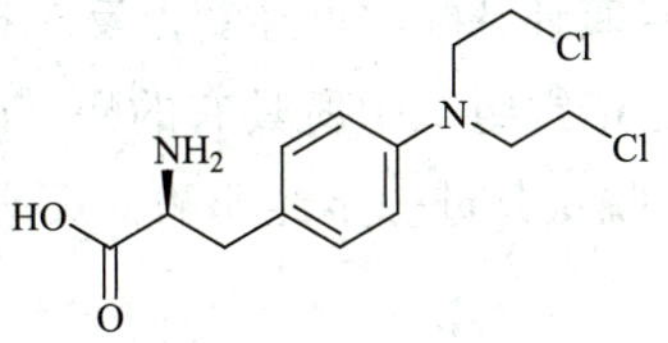	氨基酸氮芥	又名L-溶肉瘤素，载体部分为L-苯丙氨酸，是肿瘤细胞在生长过程中所需的氨基酸，是一个良好的载体。主要用于卵巢癌、乳腺癌、恶化淋巴瘤和多发性骨髓瘤的治疗。选择性高，可以口服或动脉灌注给药
氮甲 formylmerphalan	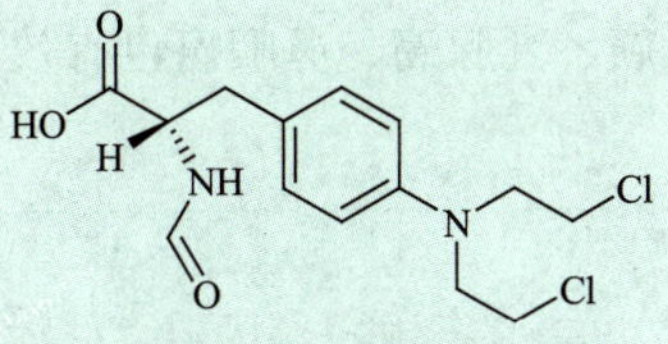	氨基酸氮芥	又名甲酰溶肉瘤素，本品选择性高，毒性较美法仑低，可口服给药。在临床上主要适用于睾丸精原细胞瘤，对多发性骨髓瘤，疗效较明显，缓解期较长
异环磷酰胺 ifosfamide	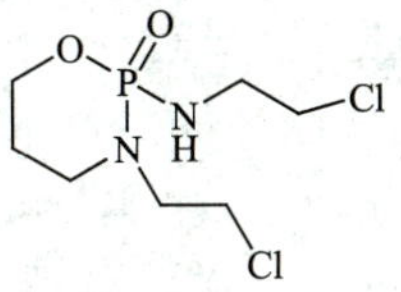	杂环氮芥	为前药，较环磷酰胺的治疗指数高，毒性小，与其他烷化剂无交叉耐药性，抗瘤谱与环磷酰胺不完全相同，主要用于骨及软组织肉瘤、非小细胞肺癌、乳腺癌、头颈部癌等。具有神经毒性

续表

药物名称	化学结构	结构特点	作用特点
泼尼莫司汀 prednimustine	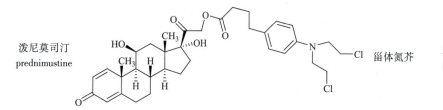	甾体氮芥	主要用于恶性淋巴瘤、慢性淋巴细胞白血病的治疗

（二）典型药物

环磷酰胺
Cyclophosphamide

化学名为 P-[N,N-双(β-氯乙基)]-1-氧-3-氮-2-磷杂环己烷-P-氧化物一水合物，又名癌得星，简称 CTX。

结构特征为环状磷酰胺基、内磷酯环、双氯乙基。

本品为白色结晶或结晶性粉末；失去结晶水即液化为油状液体。本品在乙醇中易溶，在水或丙酮中溶解。熔点为 48.5～52℃。

本品含有磷酰胺基，其水溶液不稳定，在 pH4.0～6.0 时容易分解，加热更容易分解而失去烷基化作用，故制成粉针剂，临用前新鲜配制。

本品与无水碳酸钠加热熔融后，放冷，加水溶解，滤过，滤液加硝酸使成酸性后，显磷酸盐与氯化物的鉴别反应。

环磷酰胺是一个前药，在体外几乎无抗肿瘤活性，但在肝脏中经细胞色素 P450 氧化酶的作用，氧化生成具有活性的 4-羟基环磷酰胺，在正常组织中 4-羟基环磷酰胺可经酶促反应转化为无毒的 4-酮基环磷酰胺和无毒的羧酸化合物；而在肿瘤细胞中因缺乏正常组织中所具有的酶，以上的转化就不能进行，经非酶促反应分解成磷酰氮芥和丙烯醛等，其中磷酰氮芥进一步经非酶促反应分解生成去甲氮芥，以上三种代谢产物均为强的烷化剂（图 12-1）。

本品抗肿瘤范围较广，选择性高，对人体的毒性小。主要用于恶性淋巴瘤、多发性骨髓瘤、急性或慢性淋巴细胞白血病、神经母细胞瘤、肺癌等，对卵巢癌、乳腺癌、鼻咽癌也有效。对少数患者有膀胱毒性，可能与代谢产物丙烯醛有关。

即学即练 12-1

答案解析

环磷酰胺的毒性较小的原因是（　　）

A. 在正常组织中，经酶代谢生成无毒的代谢物

B. 烷化作用强，使用剂量小

C. 在体内的代谢速度很快

D. 在肿瘤组织中的代谢速度快

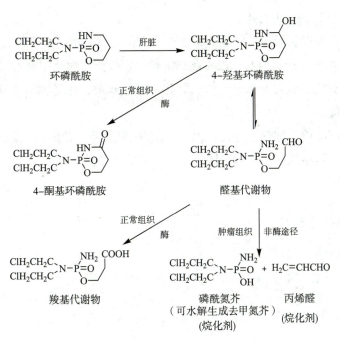

图 12-1 环磷酰胺的体内过程

二、亚硝基脲类

（一）概述

本类药物为 β-氯乙基亚硝基脲结构，抗瘤谱广。临床常用的有卡莫司汀（carmustine），由于结构中的 β-氯乙基具有较强的亲脂性，易通过血-脑屏障进入脑脊液中，因此，适用于脑瘤、转移性脑瘤及其他中枢神经系统肿瘤及恶性淋巴瘤等的治疗，且与其他抗肿瘤药物合用时可增强疗效，但有迟发性和累积性骨髓抑制的副作用。

为降低亲脂性、提高对某些组织的亲和力，扩大药物的作用范围和选择性，用环己基代替氯乙基，得到洛莫司汀（lomustine）。若以甲基环己基取代环己基得到司莫司汀（semustine），其抗肿瘤疗效优于卡莫司汀和洛莫司汀，且毒性较低，临床用于脑瘤、肺癌和胃肠道肿瘤。

卡莫司汀　　　　　　　洛莫司汀　　　　　　　司莫司汀

（二）典型药物

卡莫司汀
Carmustine

化学名为 1,3-双(2-氯乙基)-1-亚硝基脲，又名卡氮芥。

结构特征为脲、亚硝基、β-氯乙基。

本品为无色至微黄色或微黄绿色的结晶或结晶性粉末；无臭。本品在甲醇或乙醇中溶解，在水中不溶。熔点为 30～32℃，熔融时同时分解。因本品脂溶性大，故其注射液用聚乙二醇的灭菌溶液。

本品含脲的结构，对酸、碱均不稳定，加氢氧化钠溶液水解，用稀硝酸酸化后，再与硝酸银试液，可生成白色的氯化银沉淀。

本品的水溶液加磺胺溶液，加热，冷却，再与 1% N-（甲萘基）盐酸二氨基乙烯溶液反应显红色。

本品主要用于脑瘤及转移性脑瘤，对恶性淋巴瘤、多发性骨髓瘤也有效，与其他药物合用对恶性黑色素瘤有效。

即学即练 12-2

抗肿瘤药物卡莫司汀属于（　　）

A. 亚硝基脲类烷化剂　　　　　　　B. 氮芥类烷化剂

C. 嘧啶类抗代谢物　　　　　　　　D. 嘌呤类抗代谢物

答案解析

三、乙撑亚胺类

（一）概述

乙撑亚胺又称乙烯亚胺。脂肪氮芥类药物在体内转变为乙撑亚胺活性中间体而发挥烷基化作用，这促使人们对乙撑亚胺类化合物抗癌活性进行研究。为降低乙撑亚胺基团的反应性，在氮原子上用吸电子基团取代，达到降低其毒性的作用。临床上常用的乙撑亚胺类药物有替派（tepa）和塞替派（thiotepa）。

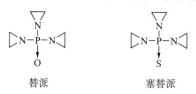

替派　　　　　　　　　　塞替派

 知识链接

"塞"和"硫"

塞替派中的"塞"，是英文"thio"的音译，英文中"thil"是"硫"的意思，所以一些含硫的有机化合物翻译成中文后，名字中会有"塞"或"噻"，如杂环噻唑、吩噻嗪及利尿药氢氯噻嗪等。

（二）典型药物

塞替派

Thiotepa

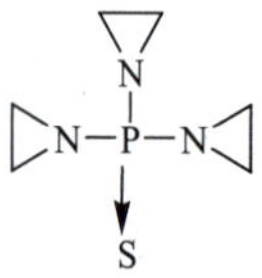

化学名为 1,1',1"-硫次膦基三氮丙啶，又名三胺硫酸。

结构特征为乙烯亚胺环、硫代磷酰基。

本品为白色鳞片状结晶或结晶性粉末；无臭或几乎无臭。本品在水、乙醇或三氯甲烷中易溶，在石油醚中略溶。熔点为 52～57℃。

本品不稳定，在酸性条件下，乙烯亚胺环易破裂并进一步聚合而失效。

本品与无水碳酸钠混合，炽灼至灰化，放冷，加水使溶解，加硝酸使成酸性，分子中的二价硫被氧化成硫酸盐，还分解产生了磷酸盐，所以加氯化钡试液，即生成硫酸钡白色沉淀；加入钼酸铵试液，加热，即生成磷钼酸铵黄色沉淀。

本品为前体药物，含有硫代磷酰基，其脂溶性大，对酸不稳定，不能口服，须静脉注射给药。本品在肝脏中代谢，被肝脏 P450 酶系代谢生成替派而发挥作用，因此，塞替派被认为是替派的前体药物。

本品主要用于乳腺癌、卵巢癌、膀胱癌和消化道癌，是治疗膀胱癌的首选药物，可直接注入膀胱，疗效较好。

四、甲磺酸酯及多元醇类

（一）概述

甲磺酸酯类是作用很强的烷化剂，在研究中发现 1～8 个次甲基的双甲磺酸酯是具有抗肿瘤活性的双功能烷化剂，其中活性最强的为含有 4 个次甲基的白消安（busulfan）。多元醇类抗肿瘤药物进入体内后转化为烷化能力很强的环氧化合物才能起抗肿瘤作用，主要药物有二溴卫矛醇（mitolactol）和脱水卫矛醇（dianhydrogalactiol）。二者 D-型异构体有效，L-型异构体无效。前者对肺癌、胃癌和乳腺癌有一定疗效，后者能通过血-脑屏障，对胃肠道、支气管肺癌及泌尿道肿瘤有效。

二溴卫矛醇　　　　　　脱水卫矛醇

（二）典型药物

白消安

Busulfan

化学名为 1,4-丁二醇二甲磺酸酯，又名马利兰。

结构特征为双磺酸酯。

本品为白色结晶性粉末；几乎无臭。本品在丙酮中溶解，在水或乙醇中微溶。熔点为 114～118℃。

本品含有磺酸酯结构，在碱性条件下不稳定，易水解失效，加热会加速水解。水解液加稀盐酸酸化后遇氯化钡试液可产生白色沉淀。

本品在氢氧化钠水溶液中可水解生成丁二醇，再脱水生成具有乙醚样特臭的四氢呋喃。

由于本品含有磺酸酯，所以口服吸收良好，吸收后迅速分布到各组织中。本品在体内发生水解代谢生成甲磺酸，自尿中缓慢排出，代谢速度较慢，24 小时排出不足 50%，反复用药可引起中毒。

本品在临床上主要用于治疗慢性粒细胞白血病，其治疗效果优于放射治疗，主要不良反应为消化道反应及骨髓抑制。

五、金属配合物

（一）概述

自 1969 年首次报道顺铂对动物肿瘤有强烈的抑制作用后，引起人们对金属配合物抗肿瘤药研究的重视，合成了大量的金属配合物，其中铂的配合物为这类药物的代表。

顺铂（cisplatin）是第一个用于临床的抗肿瘤铂配合物，其作用机制是使肿瘤细胞 DNA 复制停止，阻碍细胞分裂，铂配合物进入肿瘤细胞后，水解成水合物，该水合物在体内与 DNA 的两个鸟嘌呤碱基的 7-N 配合成一个封闭的五元螯合环，从而破坏了两条多核苷酸链上嘌呤基和胞嘧啶之间的氢键，扰乱了 DNA 的正常双螺旋结构，使其局部变性失活而丧失复制能力，反式铂配合物则无此作用。顺铂脂溶性差，仅能注射给药，还有严重的肾脏及胃肠道毒性、耳毒性及神经毒性，为克服其缺点，用不同的胺类（乙二胺、环己二胺等）及各种酸根（无机酸、有机酸）与铂（Ⅱ）配合，合成了第二代的铂配合物，如卡铂（carboplatin）、奥沙利铂（oxaliplatin）。卡铂的毒性降低，但仍需注射给药。奥沙利铂为草酸根合铂，可用于对顺铂和卡铂耐药的肿瘤株，是第一个对结肠癌有效的铂类烷化剂。

卡铂　　　　　　　　　　　奥沙利铂

知识链接

顺铂的发现

20 世纪 50 年代，年轻物理学家 Barnett Rosenberg 发现细胞分裂图片与磁铁力场相似。他设计实验研究电磁力对细胞的影响，结果意外发现电极材料铂进入溶液，生成顺铂，阻止了细胞分裂。1971 年，临床证实顺铂具有强烈的抗肿瘤活性，因而成为了有效的抗肿瘤药物。

（二）典型药物

顺铂

Cisplatin

化学名为(Z)-二氨二氯铂，又名顺氯氨铂。

结构特征为顺式异构体、二氨二氯合铂。

本品为亮黄色至橙黄色的结晶性粉末；无臭。本品在二甲基亚砜中易溶，在 N,N-二甲基甲酰胺中略溶，在水中微溶，在乙醇中不溶。

本品加硫酸，即显灰绿色。本品在室温条件下，对光和空气稳定，在270℃分解成金属铂。

本品加热至170℃时即转化为反式，溶解度降低，颜色发生变化。

本品通常通过静脉注射给药，由于水溶液不稳定，会缓慢水解转化为反式，并可进一步水解生成无抗肿瘤活性且有剧毒的低聚物，但低聚物在0.9%氯化钠溶液中不稳定，可迅速完全转化为顺铂，不会有导致中毒的危险，所以供药用的顺铂是含有甘露醇和氯化钠的注射用冷冻干燥粉末。

本品在临床上用于治疗膀胱癌、前列腺癌、肺癌、头颈部癌、乳腺癌、恶性淋巴癌和白血病等，目前已被公认为治疗睾丸癌和卵巢癌的一线药物。本品与甲氨蝶呤、环磷酰胺等有协同作用，无交叉耐药性，并有免疫抑制作用。

第二节　抗代谢药物

抗代谢药物通过抑制肿瘤细胞生存和复制所必需的代谢途径，导致肿瘤细胞死亡。由于目前尚未发现肿瘤细胞有特殊的代谢途径，所以抗代谢药物的选择性较小，并且对增殖较快的正常组织如骨髓、消化道黏膜等也呈现毒性。

依据抗代谢基本理论的要求，抗代谢药物的结构与代谢物一般都很相似，可作为伪代谢物掺入脱氧核糖核酸（DNA）或核糖核酸（RNA）中，干扰DNA或RNA的生物合成，形成假的无功能的生物大分子，从而抑制肿瘤细胞的生长。临床上常用的有嘧啶类抗代谢物、嘌呤类抗代谢物、叶酸类抗代谢物等药物。

一、嘧啶类抗代谢物

（一）概述

嘧啶类抗代谢物主要有尿嘧啶和胞嘧啶衍生物。尿嘧啶掺入肿瘤细胞的速度较其他嘧啶快，根据生物电子等排原理，用卤原子代替氢原子合成的一系列卤代尿嘧啶衍生物中，以氟尿嘧啶（fluorouracil，5-FU）的抗肿瘤活性最好，但其毒性较大，可引起严重的消化道反应和骨髓抑制。为了减少氟尿嘧啶的副作用，又研制了其他的衍生物，效果较好的有去氧氟尿苷（doxifluridine）、卡莫氟（carmofur），它们都是氟尿嘧啶的前体药物。

氟尿嘧啶　　　　去氧氟尿苷　　　　　　卡莫氟

在研究尿嘧啶类抗代谢药物的构效关系时发现，将尿嘧啶4位上的氧用氨基取代后得到的胞嘧啶衍生物也具有较好的抗肿瘤作用，如阿糖胞苷（cytarabine）、吉西他滨（gemcitabine）、卡培他滨（capecitabine）。吉西他滨为双氟取代的胞嘧啶核苷衍生物，在体内经核苷激酶代谢成活性的二磷酸吉西他滨和三磷酸吉西他滨而发挥作用。卡培他滨是氟尿嘧啶的前体药物，疗效高，毒性比5-FU 小，临床用于治疗对紫杉醇和蒽醌类抗肿瘤药产生耐药性的恶性乳腺癌，还可以用于转移性结肠癌、直肠癌、食管癌患者的治疗。

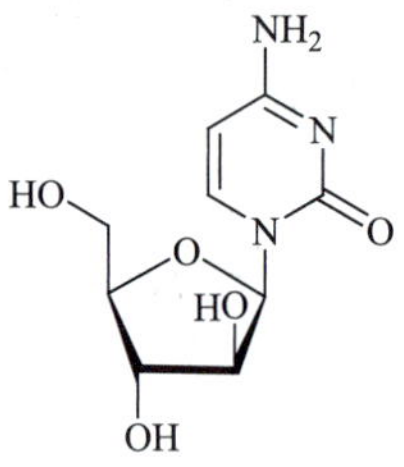

阿糖胞苷 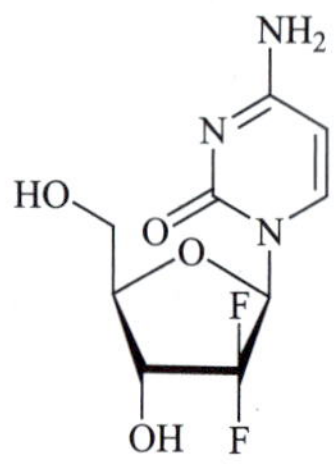　　　　　　吉西他滨 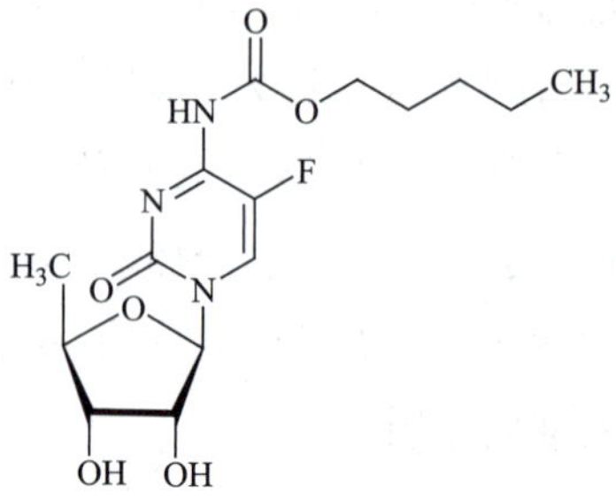　　　　　　卡培他滨

（二）典型药物

氟尿嘧啶
Fluorouracil

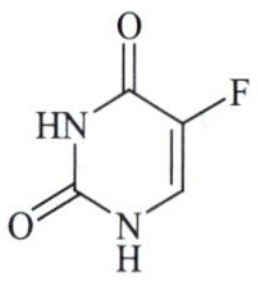

化学名为5-氟-2,4(1H,3H)-嘧啶二酮，简称5-FU。

结构特征为烯键、酰亚胺结构、氟取代基。

本品为白色或类白色的结晶或结晶性粉末。本品在水中略溶，在乙醇中微溶，在三氯甲烷中几乎不溶；在稀盐酸或氢氧化钠溶液中溶解。

本品在空气及水溶液中都非常稳定，在亚硫酸钠水溶液中较不稳定。在强碱溶液中，酰亚胺结构可水解开环。

本品结构中有烯键，与溴试液发生加成反应，溴液的颜色消失。

本品的水溶液遇氢氧化钡试液生成紫色沉淀。

本品与碱熔融破坏后的水溶液显氟化物的特殊反应。

本品抗瘤谱较广，对绒毛膜上皮癌、恶性葡萄胎疗效显著，对结肠癌、直肠癌、胃癌、乳腺癌等有效，是治疗实体肿瘤的首选药。

盐酸阿糖胞苷
Cytarabine Hydrochloride

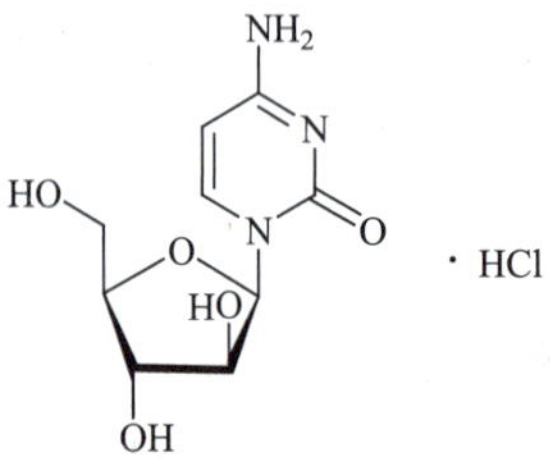

化学名为1-β-D-阿拉伯呋喃糖基-4-氨基-2(1H)-嘧啶酮盐酸盐。

结构特征为阿拉伯呋喃糖和胞嘧啶的苷。

本品为白色或类白色细小针状结晶或结晶性粉末。本品在水中极易溶解，在乙醇中略溶，在乙醚中几乎不溶。熔点为 189～195℃，熔融时同时分解。在水溶液（10mg/ml）中比旋度为 +127°至 +133°。

本品水溶液显氯化物的鉴别反应。

本品在体内转化为具有抗肿瘤活性的三磷酸阿糖胞苷，通过抑制 DNA 多聚酶及少量插入 DNA，阻止 DNA 的合成，从而抑制肿瘤细胞的生长。

本品口服吸收差，通常是通过静脉连续滴注给药，才能达到较好的效果。主要用于治疗急性粒细胞白血病，与其他抗肿瘤药合用可提高疗效。

二、嘌呤类抗代谢物

（一）概述

腺嘌呤和鸟嘌呤为脱氧核糖核酸（DNA）和核糖核酸（RNA）的重要组成部分，次黄嘌呤是腺嘌呤和鸟嘌呤合成的重要中间体。嘌呤类抗代谢物主要是鸟嘌呤和次黄嘌呤的衍生物以及腺嘌呤核苷拮抗物，最早应用于临床的这类药物是巯嘌呤（mercaptopurine），但其存在耐药性、水溶性差和起效慢的缺点。通过在其巯基上以二硫键引入磺酸基合成了具有水溶性的前体药物磺巯嘌呤钠（sulfomercaprine sodium），增加了药物的水溶性，磺巯嘌呤钠在体内可被肿瘤细胞中的巯基化合物和酸性介质选择性分解为巯嘌呤而发挥作用。

根据巯嘌呤在体内能抑制嘌呤核苷酸生物合成的原理，对鸟嘌呤的结构进行类似的改造，得到硫鸟嘌呤（tioguanine），在体内转化为硫代鸟嘌呤核苷酸，阻止嘌呤核苷酸的相互转换影响 DNA 和 RNA 的合成，临床用于各类型白血病，与阿糖胞苷合用可提高疗效。

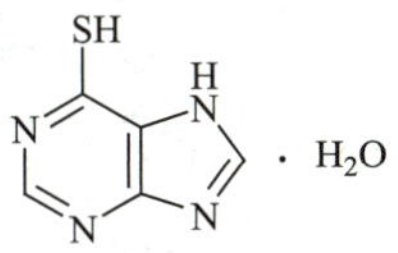

巯嘌呤 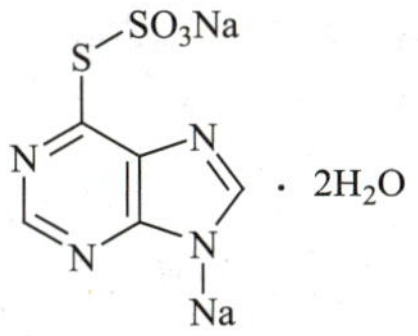　　　　　磺巯嘌呤钠 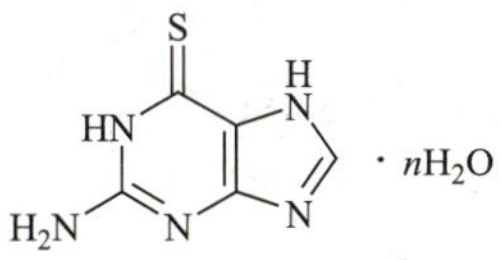　　　　　硫鸟嘌呤

（二）典型药物

巯嘌呤
Mercaptopurine

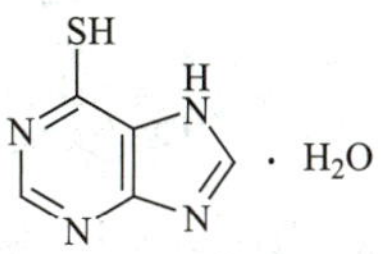

化学名为 6-嘌呤硫醇一水合物，又名乐疾宁，简称 6-MP。

结构特征为巯基、嘌呤。

本品为黄色结晶性粉末；无臭。本品在水或乙醇中极微溶解，在乙醚中几乎不溶。

本品的乙醇溶液与醋酸铅作用，生成黄色的巯嘌呤铅沉淀。

本品含有巯基，可被硝酸氧化生成 6-嘌呤亚磺酸，进一步氧化生成黄色的 6-嘌呤磺酸，放冷后，再与氢氧化钠作用生成黄棕色的6-嘌呤磺酸钠。

本品分子中的巯基可与氨试液反应生成铵盐而溶解；遇硝酸银试液生成不溶于热硝酸的巯嘌呤银的白色絮状沉淀。

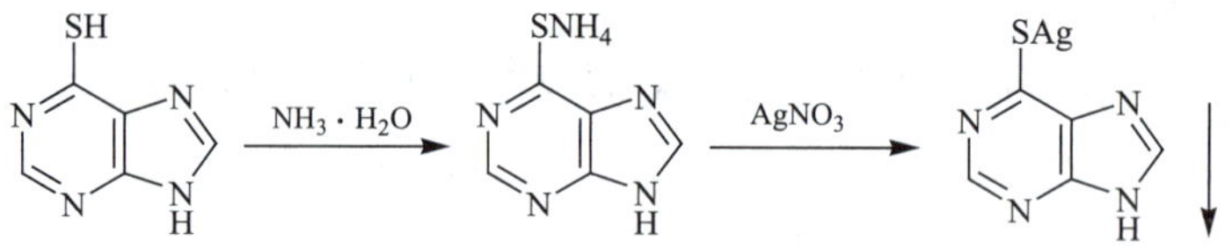

本品用于治疗绒毛膜上皮癌、恶性葡萄胎和急性白血病。

三、叶酸类抗代谢物

（一）概述

叶酸（folic acid）是核酸生物合成的代谢物，也是红细胞发育生长的重要因子，临床用作抗贫血药及孕妇服用预防畸胎。当叶酸缺乏时，白细胞减少，因此叶酸的拮抗剂可用于缓解急性白血病。

甲氨蝶呤（methotrexate）是叶酸的衍生物和二氢叶酸还原酶抑制剂，对二氢叶酸还原酶的亲和力比二氢叶酸强1000倍，几乎是不可逆地和二氢叶酸还原酶结合，使二氢叶酸不能转化为四氢叶酸，从而影响辅酶F的生成，干扰胸腺嘧啶脱氧核苷酸和嘌呤核苷酸的合成，因而可抑制DNA和RNA的合成，阻碍肿瘤细胞的生长。培美曲塞（pemetrexed）具有多靶点抑制作用，能抑制胸腺苷酸合成酶、二氢叶酸还原酶和甘氨酰胺核苷酸甲酰转移酶等的活性，临床上主要用于非小细胞肺癌和耐药性皮瘤的治疗。

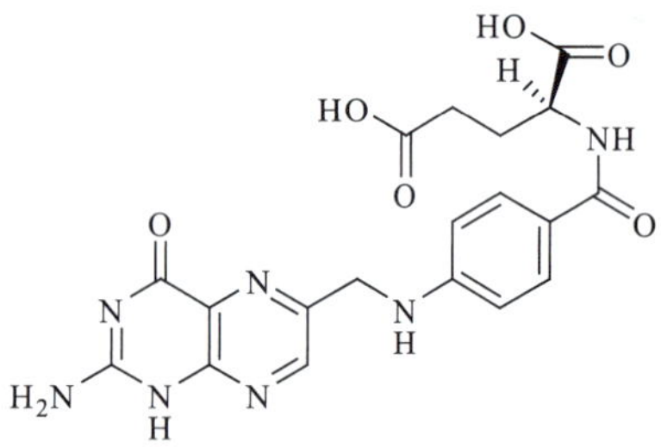

叶酸

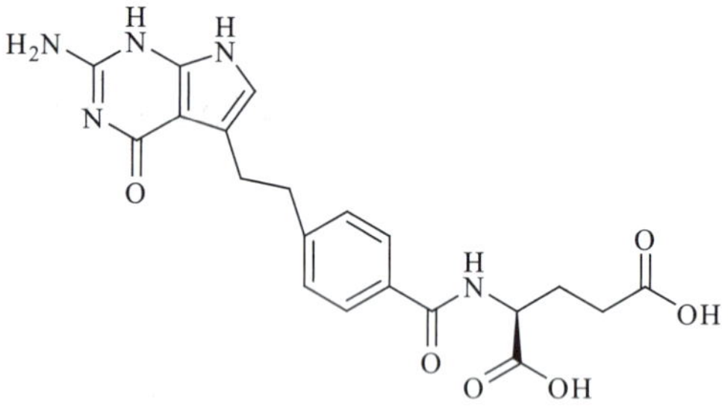

培美曲塞

（二）典型药物

甲氨蝶呤

Methotrexate

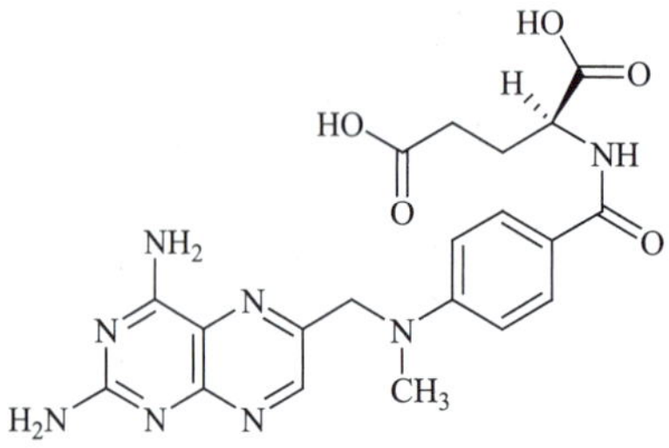

化学名为 L-(+)N-[4-[[(2,4-二氨基-6-蝶啶基)甲基]甲氨基]苯甲酰基]谷氨酸，又名氨甲蝶呤、氨甲基叶酸，简称 MTX。

结构特征为酰胺键、蝶啶。

本品为橙黄色结晶性粉末。本品在水、乙醇、三氯甲烷或乙醚中几乎不溶；在稀碱溶液中易溶，在稀盐酸中溶解。在 0.05mol/L 碳酸钠溶液（10mg/ml）中比旋度为 19°~24°。

 知识链接

亚叶酸钙的解毒作用

甲氨蝶呤大剂量使用引起中毒时，可用亚叶酸钙解救。亚叶酸钙是四氢叶酸钙的甲酰衍生物，是叶酸在体内的活性形式，在体内可转变为四氢叶酸，对抗甲氨蝶呤引起的毒性反应，与甲氨蝶呤合用可降低毒性，不降低其抗肿瘤活性。

本品结构中有酰胺键，在强酸性溶液中不稳定，容易水解生成谷氨酸和蝶呤酸而失去活性。

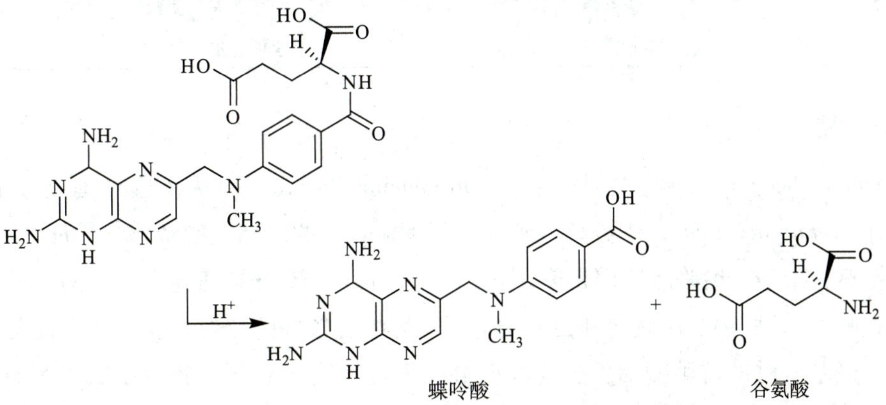

蝶呤酸   谷氨酸

本品在临床上主要用于治疗急性白血病、绒毛膜上皮癌和恶性葡萄胎，对头颈部肿瘤、乳腺癌、宫颈癌、消化道癌和恶性淋巴癌有一定疗效。

▶▶ **实例分析 12-1**

实例 患者，女性，57 岁，因"左乳腺癌肺转移"入院。患者于 2 年前行左乳腺癌根治术，术后病理结果显示：左乳浸润性导管癌Ⅱ级，左腋下淋巴结 2/15（+）。免疫组化结果显示：ER（-），PR（-），Her2（-）。术后予以 CMF 方案（CTX + MTX + 5-FU）化疗 6 周期。目前复查 CT 结果显示：肺部转移。既往有冠心病病史。

问题 1. CTX + MTX + 5-FU 为哪三个药物？

2. 简述 CTX 的体内代谢途径，并解释为什么比其他的烷化剂抗肿瘤药毒性低？

3. 何谓抗代谢物？说明其在抗肿瘤药研究中的应用。

答案解析

第三节 天然产物类抗肿瘤药物及其他抗肿瘤药物

一、植物来源的抗肿瘤药物

从植物中寻找抗肿瘤药物，在国内外已成为抗肿瘤药物研究的重要组成部分。天然抗肿瘤药物结构复杂，来源有限，虽然表现出良好的抗肿瘤活性，但是毒副作用大。近年来对天然药物的结构进行修饰，得到了一些疗效更好、毒性较小的半合成衍生物。常见天然抗肿瘤药物及其衍生物见表12-2。

表 12-2　天然抗肿瘤药物及其衍生物

药物类别	天然药物	半合成药物
喜树碱类	喜树碱、羟基喜树碱	伊立替康、拓扑替康、9-氨基喜树碱
长春花生物碱类	长春碱、醛基长春碱	长春地辛、长春瑞滨
鬼臼毒素类	鬼臼毒素	依托泊苷、替尼泊苷
三尖杉酯碱类	三尖杉碱	脱氧三尖杉酯碱
紫杉烷类	紫杉醇	紫杉特尔

（一）喜树碱类

喜树碱（camptothecin）和羟基喜树碱（hydroxycamptothecin）是从我国特有的珙桐科植物喜树（*camptotheca accuminata decaisene*）中分离得到的含五个稠合环的内酯生物碱，二者都不溶于水，也几乎不溶于或微溶于有机溶剂，给临床应用带来了困难。喜树碱有较强的细胞毒性，对消化道肿瘤（如胃癌、结肠癌、直肠癌）、肝癌、膀胱癌和白血病等恶性肿瘤有较好的疗效，但毒性比较大，主要为尿频、尿痛和尿血等。羟基喜树碱抗肿瘤活性比喜树碱高，毒性比喜树碱低，很少引起血尿和肝、肾功能损伤，临床主要用于肠癌、肝癌和白血病的治疗。

20世纪80年代后期，发现喜树碱类药物的作用靶点是作用于DNA拓扑异构酶Ⅰ，而使DNA复制和转录受阻，最终导致DNA的断裂，又重新引起了人们的重视，设计和合成了一些水溶性较大、毒性较低的衍生物，如伊立替康（irinotecan）、拓扑替康（topotecan）等。伊立替康是在7-乙基-10-羟基喜树碱（SN-38）结构中引入哌啶基哌啶羰酰基，可与盐酸成盐，得到水溶性药物，在体内（主要是肝脏）经代谢生成SN-38而发挥作用，属前体药物，临床主要用于小细胞肺癌、非小细胞肺癌、结肠癌、卵巢癌、子宫癌、恶性淋巴瘤等的治疗，主要副作用是中性粒细胞减少和腹泻。拓扑替康是羟基喜树碱的羟基邻位引入二甲氨基甲基得到半合成可以成盐酸盐的水溶性喜树碱衍生物，主要用于转移性卵巢癌的治疗，对小细胞肺癌、乳腺癌、结肠癌、直肠癌的疗效也较好。

喜树碱　　　　　　　　　　羟基喜树碱

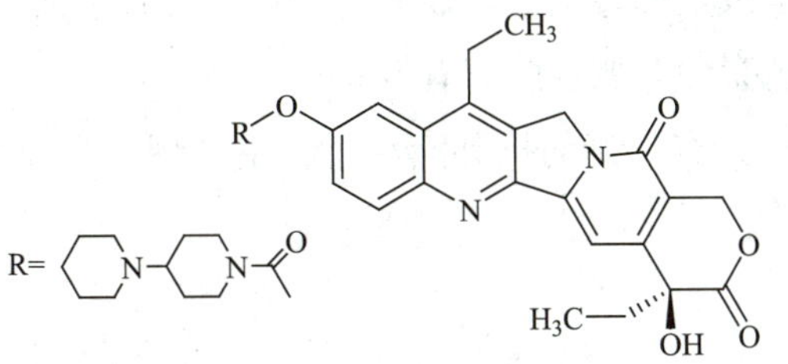

伊立替康 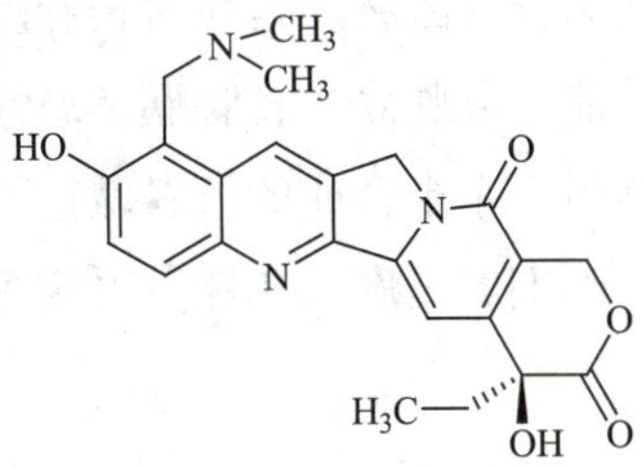　　　　　　　　　　　　拓扑替康

（二）鬼臼毒素类

鬼臼毒素（podophyllotoxin）是喜马拉雅鬼臼（*podophyllum emodi*）和美鬼臼（*podophyllum pelta-tum*）的根茎中的主要生物碱，是一种有效的抗肿瘤成分。由于毒性反应严重，不能用于临床。经结构改造，获得 DNA 拓扑异构酶Ⅱ抑制剂依托泊苷（etoposide）和替尼泊苷（teniposide）。

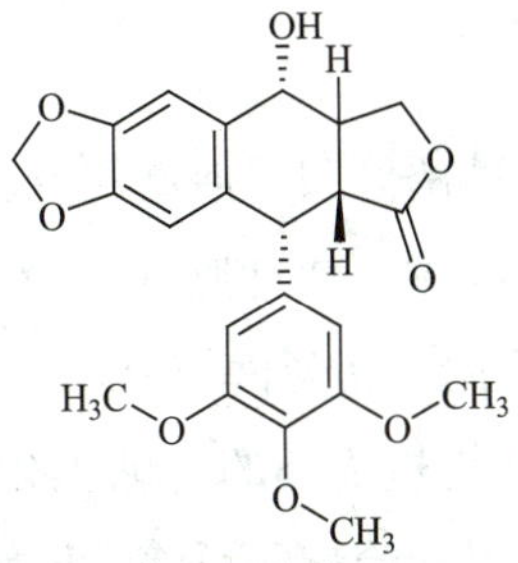

鬼臼毒素

依托泊苷在同类药物中毒性较低，对小细胞肺癌、淋巴癌、睾丸肿瘤等疗效较为突出，对卵巢癌、乳腺癌、神经母细胞瘤亦有效，是临床上常用的抗肿瘤药物之一，为小细胞肺癌化疗首选药物。依托泊苷在使用中存在水溶性差的问题，在依托泊苷的 4′位酚羟基引入磷酸酯得到水溶性增加的前药依托泊苷磷酸酯（etoposide phosphate），在体内迅速水解成依托泊苷而发挥作用。替尼泊苷脂溶性高，易通过血-脑屏障，为脑瘤首选药物。

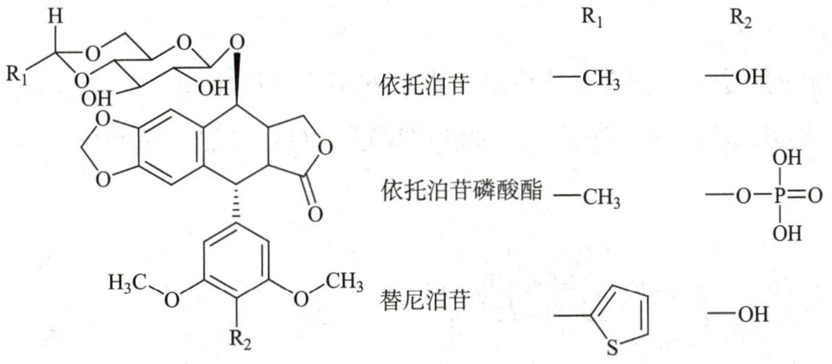

	R_1	R_2
依托泊苷	—CH_3	—OH
依托泊苷磷酸酯	—CH_3	—O—P(=O)(OH)OH
替尼泊苷	（噻吩基）	—OH

（三）长春碱类

长春碱类抗肿瘤药系由夹竹桃科植物长春花（*catharanthus roseus*）分离得到的具有抗癌活性的生物碱，主要有长春碱（vinblastine）和长春新碱（vincristine，醛类长春碱），对淋巴白血病有较好的治疗作用。临床采用硫酸盐，称为硫酸长春碱和硫酸长春新碱。长春碱类抗肿瘤药物均能与微管蛋白结合阻止微管蛋白双微体聚合成为微管，又可诱导微管的解聚，使纺锤体不能形成，细胞停止于分裂中期，从而阻止癌细胞分裂繁殖。长春碱和长春新碱对神经的毒性较突出，对其结构修饰，得到神经毒性小的长春地辛（vindesine）和长春瑞滨（vinorelbine）。

长春地辛又名长春酰胺，是在对长春碱结构改造的过程中合成的衍生物，对非小细胞肺癌、小细胞肺癌、恶性淋巴癌、乳腺癌、食管癌及恶性黑色素瘤等恶性肿瘤有效。

长春瑞滨是另一个半合成的长春碱衍生物，具有广谱的抗肿瘤活性，主要用于治疗非小细胞肺癌、转移性乳腺癌、晚期卵巢癌、恶性淋巴瘤等。

	R_1	R_2	R_3	R_4
长春碱	—CH_3	—OCH_3	—$COCH_3$	—OH
长春新碱	—CHO	—OCH_3	—$COCH_3$	—OH
长春地辛	—CH_3	—NH_2	—H	—OH
长春瑞滨	—CH_3	—OCH_3	—$COCH_3$	—H

（备注：长春瑞滨R_5为—CH_2—，R_6为双键）

（四）紫杉烷类

紫杉烷类药物的抗肿瘤作用机制是通过诱导和促使微管蛋白聚合成微管，同时抑制所形成微管的解聚，从而导致维管束的排列异常，形成星状体，使细胞在有丝分裂时不能形成正常的有丝分裂纺锤体，从而抑制了细胞分裂和增殖，导致细胞死亡。紫杉醇（paclitaxel）最早是从美国西海岸的短叶红豆杉（*taxus breviolia*）的树皮中提取得到的具有紫杉烯环的二萜类化合物，属于有丝分裂抑制剂或纺锤体毒素。紫杉醇临床上为广谱抗肿瘤药，主要用于治疗卵巢癌、乳腺癌及非小细胞肺癌，为治疗难治性卵巢癌及乳腺癌的有效药物之一。紫杉醇由于水溶性小，其注射剂通常加入表面活化剂，如聚环氧化蓖麻油（cremophor）等助溶，常会引起血管舒张、血压降低及过敏反应等副作用。

即学即练 12-3

下列哪个药物不是抗代谢抗肿瘤药物（ ）

A. 盐酸阿糖胞苷　　B. 甲氨蝶呤　　C. 氟尿嘧啶　　D. 紫杉醇

答案解析

多西他赛（docetaxel）是 10-去乙酰基浆果赤霉素的半合成衍生物，与紫杉醇的 10 位和 3′位在结构上不同，其水溶性比紫杉醇好，毒性较小，抗肿瘤谱更广，对除肾癌、结肠癌、直肠癌以外的其他实体肿瘤都有效。

	R_1	R_2
紫杉醇	（苯基）	—$COCH_3$
多西他赛	—$OC(CH_3)_3$	—H

 知识链接

紫杉醇

紫杉醇是从短叶红豆杉的树皮中提取得到的一个二萜类化合物，在数种红豆杉属植物中的含量很低

（最高0.02%），加之红豆杉生长缓慢，树皮剥去后不能生长，树木将死亡，因此其来源受到限制。后来在浆果紫杉的新鲜叶子中提取到紫杉醇前体10-去乙酰浆果赤霉素（含量约0.1%），以此制备半合成紫杉烷类抗肿瘤药物。

二、抗生素类抗肿瘤药物

抗生素类抗肿瘤药物是由微生物产生的具有抗肿瘤活性的化学物质。现已发现了多种抗肿瘤抗生素，这些抗生素大多是直接作用于 DNA 或嵌入 DNA 的双链中，形成 DNA 拓扑异构酶Ⅱ稳定复合物，抑制拓扑异构酶Ⅱ的活性，阻止拓扑异构酶Ⅱ催化的 DNA 双链断裂-再连接的过程，抑制肿瘤生长，为细胞周期非特异性药物。按照结构可分为多肽类（放线菌素D、平阳霉素、博来霉素）和蒽醌类（柔红霉素、多柔霉素、表柔霉素、佐柔比星及衍生物米托蒽醌）。见表12-3。

表 12-3 抗生素类抗肿瘤药物

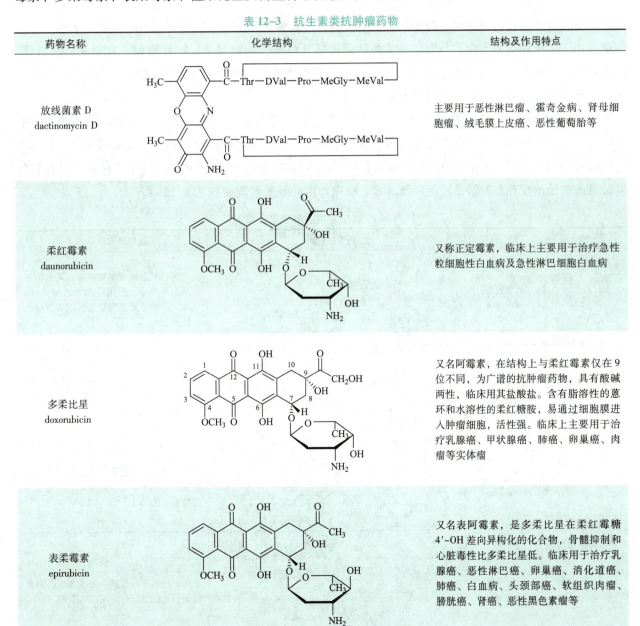

药物名称	化学结构	结构及作用特点
放线菌素 D dactinomycin D		主要用于恶性淋巴瘤、霍奇金病、肾母细胞瘤、绒毛膜上皮癌、恶性葡萄胎等
柔红霉素 daunorubicin		又称正定霉素，临床上主要用于治疗急性粒细胞性白血病及急性淋巴细胞白血病
多柔比星 doxorubicin		又名阿霉素，在结构上与柔红霉素仅在9位不同，为广谱的抗肿瘤药物，具有酸碱两性，临床用其盐酸盐。含有脂溶性的蒽环和水溶性的柔红糖胺，易通过细胞膜进入肿瘤细胞，活性强。临床上主要用于治疗乳腺癌、甲状腺癌、肺癌、卵巢癌、肉瘤等实体瘤
表柔霉素 epirubicin		又名表阿霉素，是多柔比星在柔红霉糖4'-OH差向异构化的化合物，骨髓抑制和心脏毒性比多柔比星低。临床用于治疗乳腺癌、恶性淋巴瘤、卵巢癌、消化道癌、肺癌、白血病、头颈部癌、软组织肉瘤、膀胱癌、肾癌、恶性黑色素瘤等

续表

药物名称	化学结构	结构及作用特点
米托蒽醌 mitoxantrone	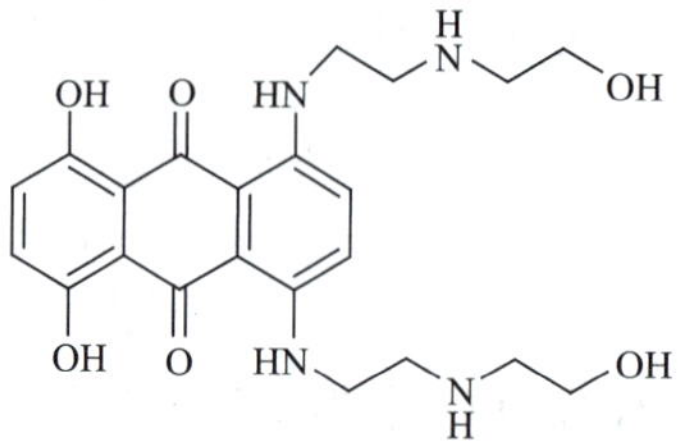	抗肿瘤作用是多柔比星的 5 倍，心脏毒性较小，临床用于治疗晚期乳腺癌、非霍奇金病和成人急性非淋巴细胞白血病复发

三、其他抗肿瘤药物

（一）调节体内激素平衡的药物

激素失调能诱发多种肿瘤，改变激素平衡可以有效地抑制肿瘤的生长环境。因而部分激素和抗激素制剂可用于某些肿瘤的治疗，与激素有关的肿瘤包括乳腺癌、前列腺癌、甲状腺癌、宫颈癌、卵巢癌、睾丸肿瘤等。常用药物包括雌激素类、雄激素类、孕激素类、抗雌激素类、糖皮质激素类、抗雄激素类，本节主要介绍雌激素调节剂和雄激素拮抗剂。

1. 雌激素调节剂　雌激素调节剂包括抗雌激素药物和芳香酶抑制剂。体内的雌激素雌二醇和雌酮的生物合成除了可以由体内胆固醇转变而来这条途径外，还可以由雄激素睾酮经芳香酶的催化，A 环芳构化形成。研究表明，使用芳香酶抑制剂可以降低乳腺癌组织内的雌激素水平，用于乳腺癌术后预防复发转移的辅助治疗和复发转移后的解救治疗。临床常用的雌激素调节剂见表 12-4。

表 12-4　临床常用的雌激素调节剂

药物类别	药物名称	药物结构	结构及作用特点
抗雌激素药物	他莫昔芬 tamoxifen	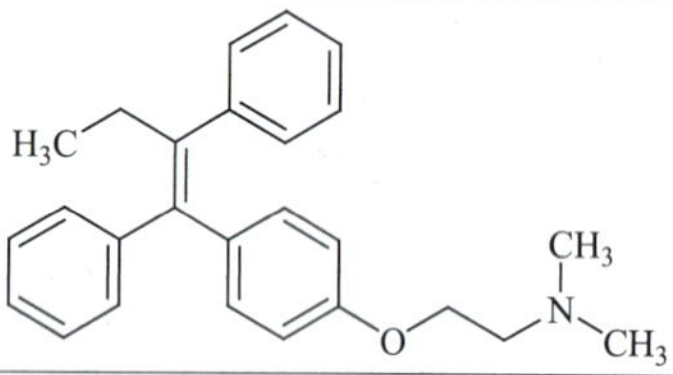	为三苯乙烯类抗雌激素药物，其结构存在顺反异构体，药用品为顺式异构体。临床上为治疗绝经后妇女晚期乳腺癌的一线药物
	托瑞米芬 toremifene	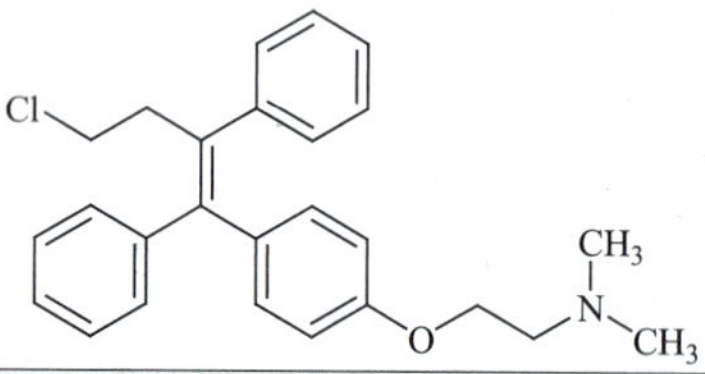	乙基侧链有氯取代，具有更强的抗雌激素活性，主要用于治疗绝经后妇女的晚期乳腺癌
芳香酶抑制剂	来曲唑 letrozole	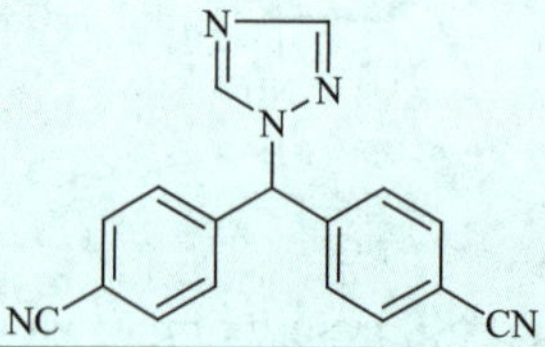	具有选择性高、耐受性好、药理作用强的特点，用于治疗抗雌激素治疗无效的晚期乳腺癌
	阿那曲唑 anastrozole	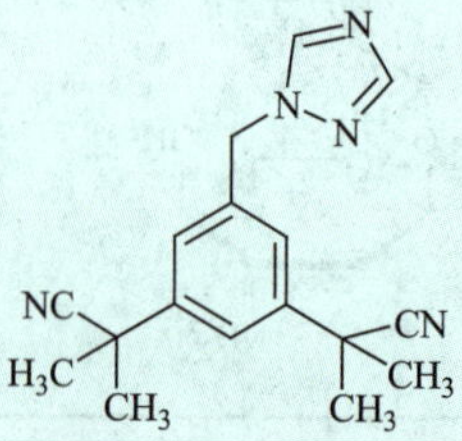	适用于他莫昔芬及其他抗雌激素药不能控制的绝经后妇女的晚期乳腺癌

2. 雄激素拮抗剂　人们在研究非甾体雄激素受体拮抗剂时，发现了一类取代苯胺衍生物，具有良好的雄激素受体拮抗作用。这类药物的代表药是氟他胺（氟他米特，flutamide），与亮脯利特合用治疗转移性前列腺癌，也用于治疗老年性前列腺肥大。

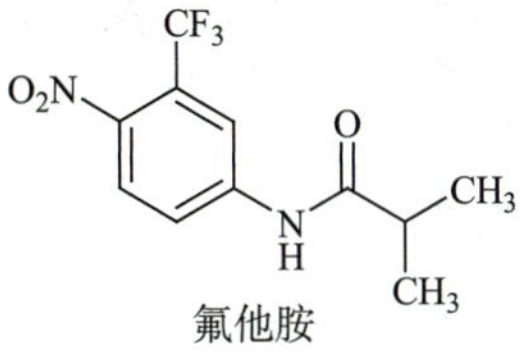

氟他胺

即学即练 12-4

下列哪个药物不是酪氨酸激酶抑制剂（　　）

A. 伊马替尼　　　　B. 吉非替尼　　　　C. 厄洛替尼　　　　D. 他莫昔芬

答案解析

（二）靶向抗肿瘤药物

随着肿瘤发生和发展的生物学机制更多地被人们所认识，使得抗肿瘤药物的研究开始走向干扰或直接作用于肿瘤细胞的特定生物过程，开展靶向合理药物设计的研究途径，产生了一些新型的、高选择性的药物。本类药物主要为蛋白酪氨酸激酶抑制剂，见表 12-5。

表 12-5　常用的蛋白酪氨酸激酶抑制剂

药物名称	药物结构	作用特点
伊马替尼 imatinib	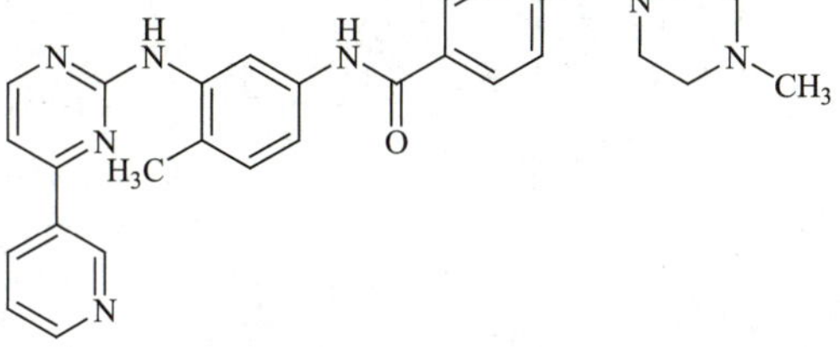	第一个上市的蛋白酪氨酸激酶抑制剂，临床用其甲磺酸盐，在体内外均可在细胞水平抑制"费城染色体"的 Bcr-Abl 酪氨酸激酶，用于治疗费城染色体阳性慢性粒细胞白血病和恶性胃肠道间质肿瘤
吉非替尼 gefitinib	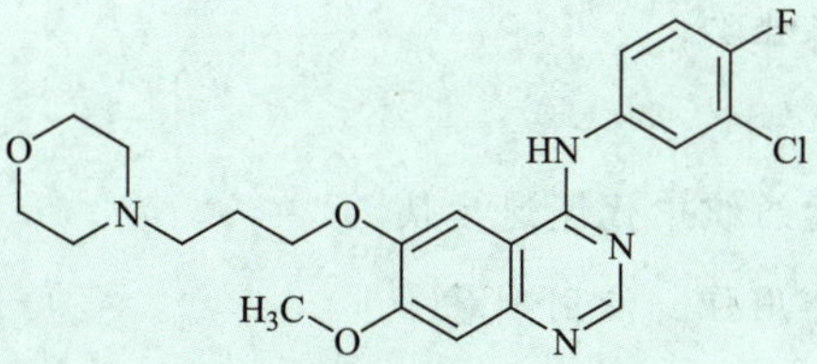	为第一个选择性表皮生长因子受体酪氨酸激酶抑制剂。适用于铂类和多西他赛等药物无效的晚期或转移性非小细胞癌
厄洛替尼 erlotinib	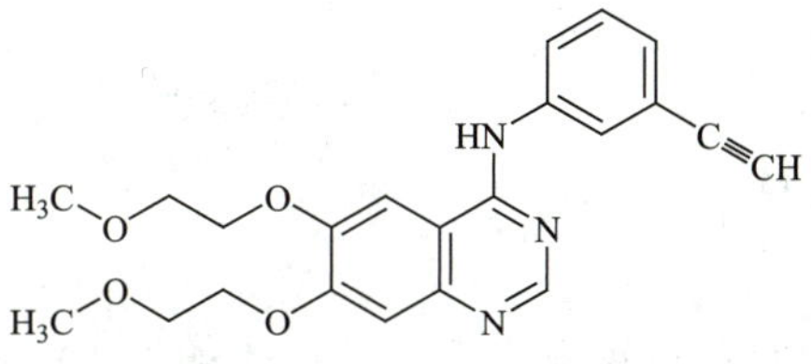	为高效、可口服、高特异性、可逆的表皮生长因子受体酪氨酸激酶抑制剂。是目前唯一被证实的对晚期非小细胞癌具有抑制作用的药物，耐受性好，无骨髓抑制和神经毒性

续表

药物名称	药物结构	作用特点
索拉非尼 sorafenib		是一种新型的可口服的作用于多个激酶靶点的抗肿瘤药物，用于晚期肾细胞癌的治疗，能够获得明显而持续的治疗作用；对晚期的非小细胞癌、肝细胞癌、黑色素瘤也有较好的疗效

 实例分析 12-2

实例 《我不是药神》于2018年7月5日在我国上映。影片讲述了神油店老板程勇从一个交不起房租的男性保健品商贩，一跃成为印度仿制药"格列宁"独家代理商，将格列宁走私进入国内，为国内白血病患者带来低价使用该药机会的故事。该故事在国内引发了关于"假药"的讨论。故事主角在现实中名为格列卫（Glivec），即甲磺酸伊马替尼（电影中药品名称进行艺术加工，所以不同），治疗慢性粒细胞白血病疗效显著。

问题 1. 伊马替尼的作用靶点是什么？
　　　 2. 写出伊马替尼的化学结构、作用特点和临床作用。

答案解析

答案解析

目标检测

一、选择题

（一）A 型题（最佳选择题）

1. 烷化剂类抗肿瘤药物的结构类型不包括（　　）

　　A. 氮芥类　　　　　　　B. 乙撑亚胺类　　　　　　C. 亚硝基脲类

　　D. 多元醇类　　　　　　E. 硝基咪唑类

2. 环磷酰胺毒性小的原因是（　　）

　　A. 抗肿瘤谱广　　　　　　B. 在肿瘤组织中代谢速度快

　　C. 在体内代谢速度很快　　D. 烷化作用强，使用剂量小

　　E. 在正常组织中，经酶代谢生成无毒的代谢物

3. 属于烷化剂类抗肿瘤药的是（　　）

　　A. 氮甲　　　　　　　　　B. 氟尿嘧啶　　　　　　　C. 巯嘌呤

　　D. 紫杉醇　　　　　　　　E. 甲氨蝶呤

4. 抗肿瘤药卡莫司汀属于（　　）

　　A. 氮芥类烷化剂　　　　　B. 亚硝基脲类烷化剂　　　C. 嘧啶类拮抗剂

　　D. 嘌呤类拮抗剂　　　　　E. 叶酸类拮抗剂

5. 抗肿瘤药氟尿嘧啶属于（　　）

    A. 烷化剂   B. 氮芥类抗肿瘤药   C. 抗代谢肿瘤药

    D. 抗生素抗肿瘤药   E. 金属配合物

6. 白消安属于哪一类抗癌药（　　）

    A. 烷化剂   B. 抗生素   C. 抗代谢药

    D. 金属配合物   E. 天然生物碱

7. 属于前药的是（　　）

    A. 巯嘌呤   B. 长春新碱   C. 博来霉素

    D. 环磷酰胺   E. 放线菌素 D

8. 抗肿瘤抗生素有（　　）

    A. 青霉素   B. 阿糖胞苷   C. 红霉素

    D. 柔红霉素   E. 紫杉醇

9. 化学结构如下的药物名称为（　　）

    A. 米托蒽醌   B. 喜树碱   C. 甲氨蝶呤

    D. 巯嘌呤   E. 阿糖胞苷

10. 化学结构如下的药物名称为（　　）

    A. 喜树碱   B. 巯嘌呤   C. 甲氨蝶呤

    D. 环磷酰胺   E. 卡莫司汀

（二）B 型题（配伍选择题）

[11~12 共用备选答案]

    A. 结构中含有磺酸酯基   B. 结构中含有吲哚环   C. 结构中含有亚硝基

    D. 结构中含有蝶啶环   E. 结构中含有 1,4-苯二酚

11. 甲氨蝶呤（　　）

12. 米托蒽醌（　　）

[13~15 共用备选答案]

    A. 环磷酰胺   B. 顺铂   C. 链霉素

    D. 氟尿嘧啶   E. 巯嘌呤

13. 金属配合物（　　）

14. 具有嘧啶结构（　　）

15. 具有 β-氯乙基结构（　　）

（三）C 型题（综合分析选择题）

某患者，女性，45 岁。经诊断为乳腺癌，手术治疗后实行化疗。

16. 化疗可使用药物不包括（   ）

    A. 紫杉醇　　　　　　　　B. 丝裂霉菌　　　　　　　C. 他莫昔芬

    D. 雌二醇　　　　　　　　E. 托瑞米芬

17. 病人在进行化疗后出现剧烈呕吐，应采用下列哪一个药物对抗治疗（   ）

    A. 阿扑吗啡　　　　　　　B. 昂丹司琼　　　　　　　C. 链霉素

    D. 哌替啶　　　　　　　　E. 甲硝唑

（四）X 型题（多项选择题）

18. 下列哪些是烷化剂（   ）

    A. 氟尿嘧啶　　　　　　　B. 白消安　　　　　　　　C. 米托蒽醌

    D. 氮甲　　　　　　　　　E. 塞替派

19. 抗肿瘤代谢拮抗药物有（   ）

    A. 氟尿嘧啶　　　　　　　B. 米托蒽醌　　　　　　　C. 甲氨蝶呤

    D. 巯嘌呤　　　　　　　　E. 氮甲

20. 下列药物来自于植物的抗肿瘤药有（   ）

    A. 长春碱　　　　　　　　B. 紫杉醇　　　　　　　　C. 多柔比星

    D. 鬼臼毒素　　　　　　　E. 喜树碱

二、综合问答题

1. 试说明顺铂的注射剂中加入氯化钠的作用。

2. 氮芥类抗肿瘤药物是如何发展而来的？其结构是由哪两部分组成的？并简述各部分的主要作用。

三、实例解析题

    患者，男性，60 岁，直肠癌根治术后拟行 FOLFOX 方案辅助化疗，具体为：奥沙利铂 150mg d1 + 亚叶酸钙 0.8g d1 + 5-氟尿嘧啶 0.75g d1，4g 输液泵维持 46 小时 d1。

1. 写出奥沙利铂的化学结构，该药物属于什么类型抗肿瘤药物？

2. 写出氟尿嘧啶的化学结构，分析其结构特点、稳定性及临床作用。

3. 说明三种药物的注射顺序。

书网融合……

      知识回顾　　　　　　微课　　　　　　习题

（石　磊）

第十三章　内分泌系统药物

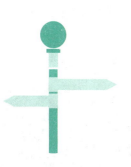
我们学过非甾体抗炎药，那么有甾体抗炎药吗？"甾"字的字形与其结构有何联系？有时医生会给发热患者用地塞米松治疗，地塞米松是激素吗？糖尿病患者为什么宁愿忍受注射胰岛素的痛苦而不能口服胰岛素呢？这些问题都可以从本章的内容中找到答案。

本章主要介绍甾体激素类药物的结构分类与改造发展、构效关系；降血糖药及调节骨代谢与形成药物的分类；典型药物的化学结构、化学名称、结构特征、理化性质、体内代谢和临床应用。

学习目标

1. **掌握**　甾体激素类药物的结构特点及分类；口服降血糖药的结构类型；典型药物雌二醇、己烯雌酚、甲睾酮、黄体酮、醋酸地塞米松、格列本脲、盐酸二甲双胍的化学结构、理化性质和临床用途。

2. **熟悉**　典型药物枸橼酸他莫昔芬、苯丙酸诺龙、炔诺酮、米非司酮、醋酸氢化可的松、醋酸曲安奈德、胰岛素、阿卡波糖、依替膦酸二钠、阿仑膦酸钠的化学结构、理化性质和临床用途；典型药物的化学名称、结构特征、作用特点及代谢特点；降血糖药的作用机制。

3. **了解**　甾体激素类药物、降血糖药和调节骨代谢与形成药物的发展。

内分泌系统药物包括激素类药物、降血糖药和调节骨代谢与形成药物。激素（hormones）是一种化学信使物质，由内分泌腺上皮细胞合成并直接分泌进入血液或淋巴液，经血流到达全身，并在特定组织与相应受体结合，具有调节新陈代谢、生长发育和生殖等生理作用。激素按化学结构分为甾体激素、肽类激素和前列腺素，本章主要介绍甾体激素类药物和胰岛素，胰岛素属于肽类激素，临床中主要用于治疗糖尿病。本章还介绍非激素类药物口服降血糖药和调节骨代谢与形成药物。

第一节　甾体激素类药物

甾体激素（steroid hormones）又称类固醇激素，是由肾上腺皮质和性腺分泌，在维持生命、调节性功能、免疫调节、皮肤疾病治疗及生育控制方面有明确的药理作用。

一、概述

甾体激素类药物特指含有甾体母核结构的激素类物质，按照药理作用可分为性激素和肾上腺皮质激素，性激素又包括雌激素、雄激素和孕激素；按照化学结构可分为雌甾烷、雄甾烷及孕甾烷类化合物。

（一）甾体激素类药物的化学结构 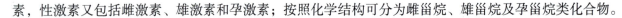微课

甾体激素类药物具有环戊烷并多氢菲的基本结构，结构中含有 A、B、C、D 四环，其中 A、B、C 环为六元环，D 环为五元环。当 C-13 位有角甲基时为雌甾烷；当 C-10 位和 C-13 位均有角甲基时为雄甾烷；当 C-10 位和 C-13 位均有角甲基、C-17 位有乙基时为孕甾烷。（一般把甾核 10 位、13 位上的甲基称为角甲基）

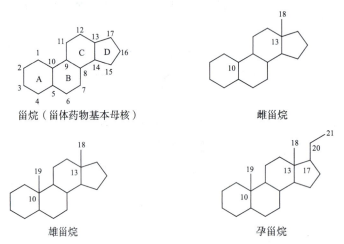

甾烷（甾体药物基本母核）　　　　　雌甾烷

雄甾烷　　　　　孕甾烷

📱 **知识链接**

甾体化合物的命名规则

（1）处于甾环平面上方的取代基为 β-构型，用实线表示；处于甾环平面下方的取代基为 α-构型，用虚线表示；构型未定者，用波纹线表示。

（2）用"去甲基"或"降"表示比原化合物减少一个甲基或环缩小时减少一个碳原子；用"高"表示环扩大一个碳原子或侧链增加一个碳原子。

（3）有些甾体药物要用其类似的甾核作母体，命名时用氢化或去氢来表示增加或失去两个氢原子（失氧表示少一个氧原子）。

（4）双键可用"烯"或"△"表示，如 4,5 位双键可用 4-烯或 $\triangle^4$ 表示；5,10 位间双键可用 5（10）-烯或 $\triangle^{5(10)}$ 表示；1，2 位间、4，5 位间各有一个双键，用 $\triangle^{1,4}$ 表示。

在甾体药物的命名中，先选择一个适当的母核，再在母核前后分别加上取代基的位次、构型及名称。

（二）甾体激素类药物的一般性质

甾体激素类药物多为白色结晶性粉末，在水和石油醚中难溶，在乙醚、丙酮等极性有机溶剂中溶解；有光学活性，常将比旋度的测定作为该类药物鉴定的依据之一。甾体激素类药物在结构上比较相似，故在化学性质方面表现出一些共同特性。

1. 羰基与氨的衍生物的缩合反应　含有羰基的甾类药物可与羟胺或氨基脲生成具有一定熔点的肟或缩氨脲。测定这些生成物的熔点，可用于本类药物的鉴别或含量测定。与氨的衍生物（如醋酸氨基脲、2,4-二硝基苯肼、硫酸苯肼或异烟肼等）生成有色的腙衍生物。

2. 甲基酮反应　分子中含有甲基酮结构的甾类药物，在碱性条件下与亚硝基铁氰化钠作用，生成蓝色复合物，可用于定性鉴别，如黄体酮。

3. α-醇酮基的还原性　C-17 位的 α-醇酮基可与多种氧化剂发生反应，如与碱性酒石酸铜试液反应生成砖红色的氧化亚铜沉淀；与氨制硝酸银发生银镜反应，生成银沉淀，如醋酸地塞米松。

4. 羟基反应　①成酯反应：甾类药物中含有羟基，可与酸酐或酰氯等成酯，可通过测定生成酯的熔点鉴别药物，如雌二醇。②异羟肟酸铁反应：甾类药物中的羟基先与醋酸等有机酸生成酯，该酯在碱性条件下与羟胺作用，生成异羟肟酸，再在酸性条件下与高铁离子配合，呈紫红色，此反应可用于定性鉴别或含量测定。③酯交换反应：含醋酸酯结构的甾类药物与醇制氢氧化钾共热，再经硫酸催化共热，酯键断裂，生成新的乙酸乙酯，具有特殊香气，常用于甾体醋酸酯化合物的鉴别，如醋酸氢化可的松。

5. 炔基反应　含乙炔基的甾类药物与硝酸银试液反应，生成炔化银白色沉淀，可用于鉴别，如炔诺酮。

6. 与强酸的呈色反应　甾类药物与硫酸、磷酸、高氯酸等强酸作用可呈色，其与硫酸的呈色反应得到了广泛应用。甾类药物与硫酸呈色的同时，往往产生荧光，加水稀释后，颜色和荧光可发生变化，结构的差异可呈现不同的颜色和荧光，此反应操作简便，可供甾类药物的鉴别之用。一些甾类药物与硫酸的呈色及荧光颜色见表 13-1。

表 13-1　甾类药物与硫酸的呈色反应

药物名称	加硫酸或硫酸-乙醇		加水稀释后颜色
	颜色	荧光颜色	
雌二醇	—	黄绿	红色
甲睾酮	黄	黄绿	—
炔雌醇	橙红	黄绿	玫瑰红色絮状沉淀
醋酸可的松	黄或微带橙	—	颜色消失，溶液澄清
氢化可的松	棕黄→红	绿	黄色→橙黄色，微带绿色荧光
醋酸氢化可的松	黄→棕黄	绿	—
泼尼松	橙	—	黄色，渐渐变为蓝绿色
泼尼松龙	深红	—	红色褪去，生成灰色絮状沉淀
地塞米松	淡红棕	—	颜色消失

二、雌激素及抗雌激素类药物

雌激素主要由卵巢分泌，其生理作用是促进女性性器官的发育成熟及维持第二性征，与孕激素一起完成性周期、妊娠、泌乳等。临床上用于雌激素缺乏症、性周期障碍，也用于骨质疏松、前列腺癌、更年期综合征的治疗，目前亦常与孕激素共同组成复方避孕药。

雌激素类药物可分为甾体雌激素类药物及非甾体雌激素类药物两大类。天然甾体雌激素的结构特点为：属于雌甾烷类结构，A 环为苯环，C-3 位有酚羟基，C-17 位有羟基或酮基。

（一）概述

第一个雌激素是从孕妇尿中分离出的雌酮（estrone），不久又从妊娠哺乳动物尿中发现雌三醇（estriol），最后才把活性更高的雌二醇（estradiol）分离出来。三种天然雌激素中雌二醇的生物活性最高，其次是雌酮，最低的是雌三醇，三者可在体内相互转化，如图 13-1 所示。

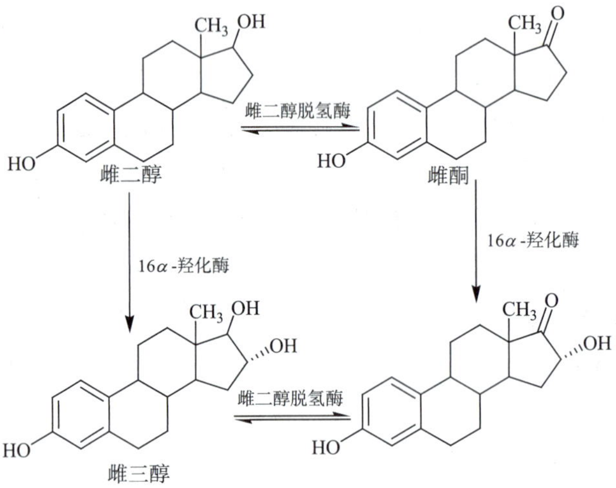

图 13-1　雌激素的体内代谢

天然雌激素如雌二醇肌内注射给药迅速起效，但在肝脏中却迅速失活，作用时间短；又容易被肠道的微生物降解破坏，不能口服。故需对其结构进行修饰，将雌二醇 C-3 位酚羟基或 C-17 位羟基进行酯化，虽然活性有所减弱，但其在体内被酯酶缓慢水解释放出雌二醇，达到延长作用时间的目的。如苯甲酸雌二醇（estradiol benzoate）、戊酸雌二醇（estradiol valerate）。

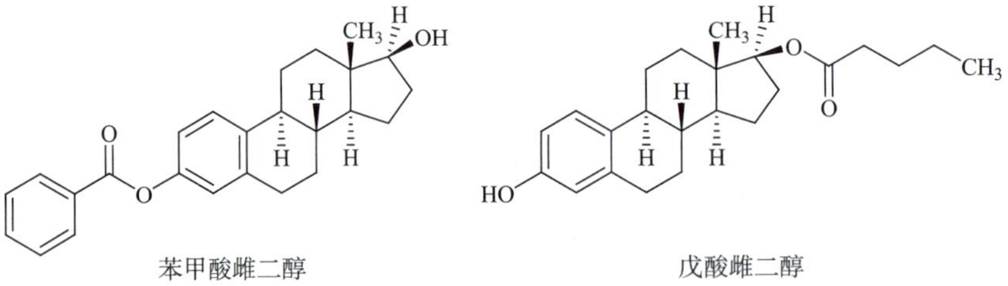

在雌二醇 17α 位引入乙炔基，使空间位阻增加，在肝脏中阻碍了酶对药物的氧化代谢，使之能口服，得到炔雌醇（ethinylestradiol）。将炔雌醇 C-3 位羟基进一步醚化，得到炔雌醚（quinestrol），不但可以口服，还增加了脂溶性，贮存在人体脂肪中缓慢释放，作用时间延长。我国将炔雌三醇的 3 位羟基醚化，提高 A 环稳定性，得到可以口服、长效的尼尔雌醇（nilestriol）。

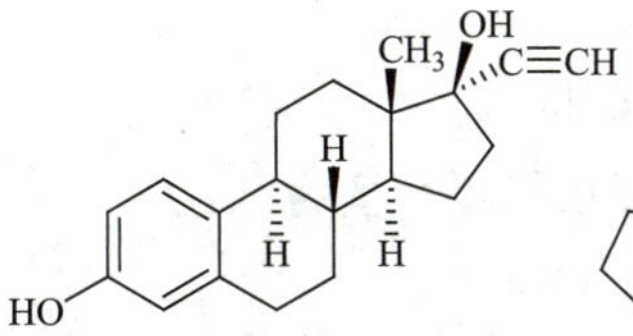

炔雌醇 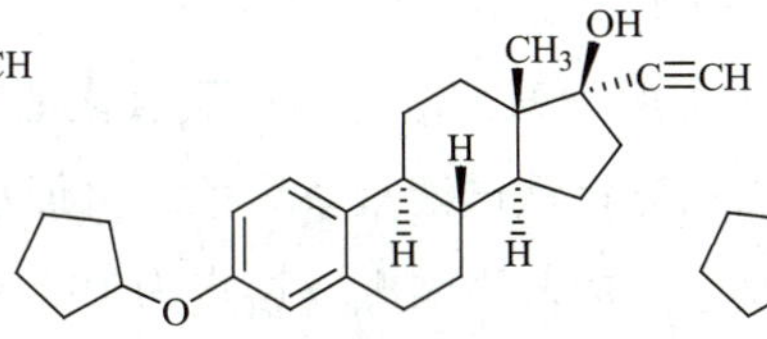　　　　　　　　　　炔雌醚 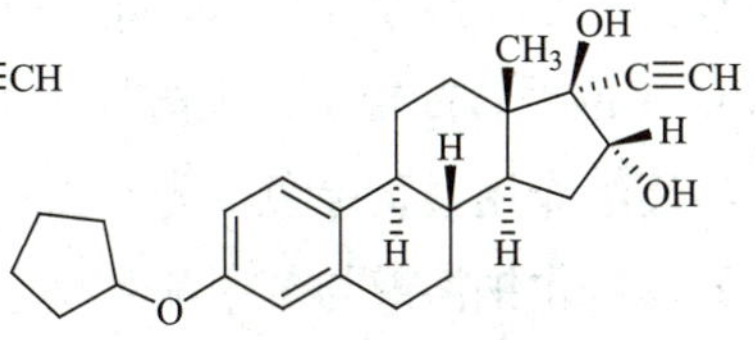　　　　　　　　　　尼尔雌醇

鉴于天然雌激素的来源有限，人们试图寻找非天然雌激素的合成代用品。其中己烯雌酚（diethyl-stilbestrol）为人工合成的非甾体雌激素，活性较高且口服有效，其反式立体结构的两个官能团的空间距离与雌二醇相同，都是 0.855nm，药理作用与雌二醇相近，顺式己烯雌酚无雌激素活性。

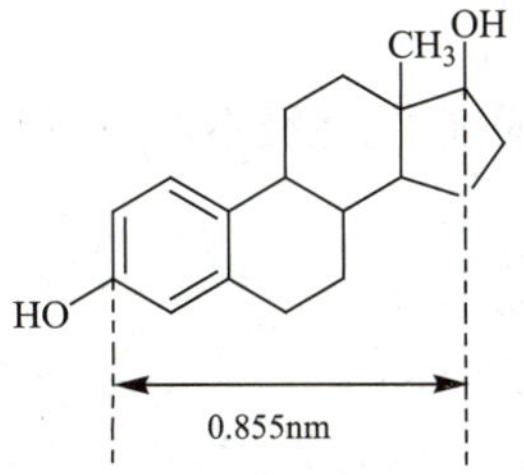

雌二醇 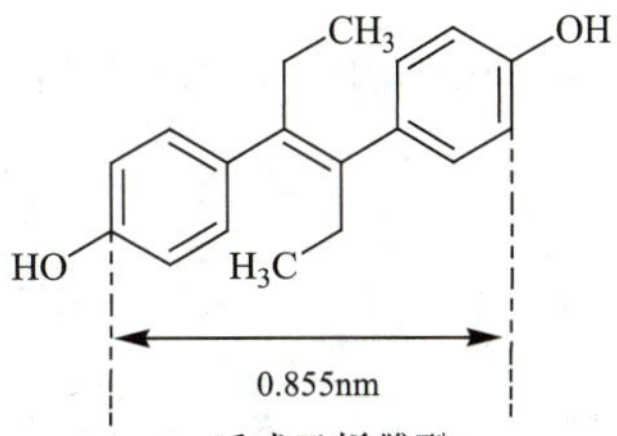　　　　　　　　　　　　　　　反式己烯雌酚

即学即练 13-1

下面哪几个药物是甾体结构的雌激素（　　）

答案解析

A. 雌二醇　　　　　B. 炔雌醇　　　　　C. 炔雌醚　　　　　D. 己烯雌酚

在研究己烯雌酚类雌激素的过程中，发现了三苯乙烯类化合物氯米芬（clomifene）和他莫昔芬（tamoxifen），它们与雌激素受体有强而持久的结合力，但不能产生雌激素效应，因而有拮抗雌激素的作用，为抗雌激素类药物。这类药物被广泛应用于乳腺癌、骨质疏松等的治疗。

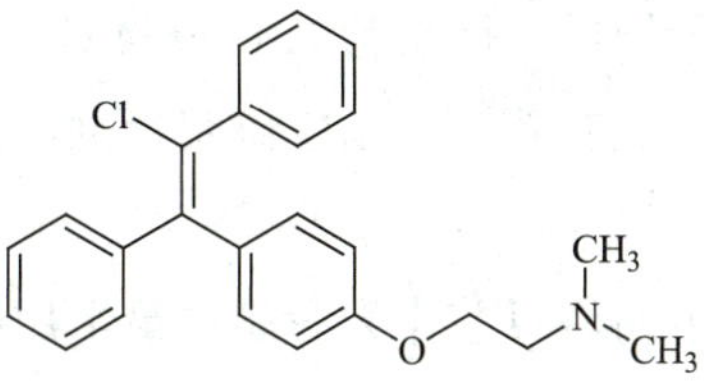

氯米芬 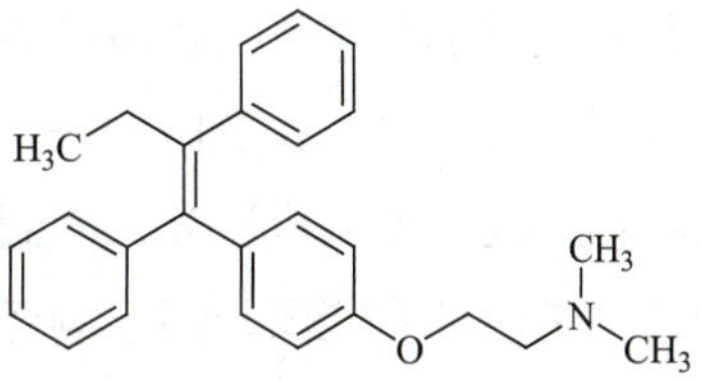　　　　　　　　　　　　　　　他莫昔芬

（二）典型药物

雌二醇

Estradiol

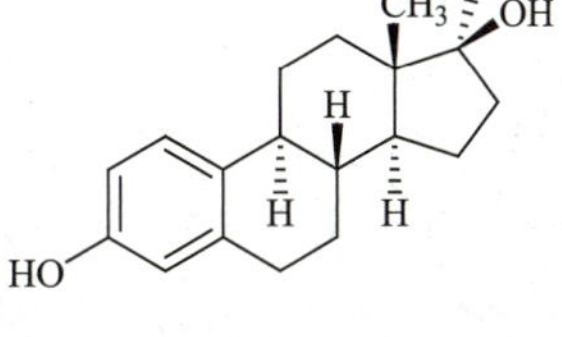

化学名为雌甾-1,3,5（10）-三烯-3,17β-二醇。

结构特征为雌甾烷、酚羟基、醇羟基。

本品为白色或类白色结晶性粉末；无臭。本品在丙酮中溶解，在乙醇中略溶，在水中不溶。熔点为

$175 \sim 180 \text{℃}$。在乙醇溶液（10mg/ml）中比旋度为$+76°$至$+83°$。

本品 C–3 位上含酚羟基，显酸性，可溶于碱性溶液，如氢氧化钠水溶液。

本品与硫酸作用显黄绿色荧光，加三氯化铁试液呈草绿色，再加水稀释，变为红色。

本品的氢氧化钠溶液与苯甲酰氯反应生成苯甲酸酯，熔点为 $190 \sim 196 \text{℃}$。

本品用于治疗卵巢功能不全所引起的疾病，如更年期障碍、月经不调及子宫发育不全等。

己烯雌酚
Diethylstilbestrol

化学名为（E）-4,4′-（1,2-二乙基-1,2-亚乙烯基）双苯酚。

结构特征为两个酚羟基、双键、反式异构体。

本品为无色结晶或白色结晶性粉末；几乎无臭。本品在甲醇中易溶，在乙醇、乙醚或脂肪油中溶解，在三氯甲烷中微溶，在水中几乎不溶；在稀氢氧化钠溶液中溶解。熔点为 $169 \sim 172 \text{℃}$。

本品与硫酸显橙黄色，加水稀释后颜色消失。

本品含两个酚羟基，本品的稀乙醇溶液加三氯化铁试液，生成绿色配合物。

本品与醋酐、无水吡啶加热生成二乙酰己烯雌酚，干燥后，熔点为 $121 \sim 124 \text{℃}$。

本品可以很快从胃肠道吸收，在肝脏中失活很慢，口服有效，多制成口服片剂应用，也有将其溶解在植物油中制成油溶性针剂。本品应遮光，密封保存。

本品的两个酚羟基是活性官能团，用于制备各种衍生物。目前作为商品的最常用的衍生物是己烯雌酚丙酸酯及其钠盐。

本品为人工合成的雌激素代用品，反式异构体有效，顺式异构体无效。本品主要用于垂体功能异常引起的月经紊乱、功能性子宫出血、绝经期综合征等。大剂量也用于治疗前列腺癌。

枸橼酸他莫昔芬
Tamoxifen Citrate

化学名为（Z）-N,N-二甲基-2-[4-（1,2-二苯基-1-丁烯基）苯氧基]乙胺枸橼酸盐。

结构特征为苯环间以双键相连、叔胺、顺式异构体。

本品为白色或类白色结晶性粉末；无臭。本品在甲醇中溶解，在乙醇或丙酮中微溶，在三氯甲烷中极微溶解，在水中几乎不溶，在冰醋酸中易溶。熔点为 142～148℃，熔融时同时分解。

本品加入醋酐-吡啶（1：5）摇匀，置水浴上加热，溶液颜色由黄色变为红色。

本品为三苯乙烯类抗雌激素药物，在临床上主要适用于治疗晚期乳腺癌和卵巢癌。

三、雄激素及蛋白同化激素类药物

雄激素主要由睾丸产生，具有雄性活性和蛋白同化活性，能促进男性性器官的发育、成熟和维持男性第二性征；并能促进蛋白质的合成和骨质形成，抑制蛋白质的代谢，使肌肉发达、骨骼粗壮、体重增加。

雄激素的结构特点为：属于雄甾烷类结构，含有 4-烯-3-酮的结构，17β 位有羟基或羟基与羧酸形成的酯。

（一）概述

1931 年，Butenandt 从男性尿液中提取分离到雄酮（androsterone）。1935 年，David 从公牛睾丸中提取得到睾酮（testosterone）的纯品，其活性为雄酮的 6～10 倍。这是最早获得的天然雄激素纯品，同年合成成功。

雄酮　　　　　　　　　睾酮

睾酮的作用时间短，易在消化道被破坏，口服无效。为了寻找到长效、高效、低毒、口服有效的药物，对睾酮进行了一系列的结构改造。

将睾酮的 17β 位羟基酯化，使脂溶性增加，吸收缓慢而作用时间延长，如丙酸睾酮（testosterone propionate）。在 17α 位引入甲基，使空间位阻增加，仲醇基变成叔醇基，不易被氧化代谢，稳定性增加，口服有效，如甲睾酮（methyltestosterone）。

丙酸睾酮　　　　　　　　　甲睾酮

雄激素的结构专一性很强，对其结构稍做改变就可使雄激素活性降低，蛋白同化活性增加。将雄甾烷的 C-10 位角甲基去掉、C-4 位引入卤素或改造 A 环，得到蛋白同化激素类药物，如苯丙酸诺龙（nandrolone phenylpropionate）、达那唑（danazol）、司坦唑醇（stanozolol）、氯司替勃（clostebol）、羟甲烯龙（oxymetholone）等。达那唑为雄激素抑制药，无雌激素和孕激素作用，能够抑制异位子宫内膜组织生长，用于治疗子宫内膜异位症。司坦唑醇为甲睾酮的 A 环并杂环衍生物，蛋白同化作用是甲睾酮的30 倍，雄激素作用只有甲睾酮的 1/4。氯司替勃为睾酮的 4 位氯取代衍生物，主要用于慢性消耗性疾病、营养不良、骨质疏松。羟甲烯龙为甲睾酮 2 位羟甲烯基取代衍生物，蛋白同化作用是甲睾酮的 4倍，雄激素作用是甲睾酮的 0.39 倍。

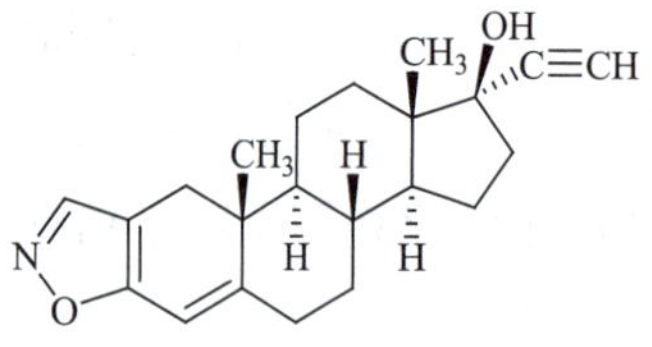

达那唑

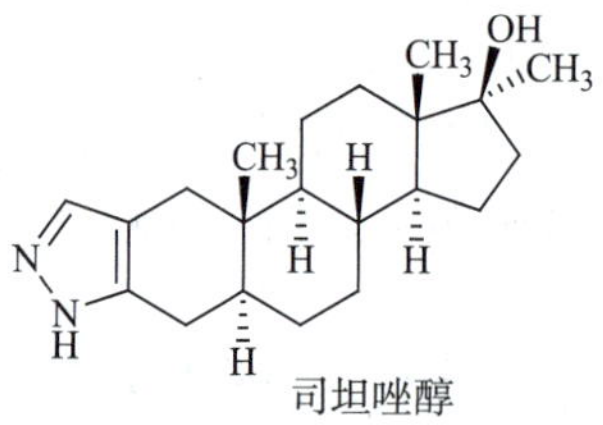

司坦唑醇

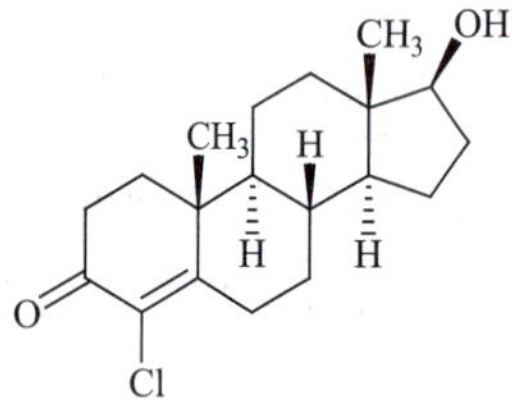

氯司替勃

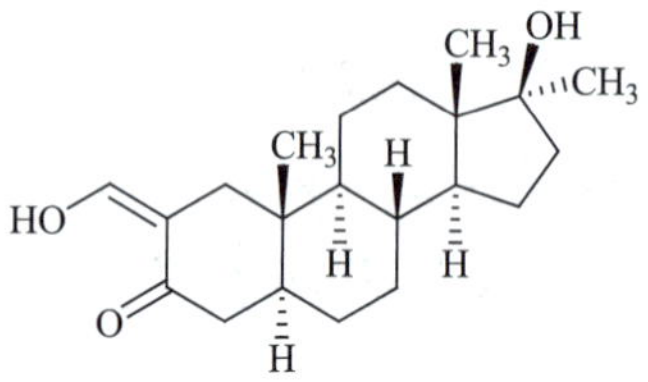

羟甲烯龙

（二）典型药物

甲睾酮
Methyltestosterone

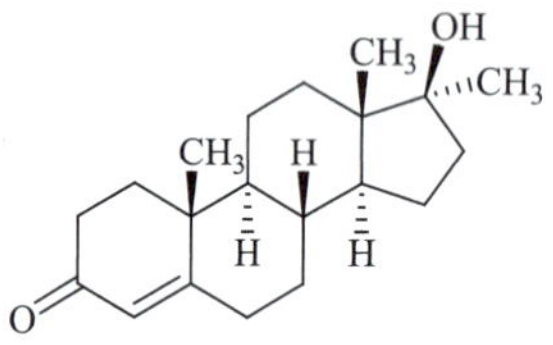

化学名为 17α-甲基-17β-羟基雄甾-4-烯-3-酮。

结构特征为雄甾烷、A 环 4-烯-3-酮结构。

本品为白色或类白色结晶性粉末；无臭；微有引湿性；本品在乙醇、丙酮或三氯甲烷中易溶，在乙醚中略溶，在植物油中微溶，在水中不溶。熔点为 163～167℃。在乙醇溶液（10mg/ml）中比旋度为 +79°至 +85°。

本品遇光易变质。

本品加硫酸-乙醇（2∶1）溶液显黄色并带有黄绿色荧光；遇硫酸铁铵显橙红色，继变为樱红色。

本品与醋酐-吡啶反应得乙酰化物，熔点为 176℃。

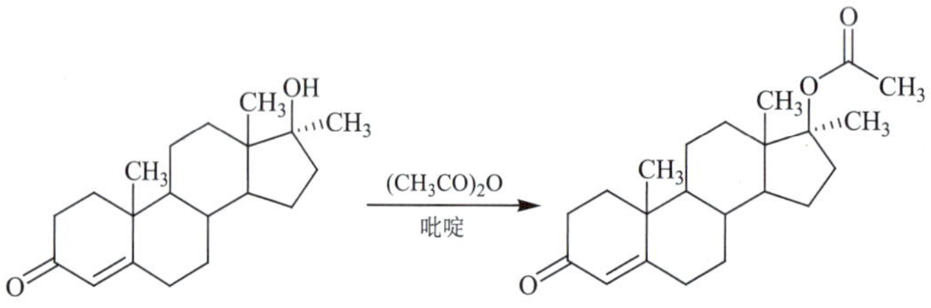

本品在肝脏内破坏较缓慢，经胃肠道及口腔黏膜吸收较完全，口服或舌下给药有效。

本品兼具雄激素作用与蛋白同化作用，主要用于男性缺乏睾丸素所引起的疾病、绝经期妇女晚期乳腺癌。

苯丙酸诺龙
Nandrolone Phenylpropionate

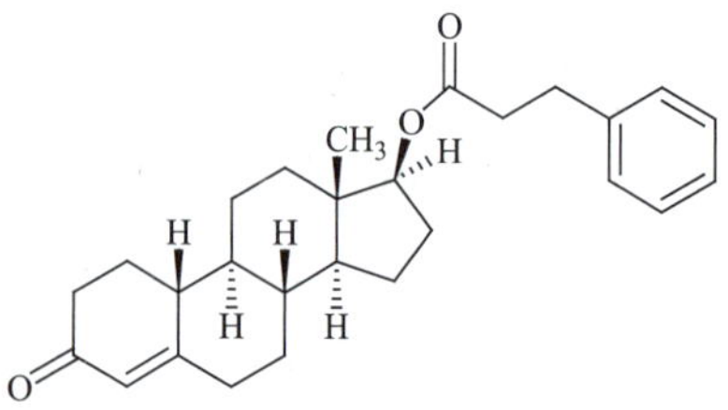

化学名为17β-羟基雌甾-4-烯-3-酮-3-苯丙酸酯。

结构特征为雌甾烷、17位成酯、4-烯-3-酮结构。

本品为白色或类白色结晶性粉末；有特殊臭。本品在甲醇或乙醇中溶解，在植物油中略溶，在水中几乎不溶。熔点为93~99℃。在二氧六环溶液（10mg/ml）中比旋度为+48°至+51°。

本品的甲醇溶液与醋酸氨基脲缩合，生成缩氨脲衍生物，熔点为182℃，熔融时分解。

本品为最早使用的蛋白同化激素，用于烫伤、骨折后不愈合、恶性肿瘤手术前后、严重骨质疏松症、早产儿、侏儒症及营养吸收不良、慢性腹泻和一些消耗性疾病。长期使用有肝脏毒性及轻微男性化倾向。

四、孕激素及抗孕激素类药物

孕激素是雌性动物排卵后，卵巢黄体所分泌的激素，能促进女性附性器官成熟及第二性征出现，并维持正常性欲及生殖功能。临床主要用于预防先兆流产、子宫内膜异位症、功能性出血、子宫内膜癌等，与雌激素配伍作口服避孕药。孕激素包括孕酮类和睾酮类，以孕酮类为主。

孕激素的结构特点：属于孕甾烷类结构，含有4-烯-3-酮的结构，17β-甲酮基或17β-羟基、17α-乙炔基。

（一）概述

1. 孕激素 1934年四组科学家几乎同时提取到了纯孕激素，1935年命名为黄体酮（progesterone），又名孕酮，口服易代谢失活。为了获得比较稳定、长效的口服孕激素，对黄体酮进行了大量的结构改造，得到了一系列的孕激素类药物。在黄体酮的17α位引入羟基并酯化后，得到的化合物作用增强持久，口服有效。在黄体酮的6位引入甲基、双键或氯原子，阻碍药物代谢，提高脂溶性，使活性增加，得到可口服、长效、强效的常用孕激素。例如醋酸甲羟孕酮（medroxyprogesterone acetate）、醋酸氯地孕酮（chlormadinone acetate）、醋酸甲地孕酮（megestrol acetate），活性分别是黄体酮的20倍、50倍和12倍。

醋酸甲羟孕酮　　　　　　醋酸氯地孕酮　　　　　　醋酸甲地孕酮

第一个口服有效的孕激素药物是睾酮的衍生物，在睾酮的17α位引入乙炔基得到炔孕酮（ethisterone），雄激素活性大大降低，孕激素活性口服时比黄体酮强15倍。将炔孕酮的C-19位甲基去掉，得到活性更强的炔诺酮（norethisterone）。后来合成了一系列C-19位去甲睾酮类孕激素，如左炔诺孕酮（levonorgestrel），活性比炔诺酮强，与雌激素合用用作紧急避孕药。也可用于治疗月经不调、子宫功能性出血及子宫内膜异位症等。

炔孕酮　　　　　　　　炔诺酮　　　　　　　　左炔诺孕酮

2. 抗孕激素类药物 抗孕激素类药物也叫孕激素拮抗剂，是终止早孕的药物。最早应用于临床的药物是米非司酮（mifepristone），米非司酮于20世纪80年代问世，具有划时代的意义。它具有抗排卵、抗着床、扩张和软化宫颈的作用，单独使用效果不理想，完全流产率只有60%。到了20世纪90年代，与其他药物（如米索前列醇）合用，效果更佳，完全流产率达到90%~95%。

（二）典型药物

黄体酮
Progesterone

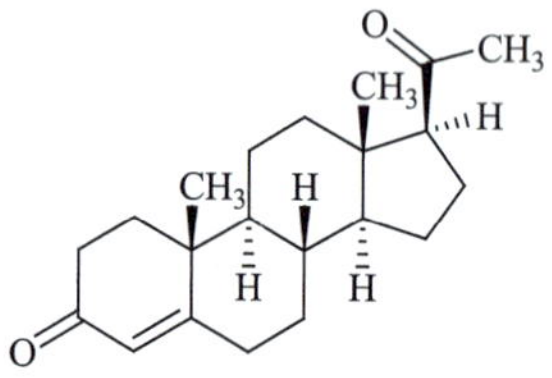

化学名为孕甾-4-烯-3,20-二酮，又名孕酮。

结构特征为孕甾、17位有甲酮基、4-烯-3,20-二酮结构。

本品为白色或类白色的结晶性粉末；无臭。本品在三氯甲烷中极易溶解，在乙醇、乙醚或植物油中溶解，在水中不溶。熔点为128~131℃。在乙醇溶液（10mg/ml）中比旋度为+186°至+198°。

本品C-17位上有甲酮基，在碳酸钠、醋酸铵作用下，与亚硝基铁氰化钠生成蓝紫色复合物。黄体酮及其合成中间体均呈类似的阳性反应，其他常用的甾类药物不显蓝紫色，可供鉴别。

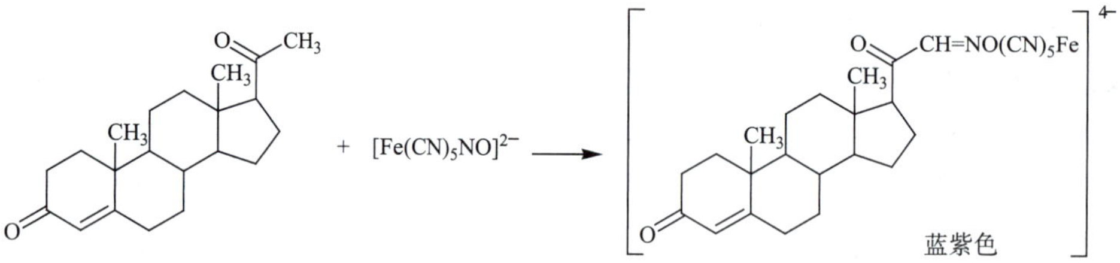

本品与异烟肼缩合生成黄色的异烟腙。

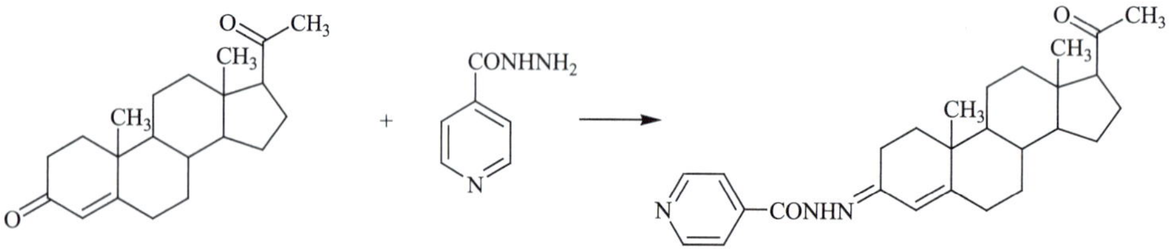

本品与盐酸羟胺反应生成黄体酮二肟，熔点为238~240℃。

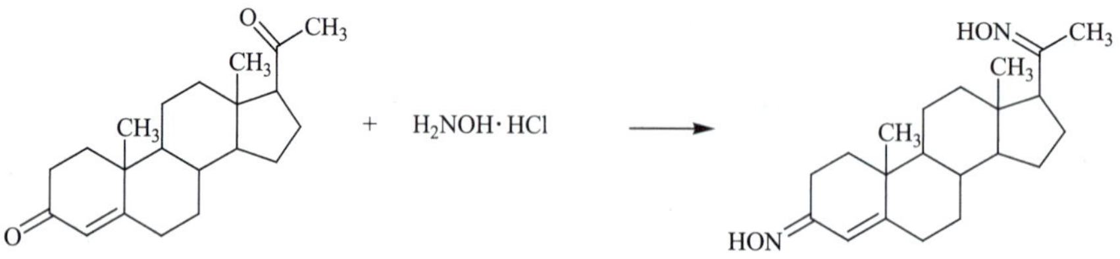

即学即练 13-2

答案解析

下面哪些是黄体酮与某些物质发生化学反应的产物（　　）

A. 异烟腙　　　　B. 黄体酮二肟　　　　C. 银盐沉淀　　　　D. 蓝紫色复合物

本品具有保胎作用，临床上用于黄体功能不足引起的先兆性流产和习惯性流产、月经不调等症，与雌激素类药物合用，能抑制排卵，可作为避孕药应用于临床。

炔诺酮
Norethisterone

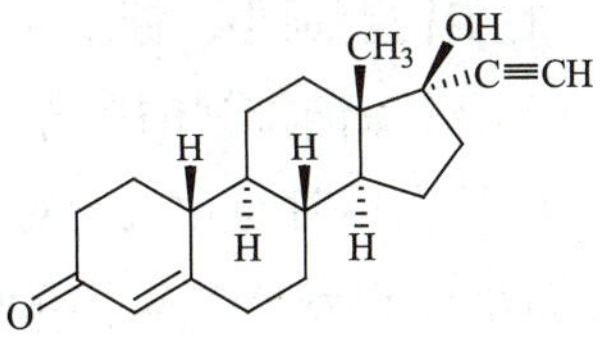

化学名为17β-羟基-19-去甲-17α-孕甾-4-烯-20-炔-3-酮。

结构特征为19位去甲基的孕甾、17α位有乙炔基、4-烯-3-酮结构。

本品为白色或类白色粉末或结晶性粉末；无臭。本品在三氯甲烷中溶解，在乙醇中微溶，在丙酮中略溶，在水中不溶。熔点为202～208℃。在丙酮溶液（10mg/ml）中比旋度为－32°至－37°。

本品的乙醇溶液加入硝酸银试液，产生白色炔诺酮银盐沉淀。

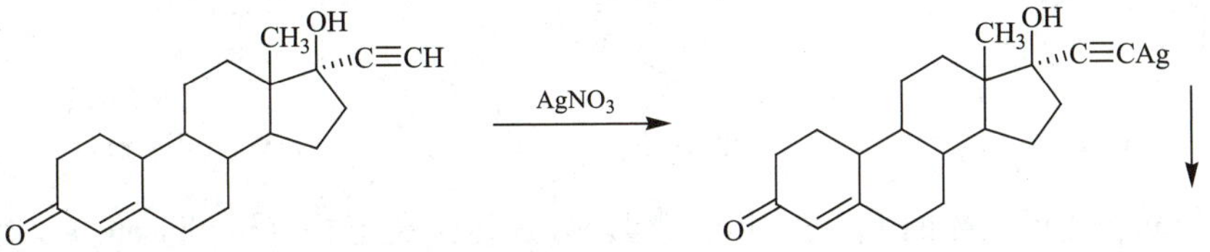

本品与盐酸羟胺及醋酸钠共热生成炔诺酮肟，熔点为115℃，熔融时同时分解。

本品为强效的口服孕激素，用于治疗功能性子宫出血、痛经、子宫内膜异位症等。

米非司酮
Mifepristone

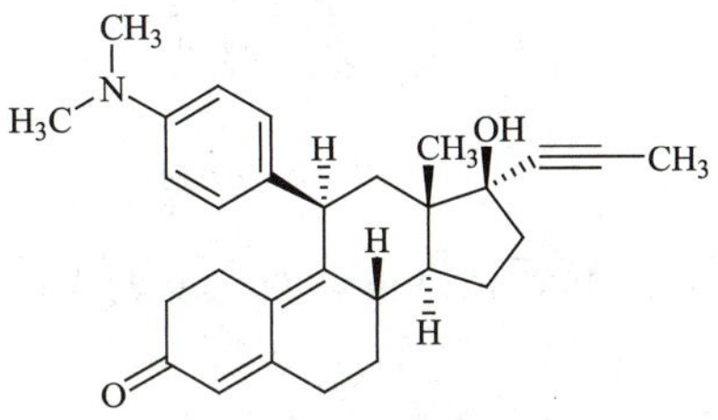

化学名为11β-[4-（N,N-二甲氨基）-1-苯基]-17β-羟基-17α-（1-丙炔基）-雌甾-4,9-二烯-3-酮。

结构特征为雌甾、17α位有丙炔基、11位有二甲氨基苯基。

本品为淡黄色结晶性粉末；无臭。本品在甲醇或二氯甲烷中易溶，在乙醇或乙酸乙酯中溶解，在水中几乎不溶。熔点为192～196℃。在二氯甲烷溶液（5mg/ml）中比旋度为＋124°至＋129°。

本品具有抗孕激素作用，能干扰早孕并终止妊娠。主要用于抗早孕，也用于紧急避孕。妊娠早期与前列腺素类药合用可诱发流产。

五、肾上腺糖皮质激素

（一）概述

肾上腺皮质激素是肾上腺皮质所产生的甾体激素的总称，按其生理作用可分为盐皮质激素和糖皮质激素两大类。盐皮质激素具有调节体内水、盐代谢和维持电解质平衡的作用，即促进钠潴留和钾排泄的作用很强。糖皮质激素主要与糖、脂肪、蛋白质的代谢及生长发育有关，大剂量应用时，可产生抗炎、抗毒、抗休克和抗过敏等作用，故又称为甾体抗炎激素。在此重点介绍糖皮质激素。

肾上腺糖皮质激素的结构特点：属于孕甾烷类结构，含有 4-烯-3,20-二酮，17α-羟基，17β 位有 α-醇酮基，同时在 11 位有含氧功能基（羟基或羰基氧）。

由于天然的糖皮质激素和盐皮质激素的结构差别小，糖皮质激素具有盐皮质激素样作用，如可的松（cortisone）、氢化可的松（hydrocortisone）具有保钠排钾的副作用，会引起水肿。为了提高糖皮质激素的活性，减少副作用，并且提高稳定性，延长作用时间，人们对糖皮质激素进行了化学结构修饰。

（1）将氢化可的松分子中的 21 位羟基酯化得到醋酸氢化可的松（hydrocortisone acetate）和氢化可的松琥珀酸钠（hydrocortisone sodium succinate），前者作用时间延长，且稳定性增加；后者水溶性增强，可制成注射剂。

可的松　　　　　　　氢化可的松　　　　　　　醋酸氢化可的松

（2）在可的松和氢化可的松的 1,2 位引入双键，分别得到泼尼松（prednisone）和泼尼松龙（prednisolone），其抗炎作用增强，但钠潴留作用不变。

氢化可的松琥珀酸钠　　　　　　　泼尼松　　　　　　　泼尼松龙

（3）在 6α 位引入甲基或氟原子，如氟轻松（fluocinolone acetonide），钠潴留作用的增加大于抗炎活性的增加，只能外用。

（4）在 9α 位引入卤原子，如引入 F 原子抗炎活性增加，但钠潴留作用增加更多，如氟轻松。

氟轻松　　　　　　　曲安西龙

（5）在 16α 位引入羟基，糖皮质激素活性保留，盐皮质激素活性明显降低，由此合成了曲安西龙（triamcinolone）。将曲安西龙的 16α-羟基和 17α-羟基与丙酮缩合得到曲安奈德（triamcinolone acetonide），作用更强。

（6）在 16α 位用甲基替换羟基，抗炎活性增强，钠潴留作用降低。如地塞米松（dexamethasone）。在 16β 位引入甲基同样也有很好的效果，如倍他米松（betamethasone），其活性和地塞米松相当或略强。

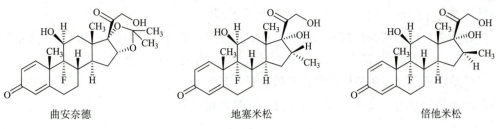

曲安奈德　　　　　　　　地塞米松　　　　　　　　倍他米松

（二）典型药物

醋酸地塞米松
Dexamethasone Acetate

化学名为16α-甲基-11β,17α,21-三羟基-9α-氟孕甾-1,4-二烯-3,20-二酮-21-醋酸酯。

结构特征为孕甾、1,2 位双键、11β 位有羟基、17 位有 α-醇酮基且成酯、氟取代基。

本品为白色或类白色结晶或结晶性粉末；无臭。本品在丙酮中易溶，在甲醇或无水乙醇中溶解，在乙醇或三氯甲烷中略溶，在乙醚中极微溶解，在水中不溶。熔点为 223~233℃，熔融时同时分解。在二氧六环溶液（10mg/ml）中比旋度为 +82°至 +88°。

本品的甲醇溶液与碱性酒石酸铜试液作用，生成氧化亚铜红色沉淀。

本品加入乙醇制氢氧化钾试液，水浴加热，冷却后加硫酸煮沸，产生乙酸乙酯的香气。

本品显有机氟化物的鉴别反应。本品需遮光，密封保存。

本品口服后，4 小时以内有 15% 自尿液排出，一半以葡萄糖醛酸结合物形式排泄，一半以非结合形式排泄。

本品是目前临床上活性最强的糖皮质激素之一，主要用于风湿性关节炎、皮炎、湿疹、红斑狼疮、支气管哮喘和某些感染性疾病的治疗。

醋酸氢化可的松
Hydrocortisone Acetate

化学名为 11β,17α,21-三羟基孕甾-4-烯-3,20-二酮-21-醋酸酯。

结构特征为孕甾、4-烯-3-酮、17 位有 α-醇酮基且成酯。

本品为白色或类白色的结晶性粉末；无臭。本品在甲醇、乙醇或三氯甲烷中微溶，在水中不溶。熔点为 216~224℃，分解温度为 223℃。在二氧六环溶液（10mg/ml）中比旋度为 +158°至 +165°。

本品加硫酸溶解后，显黄色至棕黄色，并带有绿色荧光。

本品的乙醇溶液加临用新制的硫酸苯肼试液，加热后显黄色。

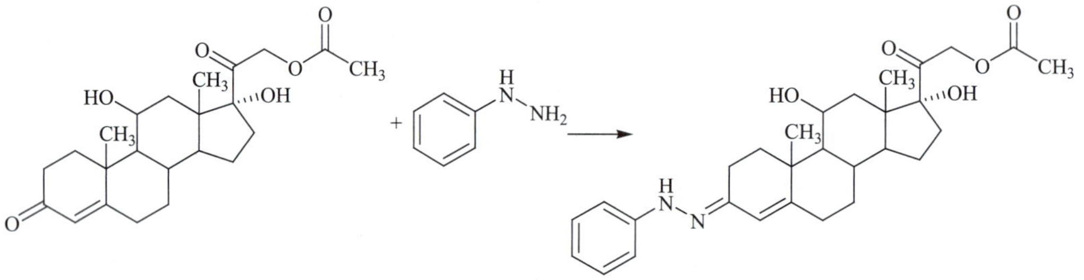

本品加醇制氢氧化钾试液，置水浴加热，冷却后加硫酸煮沸，产生乙酸乙酯的香气。

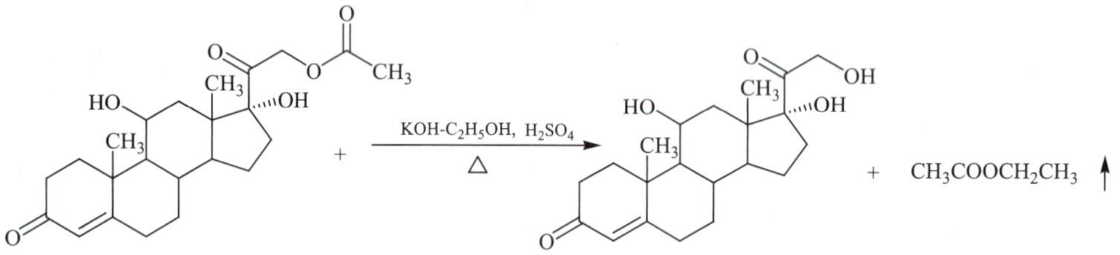

本品用于治疗风湿病、类风湿关节炎、红斑狼疮等结缔组织病，还可用于免疫抑制、抗休克等。

醋酸曲安奈德
Triamcinolone Acetonide Acetate

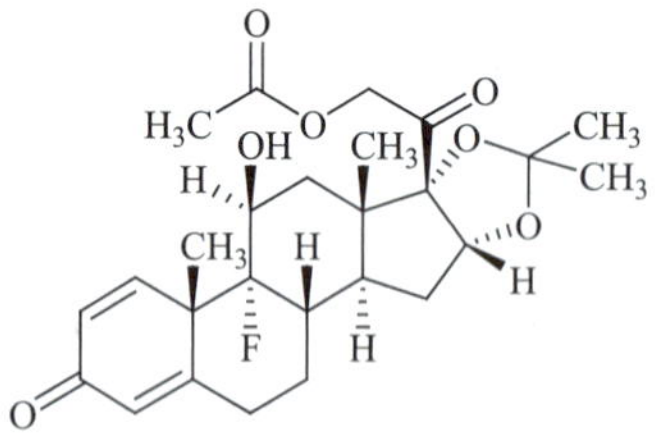

化学名为 16α,17-[(1-甲基亚乙基)双(氧)]-11β,21-二羟基-9-氟孕甾-1,4-二烯-3,20-二酮-21-醋酸酯。

结构特征为孕甾、9 位氟取代、1,2 位双键、11β 位有羟基、17 位有 α-醇酮基且成酯。

本品为白色或类白色的结晶性粉末；无臭。本品在三氯甲烷中溶解，在丙酮中略溶，在甲醇或乙醇中微溶，在水中不溶。在二氧六环溶液（10mg/ml）中比旋度为 +92°至 +98°。

本品的甲醇溶液与碱性酒石酸铜试液作用，生成氧化亚铜砖红色沉淀。

本品需遮光，密封保存。

本品适用于各种皮肤病（如神经性皮炎、湿疹、牛皮癣等）、关节痛、支气管哮喘、肩周炎、腱鞘炎、急性扭伤、类风湿关节炎等。

第二节　降血糖药物

糖尿病是一种由胰岛功能减退、胰岛素抵抗等而引发的糖、蛋白质、脂肪、水和电解质等一系列代谢紊乱的内分泌疾病，患者主要表现为高血糖和尿糖。症状期可出现"三多一少"症状，即多尿、多饮、多食、消瘦等。目前常用的降血糖药物主要包括胰岛素和口服降血糖药，通过减少机体对糖的摄取或加快糖代谢，使血糖下降。

 知识链接

糖尿病类型

临床上将糖尿病（diabetes）主要分为 1 型糖尿病（胰岛素依赖型糖尿病，IDDM）和 2 型糖尿病（非胰岛素依赖型糖尿病，NIDDM）。在糖尿病患者中，2 型糖尿病所占的比例约为 90%。

其中 1 型糖尿病因胰腺 B 细胞受损，引起胰岛素分泌缺乏，只能依赖外源性胰岛素补充以维持生命，多发生于青少年。2 型糖尿病临床表现为机体对胰岛素不够敏感，即胰岛素抵抗（insulin resistance，IR），其胰岛素的分泌量并不低，甚至还偏高，多见于肥胖病人和中老年人。2 型糖尿病具有遗传性，可用化学药物治疗，以促进 B 细胞分泌更多的胰岛素或提高靶细胞对胰岛素的敏感性。饮食控制、适当的体育锻炼及合理使用药物是治疗糖尿病必须坚持的原则。当糖尿病患者经过饮食和运动疗法，血糖仍然不能控制，需采用药物治疗。患者可以通过口服降血糖药或应用胰岛素控制血糖。

一、胰岛素

胰岛素（insulin）是由胰岛 B 细胞受内源或外源性物质如葡萄糖、乳糖、核糖等的刺激而分泌的一种蛋白激素。胰岛素是机体内唯一降低血糖的激素，同时能促进糖原、脂肪、蛋白质合成。外源性胰岛素主要用于糖尿病，注射胰岛素不会有成瘾性和依赖性。

1926 年，Abel 首次从动物胰脏中提取分离得到了胰岛素结晶，1955 年，阐明了牛胰岛素全部氨基酸序列的一级结构。1965 年，我国首次人工合成了具有生物活性的结晶牛胰岛素。不同动物的胰岛素由于其结构相似，理化性质也相似。人胰岛素含有 A、B 两条肽链，由 16 种 51 个氨基酸残基构成，其中 A 链有 11 种 21 个氨基酸，B 链有 15 种 30 个氨基酸。两条链通过两个二硫键结合。

 知识链接

我国首次人工合成结晶牛胰岛素

1958 年 12 月底，我国人工合成胰岛素课题正式激活。经过 6 年多坚持不懈的努力，终于在 1965 年 9 月 17 日，在世界上首次用人工方法合成了结晶牛胰岛素。这是世界上第一个人工合成的蛋白质，标志着人类在认识生命、探索生命奥秘的征途中迈出了关键性的一步，开辟了人工合成蛋白质的时代。

胰岛素

Insulin

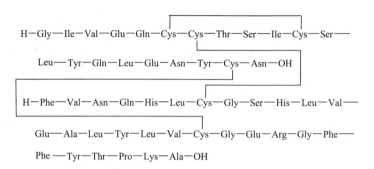

本品是从猪胰腺中提取得到的由 51 个氨基酸残基组成的通过三个二硫键连接的蛋白质。本品为白色或类白色结晶性粉末。本品在水、乙醇中几乎不溶；在无机酸或氢氧化钠溶液中易溶。熔点为 233℃。本品与氧化锌可形成金属复合物，随 pH 的变化形成不同的晶型，在水溶液中又解离成单体而起作用。

本品具有典型的蛋白质性质，如酸碱两性，等电点约为 pH5.35~5.45。在偏酸性（pH2.5~3.5）环境中较稳定，在碱性溶液中易破坏。

本品对热不稳定，通常要保存在冰箱中（2~10℃），但要防止冻结。

本品由于在消化道中易被胰岛素酶、胃蛋白酶、糜蛋白酶等水解，所以口服无效，必须注射使用。

本品可增加葡萄糖的利用，加速葡萄糖的酵解和氧化，促进糖原的合成和贮存，并能促进葡萄糖转变为脂肪，抑制糖的异生和糖原分解而降低血糖。此外，还能促进脂肪合成并抑制其分解，是治疗 1 型糖尿病的唯一药物。也可用于 2 型糖尿病的治疗。

 实例分析 13-1

实例　小赵，15 岁，患有 1 型糖尿病，需要长期注射胰岛素。为了拿取方便，小赵把买回来的胰岛素注射液随手放在了柜子上。

问题　小赵的做法对吗？胰岛素该如何保存？

答案解析

临床上应用的胰岛素制剂根据其作用时间长短分为速效、短效、中效、长效、预混胰岛素五类。见表 13-2。

表 13-2　胰岛素分类及作用特点

类别	作用特点	代表药物
速效胰岛素	起效时间 10~15 分钟，作用高峰 1~2 小时，持续时间 3~5 小时，需在餐前立即皮下注射，也可用于临时高血糖的降血糖治疗	门冬胰岛素、赖脯胰岛素
短效胰岛素	起效时间 30~60 分钟，作用高峰 2~4 小时，持续时间 6~8 小时，需在餐前 30 分钟皮下注射	普通胰岛素、重组人胰岛素
中效胰岛素	起效时间 2~4 小时，作用高峰 4~10 小时，持续时间 10~16 小时，可单独使用或作为基础胰岛素与超短效或短效胰岛素混合餐前使用	低精蛋白重组人胰岛素、低精蛋白锌胰岛素
长效胰岛素	起效时间 2~4 小时，注射后体内药物浓度相对稳定，无明显高峰，持续时间 24~36 小时，作为基础胰岛素使用	甘精胰岛素、地特胰岛素
预混胰岛素	是将速效或短效胰岛素与中效胰岛素按一定比例预先混合而成，短效成分可快速降低餐后血糖，中效部分缓慢持续释放，起到代替基础胰岛素的作用	门冬胰岛素 30、精蛋白锌重组赖脯胰岛素混合注射液

二、口服降血糖药

（一）概述

目前口服降血糖药是治疗 2 型糖尿病的主要手段。临床常用的口服降血糖药根据作用机制可分为胰岛素分泌促进剂、α-葡萄糖苷酶抑制剂、胰岛素增敏剂、二肽基肽酶-4 抑制剂和钠-葡萄糖协同转运蛋白 2 抑制剂等。

 知识链接

磺酰脲类口服降血糖药的发现

1941 年在法国发现有一种治疗伤寒的新药 2254RP（磺胺类药），可以造成患者不明原因的死亡，安全性评估结论表明低血糖是患者死亡的原因。1942 年通过动物试验发现，该药是通过刺激胰岛 B 细胞分泌胰岛素起到降血糖作用。1954 年，两名德国医生发现另一种名叫氨磺丁脲的新型磺胺类消炎药也具有降血糖作用，他们将该药用于治疗不需要胰岛素治疗的成年糖尿病患者，获得成功。不久，甲苯磺丁脲（D860）被合成，该药仅具降血糖功效。1955 年甲苯磺丁脲被广泛应用于临床。如果说 20 世纪 20 年代胰岛素的发现结束了糖尿病无药可治的历史，那么，甲苯磺丁脲的问世结束了糖尿病只能用胰岛素治疗的时代。此后，多种口服降血糖药陆续合成上市。

1. 胰岛素分泌促进剂　可促使胰岛 B 细胞分泌更多的胰岛素，降低血糖水平。按化学结构可分为磺酰脲类和非磺酰脲类。

磺酰脲类能选择性刺激胰岛 B 细胞，促进胰岛素分泌，同时，也能增强外源性胰岛素的降血糖作用，减少肝脏对胰岛素的清除，降血糖作用中等偏强。常见的磺酰脲类口服降血糖药见表 13-3。

表 13-3　常见的磺酰脲类口服降血糖药

药物名称	药物结构	结构与作用特点
甲苯磺丁脲 tolbutamide		第一代磺酰脲类降血糖药，受体亲和力小，服药剂量大，作用时间过长，药物相互作用较多，存在严重而持久的低血糖反应
氯磺丙脲 chlorpropamide		第一代磺酰脲类降血糖药，为甲苯磺丁脲分子中丁基被丙基取代，苯环上甲基被氯取代的衍生物。适用于单用饮食控制疗效不满意的轻、中度 2 型糖尿病，患者胰岛 B 细胞有一定的分泌胰岛素功能，并且无严重的并发症
格列齐特 gliclazide		第二代磺酰脲类降血糖药，为甲苯磺丁脲分子中丁基被环戊烷并四氢吡咯环取代的衍生物。用于 2 型糖尿病伴有肥胖症或伴有血管病变者

续表

药物名称	药物结构	结构与作用特点
格列喹酮 gliquidone		第二代磺酰脲类降血糖药,为甲苯磺丁脲分子中脲上丁基被环己基取代,苯环上甲基被异喹啉基乙基取代的衍生物。本品可根据患者的病情调整剂量,较少发生低血糖反应,尤其适用于肾功能不全的糖尿病患者、60 岁以上的老年糖尿病患者、用其他口服降血糖药反复发生低血糖者。其他磺酰脲类降血糖药疗效不佳者,仍可试换用本品
格列本脲 glibenclamide		第二代磺酰脲类降血糖药,为甲苯磺丁脲分子中脲上丁基被环己基取代,苯环上甲基被苯甲酰胺乙基取代的衍生物。适用于胰岛 B 细胞有一定的分泌胰岛素功能,并且无严重的并发症的患者
格列吡嗪 glipizide		第二代磺酰脲类降血糖药,为格列本脲分子中的苯甲酰基被吡嗪甲酰基取代的衍生物。降血糖作用迅速而强,为甲苯磺丁脲的 1000 倍。主要用于单用饮食控制治疗未能达到良好效果的轻、中度 2 型糖尿病患者
格列美脲 glimepiride		第三代磺酰脲类降血糖药,为格列本脲分子中的苯甲酰基被二氢吡咯甲酰基替代的衍生物,同时环己基的 4 位引入甲基,甲基处在环己烷的平伏键上,占据主代谢位点,因而长效。本品具有高效性,可与胰岛素同时使用,用于单纯饮食控制无效,尤其是超重和有胰岛素抵抗的 2 型糖尿病患者,可克服胰岛细胞继发性衰竭

  非磺酰脲类化学结构与磺酰脲类降血糖药不同,但其作用机制相似,能刺激胰腺释放胰岛素使血糖水平快速地降低。主要药物有瑞格列奈(repaglinide)、那格列奈(nateglinide)和米格列奈(mitiglinide)。瑞格列奈分子结构中含有 1 个手性碳原子,*S*-(+)-异构体的活性是 *R*-(-)-异构体的 100 倍,临床用其 *S*-(+)-异构体。本品可空腹或进食时服用,吸收良好,30~60 分钟达峰,在肝脏内快速代谢为非活性物,大部分随胆汁排泄,被称为"膳食葡萄糖调节剂",临床上主要用于饮食控制、降低体重及运动锻炼不能有效控制高血糖的 2 型糖尿病患者。那格列奈为 D-苯丙氨酸衍生物,心脏毒性较瑞格列奈小,起效迅速,持续时间短,对周围葡萄糖浓度更为敏感,不良反应小。米格列奈上市较晚,起效更快,作用更强,持续时间更短。

瑞格列奈   那格列奈   米格列奈

2. α-葡萄糖苷酶抑制剂　可竞争性地与 α-葡萄糖苷酶结合，抑制小肠 α-葡萄糖苷酶的活性，减慢糖类水解为葡萄糖的速度，延缓葡萄糖的肠道吸收，降低餐后高血糖，但不增加胰岛素分泌，对 1、2 型糖尿病均适用。常用药物有阿卡波糖（acarbose）、米格列醇（miglitol）、伏格列波糖（voglibose），均为糖或糖的衍生物。

米格列醇　　　　　　　　　　伏格列波糖

3. 胰岛素增敏剂　可以增加组织细胞对胰岛素的敏感性，对有胰岛素抵抗的患者效果更好，目前主要有噻唑烷二酮类和双胍类。噻唑烷二酮类直接针对胰岛素抵抗而增加胰岛素的敏感性，从而增加胰岛素刺激葡萄糖的利用，抑制肝糖的输出，如罗格列酮（rosiglitazone）。双胍类能抑制肝糖原异生，促进葡萄糖的无氧酵解和利用，增加胰岛素的敏感性，增加脂肪组织和骨骼肌的葡萄糖氧化代谢，减少糖类的吸收，有利于降低餐后血糖，同时还能降低食欲，主要药物有二甲双胍（metformin）。

罗格列酮　　　　　　　　　　二甲双胍

4. 二肽基肽酶-4 抑制剂　二肽基肽酶-4（dipeptidyl peptidase-4，DPP-4）是以二聚体形式存在的高特异性丝氨酸蛋白酶，它以胰高血糖素样肽-1（GLP-1）和葡萄糖促胰岛素多肽（GIP）为天然底物，能快速降解体内的 GLP-1 和 GIP，使之失活。DPP-4 抑制剂（也称为列汀类药物）通过竞争性结合 DPP-4 活化部位，降低酶的催化活性，从而抑制其对 GLP-1 和 GIP 的降解活性，增加患者的 GLP-1 水平，进而发挥降血糖活性。常用药物有西格列汀（sitagliptin）、维格列汀（vildagliptin）、沙格列汀（saxagliptin）等。

西格列汀　　　　　　　　维格列汀　　　　　　　　沙格列汀

5. 钠-葡萄糖协同转运蛋白 2 抑制剂　钠-葡萄糖协同转运蛋白（SGLT）是一类在小肠黏膜（SGLT-1）和肾近曲小管（SGLT-1 和 SGLT-2）中发现的葡萄糖转运基因家族。其中，SGLT-2 是一种低亲和力、高转运能力的转运系统，其主要生理功能是在肾脏近曲小管完成肾小球滤过液中 90% 葡萄糖的重吸收，其余 10% 由 SGLT-1 完成。SGLT-2 抑制剂通过抑制肾脏中的血糖重吸收，增加尿糖排泄，从而降低血糖水平，具有不易发生低血糖风险、不增加糖尿病患者体重等优势。常用药物有达格列净（dapagliflozin）、恩格列净（empagliflozin）等。达格列净单用或与二甲双胍、吡格列酮、格列美脲、胰岛素等药物联用，能够显著降低 2 型糖尿病患者的糖化血红蛋白 A1c（HbA1c）和空腹血糖。恩格列净降血糖效果显著，并能够显著降低心血管死亡风险，具有较高的安全性。

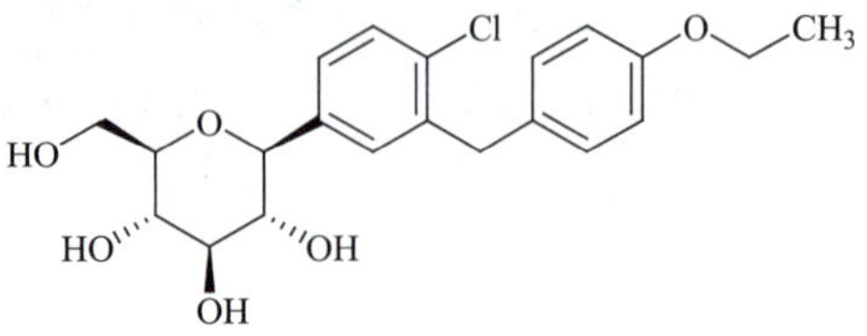

达格列净 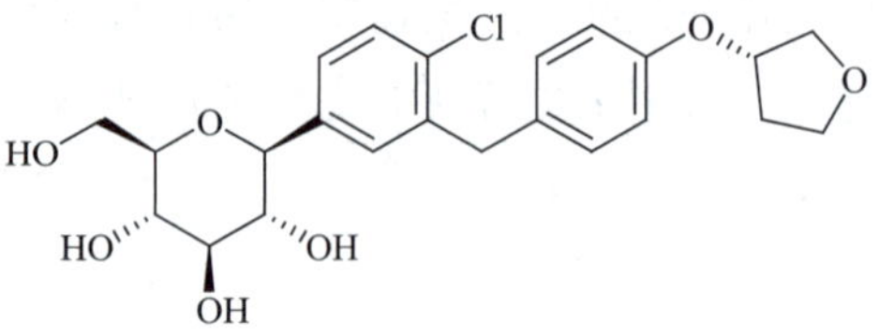　　　　　　　　　　　恩格列净

（二）典型药物

格列本脲

Glibenclamide

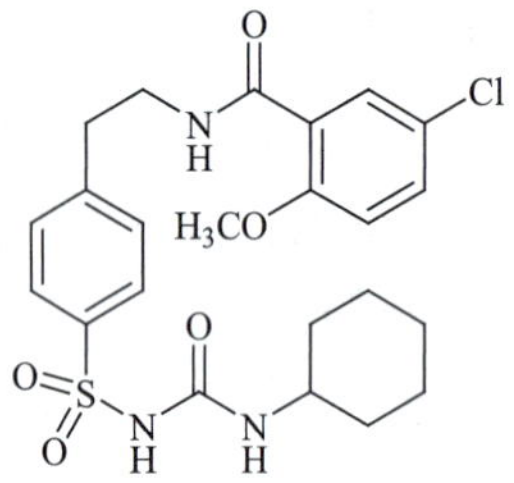

化学名为 N-[2-[4-[[[(环己氨基)羰基]氨基]磺酰基]苯基]乙基]-2-甲氧基-5-氯苯甲酰胺，又名优降糖、氯磺环己脲。

结构特征为酰胺、磺酰脲结构。

本品为白色结晶性粉末；几乎无臭。本品在三氯甲烷中略溶，在甲醇或乙醇中微溶，在水中或乙醚中不溶。熔点为 170～174℃。

本品在常温、干燥条件下比较稳定，但对湿敏感，易发生水解。

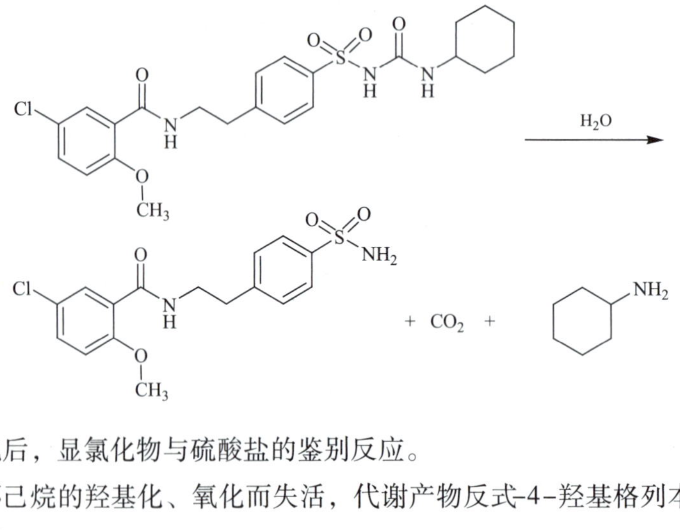

本品与硝酸钾炭化后，显氯化物与硫酸盐的鉴别反应。

本品代谢主要是环己烷的羟基化、氧化而失活，代谢产物反式-4-羟基格列本脲和顺式-3-羟基格列本脲仍具有 15% 的活性。

本品通过促进胰腺胰岛 B 细胞分泌胰岛素；抑制肝糖原分解和糖原异生作用，使肝生成和输出葡萄糖减少；也可能增加胰腺外组织对胰岛素的敏感性和对糖的利用。本品能降低空腹血糖与餐后血糖，其作用强度为甲苯磺丁脲的 200 倍，降血糖作用较强。本品为第二代磺酰脲类口服降血糖药的第一个药物，用于治疗轻、中度 2 型糖尿病。

盐酸二甲双胍
Metformin Hydrochloride

化学名为 1,1-二甲基双胍盐酸盐。

结构特征为双胍结构。

本品为白色结晶或结晶性粉末；无臭。本品在水中易溶，在甲醇中溶解，在乙醇中微溶，在三氯甲烷或乙醚中不溶。熔点为 220～225℃。

本品 1% 水溶液的 pH 为 6.68，接近于中性。二甲双胍具有碱性，pK_a 值为 12.4。

本品的水溶液显氯化物的鉴别反应。

本品的水溶液加 10% 亚硝基铁氰化钠-铁氰化钾试液-10% 氢氧化钠试液，溶液呈红色。

本品通过增加外周葡萄糖的摄取和利用而提高胰岛素的敏感性，可减少肝糖的产生，降低肠对糖的吸收。本品以原形由尿排出，不经肝脏代谢，也不经胆汁排泄。主要经肾小管排泄。因此肾功能损害者禁用，老年人慎用。

本品用于单纯饮食控制不满意的 2 型糖尿病患者。不但有降血糖作用，还有减轻体重和降低高胰岛素血症的效果，尤其适合肥胖和伴高胰岛素血症者。

阿卡波糖
Acarbose

化学名为 O-4,6-双去氧-4-[[(1S,4R,5S,6S)-4,5,6-三羟基-3-(羟基甲基)环己烯-2-基]氨基]-α-D-吡喃葡糖基-(1→4)-O-α-D-吡喃葡糖基-(1→4)-D-吡喃葡糖。

结构特征为吡喃糖、苷键。

本品为类白色至淡黄色无定形粉末；无臭。本品在水中极易溶解，在甲醇中溶解，在乙醇中极微溶解，在丙酮或乙腈中不溶。在水溶液（5mg/ml）中比旋度为 +168°至 +183°。

本品是一种新型口服降血糖药，在肠道内竞争性地抑制 α-葡萄糖苷酶，从而抑制多糖及蔗糖分解成葡萄糖，使葡萄糖的吸收速度减慢，降低餐后血糖。一般单用或与胰岛素或其他口服降血糖药合用，用于治疗胰岛素依赖型或非依赖型糖尿病。

第三节　调节骨代谢与形成药物

一、概述

骨质疏松症（osteoporosis）是由于多种原因导致的骨密度和骨质量下降，骨微结构破坏，造成骨脆性增加，从而容易发生骨折的全身性代谢性疾病。骨质疏松症分为原发性和继发性两大类。原发性骨质疏松症又分为绝经后骨质疏松症（Ⅰ型）、老年性骨质疏松症（Ⅱ型）和特发性骨质疏松症（包括青少年型）三种。绝经后骨质疏松症一般发生在妇女绝经后 5～10 年内；老年性骨质疏松症一般指老年人70 岁后发生的骨质疏松；而特发性骨质疏松症主要发生在青少年，病因尚不明确。

根据骨质疏松症的发病机制，防治骨质疏松症的药物可分为两类：第一类为抑制骨吸收药，包括双膦酸盐类，如依替膦酸二钠（etidronate disodium）、阿仑膦酸钠（alendronate sodium）、帕米膦酸二钠（pamidronate disodium）等；替勃龙（tibolone）；雌激素类药物；降钙素（calcitionin）等。第二类为刺激骨形成药，包括氟制剂，如氟化钠（sodium fluoride）等；甲状腺旁素等。此外，钙剂如碳酸钙（calcium carbonate）、维生素 D 及其活性代谢物如阿法骨化醇（alfacalcidol）、骨化三醇（calcitriol）等可促进骨的矿化，对抑制骨的吸收、促进骨的形成也起促进作用。

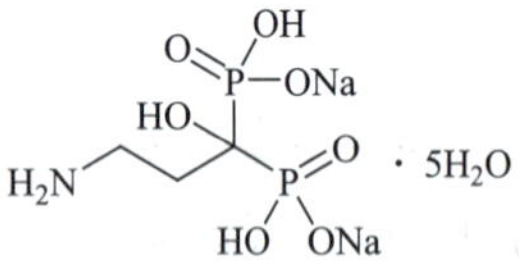

帕米膦酸二钠 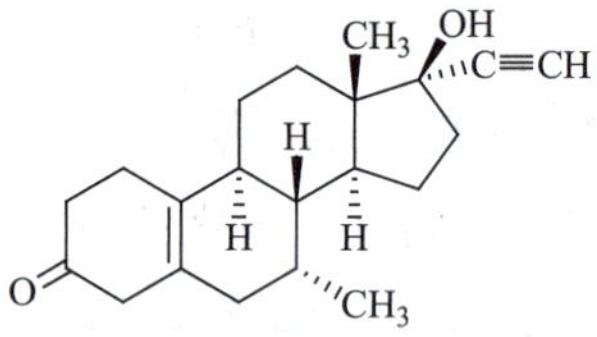　　　　　　　　　　　　　替勃龙

二、典型药物

依替膦酸二钠
Etidronate Disodium

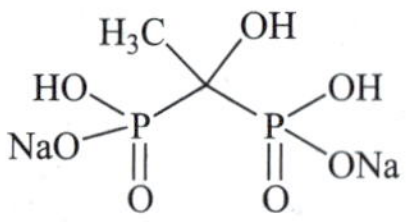

化学名为(1-羟基亚乙基)二膦酸二钠盐。

结构特征为双膦酸二钠盐。

本品为白色粉末；无臭；有引湿性。本品在水中易溶，在甲醇、无水乙醇、三氯甲烷或乙醚中几乎不溶。

本品的水溶液加硫酸铜试液，产生蓝色沉淀。

本品显钠盐的鉴别反应。

本品用于绝经后骨质疏松症和增龄性骨质疏松症。

阿仑膦酸钠
Alendronate Sodium

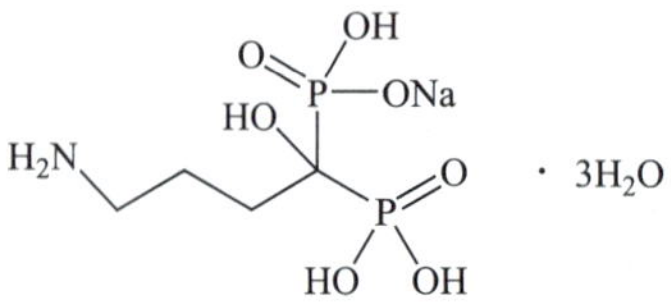

化学名为(4-氨基-1-羟基亚丁基)1,1-二膦酸单钠盐三水合物。

结构特征为双膦酸单钠盐。

本品为白色结晶性粉末。本品在水中略溶，在热水中溶解，在乙醇或丙酮中不溶，在氢氧化钠试液中易溶。

本品的水溶液加氢氧化钠试液，再滴加茚三酮试液，加热煮沸，即显紫红色。

本品的水溶液显钠盐的鉴别反应。

本品适用于治疗绝经后妇女的骨质疏松症，以预防髋部和脊柱骨折（椎骨压缩性骨折），也适用于男性骨质疏松症以增加骨量。

目标检测

答案解析

一、选择题

（一）A 型题（最佳选择题）

1. 黄体酮与下列哪条叙述不符（　　）
   A. 为白色结晶性粉末，具右旋光性
   B. 可与亚硝酰铁氰化钠反应，不显蓝紫色
   C. 可与盐酸羟胺生成二肟
   D. 可与异烟肼生成黄色固体
   E. 临床用于先兆流产和习惯性流产

2. 雌甾烷与雄甾烷在化学结构上的区别是（　　）
   A. 雌甾烷具 18 甲基，雄甾烷不具
   B. 雄甾烷具 18 甲基，雌甾烷不具
   C. 雌甾烷具 19 甲基，雄甾烷不具
   D. 雄甾烷具 19 甲基，雌甾烷不具
   E. 雌甾烷具 20、21 乙基，雄甾烷不具

3. 能与硝酸银的氨溶液产生白色沉淀的药物是（　　）
   A. 雌二醇　　　　　B. 炔雌醇　　　　　C. 甲睾酮
   D. 己烯雌酚　　　　E. 黄体酮

4. 睾丸素在 17α 位增加一个甲基，其设计的主要考虑是（　　）
   A. 可以口服　　　　B. 雄激素作用增强　　　　C. 雄激素作用降低
   D. 蛋白同化作用增强　　　E. 以上都对

5. 可以口服的雌激素类药物是（　　）
   A. 雌三醇　　　　　B. 炔雌醇　　　　　C. 雌酚酮
   D. 雌二醇　　　　　E. 炔诺酮

6. 雄性激素结构改造可得到蛋白同化激素，主要原因是（　　）
   A. 甾体激素合成工业化以后，结构改造工作难度下降
   B. 雄性激素结构专属性高，结构稍加改变，雄性活性降低，蛋白同化活性增加
   C. 雄性激素已可满足临床需要，不需再发明新的雄性激素
   D. 同化激素比雄性激素稳定，不易代谢
   E. 同化激素的副作用小

7. 属于胰岛素增敏剂的是（　　）

　　A. 伏格列波糖　　　　　　B. 那格列奈　　　　　　C. 罗格列酮

　　D. 米格列醇　　　　　　　E. 格列本脲

8. 氟轻松的结构类型是（　　）

　　A. 雌甾烷类　　　　　　　B. 雄甾烷类　　　　　　C. 孕甾烷类

　　D. 磺酰脲类　　　　　　　E. 黄酮类

9. 下列哪一个药物的结构中含有胍基（　　）

　　A. 格列本脲　　　　　　　B. 二甲双胍　　　　　　C. 阿卡波糖

　　D. 甲苯磺丁脲　　　　　　E. 那格列奈

10. 胰岛素注射剂应放在（　　）

　　A. 冰箱冷藏室　　　　　　B. 冰箱冷冻室　　　　　C. 常温下

　　D. 阴暗处　　　　　　　　E. 阳光充足处

（二）B 型题（配伍选择题）

[11~12 共用备选答案]

　　A. 丙酸睾酮　　　　　　　B. 苯丙酸诺龙　　　　　C. 甲羟孕酮

　　D. 雌二醇　　　　　　　　E. 黄体酮

11. 可口服，长效、强效的孕激素（　　）

12. C-3 位有羟基的甾体激素（　　）

[13~15 共用备选答案]

　　A. 乙醇溶液加新制的硫酸苯肼试液，加热后显黄色

　　B. 具有有机氟化物的鉴别反应

　　C. 乙醇溶液遇硝酸银试液产生白色沉淀

　　D. 与硫酸作用显黄绿色荧光，加三氯化铁试液呈草绿色，再加水稀释，变为红色

　　E. 与亚硝基铁氰化钠反应生成蓝紫色复合物

13. 黄体酮的性质（　　）

14. 雌二醇的性质（　　）

15. 醋酸氢化可的松的性质（　　）

（三）C 型题（综合分析选择题）

　　某患者，经诊断为 2 型糖尿病，经过食疗方法无法有效控制血糖，医生建议服用格列本脲片。

16. 格列本脲属于哪种类型的降血糖药（　　）

　　A. 胰岛素增敏剂　　　　　　　　B. 醛糖还原酶抑制剂

　　C. 磺酰脲类胰岛素分泌促进剂　　D. 非磺酰脲类胰岛素分泌促进剂

　　E. 葡萄糖苷酶抑制剂

17. 与格列苯脲结构类型不同，但具有促进胰岛素分泌作用的药物是（　　）

　　A. 二甲双胍　　　　　　　B. 罗格列酮　　　　　　C. 阿卡波糖

　　D. 那格列奈　　　　　　　E. 胰岛素

（四）X 型题（多项选择题）

18. 下面哪些药物属于孕甾烷类（　　）

A. 甲睾酮　　　　　　　B. 可的松　　　　　　　C. 睾酮

D. 雌二醇　　　　　　　E. 黄体酮

19. 提高肾上腺皮质激素的抗炎作用可采用哪些方法（　　）

A. 9α 位引入氟　　　　B. 16α 位引入甲基　　　C. 6α 位引入氟

D. C-10 位去甲基　　　　E. C-17 位引入乙炔基

20. 下列叙述与胰岛素相符的有（　　）

A. 白色或类白色结晶性粉末

B. 具有蛋白质的酸碱两性

C. 在偏酸性（pH2.5～3.5）环境中较稳定，在碱性溶液中易破坏

D. 与氧化锌可形成金属复合物

E. 可以口服

二、综合问答题

1. 天然雌激素的共同结构特征是什么？举例说明对雌二醇进行结构改造的方法有哪些？

2. 将睾酮的 17α 位引入甲基的目的是什么？

3. 在雄甾烷母核上引入不同的取代基可以减弱雄激素的活性，请举例说明结构对活性的影响。

三、实例解析题

李阿姨患有糖尿病，医生建议注射胰岛素。李阿姨认为注射太麻烦，擅自改为口服。

（1）李阿姨的做法是否正确？为什么？

（2）口服降血糖药有哪些类型及药物？

书网融合……

知识回顾　　　　　微课　　　　　习题

（宁素云）

第十四章　维生素

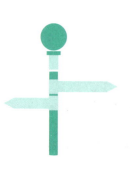

人们为什么要经常服用含有维生素类的药品或保健品？有那么大的作用吗？生活中常见的牙龈出血、佝偻病、脚气病等疾病与哪些维生素有关联？作为一名未来的药学工作者，我们应该学会应用药物化学专业知识为患者提供合理用药指导，例如夏天维生素 C 变色是否还能服用，过量服用会对身体带来什么危害？这些都与药物的化学结构、理化性质及体内代谢密切相关。

本章主要介绍两类维生素（脂溶性、水溶性），以及维生素的发现与应用、药物的构效关系及开发药物；典型药物的化学结构、化学名称、结构特征、理化性质、鉴别原理、体内代谢和临床应用。

学习目标

1. **掌握**　典型药物维生素 A 醋酸酯、维生素 D_3、维生素 E 醋酸酯、维生素 K_1、维生素 B 族（B_1、B_2、B_6）和维生素 C 的化学结构、理化性质及临床用途。

2. **熟悉**　维生素类药物的分类、常用维生素类药物的化学名称、结构特征、作用特点及代谢特点。

3. **了解**　各类维生素的概念和发展状况。

维生素（vitamin）是维持机体正常代谢与生理功能所必需的一类低分子化合物。主要参与机体的能量转移和代谢调节，人体内不能合成或合成量很少，必须由食物中供给。

维生素既不是机体细胞的构成成分，也不能供给机体能量，是机体所需的六大营养素（糖类、蛋白质、脂肪、水、维生素和无机盐）之一。如果缺乏维生素，就会导致维生素缺乏症。如缺乏维生素 A，导致干眼症、夜盲症等；缺乏维生素 D，导致佝偻病、软骨症或骨质疏松症等。

目前已发现的维生素有 60 余种，种类繁多，生理功能各异，化学结构缺乏类缘关系。根据其溶解性可分为脂溶性维生素和水溶性维生素两大类。维生素命名多按发现先后顺序以英文字母排序，如维生素 A、B、C、D、E、K 等，也有根据其生理功能命名，如视黄醇、骨化醇、生育酚、抗坏血酸等。

第一节　脂溶性维生素

脂溶性维生素（fat soluble vitamins）易溶于大多数有机溶剂，不溶于水，在食物中常与脂类共存，并随脂类一同吸收。常用的脂溶性维生素有维生素 A 类、维生素 D 类、维生素 E 类和维生素 K 类。它们排泄较慢，长期大量摄入会导致体内蓄积而引起中毒，产生维生素 A、D、E 或 K 等过多症。

一、维生素 A 类

（一）概述

1913 年科学家发现在鱼肝油、蛋黄和黄油中，存在一种营养必需品，并命名为维生素 A（vitamin A）。1931 年 Karrer 从鱼肝油中分离出视黄醇（retinol），并确立其化学结构，即维生素 A_1。后来人们又从淡水鱼肝脏中分离得到其类似物 3-脱氢视黄醇，称为维生素 A_2。维生素 A_2 较维生素 A_1 的环上多一个双键，其生物活性为维生素 A_1 的 30%～40%。1935 年又分离得到维生素 A_1 醛（视黄醛），视黄醛是构成视觉细胞的感光物质，参与视觉的形成。因此，维生素 A 类包括维生素 A_1、维生素 A_2、维生素 A_1 醛以及它们的几何异构体。维生素 A 一般指维生素 A_1 而言。

维生素A_1

维生素A_2

维生素A_1醛

维生素 A 主要存在于鱼类、动物肝脏中，植物中含有能在机体内转变成维生素 A 的物质，称为维生素 A 原，如胡萝卜素、玉米黄素等，其中尤以 β-胡萝卜素（β-carotene）最为重要，在人类营养中约 2/3 的维生素 A 来自 β-胡萝卜素。在体内酶的作用下，β-胡萝卜素可根据人体需要转化生成两分子维生素 A。β-胡萝卜素既可补充人体缺乏的维生素 A，又可避免维生素 A 过量中毒，还具有抗癌、防治动脉硬化等作用，其制剂已应用于临床。

β-胡萝卜素

维生素 A 在体内氧化代谢成视黄醛，视黄醛可进一步氧化为视黄酸（retinoic acid），即维生素 A 酸（tretinoin）。维生素 A 酸是维生素 A 的活性代谢产物，活性为维生素 A 的 1/10，具有与维生素 A 相似的药理作用，可影响骨的生长和上皮组织代谢，具有促进上皮细胞分化、角质溶解等作用。维生素 A 酸与异维生素 A 酸（isotretinoin）均可用于治疗寻常性痤疮、扁平苔藓等皮肤病，在防癌、抗癌方面也有较好疗效。维生素 A 酸作为一种诱导分化剂，是目前诱导急性早幼粒细胞白血病的首选药物。

维生素A酸

异维生素A酸

答案解析

即学即练 14-1

视黄醇、视黄醛和维生素 A 酸结构中不同之处是（　　）

A. 侧链末端不同　　　　　　　　B. 六元环不同

C. 侧链碳原子数量不同　　　　　D. 烯键数量不同

（二）典型药物

维生素 A 醋酸酯
Vitamin A Acetate

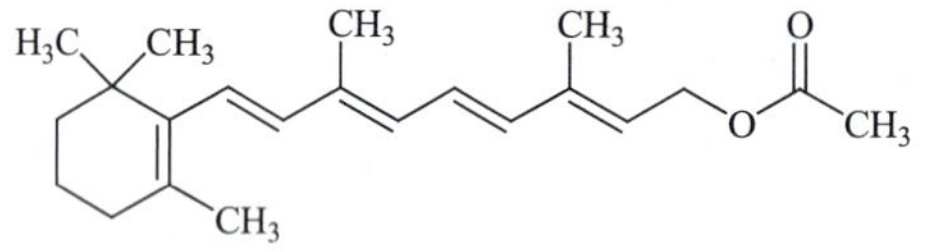

化学名为(全 *E* 型)-3,7-二甲基-9-(2,6,6-三甲基-1-环己烯-1-基)-2,4,6,8-壬四烯-1-醇醋酸酯。

结构特征为全反式共轭壬四烯侧链、环己烯、醇酯键。

本品为淡黄色油溶液或结晶与油的混合物（加热至 60℃应为澄清溶液）；无臭。本品与三氯甲烷、乙醚、环己烷或石油醚能任意混合，在乙醇中微溶，在水中不溶。

本品为维生素 A 的醋酸酯，稳定性较维生素 A_1 高，故药典中收载的维生素 A 实际为维生素 A_1 醋酸酯。

本品在酸或碱性条件下，易发生水解反应，生成维生素 A 和醋酸。维生素 A 含有共轭多烯醇侧链，化学性质不稳定，遇酸会进一步发生脱水反应，生成脱水维生素 A，其生物活性仅为维生素 A 的0.4%。

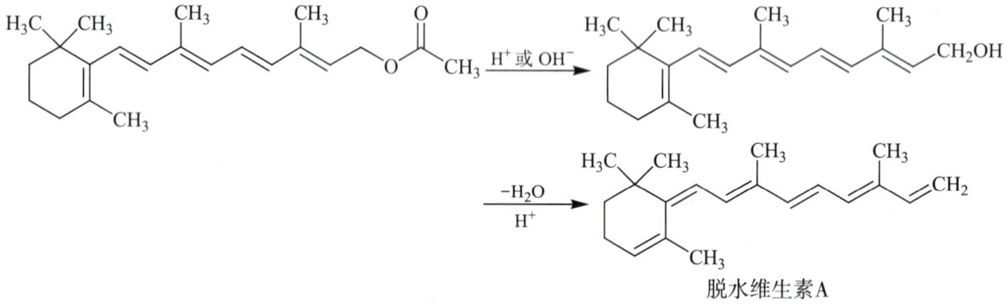

脱水维生素A

维生素 A 易被空气中的氧气所氧化，紫外线、加热、重金属离子均可加速氧化反应进行，生成无活性的环氧化物，所以生产时应充氮气，并置密封、凉暗处保存。维生素 A 在油溶液中比在空气中稳定，故药典收载的维生素 A 是用每1g含270万单位以上的维生素 A 醋酸酯结晶加精制植物油制成的油溶液。

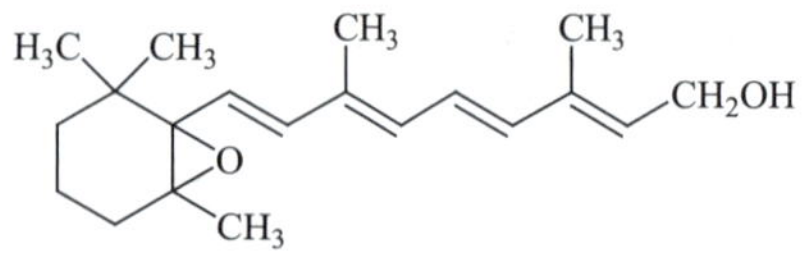

环氧化物 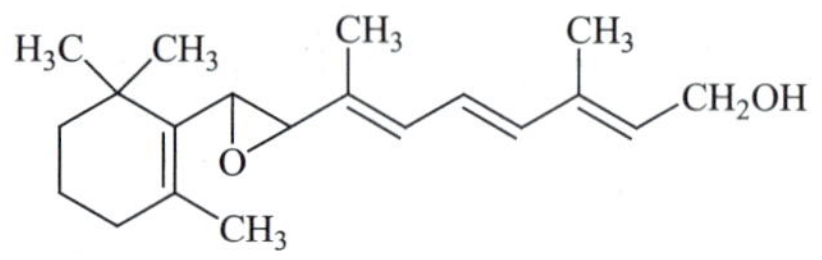　　　　　　　　　　环氧化物

本品的三氯甲烷溶液，加入三氯化锑的三氯甲烷溶液后，即显蓝色，逐渐变成紫红色。

本品用于治疗维生素 A 缺乏症，如角膜软化、夜盲症、干眼病和皮肤角化粗糙等。若长期大量使用，可造成维生素 A 过多症，表现为疲劳、烦躁、呕吐、低热、高血钙、骨和关节痛等。

二、维生素 D 类

（一）概述

维生素 D（vitamin D）是抗佝偻病维生素的总称。早在 1900 年人们就知道儿童佝偻病与光线照射有关，直到 1922 年发现了在鱼肝油中存在对热稳定的开环甾体物质，这种物质后来被命名为维生素 D（vitamin D），1930 年成功分离出维生素 D_2（麦角骨化醇），确定其结构。1932 年分离出维生素 D_3（胆骨化醇），并确定结构。目前发现的维生素 D 至少有 10 种，其中最重要的为维生素 D_2 和维生素 D_3，两者化学结构相似，均为固醇的衍生物，仅 C-17 位上侧链结构不同。

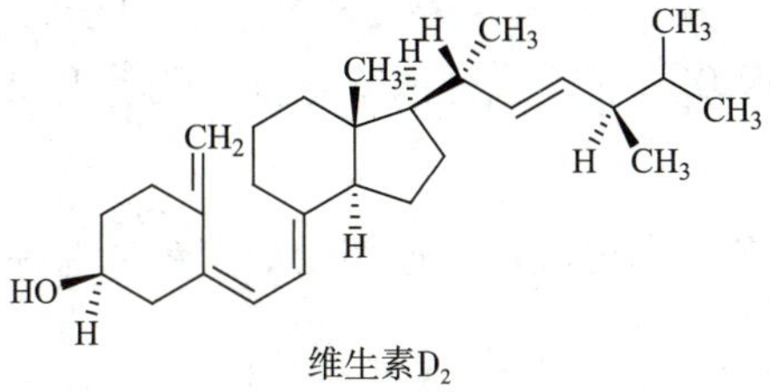

维生素D_2 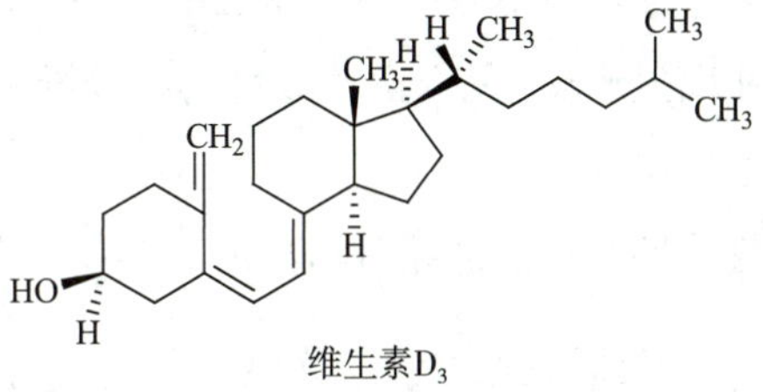   维生素D_3

维生素 D 常与维生素 A 共存于鱼肝油中，在肝脏、奶、蛋黄等食物中也含有维生素 D。植物油和酵母中的麦角固醇，经日光或紫外线照射后，转变为维生素 D_2，故称麦角固醇为维生素 D_2 原。人体皮肤中的 7-脱氢胆固醇在日光或紫外线的照射后，转变成维生素 D_3，故称 7-脱氢胆固醇为维生素 D_3 原，所以多晒太阳可以预防维生素 D 缺乏。

维生素 D 本身不具有生物活性，在体内经过肝脏和肾脏两步氧化代谢，转变为 $1\alpha,25$-二羟基维生素 D 时发挥生理作用，$1\alpha,25$-二羟基维生素 D 称为活性维生素 D。老年人肾脏中 1α-羟化酶几乎无活性，无法将维生素 D 活化。骨化三醇（calcitriol）是活性维生素 D，不需要在肝脏和肾脏中转化就具有生理活性。骨化三醇在临床可用于甲状旁腺功能低下症及血液透析患者的肾性营养不良。阿法骨化醇（alphacalcidol）是骨化三醇的类似物，在体内经代谢可转变为骨化三醇。

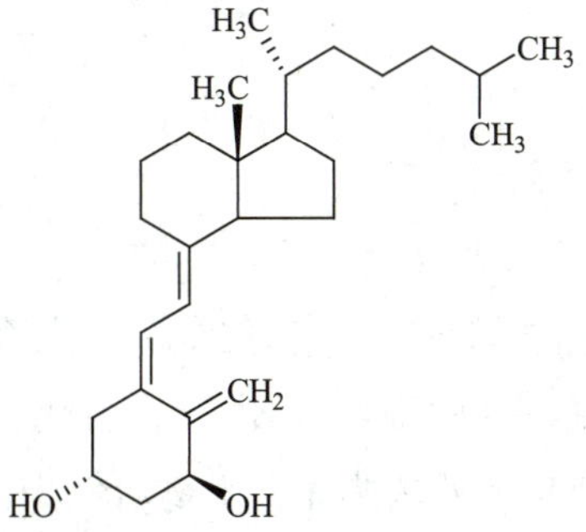

阿法骨化醇 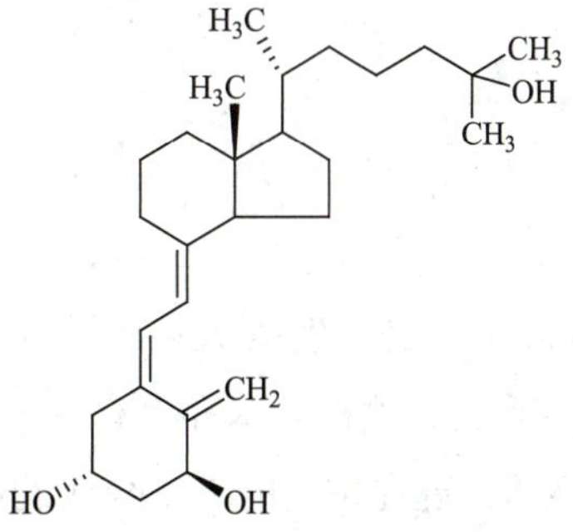   骨化三醇

（二）典型药物

维生素 D_3
Vitamin D_3

化学名为9,10-开环胆甾-5,7,10(19)-三烯-3β-醇，又名胆骨化醇。

结构特征为开环甾醇、共轭三烯。

本品为无色针状结晶或白色结晶性粉末；无臭。本品在乙醇、丙酮、三氯甲烷或乙醚中极易溶解，在植物油中略溶，在水中不溶。在无水乙醇溶液（5mg/ml）中比旋度为+105°至+112°。

本品因C-17位侧链上无双键，故稳定性较维生素 D_2 高，但在光照或空气中均易变质，应遮光、充氮、密封、在冷处保存。

本品的三氯甲烷溶液，加醋酐与硫酸后，初显黄色，渐变红色，迅即变为紫色、蓝绿色，最后变为绿色。

本品促进机体对钙磷的吸收，促进骨代谢，维持体内钙磷的平衡。用于预防和治疗佝偻病和骨软化症。

▶▶ 实例分析 14-1

　　实例　某老年妇女最近经常腰背疼痛，有时还全身骨痛，尤其是简单劳动后更容易乏力、劳累加重，负重能力也明显下降。到医院经检查，医生确诊为骨质疏松症，让患者注意补充骨化三醇和钙片，加上适度的运动。

　　问题　1. 医生为何让患者补充骨化三醇而不是维生素D？
　　　　　　2. 从结构分析维生素D为何称为开环固醇？

答案解析

三、维生素 E 类

（一）概述

维生素 E（vitamin E）是与生殖功能有关的一类维生素的总称，在化学结构上都为苯并二氢吡喃衍生物，C-2 位有一个16碳的侧链，苯环上有一个酚羟基，因此维生素 E 又名生育酚（tocopherol）。天然的维生素 E 都为右旋体，现在常用的人工合成的维生素 E 为外消旋体，生物活性为天然品的40%。

维生素 E 类目前已知的有八种，根据侧链的饱和程度不同可分为生育酚和生育三烯酚两类。由于苯并二氢吡喃环上甲基的数目和位置的不同，生育酚和生育三烯酚又各有 α、β、γ、δ 四个同类物（表14-1），其中 α-生育酚活性最强，故常以 α-生育酚代表维生素 E。

自然界中维生素 E 大多存在于植物中，以麦胚油、花生油、玉米油中含量最为丰富。维生素 E 容易发生自动氧化，制备成酯可增加其稳定性，《中国药典》收载的维生素 E 为天然型或合成型维生素 E 的醋酸酯。

表 14-1　维生素 E 类药物

药物名称	化学结构	取代基	
		R₁	R₂
α-生育酚	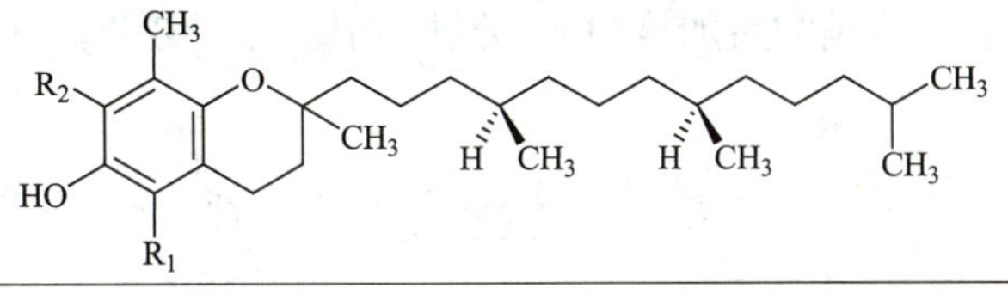	—CH₃	—CH₃
β-生育酚		—CH₃	—H
γ-生育酚		—H	—CH₃
δ-生育酚		—H	—H
α-生育三烯酚	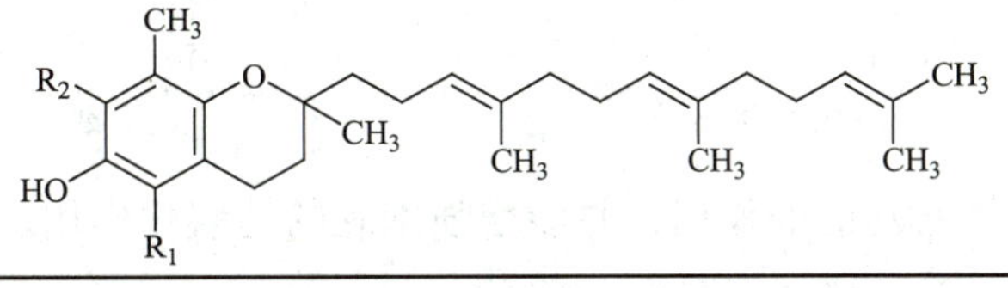	—CH₃	—CH₃
β-生育三烯酚		—CH₃	—H
γ-生育三烯酚		—H	—CH₃
δ-生育三烯酚		—H	—H

（二）典型药物

维生素 E 醋酸酯 微课 1

Vitamin E Acetate

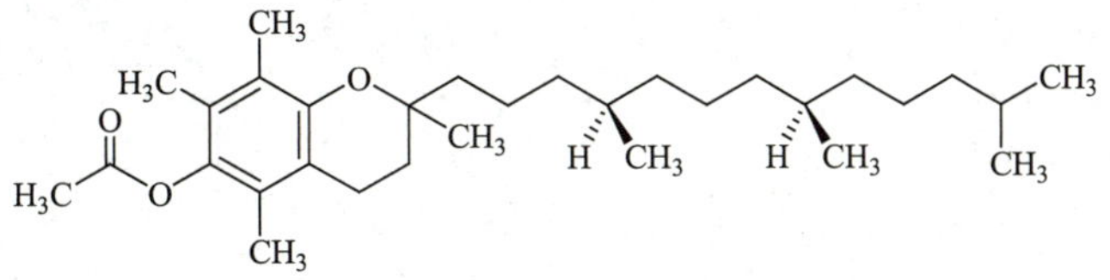

化学名为(±)-2,5,7,8-四甲基-2-(4,8,12-三甲基十三烷基)-6-苯并二氢吡喃醇醋酸酯，又名 *dl*-α-生育酚醋酸酯。

结构特征为酚酯、16 碳的侧链、苯并二氢吡喃、3 个手性碳原子。

本品为微黄色至黄色或黄绿色澄清的黏稠液体；几乎无臭。本品在无水乙醇、丙酮、乙醚或植物油中易溶，在水中不溶。折光率为 1.494～1.499。

本品对空气和紫外线稳定，与氢氧化钾溶液共热水解，生成游离的 α-生育酚。维生素 E（α-生育酚）具有较强的还原性，遇光、空气易被氧化，氧化产物为 α-生育醌及维生素 E 二聚体，故应在避光、密封处保存，且维生素 E 常作为油溶性的抗氧剂使用。

α-生育酚可与三氯化铁作用，生成 α-生育醌和二价铁离子，后者与 2,2'-联吡啶作用生成血红色的配合物。

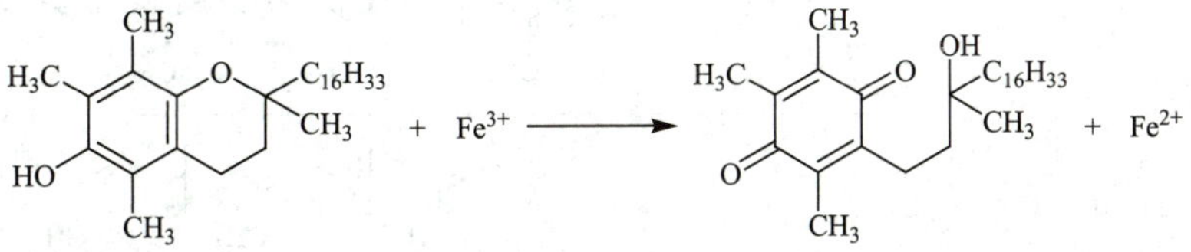

α-生育酚　+ Fe³⁺ ⟶ α-生育醌　+ Fe²⁺

$$Fe^{2+} + 3 \quad \text{(bipyridine)} \longrightarrow \left[Fe(\text{bipy})_3 \right]^{2+}$$

本品的无水乙醇溶液，加入硝酸后加热约 15 分钟，溶液显橙红色。

$$\alpha\text{-生育酚} \xrightarrow[75^\circ C]{HNO_3} \text{生育红}$$

α-生育酚   生育红

本品具有维持和促进生殖功能的作用，并能增强细胞的抗氧化作用。临床用于习惯性流产、不孕症、进行性肌营养不良及动脉粥样硬化等的防治。

即学即练 14-2

为了增强药物的稳定性，在油溶性药物制剂中经常加入的抗氧剂是下列哪一种（　　）

A. 维生素 C　　　　B. 维生素 D　　　　C. 维生素 E　　　　D. 维生素 K

答案解析

四、维生素 K 类

（一）概述

维生素 K（vitamin K）是具有凝血作用的维生素的总称，主要生理功能是通过促进肝脏合成凝血酶原所必需的因子，加速血液凝固。目前已发现的有维生素 $K_1 \sim K_7$ 共 7 种（表 14-2），其中维生素 $K_1 \sim K_3$ 为 2-甲基-1,4-萘醌衍生物；维生素 K_4 为萘酯衍生物；维生素 $K_5 \sim K_7$ 为萘胺衍生物。其中维生素 K_1 作用强，临床用于维生素 K 缺乏症。

维生素 K 广泛存在于绿色植物如苜蓿、菠菜中，人体肠道内的大肠埃希菌能合成维生素 K，通常不会缺乏维生素 K，只有长期使用抗菌药，导致肠道细菌失调，以及新生儿肠道内缺乏细菌，可发生维生素 K 缺乏症。

表 14-2　维生素 K 类药物

药物名称	化学结构	取代基
维生素 K_1		（取代基结构式）
维生素 K_2 $n=2,4,5$		（取代基结构式）
维生素 K_3		C-2 位和 C-3 位无双键，C-2 位有—SO_3Na 和—CH_3 取代，R＝H

续表

药物名称	化学结构	取代基			
		R_1	R_2	R_3	R_4
维生素 K_4		—OCOCH₃	—CH₃	—H	—OCOCH₃
维生素 K_5		—OH	—CH₃	—H	—NH₂
维生素 K_6		—NH₂	—CH₃	—H	—NH₂
维生素 K_7		—OH	—H	—CH₃	—NH₂

（二）典型药物

维生素 K_1

Vitamin K_1

化学名为2-甲基-3-（3,7,11,15-四甲基-2-十六碳烯基）-1,4-萘二酮。药用品为顺反异构体的混合物。

结构特征为萘醌、16碳烯基、2个手性碳原子。

本品为黄色至橙色澄清的黏稠液体；无臭或几乎无臭；遇光易分解。本品在三氯甲烷、乙醚和植物油中易溶，在乙醇中略溶，在水中不溶。折光率为1.525～1.528。

本品遇空气中的氧气、光和热易分解，析出黄色甲萘醌沉淀。

本品因侧链上有双键，在光照或空气中均易被氧化，应遮光，密封保存。其注射剂要防冻保存。

本品在氢氧化钾的甲醇溶液中显绿色，加热后变深紫色，放置后，显红棕色。

本品具有凝血作用。用于维生素K缺乏引起的出血症、凝血酶原过低症和新生儿出血症的防治，也可用于长期使用抗生素所致的体内维生素K缺乏。

 知识链接

抗菌药与维生素K

长期服用磺胺、抗生素类等广谱抗菌药，可抑制胃肠道正常细菌的生长，也可使多种厌氧菌生长旺盛，厌氧菌能水解胆汁中的胆盐（胆汁的作用主要是胆盐和胆汁酸的作用），使胆汁作用减弱。而食物中维生素K的吸收需要胆汁，造成维生素K吸收障碍，使人体缺乏维生素K，维生素K有使血液凝固的作用，患有胆汁淤积症的孕妇在产后可能发生出血症状，医生会让准妈妈每天口服维生素K，直到分娩。小儿缺乏维生素K，会引起颅内出血等严重并发症。

第二节　水溶性维生素

水溶性维生素（water soluble vitamins）多数在水中有较好的溶解性，与脂溶性维生素不同的是，摄取过多不会出现中毒现象，人体可以迅速将其排泄。水溶性维生素包括维生素 B 族和维生素 C 等。

一、维生素 B 族

（一）概述

维生素 B 族（vitamin B）包括很多化学结构和生理活性完全不同的物质，由于来源相同，将其归为一类。B 族维生素主要有维生素 B_1（硫胺）、维生素 B_2（核黄素）、维生素 B_6（吡多辛）、维生素 B_{12}（氰钴胺）、烟酸、生物素及叶酸等。

（二）典型药物

维生素 B_1

Vitamin B_1

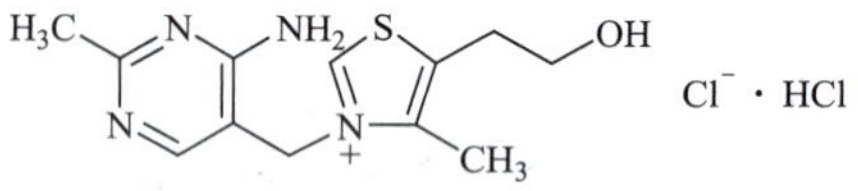

化学名为氯化 4-甲基-3-[（2-甲基-4-氨基-5-嘧啶基）甲基]-5-（2-羟基乙基）噻唑鎓盐酸盐，又称盐酸硫胺。

结构特征为嘧啶、噻唑。

本品为白色结晶或结晶性粉末；有微弱的特臭。本品在水中易溶，在乙醇中微溶，在乙醚中不溶。

本品 2.5% 的水溶液 pH 为 2.8 ~ 3.3。

本品具有极强的吸湿性，干燥品在空气中迅即吸收约 4% 的水分。

本品固态时性质稳定，其水溶液稳定性随溶液 pH 升高而下降。在碱性溶液中，噻唑环开环，生成硫醇型化合物而失效，当与空气中氧气接触或加入铁氰化钾试液等氧化剂时，可氧化生成具有荧光的硫色素，加入正丁醇，振摇后醇层显强烈的蓝色荧光，加酸使成酸性，荧光消失，再加碱使成碱性，荧光复显。

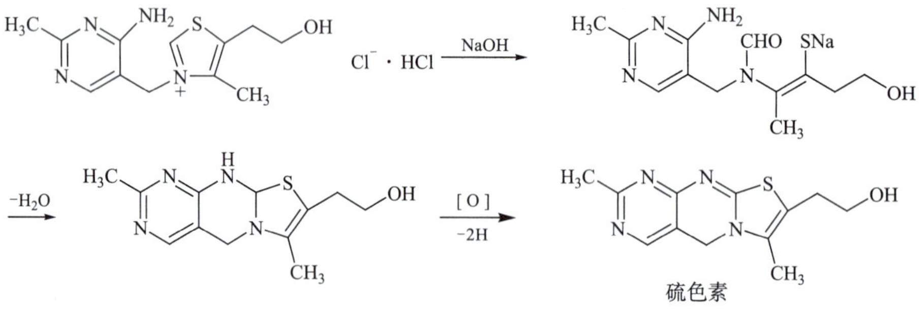

本品水溶液在 pH5.0 ~ 6.0 时，与亚硫酸氢钠作用，可发生分解反应，故本品的制剂不能用亚硫酸氢钠作为稳定剂。

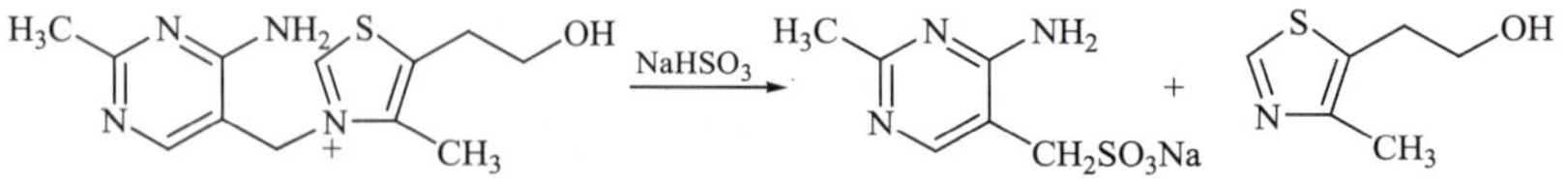

本品分子中具有两个含氮杂环，可与多种生物碱沉淀试剂作用，生成沉淀。

本品的天然物存在于米糠、麦麸、酵母等中，现主要由人工合成。

本品具有维持糖代谢及神经传导与消化的正常功能。临床主要用于预防和治疗维生素 B_1 缺乏症，如脚气病、神经炎、消化功能不良等。

 实例分析 14-2

实例　某患者患糖尿病多年，最近出现多发性神经炎并伴有酮症酸中毒，医生给予处方：

维生素 B_1 注射液　100mg

5% $NaHCO_3$ 注射液　150mg　iv. gtt

5%葡萄糖注射液　500ml

问题　医生开具的该处方合理吗？

答案解析

维生素 B₂
Vitamin B₂

化学名为 7,8-二甲基-10-[(2S,3S,4R)-2,3,4,5-四羟基戊基]-3,10-二氢苯并蝶啶-2,4-二酮，又名核黄素。

结构特征为二酰亚胺、叔胺、多羟基醇侧链（核糖醇）、异咯嗪环、3 个手性碳原子。

本品为橙黄色结晶性粉末；微臭。本品在水、乙醇、三氯甲烷或乙醚中几乎不溶；在稀氢氧化钠溶液中溶解。在无碳酸盐的 0.05mol/L 氢氧化钠溶液（5mg/ml）中比旋度为 -115° 至 -135°。

本品分子中含有二酰亚胺和叔胺结构，具有酸碱两性，可溶于酸或碱溶液。

本品的水溶液为非离子型，呈黄绿色荧光。在 pH6~7 时荧光最强，加入酸或碱后为离子型，荧光消失。

本品在避光条件下，其酸性水溶液较稳定，但在碱性溶液中极易变质，如在 1% 氢氧化钠溶液中，24 小时即完全分解。

本品干燥品稳定，其水溶液遇光极易分解，随温度和 pH 的升高，分解速度加快。在酸性或中性溶液中分解为光化色素（蓝色荧光素），在碱性溶液中分解为感光黄素（光化黄）。

光化色素　　　　　　感光黄素

本品可发生氧化还原反应，遇强氧化剂如高锰酸钾或铬酸则被氧化；遇还原剂如连二亚硫酸钠或维生素 C 可被还原成无荧光的二氢核黄素并从水中析出，二氢核黄素又能被空气中的氧气氧化成核黄素。

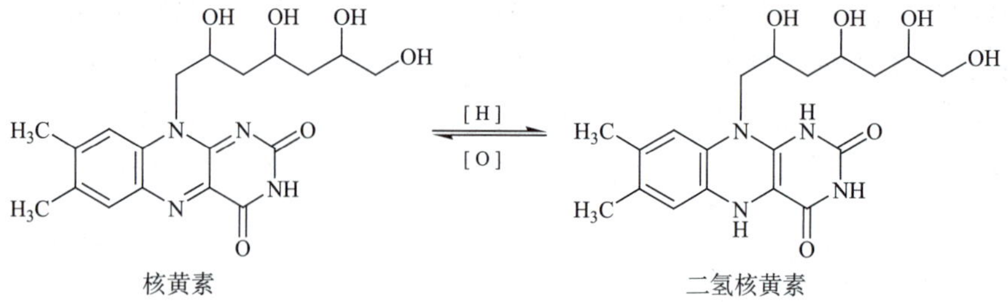

核黄素　　　　　　　　　　　　　　　　　二氢核黄素

本品为体内黄素酶类辅基的组成部分，在生物氧化还原中发挥递氢作用。当缺乏时，会影响机体的生物氧化，使代谢发生障碍，其病变多表现为口、眼和外生殖器等部位的炎症，临床主要用于治疗维生素 B_2 缺乏所引起的口角炎、舌炎、脂溢性皮炎、结膜炎等。

知识链接

维生素 B_2 吸收代谢

大部分维生素 B_2 在体内是以黄素单核苷酸（FMN）和黄素腺嘌呤二核苷酸（FAD）辅酶形式和蛋白质结合。进入胃后，在胃酸的作用下与蛋白质分离，在消化道转变为游离型维生素 B_2 后，在小肠被吸收。但身体贮存维生素 B_2 的能力有限，超过肾阈，即通过泌尿系统以游离形式排出体外，因此，人体每日均需由饮食供给。当摄入不足或酗酒等原因会导致维生素 B_2 缺乏。某些药物如丙米嗪、多柔比星等，也会抑制维生素 B_2 转化为活性辅酶形式，故长期服用这些药物会引发维生素 B_2 缺乏症。

维生素 B_6
Vitamin B_6

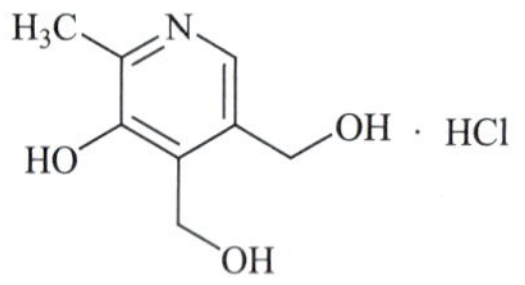

化学名为 6-甲基-5-羟基-3,4-吡啶二甲醇盐酸盐，又名盐酸吡多辛。

结构特征为烯醇、吡啶、二甲醇。

本品为白色或类白色的结晶或结晶性粉末；无臭。本品在水中易溶，在乙醇中微溶，在三氯甲烷或乙醚中不溶。

本品的固体在干燥条件下对光和空气稳定，水溶液遇空气逐渐氧化变色，溶液 pH 升高，氧化速度加快。本品在酸性水溶液中稳定，但在中性或碱性溶液中遇光分解变黄，如在中性水溶液中加热至 120℃，可发生聚合反应，生成二聚物而失去活性。

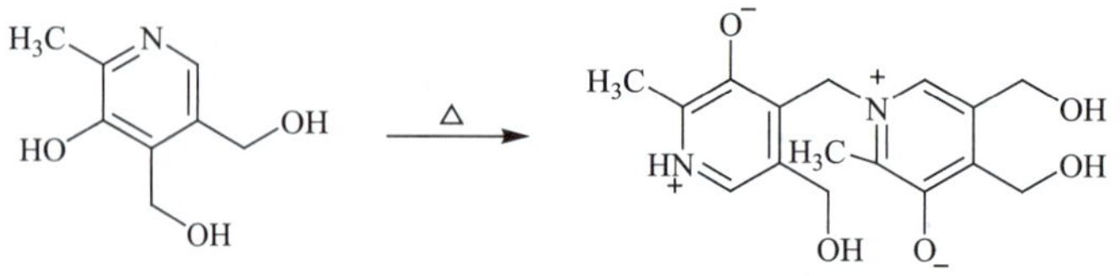

本品遇三氯化铁试液显红色；与氯亚氨基-2,6-二氯醌试液反应显蓝色，后变成红色。

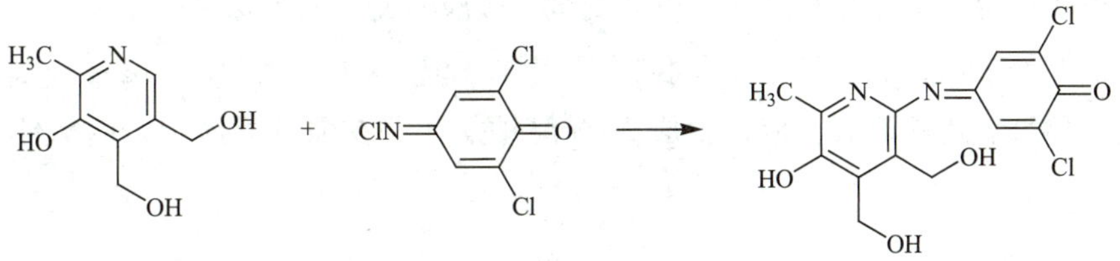

本品在动物及植物中分布广泛，以谷类外皮中含量尤为丰富，除吡多辛（醇）（pyridoxine）外，还有吡多醛（pyridoxal）和吡多胺（pyridoxamine），三者在体内经酶作用可相互转化。由于最初分离出来的是吡多辛（醇），故一般以它作为维生素 B_6 的代表。

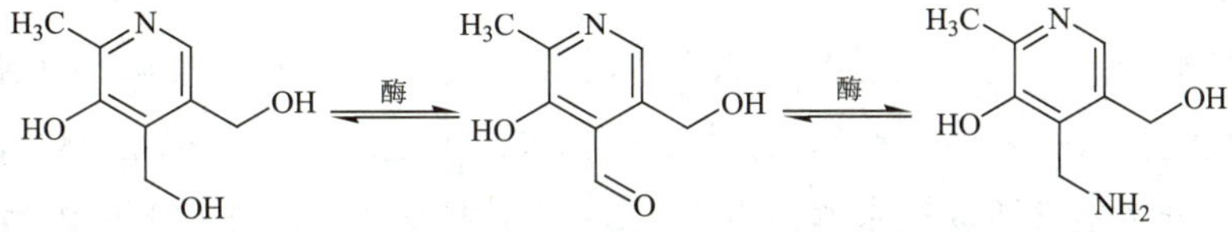

本品具有辅酶作用，用于防治因大量或长期服用异烟肼和肼苯哒嗪等引起的周围神经炎等，可减轻抗癌药和放射治疗引起的恶心、呕吐或妊娠呕吐等。

二、维生素 C

13 世纪至 20 世纪初，人们发现航海员很容易因患坏血病而死去，饮食中如果增加水果和蔬菜，这种病就会好转。1912 年科学家确定了在这些水果和蔬菜中存在维生素 C（也叫抗坏血酸）。维生素 C 为胶原和细胞间质合成的必需原料，当人体摄入不足可导致坏血病。1932 年分离出纯结晶。1933 年确定其结构并化学合成。

维生素 C 微课 2

Vitamin C

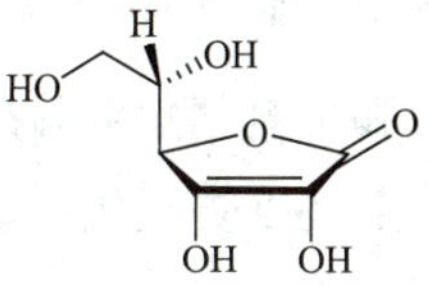

化学名为 L-(+)-苏阿糖型-2,3,4,5,6-五羟基-2-己烯酸-4-内酯，又名 L-抗坏血酸。

结构特征为连二烯醇、内酯、2 个手性碳原子。

本品为白色结晶或结晶性粉末；无臭，味酸。本品在水中易溶，在乙醇中略溶，在三氯甲烷或乙醚中不溶。熔点为 190～192℃，熔融时同时分解。在水溶液（0.10g/ml）中比旋度为 +20.5° 至 +21.5°。

本品分子结构中有两个手性碳原子，故有四个光学异构体。其中 L-(+)-抗坏血酸活性最强，D-(−)-异抗坏血酸的活性仅为其 1/20，D-(−)-抗坏血酸和 L-(+)-异抗坏血酸几乎无效。

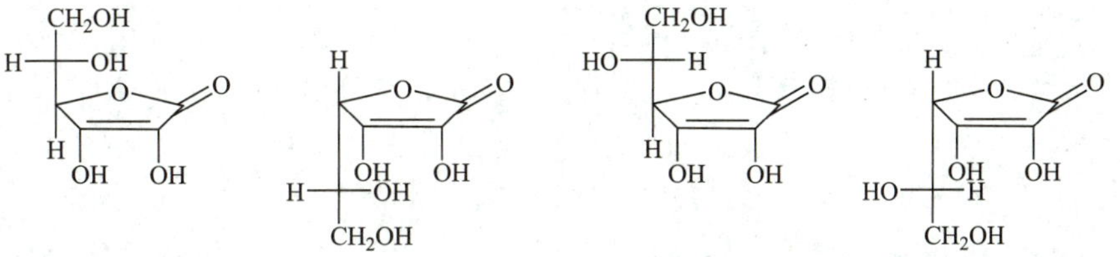

L-(+)-抗坏血酸   D-(−)-抗坏血酸   D-(−)-异抗坏血酸   L-(+)-异抗坏血酸

本品干燥固体较稳定，但遇光及湿气，色渐变黄，故应遮光、密封保存。

本品具有连二烯醇结构，显酸性，C-3 位羟基酸性（pK_a 4.17）较 C-2 位羟基酸性（pK_a 11.57）强，与碳酸氢钠或稀氢氧化钠溶液反应，生成 3-烯醇钠盐。但在强碱溶液中，内酯环水解开环，生成酮酸钠盐。

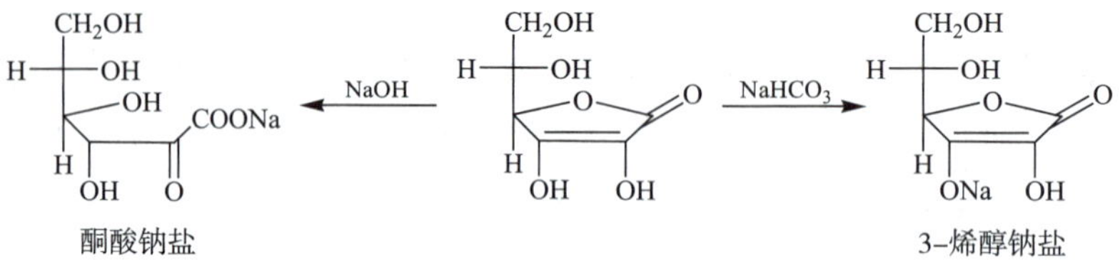

本品含有连二烯醇结构，具有较强的还原性，易被空气中的氧气和氧化剂（硝酸银、三氯化铁、碘、碘酸盐等）氧化，生成去氢维生素 C。维生素 C 和去氢维生素 C 可以相互转化，具有等同的生物活性。去氢维生素 C 比维生素 C 更易被水解，生成 2,3-二酮古罗糖酸，进一步氧化为苏阿糖酸和草酸而失去活性。

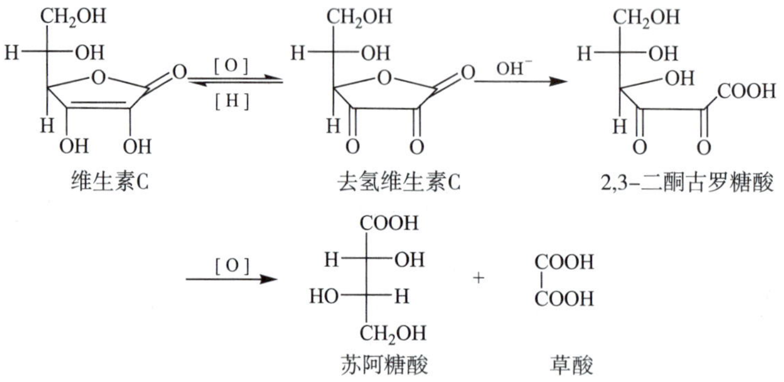

本品氧化后的产物去氢维生素 C，在酸性介质中易发生脱水、水解和脱羧反应而生成糠醛，糠醛进一步聚合呈黄色。这是维生素 C 在生产贮存过程中变色的主要原因。空气、光线、热和金属离子都可加速上述反应的进行。在配制维生素 C 注射液时，则应使用二氧化碳饱和的注射用水，pH 应严格控制在 5.0 ~ 7.0，并加金属离子配合剂 EDTA-2Na 和抗氧剂焦亚硫酸钠等作为稳定剂，此外，在安瓿内还需通入二氧化碳或氮气等惰性气体置换液面上的空气以防氧化。若本品注射液或片剂颜色变色，说明已经氧化变质，则不能供药用。

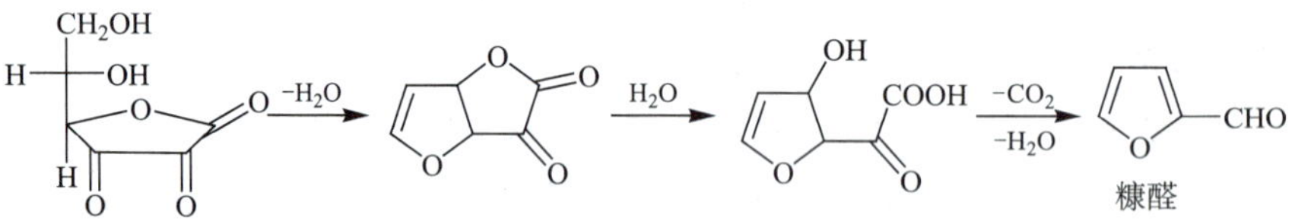

即学即练 14-3

维生素 C 在储存中呈黄色的主要原因是（   ）

答案解析

A. 维生素 C 具有氧化性

B. 维生素 C 具有还原性

C. 去氢维生素 C 水解氧化生成苏阿糖酸和草酸

D. 去氢维生素 C 脱水水解脱羧生成糠醛

本品可用碘量法进行含量测定，用新沸放冷的蒸馏水溶解，在酸性条件下，以淀粉作指示剂，用碘滴定，终点显蓝色。

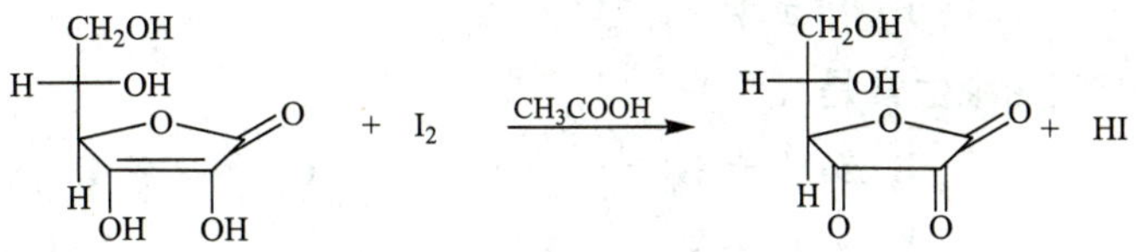

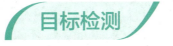

本品水溶液加硝酸银试液，即生成银的黑色沉淀。本品加入 2,6-二氯靛酚钠试液少许，试液的颜色即消失。此反应可用来鉴别维生素 C。

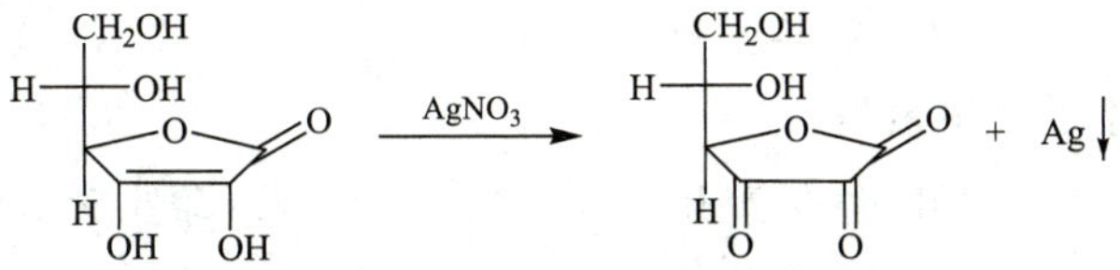

本品广泛存在于新鲜蔬菜和水果中，尤以猕猴桃、橙子、山楂、辣椒中含量丰富。本品在生物氧化还原过程和细胞呼吸中起到重要作用，临床用于预防和治疗维生素 C 缺乏症，也用于各种急慢性传染性疾病及紫癜等的辅助治疗。还可用作抗氧剂和添加剂，广泛用于食品、饮料、养殖及饲料添加剂等领域。

 知识链接

维生素的滥用及合理用药

维生素在人体物质代谢中起着重要作用，人们经常把维生素当成"营养药"而长期服用。维生素的大量补充对健康无益，反而有害。例如摄入过多的维生素 C 会出现早期坏血病症状。长期服用维生素 C 也会增加患癌症的风险，因而合理应用维生素尤为重要。

合理用药是指安全、有效、经济地使用药物，其基本原则要遵循"能不用就不用，能少用就不多用，能口服不肌注，能肌注不输液"的原则，达到以最小的投入，取得最大的医疗和社会效益之目的，保障广大百姓的健康需求。作为未来的药学工作者，我们要提高药学专业技能水平，将来走入工作岗位时能发挥药学专业化服务职能，保证患者安全、有效、合理用药。

答案解析

目标检测

一、选择题

（一） A 型题（最佳选择题）

1. 下列关于维生素 A 叙述错误的是（　　）

　　A. 极易溶于三氯甲烷、乙醚

　　B. 含共轭多烯醇侧链易被氧化为环氧化物

　　C. 对紫外线不稳定，易被空气中的氧所氧化

　　D. 与维生素 E 共存时更易被氧化

　　E. 药典收载的是维生素 A 醋酸酯

2. 本身不具有生物活性，须经体内代谢后，才有生物活性的维生素是（　　）

　　A. 维生素 A　　　　　　　　B. 维生素 B_1　　　　　　C. 维生素 C

　　D. 维生素 D　　　　　　　　E. 维生素 E

3. 可用于治疗新生儿出血症的维生素是（　　）

　　A. 维生素 A　　　　　　　　B. 维生素 B_6　　　　　　C. 维生素 C

　　D. 维生素 E　　　　　　　　E. 维生素 K_3

4. 维生素 E 类药物中生物活性最强的是（　　）

　　A. α-生育三烯酚　　　　B. β-生育三烯酚　　　C. α-生育酚

　　D. β-生育酚　　　　　　E. γ-生育酚

5. 可用于油溶性药物抗氧剂的维生素是（　　）

　　A. 维生素 A　　　　　　　　B. 维生素 B_1　　　　　　C. 维生素 C

　　D. 维生素 K　　　　　　　　E. 维生素 E

6. 可用于减轻抗癌药和放射治疗引起的恶心、呕吐的维生素是（　　）

　　A. 维生素 A　　　　　　　　B. 维生素 B_2　　　　　　C. 维生素 C

　　D. 维生素 B_6　　　　　　　E. 维生素 E

7. 可用于水溶性药物抗氧剂的是（　　）

　　A. 维生素 A　　　　　　　　B. 维生素 B　　　　　　　C. 维生素 C

　　D. 维生素 K　　　　　　　　E. 维生素 E

8. 维生素 C 结构中酸性最强的羟基位于（　　）

　　A. 2 位　　　　　　　　　　B. 3 位　　　　　　　　　C. 4 位

　　D. 5 位　　　　　　　　　　E. 6 位

9. 临床用的维生素 C 是（　　）

　　A. L-(+)-抗坏血酸　　　　　B. D-(-)-抗坏血酸　　　　C. L-(+)-异抗坏血酸

　　D. D-(-)-异抗坏血酸　　　　E. 外消旋体

10. 维生素 C 很容易被氧化是因为分子结构中具有（　　）

　　A. 内酯环　　　　　　　　　B. 连二烯醇　　　　　　　C. 酚羟基

　　D. 手性碳原子　　　　　　　E. 多羟基

（二）B 型题（配伍选择题）

[11~13 共用备选答案]

　　A. 维生素 A　　　　　　　　B. 维生素 B_1　　　　　　C. 维生素 B_2

　　D. 维生素 C　　　　　　　　E. 维生素 E

11. 可由 β-胡萝卜素在人体内转化生成（　　）

12. 可发生硫色素反应（　　）

13. 与硝酸共热，显红色（生育红）（　　）

[14~15 共用备选答案]

　　A. 维生素 A　　　　　　　　B. 维生素 B_1　　　　　　C. 维生素 B_2

　　D. 维生素 C　　　　　　　　E. 维生素 D

14. 用于预防治疗脚气病、复发性神经炎（　　）

15. 用于治疗干眼症、夜盲症、皮肤干燥（　　）

（三）C 型题（综合分析选择题）

　　某 8 个月大的婴儿因生长发育迟缓伴多汗、手足搐搦症、惊厥发作而入院，通过血生化与骨骼 X 线的检查，确诊为维生素 D 缺乏性佝偻病。

16. 根据病情表现，可选用的治疗药物中哪一个起效最快（　　）

    A. 阿法骨化醇　　　　　　B. 骨化三醇　　　　　　C. 维生素 D_2

    D. 维生素 D_3　　　　　　E. 鱼肝油

17. 除了补充维生素 D，还需要补充（　　）

    A. 维生素 A　　　　　　　B. 维生素 C　　　　　　C. 维生素 B_1

    D. 钙剂　　　　　　　　　E. 维生素 B_2

（四）X 型题（多项选择题）

18. 属于水溶性维生素的是（　　）

    A. 维生素 A　　　　　　　B. 维生素 C　　　　　　C. 维生素 K_1

    D. 维生素 B_6　　　　　　E. 维生素 B_1

19. 药用其醋酸酯的维生素是（　　）

    A. 维生素 A　　　　　　　B. 维生素 B_1　　　　　C. 维生素 E

    D. 维生素 D　　　　　　　E. 维生素 C

20. 下列关于维生素 C 叙述正确的是（　　）

    A. 具有连二烯醇结构　　　　B. 有二个手性碳原子　　　C. 内酯结构容易水解

    D. L-(+)-抗坏血酸的活性最强　　E. 用于防治坏血病

二、综合问答题

1. 将维生素 A 和维生素 E 制成醋酸酯的目的是什么？

2. 制备维生素 C 注射液时需要采取哪些措施，以防止其氧化变质？

三、实例解析题

　　同一货架上的维生素 B_1 片和维生素 B_6 片，外观相同为白色片，包装相同为 100 片/瓶，如果标签脱落，如何区别这两种维生素？

书网融合……

知识回顾　　　　　微课 1　　　　　微课 2　　　　　习题

（余　霞）

第十五章　新药的研究与开发

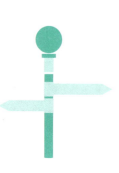

学习引导

　　紫杉醇被誉为 20 世纪抗肿瘤药物中的"重磅炸弹"，其提取自天然红豆杉树，作用机制独特、结构新颖，是治疗乳腺癌、卵巢癌和部分头颈癌的临床一线用药。在得到广泛使用的同时，人们发现紫杉醇还存在水溶性差、靶向性差、易产生耐受性等不足之处。因此以紫杉醇为先导物，在不大幅改变其结构的基础上，设计具有优秀药代动力学性质、抗瘤谱广、选择性好的新一代紫杉醇类抗肿瘤药，具有十分重要的意义。类似于紫杉醇这样的先导化合物有哪些结构修饰方法？除天然产物提取外，发现先导化合物的途径还有哪些？以现有药物为基础的新药研发和计算机辅助药物设计是否同属于先导物的发现途径？

　　本章主要介绍新药研发的基本流程及主要概念；先导化合物的发现途径，先导化合物的优化方法；生物电子等排体、前药原理等概念。

学习目标

1. **掌握**　新药的概念；先导化合物的发现途径及修饰方法。
2. **熟悉**　生物电子等排体、前药的概念；前药修饰的方法和目的。
3. **了解**　新药开发的有关知识。

　　新药（new drugs）是指化学结构、药品组分和药理作用不同于现有药品的药物。根据《中华人民共和国药品管理法》和《药品注册管理办法》新药系指未曾在中国境内外上市销售的药品。对已上市的药品改变剂型、改变给药途径、增加新适应证，同样按照新药申请管理。新药的研究与开发是药物化学学科最重要的任务之一。

第一节　新药的研究

　　新药的研究过程分为靶标的确定、构建靶标模型、先导化合物的发现、先导化合物的优化四个环节。前两者确立靶标和构建靶标模型属药理学学科内容，而后两者先导化合物的发现和优化属于药物化学的研究范畴。

一、先导化合物的发现

　　先导化合物（lead compound）简称先导物，又称原型物（prototype compound），是指新发现的对特定靶标呈现明确药理活性并具有值得优化的化学结构的化合物。先导物一般是结构新颖的化合物，也可以是具有新活性的已知化合物。它可能由于作用强度弱、选择性低、药代动力学性质差、有一定程度的毒副作用、化学稳定性差等原因而不能直接作为药物使用，但可以在该化合物结构基础上进行一系列的结构改造或修饰，改善其各方面性质，最终获得候选药物（drug candidate），候选药物的出现通常标志着新药研究取得阶段性成功，即将进入新药开发阶段。

 实例分析 15-1

实例　中国首位诺贝尔医学奖获得者、药学家屠呦呦从中医古籍里得到启发，通过对提取方法的改进，首先发现中药青蒿中有高效抑制疟原虫的提取物成分，她的发现在抗疟疾新药青蒿素的开发过程中起到关键性的作用。由于这一发现在全球范围内挽救了数以百万人的生命，2015 年屠呦呦因发现青蒿素治疗疟疾的新疗法获得诺贝尔生理学或医学奖。

问题　青蒿素在抗疟疾药物研发中扮演了什么角色？

答案解析

先导化合物的发现有多种途径，主要途径有：①从天然活性物质中筛选获得先导化合物；②以现有的药物作为先导化合物；③利用组合化学、高通量筛选、计算机辅助获得先导化合物。

（一）从天然活性物质中筛选获得先导化合物

在人类使用药物的初期，利用天然药物治疗疾病几乎是唯一的选项。天然药物主要是从植物、微生物、海洋动植物及爬行类和两栖类动物中得到的有效成分。

1. 从植物中发现和分离的有效成分　青蒿素（artemisinin）是我国科学家在 20 世纪 70 年代，从菊科艾属植物黄花蒿的茎叶中分离得到的抗疟药物。它也作为先导化合物，利用结构修饰的方法合成抗疟效果更好的蒿甲醚（artemether）和青蒿琥酯（artesunate），蒿甲醚疗效比青蒿素强 5 倍，毒性比青蒿素低。

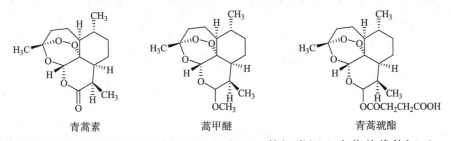

青蒿素　　　　　　蒿甲醚　　　　　　青蒿琥酯

2. 以微生物及代谢产物为研究基础获得先导化合物　他汀类调血脂药美伐他汀（mevastatin）的发现，便是日本学者在研究桔青霉菌的代谢产物中偶然发现的对羟甲戊二酰辅酶 A 还原酶有抑制作用的新型化合物，由于羟甲戊二酰辅酶 A 还原酶是人体自身合成胆固醇的限速酶，因此抑制该酶活性，是降低体内胆固醇含量的一个重要途径，进而在美伐他汀的基础上开发出了洛伐他汀（lovastatin）、普伐他汀（pravastatin）等一系列调血脂药物。

美伐他汀　　　　　　洛伐他汀　　　　　　普伐他汀

3. 从活性内源性物质的结构研究得到先导化合物　如组胺受体拮抗剂，特别是组胺 H_2 受体拮抗剂西咪替丁（cimetidine）、雷尼替丁（ranitidine）的发现，在研究组胺（histamine）结构的基础上，既创制出一系列获得巨大成功的抗消化道溃疡药物，又证实了组胺 H_2 受体的存在。

组胺　　　　　　　　　西咪替丁　　　　　　　　　雷尼替丁

4. 来源于海洋环境中的先导化合物　如从海葵中分离的海葵毒素是肽类毒素，具有强心作用。

（二）以现有的药物作为先导化合物

1. 由药物副作用发现先导化合物　理想的药物只对特定组织和特定的靶标起作用，称为药物的特异性作用。然而，机体的组织和细胞中含多种具有生理功能的生物大分子，存在大量的受体和酶系，药物很难对唯一的靶标起专一性作用，这样就会出现治疗以外的作用，称为药物的副作用。通过观察某些药物的副作用，发现先导化合物，可开发出具有新的治疗作用的药物。例如异丙嗪（promethazine）是抗过敏药，具有镇静的副作用，研究其构效关系时发现，将支链的异丙基用直链的丙基代替时，抗过敏作用下降，而中枢抑制副作用增强，从而发现了吩噻嗪类的抗精神病药氯丙嗪（chlorpromazine）。西地那非（sildenafil）的发现也是利用它的副作用研发新药的典型案例。

异丙嗪　　　　　　　　氯丙嗪　　　　　　　　　西地那非

📱 知识链接

西地那非——幸福的意外发现

万艾可（viagra，俗称伟哥），通用名西地那非的诞生就是利用药物的副作用开发新药的一个非常有代表性的例子。西地那非原是治疗心血管疾病的候选药物，仅作为一个心血管药物来看，西地那非的表现是令人失望的。但在临床研究过程中意外发现它可使男性勃起功能不全的患者增强勃起程度，在终止临床研究回收药品时，部分受试男性竟不愿交回剩余药品，这引起了研究人员的注意。经过进一步针对性研究，证实了这种改善性功能障碍的药效之后，最后被成功地开发成为改善性功能障碍的新药。

2. 通过药物代谢研究得到先导化合物　进入体内的药物被机体视作外来异物，主要是经过 I 相代谢和 II 相代谢反应，转化成利于排出的水溶性代谢产物。药物经代谢产生的后果大都是失去或降低生物活性，即代谢失活。但是有一些药物经生物转化后活性反而提高，发生代谢活化。此类物质既可以作为先导物又可以直接作为药物，如奥沙西泮（oxazepam）是地西泮（diazepam）的活性代谢物，羟布宗（oxyphenbutazone）是保泰松（phenylbutazone）的活性代谢物。

地西泮	奥沙西泮	保泰松	羟布宗

3. 以现有突破性药物作为先导化合物　"me-too"药物的研究是以现有药物为先导化合物，通过前药原理，生物电子等排体替换等方法少量改变原有结构，获得一系列维持原药理活性基本不变但结构新颖的化合物，这样就避开了专利药物关于化学结构或特定疗效的产权保护。如兰索拉唑（lanso-prazole）的研究是以奥美拉唑（omeprazole）为先导化合物而开发的药物，其活性比奥美拉唑活性更强，"me-too"药物对我国乃至世界的新药研究具有极其重要的推动作用和借鉴意义。

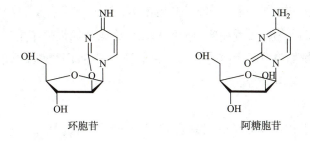

兰索拉唑	奥美拉唑

4. 以药物合成的中间体作为先导化合物　在药物合成中，许多中间体的化学结构与药物相似，也产生相似的药理活性，如环胞苷（cyclocytidine）是抗肿瘤药阿糖胞苷（cytarabine）合成过程的中间体，在药物的筛选中发现环胞苷也具有抗肿瘤活性。

环胞苷	阿糖胞苷

（三）利用组合化学、高通量筛选、计算机辅助获得先导化合物

　　随着信息学等相关学科的发展，除以上介绍的几种得到先导化合物的途径外，还可以通过计算机辅助药物设计筛选，对比数据库中生物靶点的三维结构进行空间对接，搜索有可能成为先导化合物的结构，缩小初筛范围。组合化学是20世纪80年代以来发展起来的化学合成的新方法，是近几十年来发展较快的发现先导化合物的方法，与高通量筛选配合，为发现和优化先导化合物提供了新的途径。

即学即练 15-1

答案解析

先导化合物的发现途径有（　　）

A. 从天然活性物质中筛选获得先导化合物　　　B. 由药物副作用发现先导化合物

C. 通过药物代谢研究得到先导化合物　　　　　D. 以现有突破性药物作先导化合物

二、先导化合物的优化

在新药研究过程中，发现的先导化合物可能存在某些缺陷，如活性不够高、化学结构不稳定、毒性较大、选择性不高、药代动力学性质不合理等，需要对先导化合物进行结构修饰和改造，使之成为理想的药物，这一过程称为先导化合物的优化。先导化合物的优化方法有生物电子等排体替换、前药原理、软药设计、定量构效关系研究等。

（一）生物电子等排体替换

生物电子等排体（bioisostere）是指具有相似的物理及化学性质，并能产生大致相似的或相反的生物活性的基团、片段或分子。生物电子等排体分为经典和非经典的生物电子等排体两类。

1. 经典的生物电子等排体　是指最外层电子总数相同的原子、离子或基团，它们的理化性质亦相似，如—F、—Cl、—OH、—NH_2、—CH_3、—SH 均为一价生物电子等排体；—O—、—S—、—NH—、—CH_2—均为二价生物电子等排体；—CH＝、—N＝、—P＝均为三价生物电子等排体。这些同价的电子等排体互相替换，理论上可获得结构新颖且具有近似药效作用的新药。如普鲁卡因的酯键中的—O—用—NH—替换，获得普鲁卡因胺，其稳定性增大，且抗心律失常的作用得以增强。

2. 非经典的生物电子等排体　是具有相似的分子形状、体积或电荷分布，产生相似或拮抗的生物活性的原子或基团。如尿嘧啶 5 位的 H 被 F 替换得到氟尿嘧啶，可作为伪代谢物插入 DNA 中，发挥抗肿瘤作用。

（二）前药原理 e 微课

前体药物简称前药（prodrug），前药原理是利用化学方法，把具有生物活性的原药经化学结构修饰后转变为体外没有活性的衍生物，后者在体内需经酶促反应或其他化学作用，重新释放出原药后发挥药效，这种没有活性的衍生物称为前药。前药修饰的目的通常是为了改善药物的物化、药代动力学性质，该修饰方法的合成难度低、简单易行。

1. 前药结构修饰的方法

（1）成盐　成盐修饰适用于具有酸性或碱性基团的药物，目的是增加药物的溶解度，便于制成注射剂。也可以增加药物的稳定性，制成固体利于分装等。

（2）成酯及成酰胺　结构中含羟基或羧基的药物，可选择成酯修饰的方法。羟基是药效基团也是易被代谢的基团，因此羟基成酯后常可延长药物的半衰期，增加脂溶性，提高药物的生物利用度。具有羧基的药物常常显示较强的酸性，在口服给药时，对胃肠道产生刺激性，羧基成酯后可降低药物的极性，减少对胃肠道及皮肤的刺激性，改善药物的生物利用度，如阿司匹林酯化修饰成贝诺酯。

含氨基药物可被修饰成酰胺，成酰胺修饰后，可增加药物的化学稳定性，增加药物的组织选择性，降低毒副作用，延长药物作用时间。如将多巴胺与 N-甲基二氢烟酸结合成酰胺，由于产物具有脂溶性且分子量小的特点，可轻易分布到脑内。使多巴胺缓释于脑内，同时降低多巴胺在外周组织或血液中的浓度。

（3）其他修饰　有些药物分子中含有羰基，可修饰成希夫碱、缩酮、肟化物、四氢噻唑、烯醇酯、偶氮等。如罗红霉素就是将红霉素的 9 位羰基转化为肟，再进行醚化，引入氮、氧等基团，极大的改善了红霉素对酸不稳定、口服吸收不好、不良反应大的缺点。

有些药物具有环状结构，将环打开后，可以改变药物的溶解性或药理作用。如维生素 B_1 为季铵型药物，极性大，口服吸收差，开环衍生为呋喃硫胺后，脂溶性增强，口服吸收好，且在体内能迅速环合成硫胺而发挥作用。

2. 前药结构修饰的目的

（1）提高药物的组织选择性　药物给药后，在体内要经过吸收、分布、排泄等转运过程，将药物进行适当的结构修饰，制成前药，使该前药只在转运到达作用部位时才转化为原药发挥药效，而在其他组织中不会释放出原药。如在氮芥的结构中引入苯丙氨酸制得美法仑，使其较多地进入肿瘤组织，提高了药物的选择性，降低药物的毒副作用。

（2）延长药物作用时间　延长药物作用时间主要是考虑增加药物代谢的稳定性，增加药物在组织内的停留时间，减慢其代谢速率和排泄速率。如氟奋乃静用于治疗精神分裂症，作用时效只有一天，制成庚酸酯和癸酸酯，药效分别可持续 2 周和 4 周。

（3）增加药物的稳定性　有些药物结构中存在易氧化、易水解的基团，在贮存中易失效，在体内的代谢速度加快。将这些不稳定的基团进行化学修饰，可增加药物稳定性，并延长作用时间。如将红霉素的 C-5 位的 2′位上羟基酯化得到红霉素琥珀酸乙酯（琥乙红霉素），不仅可提高药物的稳定性，还可增加药物的活性。

（4）改善药物的吸收　药物要有一定的脂溶性，才能被充分吸收，达到较大的生物利用度。如氨苄西林含有游离的—COOH 和—NH$_2$，极性较大，脂溶性差，不易透过生物膜，口服吸收率不高，生物利用度低，将其羧基制成疏水性的新戊酰氧甲基酯得匹氨西林，增加了脂溶性，在体内可被定量吸收。

（5）增加药物的溶解度　有些药物由于分子中缺少亲水性基团，使其在水中溶解度较低，难以制备成水溶性的制剂。一般可以通过结构修饰，制成水溶性的盐类，增大溶解度。如氢化可的松通过分子中的羟基与有机二元酸成酯后再成钠盐，水溶性增大，可制成供注射的粉针。

（6）发挥药物的配伍作用　氨苄西林为广谱抗生素，但对 β-内酰胺酶的稳定性差，舒巴坦是 β-内酰胺酶抑制剂，本身抗菌作用微弱。将氨苄西林与舒巴坦通过亚甲基结合起来，成为双酯舒他西林（sultamicillin），经口服进入机体后，分解为氨苄西林和舒巴坦发挥作用。

（7）消除药物的不良味觉　有些药物具有强烈的苦味，不便服用，可采用制备成前药的方法来解决。如红霉素修饰为琥乙红霉素。

（8）降低药物的毒性和不良反应　阿司匹林含有游离羧基，具有较强的胃肠道刺激性，利用阿司匹林的羧基与对乙酰氨基酚的羟基成酯后制得贝诺酯，降低胃肠道刺激性的同时，还具有协同作用，适合儿童和老人服用。

（三）软药设计

软药（soft drug）指一类本身具有治疗作用或生物活性的化学实体，当在体内起作用后，经预料的和可控制的代谢途径，转变成无活性和无毒性的化合物排出体外。软药设计的方法可减少药物的蓄积毒性，从而得到广泛应用。如作为麻醉辅助使用的肌肉松弛药，希望在术后尽快代谢，避免蓄积中毒，根据氯化筒箭毒碱类肌肉松弛药的构效关系，设计出了阿曲库铵（atracurium），阿曲库铵由于季氮原子 β 位上的强吸电子作用，在体内可发生 Hofmann 消除反应，生成 N-甲基四氢罂粟碱和其他代谢产物，链上的双酯也可在血浆酯酶作用下发生水解反应，阿曲库铵迅速而失活的代谢，避免了蓄积中毒不良反应。

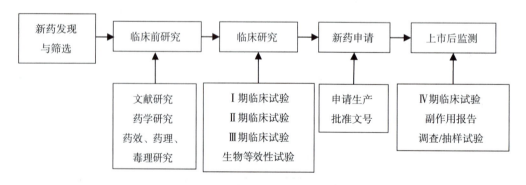

阿曲库铵

（四）定量构效关系研究

定量构效关系（quantitative structure-activity relationships，QSAR）是药物活性与化学结构之间的定量关系。定量构效关系研究是采用物理化学、有机化学、计算化学等方法，研究化合物的药理、毒理活性与其结构、物化性质之间的关系，并采用数学模型或图形表征其量变规律。该方法现已成为发现和优化先导化合物的基本手段，为进一步结构优化提供理论依据。如抗流感病毒药扎那米韦（zanamivir），便是基于科学家们确定了流感病毒神经氨酸酶的结构，分析了唾液酸与神经氨酸酶结合位点的立体结构，之后利用计算机合理地设计出了4-胍基-神经氨-5-乙酰-2-烯，通过化学合成和生物学实验，证实其对流感 A 型病毒的唾液酸酶具有特异活性，从而开发出一类新型的神经氨酸酶抑制剂用于流感的预防和治疗。后因扎那米韦存在口服不吸收的缺陷，科学家们在此基础上继续设计并最终研发出可以口服给药的奥司他韦（oseltamivir）。

第二节　新药的开发

新药开发（drug development）是在得到新化学实体（new chemical entities，NCE）后，通过安全性、有效性、致畸性等全面评价使其成为可上市的药物。新药的开发分为五大阶段，即新药发现与筛选、临床前研究、临床研究、新药申请及上市后监测。可以用图 15-1 简单描述。

```
┌─────────┐   ┌─────────┐   ┌─────────┐   ┌─────────┐   ┌─────────┐
│新药发现 │──▶│临床前研究│──▶│ 临床研究 │──▶│ 新药申请 │──▶│上市后监测│
│与筛选   │   │         │   │         │   │         │   │         │
└─────────┘   └────▲────┘   └────▲────┘   └────▲────┘   └────▲────┘
                   │             │             │             │
              ┌────┴────┐  ┌─────┴──────┐ ┌───┴────┐  ┌──────┴──────┐
              │文献研究 │  │Ⅰ期临床试验 │ │申请生产│  │Ⅳ期临床试验 │
              │药学研究 │  │Ⅱ期临床试验 │ │批准文号│  │副作用报告   │
              │药效、药理│  │Ⅲ期临床试验 │ │        │  │调查/抽样试验 │
              │毒理研究 │  │生物等效性试验│ │        │  │             │
              └─────────┘  └────────────┘ └────────┘  └─────────────┘
```

图 15-1　新药开发的五大阶段

一、临床前研究

临床前研究是指药物进入临床研究之前所进行的系统测试，包括化学合成或天然产物提取分离、药物分析、药效学、药动学和毒理学以及药剂学的研究。根据药品注册法，按照化学药品分类不同，临床前研究所需进行研究的内容有所差别。总体来说主要针对以下三方面进行研究。

1. 文献研究　包括药品名称和命名依据，立题目的与依据。

2. 药学研究　原料药工艺研究，制剂处方及工艺研究，确证化学结构或组分的试验，药品质量试验，药品标准起草及说明，样品检验，辅料，稳定性试验、包装材料和容器有关试验等。

3. 药效、药理、毒理研究　包括所研究的候选化合物有明确的药效学作用；药物的动物吸收、代谢和排泄研究和人体中所预期的结果相似；药物有较少的活性代谢物；有明确的新药代谢的动力学研究；三致（致癌、致畸、致突变）试验和急性、亚急性、长期毒性试验，未见明显的安全性问题。

临床前研究结束后，应向药监部门提出新药注册申请，以便进行临床研究。

二、临床研究及注册申请

药物临床研究包括临床试验和生物等效性试验。临床试验是在人体内进行的试验，采取随机盲法对照原则，考察药物对人体的疗效和毒副作用，以确证新药的有效性和安全性，同时决定其给药途径和使用注意事项。在我国临床试验通常分为Ⅰ、Ⅱ、Ⅲ、Ⅳ期。生物等效性试验是指用生物利用度研究的方法，以药代动力学参数为指标，比较同一种药物的相同或者不同剂型的制剂，在相同的试验条件下，其活性成分吸收程度和速度有无统计学差异的人体试验。

Ⅰ期临床试验通常是在健康志愿者身上进行的初步的临床药理学及人体安全性评价试验。Ⅰ期临床研究主要是评价新药在人体中的安全性、耐受性（剂量和副作用）、人体中的药代动力度性质和药理学作用，而不对其疗效进行评价。

Ⅱ期临床试验是在患者身上进行的治疗作用初步评价阶段。主要是评价供试药物的有效性。通过与对照药的比较，了解其治疗价值和安全性；确定新药的适应证及最佳治疗方案，包括剂量、给药途径、给药次数、疗程等；考察新药的不良反应及其危险性。

Ⅲ期临床试验是治疗作用确证阶段。通过随机盲法对照试验进一步验证药物对目标适应证患者的治疗作用和安全性，评价利益与风险关系，确定药物的疗效，监测药物的不良反应，最终为药物注册申请的审查提供充分的依据。

Ⅳ期临床试验是新药上市后由申请人进行的应用研究阶段。其目的是考察在广泛使用条件下的药物的疗效和不良反应、评价在普通或者特殊人群中使用的利益与风险关系以及改进给药剂量等。在此期间，还需继续进行长期稳定性试验的研究以确定药物的有效期。

在完成临床试验Ⅰ、Ⅱ、Ⅲ期后，研发机构或制药公司将分析所有的试验数据。如果数据能够成功证明药物的安全性和有效性，研发机构或制药公司将研究资料整理后向所在国家的管理部门提出新药申请（new drug application，NDA）。新药申请必须包括研发机构或制药公司所掌握的一切相关科学信息，需要数月或数年获批准后才可能上市。经审查、复核、审评符合规定的，发给新药证书，申请人已持有《药品生产许可证》并具备生产条件的，同时发给药品批准文号。至此，该新药确认可以生产上市并进入监测期。

在新药的研究和开发过程中，为保证新药研究和开发的可靠性，需要遵守许多规范化的要求。例如，临床前试验必须在符合《药物非临床研究质量管理规范》（GLP）的条件下进行，临床试验必须在符合《药物临床试验质量管理规范》（GCP）的条件下进行，药品生产必须在符合《药品生产质量管理规范》（GMP）条件下进行。

目标检测

答案解析

一、选择题

（一）A 型题（最佳选择题）

1. 下述药物属于从天然药物的活性成分中发现的是（　　）

    A. 青蒿素　　　　　　　　　B. 格列吡嗪　　　　　　　　C. 雷尼替丁

    D. 氢化可的松　　　　　　　E. 氟哌啶醇

2. 下述药物以现有突破性药物作为先导化合物发现的是（　　）

    A. 兰索拉唑　　　　　　　　B. 环胞苷　　　　　　　　　C. 氯丙嗪

    D. 奥沙西泮　　　　　　　　E. 洛伐他汀

3. 下述药物属于从药物合成的中间体中发现的是（　　）

    A. 兰索拉唑　　　　　　　　B. 环胞苷　　　　　　　　　C. 氯丙嗪

    D. 奥沙西泮　　　　　　　　E. 洛伐他汀

4. —CH＝和（　　）属于经典的生物电子等排体

    A. —O—　　　　　　　　　B. —S—　　　　　　　　　C. —NH—

    D. —CH_2—　　　　　　　　E. —N＝

5. —F 和（　　）属于经典的生物电子等排体

    A. —O—　　　　　　　　　B. —CH_3　　　　　　　　C. —NH—

    D. —CH_2—　　　　　　　　E. —N＝

6. —O—和（　　）属于经典的生物电子等排体

    A. —F　　　　　　　　　　B. —CH＝　　　　　　　　C. —NH_2

    D. —CH_2—　　　　　　　　E. —OH

7. 基于软药设计原理优化的药物是（　　）

    A. 氟尿嘧啶　　　　　　　　B. 硫喷妥钠　　　　　　　　C. 阿曲库铵

    D. 维生素 A 醋酸酯　　　　　E. 贝诺酯

8. 基于生物电子等排原理优化的药物是（　　）

    A. 氟尿嘧啶　　　　　　　　B. 硫喷妥钠　　　　　　　　C. 阿曲库铵

    D. 维生素 A 醋酸酯　　　　　E. 贝诺酯

9. 下列说法不正确的是（　　）

    A. 新药开发是涉及多种学科与领域的一个系统工程

    B. 前药进入体内后需转化为原药再发挥作用

    C. 软药是易于被代谢和排泄的药物

    D. 生物电子等排体替换可产生相似或相反的生物活性

    E. 先导化合物是经各种途径获得的具有生物活性的药物合成前体

10. 通常前药设计不用于（　　）

    A. 增加高极性药物的脂溶性以改善吸收和分布

B. 将易变结构改变为稳定结构，提高药物的化学稳定性

C. 消除不适宜的制剂性质

D. 改变药物的作用靶点

E. 在体内逐渐分解释放出原药，延长作用时间

（二）B 型题（配伍选择题）

[11~12 共用备选答案]

A. 从天然活性物质中筛选获得先导化合物

B. 由药物副作用发现先导化合物

C. 通过药物代谢研究得到先导化合物

D. 以现有突破性药物作为先导化合物

E. 以药物合成的中间体作为先导化合物

11. 奥沙西泮是（　　）

12. 洛伐他汀是（　　）

[13~15 共用备选答案]

A. 普鲁卡因胺　　　　B. 兰索拉唑　　　　C. 奥司他韦

D. 黄体酮　　　　　　E. 氟奋乃静癸酸酯

13. 基于生物电子等排原理的是（　　）

14. 基于前药原理的是（　　）

15. 基于定量构效关系设计的是（　　）

（三）C 型题（综合分析选择题）

患者，女，20 岁，因头痛、咽喉肿痛 1 天来医院就诊。查体：咽部充血，双侧扁桃体肿大，体温 37.5℃。治疗：口服规格为 0.125g 琥乙红霉素片每次 3 片，每日 3 次，连续服药 3 日，咽喉肿痛消失。

16. 琥乙红霉素（红霉素琥珀酸乙酯）是对红霉素进行了（　　）结构修饰

A. 成盐　　　　　　　B. 成酯　　　　　　C. 成酰胺

D. 羧基衍生化　　　　E. 开环

17. 结构修饰得到琥乙红霉素目的是（　　）

A. 延长药物的作用时间　　B. 改善药物的溶解性　　C. 提高药物的选择性

D. 改善药物的吸收　　　　E. 增加药物的稳定性

（四）X 型题（多项选择题）

18. 先导化合物的发现途径有（　　）

A. 从天然活性物质中筛选获得先导化合物

B. 由药物副作用发现先导化合物

C. 通过药物代谢研究得到先导化合物

D. 以现有突破性药物作为先导化合物

E. 以药物合成的中间体作为先导化合物

19. 先导化合物的优化方法有（　　）

A. 基于生物电子等排原理的基团替换

B. 基于前药原理的结构修饰

C. 基于软药设计原理的结构修饰

D. 基于定量构效关系的结构改造

E. 基于体内代谢过程的物质分析

20. 新药的临床研究阶段包括（　　）

A. 毒理学试验　　　　　B. Ⅰ期临床试验　　　　　C. Ⅱ期临床试验

D. Ⅲ期临床试验　　　　E. 药代动力学研究

二、综合简答题

1. 什么是先导化合物？举例说明。

2. 什么是前药原理，前药修饰的目的有哪些？

三、实例解析题

张某是一名40岁的快递员，因常年饮食不规律，饱受胃痛困扰。听说阿司匹林有解热镇痛的功效，于是他想购买阿司匹林，以治疗胃痛，并向作为药师的你求证。阿司匹林能否用于治疗胃痛，为什么？试根据生物电子等排或前药原理，对阿司匹林的结构进行优化改造。

书网融合……

知识回顾

微课

习题

（张大鹏）

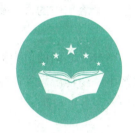

下篇
药物化学实训

第一部分　药物的理化性质实训

实训项目一　药物的溶解性实训 📱微课

【实训目的】

1. 熟悉2025年版《中国药典》对药物近似溶解度的规定。
2. 掌握药物溶解度的测定方法。

【实训原理】

药物的溶解度是在一定温度下，药物溶解形成饱和溶液时，药物能溶解于溶剂中的最大量。溶解度在一定程度上反映药品的质量特性。

药物在某种溶剂中的溶解性以及溶解度的大小，主要取决于溶质与溶剂分子之间的引力大小。只有当溶质与溶剂分子间引力大于溶质分子间的引力时，溶质才可能溶于溶剂中。药物溶解度的影响因素有药物自身的分子结构、溶剂的性质及温度等。

【实训器材】

1. **仪器**　电子天平、药匙、量杯、试管、烧杯、容量瓶等。
2. **药品**　青霉素钠、盐酸普鲁卡因、阿司匹林、对乙酰氨基酚、磺胺嘧啶、维生素C、维生素D_3。
3. **试剂**　纯化水、乙醇、乙醚。

【实训步骤】

1. **药物在水中溶解度测定的试验法**　分别称取研成细粉的青霉素钠、盐酸普鲁卡因、阿司匹林、对乙酰氨基酚、磺胺嘧啶供试品各0.10g置适当容器中并标号，在25℃±2℃温度下，加入一定容量的纯化水，每隔5分钟强力振摇30秒钟；观察30分钟内的溶解情况，如无目视可见的溶质颗粒或液滴时，即视为完全溶解，分别记录溶剂纯化水的用量。

2. **药物在不同溶剂中溶解度测定的试验法**　分别称取维生素C和维生素D_3的供试品0.10g，各准备3份，之后分别置于适当容器中并标号，在25℃±2℃温度下，每种药物分别溶于一定容量的纯化水、乙醇、乙醚中，每隔5分钟强力振摇30秒钟；观察30分钟内的溶解情况，如无目视可见的溶质颗粒或液滴时，即视为完全溶解，分别记录溶剂纯化水、乙醇和乙醚的用量。

【注意事项】

1. 实训中的供试品应为原料药，防止相应药物制剂中的辅料对溶解度的干扰。
2. 为了便于实训的观察和操作，药物的称取和溶解容器都可以选用试管、锥形瓶等适当仪器。
3. 实训中药物在溶剂中溶解度为：青霉素钠、盐酸普鲁卡因在水中极易溶解；对乙酰氨基酚在水中略溶；阿司匹林在水中微溶；磺胺嘧啶在水中几乎不溶；维生素C在水中易溶，在乙醇中略溶，在乙醚中不溶；维生素D_3在乙醇、乙醚中极易溶解，在水中不溶。

4. 药品的近似溶解度以下列名词术语表示：

极易溶解　系指溶质 1g（ml）能在溶剂不到 1ml 中溶解；

易溶　系指溶质 1g（ml）能在溶剂 1～到 10ml 中溶解；

溶解　系指溶质 1g（ml）能在溶剂 10～不到 30ml 中溶解；

略溶　系指溶质 1g（ml）能在溶剂 30～不到 100ml 中溶解；

微溶　系指溶质 1g（ml）能在溶剂 100～不到 1000ml 中溶解；

极微溶解　系指溶质 1g（ml）能在溶剂 1000～不到 10000ml 中溶解；

几乎不溶或不溶　系指溶质 1g（ml）在溶剂 10000ml 中不能完全溶解。

【实训讨论】

1. 影响药物溶解度的因素有哪些？

2. 本实训所选药物的化学结构各具什么特点？试分析其化学结构与溶解度的关系。

（李传厚）

实训项目二　麻醉药和解热镇痛药的化学鉴别实训

【实训目的】

1. 熟悉常用麻醉药、解热镇痛药定性鉴别的反应原理。

2. 掌握常用麻醉药、解热镇痛药的主要理化性质及化学鉴别实训操作方法。

【实训原理】

1. 盐酸普鲁卡因　本品水溶液加氢氧化钠溶液后，析出游离的普鲁卡因白色沉淀；本品结构中含有酯键，加热，易发生水解反应，产生对氨基苯甲酸钠和能使红色石蕊试纸变蓝的二乙氨基乙醇气体，放冷后加盐酸酸化，析出对氨基苯甲酸白色沉淀；本品含有氯离子，可以发生氯化物的鉴别反应；本品具有芳香第一胺结构，可以发生重氮化-偶合反应。

2. 盐酸利多卡因　本品的水溶液与硫酸铜和碳酸钠试液反应，生成物显蓝紫色，加三氯甲烷振摇后放置，三氯甲烷层显黄色；本品含有氯离子，可以发生氯化物的鉴别反应。

3. 阿司匹林　本品结构中不含游离的酚羟基，但其水解成水杨酸后，具有酚羟基，与三氯化铁试液可发生显色反应；本品具有酯键，在碳酸钠试液中水解、酸化后生成水杨酸白色沉淀和醋酸臭气。

4. 对乙酰氨基酚　本品含有游离酚羟基，可以发生三氯化铁的显色反应；本品具有酰胺结构，能够发生水解反应，生成游离的芳香第一胺，再发生重氮化-偶合反应使溶液显红色。

【实训器材】

1. 仪器　试管、研钵、电子天平、药匙、酒精灯、试管夹、漏斗、滤纸、玻璃棒、水浴锅、量筒、烧杯、红色石蕊试纸等。

2. 药品　盐酸普鲁卡因、盐酸利多卡因、阿司匹林、对乙酰氨基酚。

3. 试剂　10% 氢氧化钠溶液、盐酸、稀硝酸、硝酸银试液、氨试液、稀盐酸、0.1mol/L 亚硝酸钠溶液、1mol/L 脲溶液、碱性 β-萘酚试液、硫酸铜试液、碳酸钠试液、三氯甲烷、三氯化铁试液、稀硫酸、亚硝酸钠试液。

【实训步骤】

1. 盐酸普鲁卡因

（1）取本品约 0.1g，加水 2ml 使其溶解后，加 10% 氢氧化钠溶液 1ml，即生成白色沉淀；加热，变为油状物；继续加热，发生的蒸气能使湿润的红色石蕊试纸变为蓝色；加热至油状物消失后，放冷，加盐酸酸化，即析出白色沉淀。

（2）取本品约 10mg，加水 2ml 振摇至完全溶解后，加稀硝酸酸化，再滴加硝酸银试液，生成白色凝乳状沉淀；分离，沉淀加氨试液即溶解，再加稀硝酸酸化后，沉淀复生成。

（3）取本品约 50mg，加稀盐酸 1ml，振摇使其溶解，加 0.1mol/L 亚硝酸钠溶液数滴，加与 0.1mol/L 亚硝酸钠溶液等体积的 1mol/L 脲溶液，振摇 1 分钟，再滴加碱性 β-萘酚试液数滴，即生成红色沉淀。

2. 盐酸利多卡因　取盐酸利多卡因 0.2g，加水 20ml 溶解后，照下述方法试验。

（1）取上述溶液 2ml，加硫酸铜试液 0.2ml 与碳酸钠试液 1ml，即显蓝紫色；加三氯甲烷 2ml，振摇后放置，三氯甲烷层显黄色。

（2）取上述溶液 2ml，加稀硝酸酸化，再滴加硝酸银试液，生成白色凝乳状沉淀；分离，沉淀加氨试液即溶解，再加稀硝酸酸化后，沉淀复生成。

3. 阿司匹林　📱微课

（1）取本品约 0.1g，加水 10ml，煮沸，放冷，加三氯化铁试液 1 滴，即显紫堇色。

（2）取本品约 0.5g，加碳酸钠试液 10ml，煮沸 2 分钟后，放冷，加过量的稀硫酸，即析出白色沉淀，并发生醋酸的臭气。

4. 对乙酰氨基酚

（1）取本品微量，加少许水溶解，滴加三氯化铁试液，即显蓝紫色。

（2）取本品约 0.1g，加稀盐酸 5ml，置水浴中加热 40 分钟，放冷；取 0.5ml，滴加亚硝酸钠试液 5 滴，摇匀，用水 3ml 稀释后，加碱性 β-萘酚试液 2ml，振摇，即显红色。

【注意事项】

1. 若供试品为注射液，直接取注射液试验即可。

2. 若供试品为片剂，其处理方法如下。

（1）阿司匹林片　称量研磨后约相当于试验用量的适量细粉进行阿司匹林鉴别项目（1）项试验。取本品细粉适量（约相当于阿司匹林 0.5g），加碳酸钠试液 10ml，振摇后，放置 5 分钟，滤过，滤液再照上述阿司匹林鉴别项目（2）项试验"煮沸 2 分钟后……"方法进行试验。

（2）对乙酰氨基酚片　取本品细粉适量（约相当于对乙酰氨基酚 0.5g），用乙醇 20ml 分次研磨使对乙酰氨基酚溶解，滤过，合并滤液，蒸干，残渣照对乙酰氨基酚鉴别项下的两种方法进行试验。

3. 酒精灯直火加热时，注意试管口的朝向，不要朝向人。

4. 对乙酰氨基酚接触铁器易发生氧化反应而变色，因此实训中要避免与铁器接触；并且药物需要避光、密封储存。

5. 对乙酰氨基酚需在沸水浴中完全水解后才能发生重氮化-偶合反应；水解时，为防止由于局部温度过高，而促使本品被氧化或局部炭化，影响反应的结果，不可采用直火加热。

【实训讨论】

1. 阿司匹林化学鉴别时，为什么先在水溶液中煮沸，后加三氯化铁试液？
2. 保证芳香第一胺类化合物鉴别试验的反应条件有哪些？

（宁素云）

实训项目三 外周神经系统药物的化学鉴别实训

【实训目的】

1. 熟悉常用外周神经系统药物定性鉴别的反应原理。
2. 掌握常用外周神经系统药物的主要理化性质及鉴别实训操作方法。

【实训原理】

1. 溴新斯的明 本品含有氨基甲酸酯结构，酯键水解后生成的间二甲氨基苯酚钠可以与重氮苯磺酸试液发生偶合反应，生成红色的偶氮化合物；本品的水溶液显溴化物的鉴别反应。

2. 硫酸阿托品 本品显托烷生物碱类的鉴别反应，可以发生 Vitali 反应；本品为硫酸盐，水溶液显硫酸盐的鉴别反应。

3. 肾上腺素 本品含有邻苯二酚结构，可以与三氯化铁试液生成具有颜色的配合物，并在碱性条件下氧化变色；本品亦具有较强的还原性，其溶液与过氧化氢可以发生氧化还原反应。

4. 盐酸麻黄碱 本品具有仲胺结构，其水溶液可以与碱性硫酸铜试液作用，生成蓝紫色配合物，不同颜色的配合物极性不同，分别溶于乙醚和水中；本品的水溶液显氯化物的鉴别反应。

5. 马来酸氯苯那敏 本品具有叔胺结构，可与枸橼酸醋酐试液发生反应，产物呈红紫色；本品具有马来酸结构，含有不饱和双键，与氧化性物质发生氧化还原反应。

【实训器材】

1. 仪器 试管、研钵、电子天平、药匙、蒸发皿、胶头滴管、酒精灯、试管夹、漏斗、滤纸、玻璃棒、水浴锅、量筒、烧杯等。

2. 药品 溴新斯的明、硫酸阿托品、肾上腺素、盐酸麻黄碱、马来酸氯苯那敏。

3. 试剂 20% 氢氧化钠溶液、重氮苯磺酸试液、硝酸银试液、氨试液、硝酸、乙醇、氢氧化钾、氯化钡试液、盐酸、盐酸溶液（9→1000）、三氯化铁试液、过氧化氢试液、硫酸铜试液、乙醚、稀硝酸、枸橼酸醋酐试液、稀硫酸、高锰酸钾试液、纯化水。

【实训步骤】

1. 溴新斯的明

（1）取本品约 1mg，置蒸发皿中，加 20% 氢氧化钠溶液 1ml 与水 2ml，置水浴上蒸干，加水 1ml 溶解后，放冷，加重氮苯磺酸试液 1ml，即显红色。

（2）取本品约 0.1g，加水 2ml 使溶解，加硝酸银试液，即生成淡黄色凝乳状沉淀；分离，沉淀能在氨试液中微溶，但在硝酸中几乎不溶。

2. 硫酸阿托品

（1）取本品约 0.01g，加发烟硝酸 5 滴，置水浴上蒸干，得黄色的残渣，放冷，加乙醇 2~3 滴湿润，加固体氢氧化钾一小粒，即显深紫色。

（2）取本品约 0.1g，加水 2ml 使溶解，加氯化钡试液，即生成白色沉淀；分离，沉淀在盐酸或硝酸中均不溶解。

3. 肾上腺素

（1）取本品约 2mg，加盐酸溶液（9→1000）2～3 滴溶解后，加水 2ml 与三氯化铁试液 1 滴，即显翠绿色；再加氨试液 1 滴，即变紫色，最后变成紫红色。如供试品为盐酸肾上腺素注射液，取本品 2ml，加三氯化铁试液 1 滴，即显翠绿色；再加氨试液 1 滴，即变为紫色，最后变成紫红色。

（2）取本品 10mg，加盐酸溶液（9→1000）2ml 溶解后，加过氧化氢试液 10 滴，煮沸，即显血红色。

4. 盐酸麻黄碱

（1）取本品约 10mg，加水 1ml 溶解后，加硫酸铜试液 2 滴与 20% 氢氧化钠溶液 1ml，即显蓝紫色；加乙醚 1ml，振摇后，放置，乙醚层即显紫红色，水层变为蓝色。

（2）取本品的水溶液 2ml，先加氨试液使成碱性，将析出的沉淀滤过除去，取滤液进行试验；滤液加稀硝酸使成酸性后，滴加硝酸银试液，即生成白色凝乳状沉淀；分离，沉淀加氨试液即溶解，再加稀硝酸使成酸性，沉淀复生成。

如供试品为盐酸麻黄碱滴鼻液和盐酸麻黄碱注射液，照上述方法试验，显相同反应。

5. 马来酸氯苯那敏

（1）取本品约 10mg，加枸橼酸醋酐试液 1ml，置水浴上加热，即显红紫色。

（2）取本品约 20mg，加稀硫酸 1ml，滴加高锰酸钾试液，红色即消失。

【注意事项】

1. 若供试品为片剂，其处理方法如下：

（1）溴新斯的明片　取本品研磨后的细粉适量（约相当于溴新斯的明 0.1g），用乙醇浸渍数次，每次 10ml，合并乙醇液，滤过，滤液置水浴上蒸干，残渣照溴新斯的明鉴别项目（1）、（2）项进行试验。

（2）硫酸阿托品片　取本品研磨后的细粉适量（约相当于硫酸阿托品 1mg），置分液漏斗中，加氨试液约 5ml，混匀，用乙醚 10ml 振摇提取后，分取乙醚层，置白瓷皿中，挥尽乙醚后，残渣进行硫酸阿托品鉴别项目（1）项试验；硫酸阿托品片剂的水溶液可以直接进行硫酸阿托品鉴别项目（2）项进行试验。

（3）马来酸氯苯那敏片　取本品研磨后的细粉适量（约相当于马来酸氯苯那敏 8mg），加水 4ml，搅拌，滤过，滤液蒸干，残渣照马来酸氯苯那敏鉴别项目（1）项进行试验，显相同的反应；取本品研磨后的细粉适量（约相当于马来酸氯苯那敏 8mg），加稀硫酸 2ml，搅拌，滤过，滤液滴加高锰酸钾试液，红色即消失。

2. 若供试品为注射液，其处理方法如下。马来酸氯苯那敏注射液：取本品适量（约相当于马来酸氯苯那敏 30mg），置水浴上蒸干后，照马来酸氯苯那敏鉴别项目（1）、（2）项进行试验，显相同的反应。

3. 硫酸阿托品加发烟硝酸蒸干时，不可直火加热，否则易炭化，会影响实训结果；其进行水浴蒸干操作时，应在通风橱中进行。

【实训讨论】

1. 什么是 Vitali 反应？具有什么结构特点的药物可以发生 Vitali 反应？

2. 肾上腺素与三氯化铁试液发生显色反应，原理是什么？加入碱液后，颜色发生变化的原因是什么？

（宗　杨）

实训项目四　心血管系统药物和利尿药的化学鉴别实训 ⓔ 微课

【实训目的】

1. 熟悉常用心血管系统药物与利尿药定性鉴别的反应原理。

2. 掌握常用心血管系统药物与利尿药的主要理化性质及鉴别实训操作方法。

【实训原理】

1. 硝酸异山梨酯　本品与硫酸混合后水解生成硝酸，而后与硫酸亚铁反应，生成硫酸氧氮合亚铁，使两液层界面处出现棕色环。本品与儿茶酚混匀后，经硫酸水解，生成的亚硝酸可与儿茶酚作用生成对亚硝基儿茶酚，在硫酸溶液中变成醌肟，再与过量的儿茶酚缩合生成暗绿色的靛酚类化合物。

2. 硝苯地平　本品含有芳香硝基，其丙酮溶液与20%氢氧化钠溶液发生反应，显橙红色。

3. 盐酸美西律　本品含有伯胺结构，可以与碘试液发生反应，生成棕红色沉淀。

4. 盐酸普鲁卡因胺　本品分子中的芳酰胺基与浓过氧化氢溶液反应，生成异羟肟酸，再与三氯化铁试液作用生成异羟肟酸铁而显紫红色，随即变为暗棕色至棕黑色。

5. 盐酸胺碘酮　本品分子中含有羰基结构，可与2,4-二硝基苯肼反应，生成黄色的胺碘酮-2,4-二硝基苯腙黄色沉淀；本品与硫酸共热，苯环上的碘原子分解逸出紫色的碘蒸气。

6. 卡托普利　本品含有巯基结构，能与亚硝酸盐反应，生成红色的亚硝酰硫醇酯。

7. 呋塞米　本品具有仲胺结构，可以与碱性硫酸铜发生反应生成具有颜色的配合物；本品可以与对二甲氨基苯甲醛试液发生反应，生成物具有颜色。

8. 利血平　本品为含吲哚环的生物碱，可以与芳醛缩合而显色。本品与钼酸钠的硫酸溶液作用，可显黄色，约5分钟后转变为蓝色；与香草醛试液反应，显玫瑰红色；在醋酸和硫酸溶液中，与对二甲氨基苯甲醛作用，显绿色，再加冰醋酸则变为红色。

9. 地高辛　本品与三氯化铁试液生成具有颜色的配合物。

【实训器材】

1. 仪器　试管、研钵、电子天平、药匙、蒸发皿、胶头滴管、漏斗、滤纸、玻璃棒、水浴锅、量筒、烧杯、垂熔玻璃滤器、酒精灯。

2. 药品　硝酸异山梨酯、硝苯地平、盐酸美西律、盐酸普鲁卡因胺、盐酸胺碘酮、卡托普利、呋塞米、利血平、地高辛。

3. 试剂　硫酸、硫酸亚铁试液、10%儿茶酚溶液、丙酮、20%氢氧化钠溶液、碘试液、三氯化铁试液、浓过氧化氢溶液（30%）、2,4-二硝基苯肼高氯酸溶液、乙醇、亚硝酸钠、稀硫酸、氢氧化钠试液、硫酸铜试液、对二甲氨基苯甲醛试液、1%钼酸钠的硫酸溶液、香草醛试液、冰醋酸、三氯化铁的冰醋酸溶液、纯化水。

【实训步骤】

1. 硝酸异山梨酯

（1）取本品约10mg，加水1ml与硫酸2ml，混匀，溶解后放冷，沿管壁缓缓加入硫酸亚铁试液3ml，使成两液层，接界面显棕色。

（2）取本品约 2mg，加新鲜配制的 10% 儿茶酚溶液 3ml，混合摇匀后，注意慢慢滴加硫酸 6ml，溶液即显暗绿色。

2. 硝苯地平 取本品约 25mg，加丙酮 1ml 溶解，加 20% 氢氧化钠溶液 3～5 滴，振摇，溶液显橙红色。

3. 盐酸美西律 取本品约 0.1g，加水 2ml 溶解后，加碘试液 2 滴，即生成棕红色沉淀。

4. 盐酸普鲁卡因胺 取本品约 0.1g，加水 5ml，加三氯化铁试液与浓过氧化氢溶液各 1 滴，缓缓加热至沸腾，溶液显紫红色，随即变为暗棕色至棕黑色。

5. 盐酸胺碘酮

（1）取本品约 20mg，加乙醇 2ml 使溶解，加 2,4-二硝基苯肼高氯酸溶液 2ml，加水 5ml，放置，有黄色沉淀析出。

（2）取本品 50mg，滴加 1ml 硫酸，微热，即有碘的紫色蒸气产生。

6. 卡托普利 取本品约 25mg，加乙醇 2ml 溶解后，加亚硝酸钠结晶少许与稀硫酸 10 滴，振摇，溶液显红色。

7. 呋塞米

（1）取本品约 25mg，加水 5ml，滴加氢氧化钠试液使其恰溶解，加硫酸铜试液 1～2 滴，即生成绿色沉淀。

（2）取本品 25mg，置试管中，加乙醇 2.5ml 溶解后，沿管壁滴加对二甲氨基苯甲醛试液 2ml，即显绿色，渐变深红色。

8. 利血平

（1）取本品约 1mg，加 0.1% 钼酸钠的硫酸溶液 0.3ml，即显黄色，约 5 分钟后转变为蓝色。

（2）取本品约 1mg，加新制的香草醛试液 0.2ml，约 2 分钟后显玫瑰红色。

（3）取本品约 0.5mg，加对二甲氨基苯甲醛 5mg、冰醋酸 0.2ml 与硫酸 0.2ml，混匀，即显绿色；再加冰醋酸 1ml，转变为红色。

9. 地高辛 取本品约 1mg，置小试管中，加三氯化铁的冰醋酸溶液（取冰醋酸 10ml，加三氯化铁试液 1 滴制成）1ml 溶解后，沿管壁缓缓加硫酸 1ml，使成两液层，接界处即显棕色；放置后，上层显靛蓝色。

【注意事项】

1. 若供试品为片剂，其处理方法为：

（1）硝酸异山梨酯片 取本品的细粉适量（约相当于硝酸异山梨酯 20mg），加三氯甲烷 10ml，充分振摇，滤过，滤液置 60℃ 以下水浴上蒸去三氯甲烷，残渣照硝酸异山梨酯鉴别项目进行试验。

（2）硝苯地平片 取本品的细粉适量（约相当于硝苯地平 50mg），加丙酮 3ml，振摇提取，放置后，取上清液，照硝苯地平鉴别项目进行试验，显相同的反应。

（3）盐酸美西律片 取本品的细粉适量（约相当于盐酸美西律 0.5g），加水 10ml，搅拌，使其溶解，滤过，滤液照盐酸美西律鉴别项目进行试验，显相同的反应。

（4）盐酸胺碘酮片 取本品细粉适量（约相当于盐酸胺碘酮 0.1g），加乙醇适量溶解，滤过，滤液照盐酸胺碘酮鉴别项目（1）、（2）项进行试验，显相同的反应。

（5）卡托普利片 取本品的细粉适量（约相当于卡托普利 50mg），加乙醇 4ml 振摇使其溶解，滤过，滤液照卡托普利鉴别项目进行试验，显相同的反应。

（6）呋塞米片　取本品的细粉适量（约相当于呋塞米 80mg），加乙醇 10ml，振摇使其溶解，滤过，滤液蒸干，残渣照呋塞米鉴别项目进行试验，显相同的反应。

（7）利血平片　取本品的细粉适量（约相当于利血平 2.5mg），用三氯甲烷 10ml 提取，滤过，滤液蒸干，残渣照利血平鉴别项目进行试验，显相同的反应。

（8）地高辛片　取本品的细粉适量（约相当于地高辛 0.25mg），加三氯化铁的冰醋酸溶液（冰醋酸 10ml，加三氯化铁试液 1 滴）1ml，振摇数分钟，用垂熔玻璃漏斗滤过，滤液置小试管中，沿管壁缓缓加硫酸 1ml，使成两液层，接界处即显棕色；放置后，上层显靛蓝色。

2. 硝酸异山梨酯在室温及干燥状态下较稳定，但在受到强烈撞击或高热时会发生爆炸，在实训过程中须多加注意。

3. 卡托普利结构中含有巯基，故有类似蒜的臭气；具有还原性，易发生自动氧化反应。

4. 试验中各药物在进行加热时，为防止受热不均，产生局部温度过高而炭化，使实训现象不准确，故不能进行直火加热。

【实训讨论】

1. 硝酸异山梨酯与儿茶酚溶液的显色反应中，为什么儿茶酚溶液必须是新鲜配制的？

2. 硝酸酯和亚硝酸酯类药物在贮存或运输时需要注意什么？

（钟碧萍）

实训项目五　合成抗菌药和抗生素类药物的化学鉴别实训

【实训目的】

1. 熟悉常用合成抗菌药和抗生素类药物定性鉴别的反应原理。

3. 掌握常用合成抗菌药和抗生素类药物的主要理化性质及实训操作方法。

【实训原理】

1. 磺胺类药物　磺胺嘧啶、磺胺甲噁唑、磺胺异噁唑、磺胺醋酰钠。

该类药物具有弱酸性的磺酰胺基，在碱性条件下可与铜离子生成具有颜色的铜盐沉淀；具有芳香第一胺结构可以发生重氮化-偶合反应，即芳香第一胺的一般鉴别反应。

2. 异烟肼　本品分子中具有还原性的肼基，可与氨制硝酸银发生氧化还原反应；还可与香草醛发生缩合反应，生成异烟腙黄色结晶。

3. 对氨基水杨酸钠　本品结构中具有酚羟基，在稀盐酸溶液中，可与三氯化铁反应生成具有颜色的配合物。

4. 盐酸乙胺丁醇　本品含有仲胺结构，可以与碱性硫酸铜发生反应生成具有颜色的配合物。

5. 盐酸小檗碱　在盐酸小檗碱溶液中，加入氢氧化钠使呈强碱性，加丙酮后发生加成反应，生成黄色结晶性丙酮小檗碱加成物沉淀；在小檗碱的酸性水溶液中加入适量漂白粉（或通入氯气），小檗碱水溶液由黄色转变为樱红色。

6. 甲硝唑　本品可发生芳香硝基化合物的一般反应；本品结构中具有含氮杂环，显碱性，加硫酸溶解后，可与三硝基苯酚生成黄色沉淀。

7. 酮康唑 本品含有乙酰哌嗪、咪唑环，具有弱碱性，可与生物碱沉淀试剂发生显色反应。

8. 硝酸咪康唑 本品与二苯胺可发生硝化反应，生成蓝色醌亚胺类硝基化合物与咪康唑的离子配合物。

9. 利巴韦林 具有酰胺结构，在氢氧化钠条件下发生水解反应生成氨气，显碱性，能使湿润的红色石蕊试纸变蓝色。

10. 青霉素钠 本品在酸性条件下不稳定，易发生水解并进行分子内重排，生成青霉二酸，得到不溶于水但可溶于有机溶剂的白色沉淀；本品呈钠盐的火焰反应。

11. 红霉素 本品大环内酯结构中的内酯键和苷键遇酸水解断裂，生成有色物。

12. 硫酸链霉素 本品在碱性条件下，水解产生的链霉胍可发生坂口反应，与8-羟基喹啉的乙醇液和次溴酸钠试液反应显橙红色；水解产生的链霉糖可发生麦芽酚反应，在加热条件下进一步脱水重排为麦芽酚，与硫酸铁铵溶液反应显紫红色；本品具有硫酸盐的鉴别反应。

13. 氯霉素 本品结构中的硝基经氯化钙和锌粉还原成羟胺衍生物，经苯甲酰氯酰化后，可与三氯化铁试液形成紫红色的配位化合物。

14. 盐酸四环素 本品结构中含有多个羟基、烯醇羟基和羰基，可与多种金属离子配合，形成有色产物，如与铁离子反应生成红棕色配合物。

【实训器材】

1. 仪器 电子天平、试管、试管夹、研钵、药匙、蒸发皿、胶头滴管、漏斗、滤纸、玻璃棒、铂丝、水浴锅、酒精灯、量筒、烧杯等。

2. 药品 磺胺嘧啶、磺胺甲噁唑、磺胺异噁唑、磺胺醋酰钠、异烟肼、对氨基水杨酸钠、盐酸乙胺丁醇、盐酸小檗碱、甲硝唑、酮康唑、硝酸咪康唑、利巴韦林、青霉素钠、红霉素、硫酸链霉素、氯霉素、盐酸四环素等。

3. 试剂 0.4%氢氧化钠溶液、0.1mol/L氢氧化钠溶液、硫酸铜试液、稀盐酸、0.1mol/L盐酸溶液、0.1mol/L亚硝酸钠溶液、碱性β-萘酚试液、氨制硝酸银试液、10%香草醛的乙醇液、三氯化铁试液、氢氧化钠试液、丙酮、硫酸溶液（3→100）、三硝基苯酚试液、碘化铋钾试液、二苯胺试液、0.1% 8-羟基喹啉的乙醇溶液、次溴酸钠试液、硫酸铁铵溶液、氯化钡试液、1%氯化钙溶液、苯甲酰氯、三氯甲烷、乙醚、乙醇、硫酸等。

【实训步骤】

1. 磺胺类药物 取磺胺嘧啶、磺胺甲噁唑、磺胺异噁唑、磺胺醋酰钠适量，按照如下条件进行操作，观察实验现象。

（1）金属离子反应 取供试品约0.1g，分别放入四支试管，按实训表5-1操作。

实训表5-1 金属离子鉴别反应条件与操作

编号	药品	操作步骤	结果
1	磺胺嘧啶	加水与0.4%氢氧化钠溶液各3ml，振摇使溶解，滤过，取滤液，加硫酸铜试液1滴，观察现象，放置后再观察现象	
2	磺胺甲噁唑	加水与0.4%氢氧化钠溶液各3ml，振摇使溶解，滤过，取滤液，加硫酸铜试液1滴，观察现象，放置后再观察现象	

编号	药品	操作步骤	结果
3	磺胺异噁唑	加水与 0.1mol/L 氢氧化钠溶液各 3ml，振摇使溶解，滤过，取部分滤液，加硫酸铜试液 1 滴，观察现象，放置后再观察现象	
4	磺胺醋酰钠	加水 3ml 溶解后，加硫酸铜试液 5 滴，观察现象	

（2）芳香第一胺鉴别反应 取供试品约 50mg，分别放入四支试管，按实训表 5-2 操作。

实训表 5-2 芳香第一胺鉴别反应条件

编号	药品	稀盐酸（ml）	0.1mol/L 亚硝酸钠溶液（滴）	碱性 β-萘酚试液（滴）	结果
1	磺胺嘧啶	1	8~10	6~8	
2	磺胺甲噁唑	1	8~10	6~8	
3	磺胺异噁唑	1	8~10	6~8	
4	磺胺醋酰钠	1	8~10	6~8	

2. 异烟肼 微课

（1）取本品约 10mg，置试管中，加水 2ml 溶解后，加氨制硝酸银试液 1ml，即发生气泡与黑色浑浊，并在试管壁上生成银镜。

（2）取本品约 50mg，加蒸馏水 2ml 溶解，加 10% 香草醛的乙醇液 1ml，摇匀，微热，放冷即析出黄色结晶。

3. 对氨基水杨酸钠 取本品约 10mg，加水 10ml 溶解后，加稀盐酸 2 滴使成酸性，加三氯化铁试液 1 滴，应显紫红色；放置 3 小时，不得产生沉淀。

4. 盐酸乙胺丁醇 取本品约 20mg，加水 2ml 溶解后，加硫酸铜试液 2~3 滴，摇匀，再加氢氧化钠试液 2~3 滴，显深蓝色。

5. 盐酸小檗碱

（1）取本品约 0.1g，加水 10ml，缓缓加热溶解后，加氢氧化钠试液 4 滴，放冷（必要时滤过），加丙酮 8 滴，即发生浑浊。

（2）取本品约 5mg，加稀盐酸 2ml，搅拌，加漂白粉少量，即显樱红色。

6. 甲硝唑

（1）取本品约 10mg，加氢氧化钠试液 2ml 微温，即得紫红色溶液；滴加稀盐酸使成酸性即变成黄色，再滴加过量氢氧化钠试液则变成橙红色。

（2）取本品约 0.1g，加硫酸溶液（3→100）4ml，应能溶解；加三硝基苯酚试液 10ml，放置后即生成黄色沉淀。

7. 酮康唑 取本品约 10mg，加 0.1mol/L 盐酸溶液 5ml，使溶解，加碘化铋钾试液数滴，即生成橙红色沉淀。

8. 硝酸咪康唑 取本品约 3mg，加二苯胺试液 1 滴，应显深蓝色。

9. 利巴韦林 取本品约 0.1g，加水 10ml 使溶解，加氢氧化钠试液 5ml，加热至沸，即发生氨臭，能使湿润的红色石蕊试纸变蓝色。

10. 青霉素钠

（1）取本品约 40mg，加水 2ml 使溶解，加稀盐酸 1 滴，即生成白色沉淀，该沉淀能在三氯甲烷、乙醚、乙醇或过量盐酸中溶解。

（2）取铂丝，用盐酸湿润后，蘸取青霉素钠，在无色火焰中燃烧，火焰即显黄色。

11. 红霉素

（1）取本品 5mg，加硫酸 1ml，缓缓摇匀，即显红棕色。

（2）取本品 3mg，加丙酮 2ml 振摇溶解后，加盐酸 2ml，即显橙黄色，渐变为紫红色，再加三氯甲烷 2ml 并振摇，三氯甲烷层显紫色。

12. 硫酸链霉素 🅔 微课

（1）取本品约 0.5mg，加水 4ml 溶解后，加氢氧化钠试液 2.5ml 与 0.1% 8-羟基喹啉的乙醇溶液 1ml，放冷至约 15℃，加次溴酸钠试液 3 滴，即显橙红色。

（2）取本品约 20mg，加水 5ml 溶解后，加氢氧化钠试液 0.3ml，置水浴上加热 5 分钟，加硫酸铁铵溶液（取硫酸铁铵 0.1g，加 0.5mol/L 硫酸溶液 5ml 使溶解）0.5ml，即显紫红色。

（3）取本品约 0.2mg，加水 2ml 溶解后，滴加氯化钡试液，即生成白色沉淀；分离，沉淀在盐酸或硝酸中均不溶解。

13. 氯霉素　取本品 10mg，加稀乙醇 1ml 溶解后，加 1% 氯化钙溶液 3ml 与锌粉 50mg，置水浴上加热 10 分钟，倾取上清液，加苯甲酰氯约 0.1ml，立即强力振摇 1 分钟，加三氯化铁试液 0.5ml 与三氯甲烷 2ml，振摇，水层显紫红色。如按同一方法，但不加锌粉试验，应不显色。

14. 盐酸四环素　取本品约 0.5mg，加硫酸 2ml，即显深紫色，再加三氯化铁试液 1 滴，溶液变为红棕色。

【注意事项】

1. 若供试品为注射剂，可直接取用进行试验；若供试品为片剂，应先进行必要的前处理，然后取适量的药品，照上述方法进行试验，反应现象应与原料药相同。

2. 需严格按照实训步骤取用药品和试剂用量，以免出现假性现象。

3. 所用试液应严格按照药典条件准确配制，以免出现错误实验现象。

4. 在异烟肼与香草醛的反应中，放冷后如不产生结晶，可用玻璃棒轻轻摩擦试管内壁，即可析出黄色结晶。

5. 在异烟肼的银镜反应中，氨制硝酸银试液加入后，需边振摇边慢慢转动试管，使生成的单质银均匀涂铺在试管内壁上。

6. 有青霉素药物过敏史的同学在做青霉素钠鉴别试验时要注意过敏反应的发生。

7. 氯霉素的鉴别实训中所用的苯甲酰氯、三氯甲烷毒性较大，应安排在毒气柜中进行操作。

【实训讨论】

1. 硫酸链霉素的鉴别实训中，取样品约 20mg，加水溶解后，加氢氧化钠试液 0.3ml，水浴中加热，然后加硫酸铁铵溶液 0.5ml 后，没有出现紫红色现象，请讨论可能出现的原因。

2. 根据实训内容，讨论选用哪种鉴别方法可以区分不同的磺胺类药物。

3. 异烟肼与香草醛反应时，如果不产生黄色结晶应该如何处理？

（林大专）

实训项目六 甾体激素和维生素类药物的化学鉴别实训

【实训目的】

1. 熟悉常用甾体激素和维生素类药物定性鉴别的反应原理。
2. 掌握常用甾体激素和维生素类药物的主要理化性质及鉴别实训操作方法。

【实训原理】

1. **雌二醇** 甾体激素与强酸的显色反应；本品具有酚羟基结构，可以与三氯化铁发生显色反应。

2. **己烯雌酚** 甾体激素与强酸的显色反应，加水稀释后，溶液颜色发生改变。

3. **甲睾酮** 甾体激素与强酸的显色反应。

4. **黄体酮** 本品含有甲基酮结构，可以与亚硝基铁氰化钠发生显色反应；本品可以与异烟肼发生缩合反应生成异烟腙。

5. **醋酸地塞米松** 本品含有 α-醇酮基，具有还原性，其甲醇溶液可以还原斐林试剂，生成砖红色的氧化亚铜沉淀。

6. **维生素 D_3** 本品结构类似甾体类药物，具有甾体类药物的显色反应。

7. **维生素 E** 本品含有酚羟基结构，具有还原性，可以发生氧化还原反应。

8. **维生素 B_1** 本品分子中含有噻唑环，易被氧化生成硫色素，在碱性的正丁醇溶液中，硫色素显蓝色荧光；酸化后，荧光消失；若恢复碱性条件，荧光恢复。

9. **维生素 B_2** 本品的水溶液具有黄绿色荧光，加入无机酸或碱溶液后，荧光消失；本品的水溶液，可被连二亚硫酸钠还原，生成溶解性较小的无荧光化合物。

10. **维生素 C** 本品含有连二烯醇结构，具有较强的还原性；可以与硝酸银、二氯靛酚钠发生氧化还原反应。

【实训器材】

1. **仪器** 试管、研钵、电子天平、药匙、蒸发皿、胶头滴管、漏斗、滤纸、玻璃棒、水浴锅、量筒、烧杯等。

2. **药品** 雌二醇、己烯雌酚、甲睾酮、黄体酮、醋酸地塞米松、维生素 D_3、维生素 E、维生素 B_1、维生素 B_2、维生素 C。

3. **试剂** 硫酸、三氯化铁试液、硫酸-乙醇（2∶1）、甲醇、亚硝基铁氰化钠、碳酸钠、醋酸铵、异烟肼、稀盐酸、碱性酒石酸铜试液、三氯甲烷、醋酐、无水乙醇、硝酸、氢氧化钠试液、铁氰化钾试液、正丁醇、盐酸、10％的氢氧化钠溶液、连二亚硫酸钠、硝酸银试液、二氯靛酚钠试液。

【实训步骤】

1. **雌二醇** 取本品约 2mg，加硫酸 2ml 溶解，溶液显黄绿色荧光，加三氯化铁试液 2 滴，即显草绿色，再加水稀释，溶液变为红色。

2. **己烯雌酚** 取本品 10mg，加硫酸 1ml 溶解后，溶液显橙黄色；加水 10ml 稀释后，橙黄色即消失。

3. **甲睾酮** 取本品 5mg，加硫酸-乙醇（2∶1）1ml 使溶解，即显黄色并带有黄绿色荧光。

4. 黄体酮

（1）取本品约 5mg，加甲醇 0.2ml 溶解后，加亚硝基铁氰化钠细粉约 3mg、碳酸钠与醋酸铵各约 50mg，摇匀，放置 10～30 分钟，应显蓝紫色。

（2）取本品 0.5mg，加异烟肼约 1mg 与甲醇 1ml 溶解后，加稀盐酸 1 滴，即显黄色。

5. 醋酸地塞米松　取本品约 10mg，加甲醇 1ml，微温溶解后，加入热的碱性酒石酸铜试液 1ml，即生成红色沉淀。

6. 维生素 D_3　取本品约 0.5mg，加三氯甲烷 5ml 溶解后，加醋酐 0.3ml 与硫酸 0.1ml 振摇，初显黄色，渐变红色，迅即变为紫色、蓝绿色，最后变为绿色。

7. 维生素 E　取本品约 30mg，加无水乙醇 10ml 溶解后，加硝酸 2ml，摇匀，在 75℃ 加热约 15 分钟，溶液显橙红色。

8. 维生素 B_1　取本品约 5mg，加氢氧化钠试液 2.5ml 溶解后，加铁氰化钾试液 0.5ml 与正丁醇 5ml，强力振摇 2 分钟，放置分层，上面醇层显强烈的蓝色荧光；加硫酸使成酸性，荧光即消失；再加氢氧化钠使成碱性，荧光又显出。

9. 维生素 B_2　取本品约 1mg，加水 100ml 溶解后，溶液在透射光下显淡黄绿色并有强烈的黄绿色荧光；将溶液分成三份，一份中加入盐酸 3 滴，荧光即消失；另一份中加 10% 的氢氧化钠溶液 3 滴，荧光即消失；第三份中加入连二亚硫酸钠结晶少许，摇匀后，黄色即消褪，荧光亦消失。

10. 维生素 C 📱微课　取本品 0.2g，加水 10ml 溶解后，分成二等份，在一份中加硝酸银试液 0.5ml，即生成银的黑色沉淀；在另一份中加二氯靛酚钠试液 1～2 滴，试液的颜色即消失。

【注意事项】

1. 若供试品为片剂，其处理方法为：

（1）己烯雌酚片　取本品的细粉适量（约相当于己烯雌酚 20mg），置分液漏斗中，加含有盐酸 2 滴的水 15ml 后，用乙醚 30ml 振摇提取，分取乙醚液，蒸干，残渣照己烯雌酚鉴别项目进行试验，显相同的反应。

（2）甲睾酮片　取本品的细粉适量（约相当于甲睾酮 10mg），加乙醇或三氯甲烷 10ml，搅拌使甲睾酮溶解，滤过，滤液置水浴上蒸干，残渣照甲睾酮鉴别项目进行试验，显相同的结果。

（3）维生素 E 片　取本品 2 片，除去糖衣，研细，加无水乙醇 10ml，振摇使维生素 E 溶解，滤过，滤液照维生素 E 鉴别项目进行试验，显相同的反应。如维生素 E 为软胶囊，取其内容物进行试验。

（4）维生素 B_1 片　取本品适量细粉，加水搅拌，滤过，滤液蒸干后，残渣照维生素 B_1 鉴别项目进行试验，显相同的反应。

（5）维生素 B_2 片　取本品的细粉适量（约相当于维生素 B_2 1mg），加水 100ml，振摇，浸渍数分钟使维生素 B_2 溶解，滤过，滤液照维生素 B_2 鉴别项目进行试验，显相同的反应。

（6）维生素 C 片　取本品的细粉适量（约相当于维生素 C 0.2g），加水 10ml，振摇使维生素 C 溶解，滤过，滤液照维生素 C 鉴别项目进行试验，显相同的反应。

2. 若供试品为注射液，其处理方法为：

（1）醋酸地塞米松注射液　取本品约 12ml，置水浴上蒸干，残渣照醋酸地塞米松鉴别项目进行试验，显相同的反应。

（2）维生素 D_3 注射液　取本品 0.1ml，照维生素 D_3 鉴别项目进行试验，显相同的反应。

（3）维生素 E 注射液　取本品，照维生素 E 鉴别项目进行试验，显相同的反应。

（4）维生素 B_1 注射液　直接取注射液为供试品即可，显相同的反应。

（5）维生素 B_2 注射液　取本品适量（约相当于维生素 B_2 1mg），照维生素 B_2 鉴别项目进行试验，显相同的反应。

3. 无水乙醇溶液不能在酒精灯上明火加热，须在水浴锅中进行。

4. 发生银镜反应的试管，若难清洗，可滴加硝酸数滴并微热试管，即可清洗干净。

【实训讨论】

1. 维生素 C 水溶液中加入硝酸银试液后，出现的黑色沉淀是什么？

2. 如何用化学方法鉴别维生素 B_1 和维生素 C？

（余　霞）

第二部分　药物的化学稳定性实训

实训项目七　药物的变质反应实训 📱微课

【实训目的】

1. 熟悉常用药物易发生变质反应的化学结构类型及影响因素。
2. 掌握防止药物发生变质反应采取的措施。

【实训原理】

1. 肾上腺素由于分子结构中有邻苯二酚，易被氧化成不同颜色的醌型化合物。维生素 C 由于分子中含有连二烯醇结构，在一定条件下可以发生氧化变质反应，易被氧化成黄色的糠醛；氧、光线、溶液的酸碱性、温度及重金属离子是影响药物氧化变质反应的主要外因。

2. 阿司匹林、盐酸普鲁卡因由于分子结构中有酯键，对乙酰氨基酚由于分子结构中有酰胺键，在一定条件下能发生水解变质反应。酯类和酰胺类药物的水解反应在酸性及碱性下均可发生，且在碱性下的水解反应速度比酸性下的水解反应速度快，并能水解完全。水分、溶液的酸碱性、温度及重金属离子是影响药物水解变质反应的主要外因。

【实训器材】

1. **仪器**　电子天平、电热恒温水浴锅、试管、烧杯、滴管、移液管。
2. **药品**　肾上腺素、维生素 C、阿司匹林、对乙酰氨基酚、盐酸普鲁卡因。
3. **试剂**　盐酸溶液（9→1000）、过氧化氢试液、2% 亚硫酸钠溶液、0.05mol/L 乙二胺四乙酸二钠溶液、硝酸银试液、三氯化铁试液、亚硝酸钠试液、碱性 β-萘酚试液、10% 氢氧化钠溶液、石蕊试纸、纯化水。

【实训步骤】

1. **肾上腺素的氧化变质反应**　取本品约 20mg，加盐酸溶液（9→1000）4ml 溶解后，等量分为两份，分别转移至 A、B 两试管中。A、B 两试管同时加过氧化氢试液 10 滴后，A 管煮沸、B 管室温放置，记录 A 管溶液出现血红色的时间和此时 B 管中溶液的颜色变化。

2. **维生素 C 的氧化变质反应**　取维生素 C 约 0.2g，加水 20ml 溶解后，等量分为两份，分别转移至 A、B 两试管中。在 A 试管中分别加入 2% 亚硫酸钠溶液和 0.05mol/L 乙二胺四乙酸二钠溶液各 0.5ml 后，A、B 两试管同时加入硝酸银试液 5 滴，记录两管出现黑色沉淀的时间。

3. **阿司匹林的水解变质反应**　取本品约 0.2g，加水 20ml 溶解后，等量分为两份，分别转移至 A、B 两试管中。A 管：煮沸，放冷，加三氯化铁试液 1 滴，溶液应即显紫堇色；B 管：室温放置，加三氯化铁试液 1 滴，溶液应不能即刻显紫堇色。

4. 对乙酰氨基酚的水解变质反应

（1）A管　取本品约 0.1g，加稀盐酸 5ml，置水浴加热 40 分钟，放冷；取此溶液 0.5ml，滴加亚硝酸钠试液 5 滴，摇匀，用水 3ml 稀释后，加碱性 β-萘酚试液 2ml，溶液应显红色。

（2）B管　取本品约 0.1g，加水 5ml，置水浴加热 40 分钟，放冷；取此溶液 0.5ml，滴加亚硝酸钠试液 5 滴，摇匀，用水 3ml 稀释后，加碱性 β-萘酚试液 2ml，溶液应无红色。

（3）C管　取本品约 0.1g，加稀盐酸 5ml，室温放置 40 分钟；取此溶液 0.5ml，滴加亚硝酸钠试液 5 滴，摇匀，用水 3ml 稀释后，加碱性 β-萘酚试液 2ml，溶液应无红色。

5. 盐酸普鲁卡因的水解变质反应

（1）A管　取本品约 0.1g，加水 3ml 使其溶解，将湿润的红色石蕊试纸盖于试管口，在沸水浴上加热，红色石蕊试纸应不变色。

（2）B管　取本品约 0.1g，加水 3ml 使其溶解，加入 10% 氢氧化钠溶液 1ml，将湿润的红色石蕊试纸盖于试管口，在沸水浴上加热，红色石蕊试纸变成蓝色。

【注意事项】

1. 所用药品如无原料药则最好选择胶囊剂，直接倾出内容物进行试验；若为片剂，则视具体反应决定是否先用适当的溶剂提取后再进行操作；若为注射剂且反应用其水溶液，则可直接取用，如果是无水操作的反应则不可应用。

2. 为了说明外因对氧化变质反应和水解变质反应的影响，各单项操作均应平行操作，即试药取量、反应时间及其他反应条件保持一致。

【实训讨论】

1. 药物发生氧化变质反应的内因和外因有哪些？可以采取哪些措施来延缓药物发生氧化变质反应？

2. 药物发生水解变质反应的内因和外因有哪些？可以采取哪些措施来延缓药物发生水解变质反应？

（李传厚）

实训项目八　药物的化学配伍实训

【实训目的】

1. 熟悉药物配伍禁忌发生的机理。

2. 掌握常见化学性配伍禁忌的各种现象和处理配伍禁忌的一般方法。

【实训原理】

配伍禁忌是指两种以上药物混合使用或药物制成制剂时，发生体外的相互作用，出现中和、水解、破坏、失效等理化反应，这时可能发生浑浊、沉淀、产生气体及变色等外观异常的现象。临床中常用的药物大多为强酸弱碱盐或强碱弱酸盐，易发生水解反应产生沉淀而失效，如苯巴比妥钠、青霉素钠等。有些药物结构中含有易氧化官能团，如盐酸氯丙嗪的吩噻嗪环、维生素 C 的连二烯醇结构等，在酸性溶液中稳定，遇到碱性药物或含重金属离子药物时易被氧化变色。头孢曲松钠与钙剂配伍时易产生沉淀，对人体有毒副作用；四环素与钙剂配伍时生成配位化合物，影响钙剂的吸收。

【实训器材】

1. 仪器 电子天平、试管、药匙、烧杯、滴管、量杯等。

2. 药品 注射用苯巴比妥钠、盐酸氯丙嗪注射液、注射用青霉素钠、盐酸普鲁卡因注射液、盐酸利多卡因注射液、硫酸阿托品注射液、5%葡萄糖注射液、0.9%氯化钠注射液、注射用磺胺嘧啶钠、维生素C注射液、注射用头孢曲松钠、注射用盐酸四环素、氯化钙注射液、葡萄糖酸钙注射液。

3. 试剂 稀盐酸、1mol/L盐酸溶液、1mol/L氢氧化钠溶液。

【实训步骤】

一、易水解药物配伍变化

1. 注射用苯巴比妥钠

（1）取本品约0.1g，加5%葡萄糖注射液5ml振摇溶解，观察并记录现象。

（2）取本品约0.1g，加0.9%氯化钠注射液5ml振摇溶解，将上述溶液分为两份：①一份中加入稀盐酸2ml，摇匀；②另一份中加入盐酸普鲁卡因注射液2ml，摇匀；分别于10分钟、20分钟、30分钟、60分钟后观察并记录现象。

2. 注射用青霉素钠

（1）取本品约0.1g，加5%葡萄糖注射液5ml振摇溶解，观察并记录现象。

（2）取本品约0.1g，加0.9%氯化钠注射液5ml振摇溶解，将上述溶液分为两份：①一份中加入稀盐酸2ml，摇匀；②另一份中加入盐酸普鲁卡因注射液2ml，摇匀；分别于10分钟、20分钟、30分钟、60分钟后观察并记录现象。

3. 硫酸阿托品注射液

（1）取本品2ml置于一支洁净的试管中，加入5%葡萄糖注射液2ml，摇匀，将上述溶液分成两份：①一份中加入1mol/L的NaOH溶液1ml，摇匀；②另一份中加入注射用磺胺嘧啶钠约0.05g，摇匀；分别于10分钟、20分钟、30分钟、60分钟后观察并记录现象。

（2）取本品2ml置于一支洁净的试管中，加入0.9%氯化钠注射液2ml，摇匀，将上述溶液分成两份：①一份中加入1mol/L的NaOH溶液1ml，摇匀；②另一份中加入注射用磺胺嘧啶钠约50mg，摇匀；分别于10分钟、20分钟、30分钟、60分钟后观察并记录现象。

4. 盐酸利多卡因注射液

（1）取本品2ml置于一支洁净的试管中，加入5%葡萄糖注射液2ml，摇匀，将上述溶液分成两份：①一份中加入1mol/L的NaOH溶液1ml，摇匀；②另一份中加入注射用磺胺嘧啶钠约0.05g，摇匀；分别于10分钟、20分钟、30分钟、60分钟后观察并记录现象。

（2）取本品2ml置于一支洁净的试管中，加入0.9%氯化钠注射液2ml，摇匀，将上述溶液分成两份：①一份中加入1mol/L的NaOH溶液1ml，摇匀；②另一份中加入注射用磺胺嘧啶钠约0.05g，摇匀；分别于10分钟、20分钟、30分钟、60分钟后观察并记录现象。

二、易氧化药物配伍变化

1. 维生素C注射液

（1）取本品2ml置于一支洁净的试管中，加入5%葡萄糖注射液2ml，摇匀，观察是否稳定。将上述溶液分成两份：①一份中加入1mol/L的NaOH溶液1ml，摇匀；②另一份中加入注射用苯巴比妥钠约

0.05g，摇匀；分别于10分钟、20分钟、30分钟、60分钟后观察并记录现象。

（2）取本品2ml置于一支洁净的试管中，加入0.9%氯化钠注射液2ml，摇匀，观察是否稳定。将上述溶液分成两份：①一份中加入1mol/L的NaOH溶液1ml，摇匀；②另一份中加入注射用苯巴比妥钠约0.05g，摇匀；分别于10分钟、20分钟、30分钟、60分钟后观察并记录现象。

2. 盐酸氯丙嗪注射液

（1）取本品2ml置于一支洁净的试管中，加入5%葡萄糖注射液2ml，摇匀，观察是否稳定。将上述溶液分成两份：①一份中加入1mol/L的NaOH溶液1ml，摇匀，10分钟后观察并记录现象；②另一份中加入注射用苯巴比妥钠约0.05g，摇匀；分别于10分钟、20分钟、30分钟、60分钟后观察并记录现象。

（2）取本品2ml置于一支洁净的试管中，加入0.9%氯化钠注射液2ml，摇匀，观察是否稳定。将上述溶液分成两份：①一份中加入1mol/L的NaOH溶液1ml，摇匀，10分钟后观察并记录现象；②另一份中加入注射用苯巴比妥钠约0.05g，摇匀；分别于10分钟、20分钟、30分钟、60分钟后观察并记录现象。

三、其他配伍变化

1. 注射用头孢曲松钠

（1）取本品约0.1g，加5%葡萄糖注射液5ml振摇溶解，观察是否稳定。将上述溶液分成两份：①一份中加入氯化钙注射液2ml，摇匀；②另一份中加入葡萄糖酸钙注射液2ml，摇匀；分别于10分钟、20分钟、30分钟、60分钟后观察并记录现象。

（2）取本品约0.1g，加0.9%氯化钠注射液5ml振摇溶解，观察是否稳定。将上述溶液分成两份：①一份中加入氯化钙注射液2ml，摇匀；②另一份中加入葡萄糖酸钙注射液2ml，摇匀；分别于10分钟、20分钟、30分钟、60分钟后观察并记录现象。

2. 注射用盐酸四环素

（1）取本品0.1g置于一支洁净的试管中，加入5%葡萄糖注射液2ml，振摇溶解，观察是否稳定。将上述溶液分成两份：①一份中加入氯化钙注射液2ml，摇匀；②另一份中加入葡萄糖酸钙注射液2ml，摇匀；分别于10分钟、20分钟、30分钟、60分钟后观察并记录现象。

（2）取本品0.1g置于一支洁净的试管中，加入0.9%氯化钠注射液2ml，振摇溶解，观察是否稳定。将上述溶液分成两份：①一份中加入氯化钙注射液2ml，摇匀；②另一份中加入葡萄糖酸钙注射液2ml，摇匀；分别于10分钟、20分钟、30分钟、60分钟后观察并记录现象。

【注意事项】

1. 易氧化药物配伍变化试验中，可以通过与原液对照，有助于观察氧化后的颜色变化。

2. 有青霉素过敏史的同学应注意过敏反应的发生。

【实训讨论】

1. 什么叫作药物的配伍禁忌？讨论配伍禁忌的临床意义。

2. 强酸弱碱盐与哪类药物配伍易生成沉淀？请举例说明。

（刘文娟）

第三部分 药物的制备

实训项目九 阿司匹林的制备

【实训目的】

1. 掌握阿司匹林酰化反应的原理及操作技术。
2. 掌握重结晶、抽滤、精制及熔点测定等操作方法。

【实训原理】

利用醋酐在硫酸催化下形成乙酰正离子，进攻水杨酸中的酚羟基氧，从而完成乙酰化反应。

【实训器材】

1. 仪器 锥形瓶（50ml、100ml、250ml）、量筒（50ml、100ml）、40ml 布氏漏斗、250ml 抽滤瓶、恒温水浴锅、循环水真空泵。

2. 药品 水杨酸。

3. 试剂 醋酐、98％浓硫酸、无水乙醇、碳酸钠试液、三氯化铁试液、稀硫酸、纯化水。

【实训步骤】

1. 酰化 在 250ml 干燥锥形瓶中，加入水杨酸 6.9g、醋酐 10ml 和浓硫酸 4 滴，轻轻振摇，使水杨酸溶解，再将锥形瓶放在水浴锅上，于 50～60℃ 保温反应 30 分钟，冷却至室温。

2. 抽滤 向析出结晶的锥形瓶中加水 80ml，使晶体完全析出。将布氏漏斗安装在抽滤瓶上，选择适宜的滤纸置于布氏漏斗中，先湿润滤纸，再打开真空泵，滤纸抽紧后，将上述待滤结晶溶液慢慢地倾入漏斗中，抽滤，得到的固体用约 18ml 纯化水分三次快速洗涤，并尽量压紧抽干，烘干，即得粗品。

3. 精制 将上步所得粗品置于 50ml 锥形瓶中，加入无水乙醇 18ml，于水浴上微热溶解；另在 100ml 锥形瓶中加纯化水 50ml，加热至 60℃；将粗品的乙醇溶液倒入热水中（如有颜色，加少量的活性炭脱色，趁热滤过；滤液如有固体析出，则加热至溶解），放置，自然冷却至室温，即慢慢析出白色针状结晶，滤过，用 50％ 乙醇 3～6ml 洗涤二次，抽干，置红外灯下干燥（不超过 60℃ 为宜），即得精品。测定熔点，计算收率。

4. 鉴别

（1）取自制本品约 0.1g，加水 10ml，煮沸，放冷，加三氯化铁试液 1 滴，即显紫堇色。

（2）取自制本品约 0.5g，加碳酸钠试液 10ml，煮沸 2 分钟后放冷，滴加过量的稀硫酸，即析出白色沉淀，并发生醋酸的气味。

【注意事项】

1. 酰化反应时所用仪器必须干燥无水。

2. 水浴加热时应避免水蒸气进入锥形瓶中，以防醋酐和生成的阿司匹林水解。同时反应温度不宜过高，否则会增加副产物（乙酰水杨酰水杨酸酯、水杨酰水杨酸酯等）的生成。

3. 如果在冷却过程中无阿司匹林结晶从反应液中析出，可用玻棒或不锈钢刮刀轻轻摩擦锥形瓶内壁，也可同时将锥形瓶放入冰水中冷却促使结晶生成，还可采用加入晶种的方法。

4. 抽滤后得到的固体，在洗涤时，应先停止减压，用刮刀轻轻将固体拨松，再用纯化水或乙醇浸湿分散的结晶后，再打开减压阀抽滤。

【实训讨论】

1. 阿司匹林化学鉴别时，为什么先在水溶液中煮沸，后加三氯化铁试液？

2. 试分析阿司匹林在制备过程中可能引入的杂质和杂质的来源。

（兰作平）

实训项目十　对乙酰氨基酚的制备 ⓔ微课

【实训目的】

1. 了解易被氧化产品的精制方法。

2. 熟悉选择性乙酰化对氨基苯酚的氨基而保留酚羟基的合成方法及操作技术。

3. 掌握对乙酰氨基酚的制备原理。

【实训原理】

$$HO-\!\!\bigcirc\!\!-NH_2 \xrightarrow{(CH_3CO)_2O} HO-\!\!\bigcirc\!\!-NHCOCH_3$$

【实训器材】

1. **仪器**　锥形瓶（100ml、250ml）、10ml 量筒、40ml 布氏漏斗、250ml 抽滤瓶、恒温水浴锅、电子天平、循环水真空泵。

2. **药品**　对氨基苯酚。

3. **试剂**　纯化水、醋酐、活性炭、亚硫酸氢钠、0.5% 亚硫酸氢钠溶液。

【实训步骤】

1. **粗品的制备**　在 250ml 锥形瓶中加入对氨基苯酚 7.3g、水 50ml 和醋酐 8.0ml，轻轻振摇，使成均相溶液，于 80℃水浴中加热，保温反应 30 分钟，放冷，析出结晶，减压过滤，滤渣以冷水洗涤 2 次，每次 5ml，抽滤，干燥，得白色结晶即对乙酰氨基酚粗品，称重，计算粗品的产率。

2. **精制**　在 100ml 锥形瓶中加入对乙酰氨基酚粗品，每 1g 粗品加水 5ml，加热使溶解，稍冷后加入活性炭约 1g，煮沸 5 分钟，在抽滤瓶中先加入亚硫酸氢钠粉末 0.5g，趁热抽滤，滤液放冷，析出结晶，抽滤，滤渣以 0.5% 亚硫酸氢钠溶液洗涤 2 次，每次 5ml，抽滤，干燥，计算收率。

【注意事项】

1. 对氨基苯酚的质量是影响对乙酰氨基酚的产量和质量的关键，使用的对氨基苯酚应当是白色或淡黄色颗粒状结晶。

2. 酰化反应过程中，加水 50ml 是使醋酐选择性地酰化氨基而不与酚羟基作用；若用醋酸代替醋酐作为乙酰化试剂，则难以控制氧化副反应，反应时间长，产品质量差。

3. 在精制过程中，加入亚硫酸氢钠可防止对乙酰氨基酚被空气氧化。但亚硫酸氢钠浓度不宜过高，否则会影响产品质量（亚硫酸氢钠限量超过药典规定）。

【实训讨论】

1. 酰化反应为何选用醋酐而不用醋酸作酰化剂？

2. 在精制过程中加入亚硫酸氢钠的目的是什么？

3. 说出对乙酰氨基酚在制备过程中引入的特殊杂质及其来源？

（石　磊）

实训项目十一　磺胺醋酰钠的制备 e 微课

【实训目的】

1. 了解药物合成中反应条件（如 pH、温度等）的重要性。

2. 熟悉磺胺醋酰钠的制备原理及方法。

3. 掌握如何利用理化性质的差异分离纯化产品。

【实训原理】

磺胺的 N^1 和 N^4 均可被乙酰化，当 N^1 成单钠盐离子型时，反应活性增强，可将乙酰化作用主要发生在 N^1 上，故可用氢氧化钠和醋酐交替加料时，控制 pH 为 $12 \sim 14$，保持 N^1 为钠盐来制备磺胺醋酰钠。

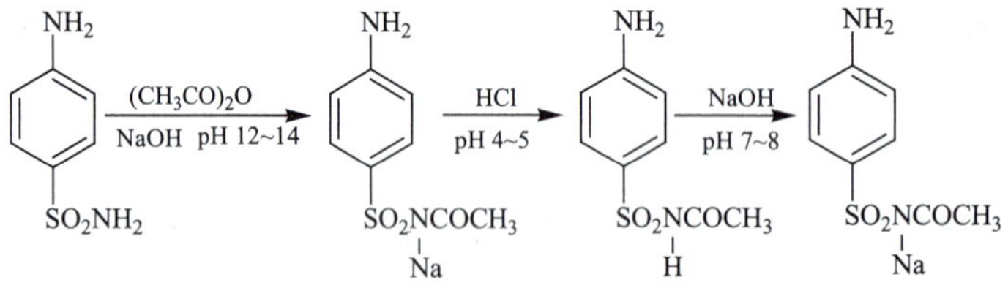

【实训器材】

1. 仪器　电子天平、搅拌机、温度计、球形冷凝管、三颈瓶（250ml）、恒温水浴锅、量杯、100ml 烧杯、抽滤瓶、布氏漏斗、循环水真空泵。

2. 药品　磺胺。

3. 试剂　盐酸、22.5% 氢氧化钠溶液、77% 氢氧化钠溶液、醋酐、10% 盐酸、活性炭、40% 氢氧化钠溶液、20% 氢氧化钠溶液、纯化水。

【实训步骤】

1. 磺胺醋酰的制备　在附有搅拌装置、温度计、回流冷凝管的 250ml 三颈瓶中，加入磺胺 17.2g，22.5% 氢氧化钠溶液 22ml。搅拌，水浴逐渐升温至 50～55℃，待物料溶解后加入醋酐 3.5ml，5 分钟后加入 77% 的氢氧化钠溶液 2.5ml，每隔 5 分钟将剩余的 10ml 醋酐与 10ml 77% 氢氧化钠溶液以每次各 2ml 交替加入，始终维持反应液 pH 为 12～14。加料期间反应液温度保持在 50～55℃。加料完毕，继续搅拌反应 30 分钟。反应完毕，将反应液倾入 250ml 烧杯中，加水 30ml 稀释，以盐酸调 pH 至 7。放冷，析出未反应原料磺胺，滤过，滤饼弃去，滤液以盐酸调整 pH 为 4.0～5.0，有固体析出，滤过，将滤饼压紧抽干，以 3 倍量 10% 盐酸溶解滤饼，放置 30 分钟。滤过，不溶物弃之。滤液加少量的活性炭室温脱色 10 分钟，滤过。滤液再以 40% 的氢氧化钠溶液调整 pH 至 5.0，析出磺胺醋酰粗品，滤过，滤饼以 10 倍量的纯化水加热，使产品溶解，趁热滤过。滤液放冷，慢慢析出结晶，滤过，抽干，干燥，得磺胺醋酰精品。熔点为 179～182℃。

2. 磺胺醋酰钠的制备　将所得磺胺醋酰精品移入 100ml 烧杯中，以少量水浸润后，于水浴上加热至 90℃，用滴管滴加 20% 氢氧化钠溶液至 pH7～8 恰好溶解，趁热滤过，滤液移至烧杯中，放冷析晶，滤取晶体，干燥，得磺胺醋酰钠纯品。

【注意事项】

1. 本反应是放热反应，氢氧化钠溶液与醋酐交替加入，目的是避免醋酐和氢氧化钠溶液同时加入时产生大量的中和热而温度急速上升，造成芳香第一胺氧化和已生成的磺胺醋酰水解，导致产量降低，因此反应的温度亦不能过高，需控制在 50～55℃。滴加醋酐和氢氧化钠溶液是交替进行的，先加氢氧化钠溶液后再加醋酐，每滴完一种溶液后，反应搅拌 5 分钟，再滴入另一种溶液，滴加速度以逐滴加入为宜。

2. 实训中使用氢氧化钠溶液浓度有差别，切勿用错，否则会影响实验结果，保持反应液最佳 pH 是反应成功的关键之一。用 22.5% 氢氧化钠液作为溶剂溶解磺胺，使其生成钠盐而溶解。用 77% 氢氧化钠溶液是为了使反应液维持在 pH12～14，避免生成过多双乙酰磺胺。

3. 由于磺胺和醋酐反应时同时有磺胺醋酰和双乙酰磺胺生成，反应过程中若碱性过强（pH＞14），则乙酰化反应可能不完全，磺胺较多，磺胺醋酰次之，磺胺双醋酰较少。因为碱性过强时，双乙酰磺胺易水解成磺胺，易引起磺胺醋酰水解成磺胺；若碱性弱（pH＜12），则双乙酰磺胺生成较多，磺胺醋酰次之，磺胺较少。碱性过弱时，反应易生成较多的 N^4-乙酰磺胺，且双乙酰磺胺分子结构中的乙酰基不易水解。故实训中需严格控制各步投料量。

4. 在碱性条件下磺胺与醋酐发生乙酰化反应，生成主要产物磺胺醋酰钠盐，副产物磺胺钠盐和二乙酰磺胺钠盐。根据三者酸性的强弱差别，通过调 pH 而达到分离、提纯，最后得到产品。

5. 实训中需用精密 pH 试纸调测 pH。

【实训讨论】

1. 磺胺醋酰钠的合成中为什么醋酐和氢氧化钠溶液交替滴加？

2. 磺胺类药物有哪些理化性质？

3. 为何不能通过利用第一步反应直接得到产物磺胺醋酰钠而要将其转变为磺胺醋酰后再与氢氧化钠溶液反应生成磺胺醋酰钠？

（张大鹏）

实训项目十二　苯妥英钠的制备 📱微课

【实训目的】

1. 熟悉安息香缩合反应的原理、应用维生素 B_1 为催化剂进行反应的机理和实验方法。
2. 掌握苯妥英钠的分离、精制技术。

【实训原理】

【实训器材】

1. 仪器　烧杯、量筒、三颈瓶、250ml 锥形瓶、抽滤瓶、球形冷凝管、温度计、加料漏斗、玻璃棒、布氏漏斗、水浴锅、磁力搅拌器、循环水真空泵、干燥箱、电子天平。

2. 药品　苯甲醛。

3. 试剂　维生素 B_1、95% 乙醇、2mol/L 的氢氧化钠溶液、三氯化铁、冰醋酸、尿素、20% 氢氧化钠溶液、50% 乙醇、活性炭、10% 盐酸、氯化钠、纯化水。

【实训步骤】

1. 2-羟基二苯乙酮的制备　于 250ml 锥形瓶内加入维生素 B_1 5.4g、加入纯化水 10ml，待维生素 B_1 溶解后，加入 95% 乙醇 40ml，置冰水浴中冷却约 10 分钟，然后缓慢滴加已经冷却的 2mol/L 的氢氧化钠溶液 15ml，边加边摇，滴加完毕后，将锥形瓶从冰水浴中取出，加入新蒸馏的苯甲醛 15g，用称量纸封住瓶口，小心振摇 30 分钟后，在实验室内放置 1 周后，瓶内生成大量白色结晶，用玻棒轻轻搅碎，抽滤、再用 100ml 水抽洗，抽干后，在布氏漏斗中加入 95% 乙醇 25ml，将粗品浸润，再将乙醇抽干。取出后晾干即可，熔点为 135~136℃，计算收率。

2. 二苯乙二酮的制备　在装有搅拌器、温度计、球型冷凝器的 250ml 三颈瓶中，依次加入三氯化铁 27g、冰醋酸 30ml、水 8ml、2-羟基二苯乙酮 6g，在电热套上搅拌加热，加热回流 50 分钟后，停止加热，在搅拌状态下从冷凝管口小心加入冷纯化水 150ml，停止搅拌，将反应液倒入烧杯冷却后，抽滤，得粗品；将粗品置 100ml 圆底烧瓶，用 95% 乙醇约 60ml 回流溶解，将溶液倒入锥形瓶，用称量纸封住瓶口，静置过夜，析出淡黄色长针状结晶，抽滤，结晶自然晾干即得，熔点为 95~96℃，计算收率。

3. 苯妥英的制备　在装有搅拌器、球型冷凝器的 250ml 三颈瓶中，投入二苯乙二酮 4g，尿素 1.4g，20% NaOH 溶液 12ml，50% 乙醇 20ml，开动搅拌，在电热套中加热回流 30 分钟，反应完毕，关闭加热，将 100ml 沸水加入到反应液中，再加入约 0.1%（以反应器内溶液的大概质量估算）的活性炭，继续搅拌约 5 分钟，将反应液取出放冷，抽滤，将滤液用 10% 盐酸调节 pH4～5，放置约 10 分钟，析出晶体，抽滤，结晶用少量水抽洗，抽干，得苯妥英粗品。

4. 成盐与精制 将苯妥英粗品置 100ml 烧杯中，按粗品与水为 1∶4 之比例加入水，40℃ 水浴加热，搅拌下缓慢滴加 20% NaOH 溶液至刚好全溶，加活性炭少许，在搅拌下继续保温 5 分钟，趁热抽滤，滤液逐渐加入适量氯化钠至产生盐析现象，析出大量苯妥英钠，静置 30 分钟，抽滤、抽干，真空干燥得苯妥英钠，称重，计算收率。

【注意事项】

1. 维生素 B_1 在酸性条件下稳定，但易吸水，在水溶液中易被空气氧化失效。遇光和 Fe^{3+}、Cu^{2+}、Mn^{3+} 等金属离子可加速氧化。在 NaOH 溶液中噻唑环易开环失效。因此 NaOH 溶液在反应前必须用冰水充分冷却，否则，维生素 B_1 在碱性条件下会分解，这是本实验成败的关键。

2. 制备钠盐时，水量稍多，可使收率受到明显影响，要严格按比例加水。

3. 苯甲醛在空气中极易氧化成苯甲酸；且苯甲酸在低温下可发生聚合生成聚合物，两者均可干扰反应进行，使安息香的产率降低。故苯甲醛在使用前应在 170℃ 蒸馏除去苯甲酸杂质，并置于室温下立即使用。

4. 苯妥英钠干燥应采用真空减压干燥。

【实训讨论】

1. 为什么苯妥英钠干燥时采用真空减压干燥？

2. 根据分析化学知识，可以用哪些简单方法判断得到的物质是否为目标物质？

（邹云川）

微课……

实训项目一 药物的溶解性实训	实训项目二 阿司匹林的化学鉴别实训	实训项目四 心血管系统药物实训
实训项目五 异烟肼的化学鉴别实训	实训项目五 硫酸链霉素的化学鉴别实训	实训项目六 维生素 C 的化学鉴别实训
实训项目七 药物的变质反应实训	实训项目十 对乙酰氨基酚的制备	实训项目十一 磺胺醋酰钠的制备
实训项目十二 苯妥英钠制备（一）	实训项目十二 苯妥英钠制备（二）	实训项目十二 苯妥英钠制备（三）

附录

附录 1

药物结构中常见的杂环

类别	名称	结构	名称	结构
五元环含一个杂原子	吡咯		四氢吡咯	
	呋喃		四氢呋喃	
	噻吩		四氢噻吩	
五元环含两个或多个杂原子	咪唑		吡唑	
	噁唑		异噁唑	
	噻唑		噻二唑	
	三氮唑 （1,2,3-三氮唑）		四氮唑 （1,2,3,4-四氮唑）	
六元环含一个或两个杂原子	吡啶		哌啶	
	吡喃		四氢吡喃	
	嘧啶		哒嗪	
	吡嗪		哌嗪	
	噻嗪 （1,4-噻嗪）		吗啉 （四氢-1,4-噁嗪）	

类别	名称	结构	名称	结构
稠杂环	吲哚		嘌呤	
	喹啉		异喹啉	
	萘啶		蝶啶	
	吩噻嗪		异咯嗪	
	苯并咪唑		苯并噁唑	
	苯并噻唑		苯并呋喃	
	苯并嘧啶		咪唑并吡啶	
	苯并噻嗪		苯并噻二嗪	
	苯二氮䓬		苯硫氮䓬	
	二苯并氮杂䓬		二苯并二氮杂䓬	

附录 2

药物结构中常见官能团及其性质

功能基/母核名称	结构	性质	典型药物
醛基	（醛基结构图）	①还原性 ②氧化性 ③银镜、斐林反应	硫酸链霉素
巯基	—SH	①还原性 ②与硝酸银试液反应 ③与亚硝酸钠反应	卡托普利、巯嘌呤等
羧基	（羧基结构图）	①弱酸性 ②酯化反应 ③成盐反应	阿司匹林、青霉素等
肼基	（肼基结构图）	①还原性 ②与羰基缩合反应生成腙	异烟肼
乙炔基	—C≡CH	与硝酸银试液反应	炔雌醇、炔诺酮、炔诺孕酮等
苷键	R—O—糖—R	水解性	红霉素、硫酸链霉素、硫酸阿米卡星等
酯	（酯结构图 R_2—CO—O—R_1）	①水解性 ②异羟肟酸铁反应	盐酸普鲁卡因、阿司匹林、氯贝丁酯、利血平、苯丙酸诺龙、醋酸地塞米松、醋酸氢化可的松、维生素 A 醋酸酯、维生素 E 醋酸酯等
芳香第一胺	（苯胺结构图 —NH_2）	①弱碱性 ②还原性 ③重氮化-偶合反应 ④与芳醛的缩合反应 ⑤乙酰化反应	盐酸普鲁卡因、盐酸克仑特罗、盐酸普鲁卡因胺、SD、SMZ、对氨基水杨酸钠、水解后的艾司唑仑、奥沙西泮、利多卡因、对乙酰氨基酚、氢氯噻嗪等
酚羟基	（苯酚结构图 —OH）	①弱酸性 ②还原性 ③与 $FeCl_3$ 试液反应	对乙酰氨基酚、羟布宗、盐酸吗啡、肾上腺素、去甲肾上腺素、对氨基水杨酸钠、阿莫西林、雌二醇、己烯雌酚、水解后的阿司匹林、维生素 E 醋酸酯等
酰亚胺	（酰亚胺结构图 R_2—CO—NH—CO—R_1）	①弱酸性 ②与硝酸银试液反应	苯巴比妥、苯妥英等

续表

功能基/母核名称	结构	性质	典型药物
酰脲		①弱酸性 ②水解性 ③与重金属盐（如硝酸银、吡啶-硫酸铜、二氯化汞）生成不溶性的盐和有颜色的配合物	苯巴比妥
			苯妥英钠、氟尿嘧啶等
叔胺	$R_3\!-\!N\!-\!R_1$ $\quad\;\;\, R_2$	①碱性 ②与生物碱沉淀试剂反应 ③与生物碱显色试剂反应 ④成盐反应	盐酸普鲁卡因、盐酸普鲁卡因胺、盐酸利多卡因、盐酸氯丙嗪、马来酸氯苯那敏、盐酸苯海拉明等
吩噻嗪		还原性	氯丙嗪、奋乃静、氟奋乃静等
磺酰胺		①弱酸性 ②与重金属离子（如 Ag^+、Cu^{2+}）发生取代反应	氢氯噻嗪、磺胺嘧啶、磺胺甲噁唑等
α-醇酮基		还原性（如与碱性酒石酸铜试液反应生成砖红色的氧化亚铜沉淀；与氨制硝酸银发生银镜反应，生成银的沉淀）	地塞米松、氢化可的松、曲安奈德等
甲酮基		在碱性条件下与亚硝基铁氰化钠作用，生成蓝色复合物	黄体酮、醋酸甲羟孕酮、醋酸甲地孕酮等
甾环		与强酸的呈色反应	雌二醇、甲睾酮、黄体酮、醋酸地塞米松等甾体激素
含氮杂环		与生物碱沉淀试剂反应	哌替啶、磺胺嘧啶、诺氟沙星、甲氧苄啶、甲硝唑、氟康唑等
β-内酰胺环		①β-内酰胺环开环反应 ②异羟肟酸铁反应	青霉素钠、苯唑西林钠、阿莫西林、头孢氨苄、头孢噻肟钠等

续表

功能基/母核名称		结构	性质	典型药物
发色团	肟基	—CH=NOH	呈现黄色至棕褐色	碘解磷定
	腙基	—CH=N—NH—	呈现淡黄色至棕褐色	利福平、利福喷汀、呋喃妥因等
	偶氮基	—N=N—	呈现橙红色至猩红色	百浪多息
助色团	硝基	—NO₂	①呈现白色、淡黄色或黄色 ②还原反应	硝苯地平、呋喃妥因、甲硝唑、替硝唑、氯霉素等
	大的共轭体系	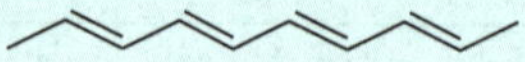 〰〰〰	呈现淡黄色至黄色	维生素 A 醋酸酯

参考文献

［1］尤启东．药物化学［M］．8 版．北京：人民卫生出版社，2016

［2］刘文娟，李群力．药物化学［M］．3 版．北京：中国医药科技出版社，2017

［3］国家药品监督管理局执业药师资格认证中心组织编写．药学专业知识（一）［M］．8 版．北京：中国医药科技出版社，2020

［4］李淑敏，刘文娟．药物化学［M］．北京：中国科学技术出版社，2018

［5］孟繁浩．药物化学［M］．北京：中国医药科技出版社，2016

［6］孟繁浩，余瑜．药物化学（案例版）［M］．北京：科学出版社，2012

［7］黄金敏，方应权．药物化学［M］．2 版．北京：中国医药科技出版社，2015

［8］刘斌，张彦文，陈小林．药物化学［M］．2 版．北京：高等教育出版社，2014

［9］朱依谆，殷明．药理学［M］．8 版．北京：人民卫生出版社，2016

［10］陆涛．有机化学［M］．8 版．北京：人民卫生出版社，2018